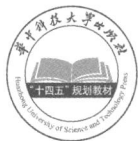

卫生职业教育"十四五"规划新形态一体化特色教材

供康复、药学、检验、影像、卫检、口腔、美容、眼视光、养生等专业使用

临床疾病概要

（第 2 版）

主　　编　刘　洋　任国锋　黄冬冬
副 主 编　唐　红　刘海峰　唐晓琳　张　娜　张显昆
编　　者　（按姓氏笔画排序）

王　雪　重庆三峡医药高等专科学校

田　园　沧州医学高等专科学校

田　娜　邢台医学院

任国锋　仙桃职业学院

刘　芳　重庆传媒职业学院

刘　洋　长春医学高等专科学校

刘　敏　周口职业技术学院

刘　颖　重庆城市管理职业学院

刘大朋　枣庄科技职业学院

刘宇琦　天门职业学院

刘金义　随州职业技术学院

刘海峰　永州职业技术学院

孙汝智　沧州医学高等专科学校

李柏林　河南医药大学第三附属医院

张　娜　邢台医学院

张显昆　山东文化产业职业学院

郑　姗　安庆医药高等专科学校

郑俊清　铁岭卫生职业学院

顾国晓　邢台医学院

徐睿曼　长春医学高等专科学校

唐　红　益阳医学高等专科学校

唐晓琳　顺德职业技术大学

黄冬冬　沧州医学高等专科学校

董　静　沧州医学高等专科学校

韩　雪　邢台医学院

华中科技大学出版社
http://press.hust.edu.cn
中国·武汉

内 容 简 介

本书为卫生职业教育"十四五"规划新形态一体化特色教材。

本书除绪论外分为六篇,内容包括诊断学基础、辅助检查及其他、外科疾病、内科疾病、神经系统疾病和其他疾病。在内容编写上,既有案例导学以引入课程,又有知识拓展以丰富教学内容;在疾病介绍中,既注重临床认证,又注重配合医生开展康复指导,突出强化培养学生的临床思维。

本书可供康复、药学、检验、影像、卫检、口腔、美容、眼视光、养生等专业使用。

图书在版编目(CIP)数据

临床疾病概要 / 刘洋,任国锋,黄冬冬主编. -- 2 版. -- 武汉 : 华中科技大学出版社,2025. 8. -- ISBN 978-7-5772-2097-0

Ⅰ. R4

中国国家版本馆 CIP 数据核字第 2025NC1568 号

临床疾病概要(第 2 版)　　　　　　　　　　　　　　　刘　洋　任国锋　黄冬冬　主编
Linchuang Jibing Gaiyao(Di 2 Ban)

策划编辑:罗　伟
责任编辑:曾奇峰　丁　平
封面设计:廖亚萍
责任校对:刘小雨
责任监印:曾　婷
出版发行:华中科技大学出版社(中国·武汉)　　　电话:(027)81321913
　　　　　武汉市东湖新技术开发区华工科技园　　　邮编:430223
录　　排:华中科技大学惠友文印中心
印　　刷:武汉市籍缘印刷厂
开　　本:889mm×1194mm　1/16
印　　张:24.25
字　　数:730 千字
版　　次:2025 年 8 月第 2 版第 1 次印刷
定　　价:79.80 元

本书若有印装质量问题,请向出版社营销中心调换
全国免费服务热线:400-6679-118　竭诚为您服务
版权所有　侵权必究

卫生职业教育"十四五"规划新形态一体化特色教材

丛书编委会

丛书学术顾问

胡　野　刘　健

委员（按姓氏笔画排序）

马　金	辽宁医药职业学院	汪海英	青海卫生职业技术学院
马国红	天门职业学院	沙春艳	白城医学高等专科学校
王　鹏	河北中医药大学	张　俊	重庆城市管理职业学院
王丽云	岳阳职业技术学院	张永静	濮阳医学高等专科学校
王海龙	辽源职业技术学院	张光宇	重庆三峡医药高等专科学校
邓尚平	湖北三峡职业技术学院	张华锴	郑州工业应用技术学院
左陈艺	安徽城市管理职业学院	张绍岚	江苏医药职业学院
卢健敏	泉州医学高等专科学校	张晓哲	邢台医学院
付丹丹	红河卫生职业学院	张维杰	宝鸡职业技术学院
白　洁	深圳职业技术大学	陆建霞	江苏医药职业学院
丛培丰	锡林郭勒职业学院	林寓淞	渭南职业技术学院
朱　坤	莱芜职业技术学院	罗　萍	湖北职业技术学院
任国锋	仙桃职业学院	周　静	宁波卫生职业技术学院
任春晓	陕西能源职业技术学院	周立峰	宁波卫生职业技术学院
庄洪波	湘潭医卫职业技术学院	郑俊清	铁岭卫生职业学院
刘　洋	长春医学高等专科学校	孟令杰	郑州铁路职业技术学院
刘　尊	沧州医学高等专科学校	赵守彰	辽宁医药职业学院
刘　静	武汉民政职业学院	赵其辉	湖南环境生物职业技术学院
刘端海	枣庄科技职业学院	宫健伟	滨州医学院
齐亚莉	济源职业技术学院	贺　旭	益阳医学高等专科学校
李　杨	白城医学高等专科学校	唐晓琳	顺德职业技术大学
李　婉	安阳职业技术学院	黄先平	鄂州职业大学
李　渤	聊城职业技术学院	黄岩松	长沙民政职业技术学院
李古强	滨州医学院	章雪倩	咸宁职业技术学院
李晓艳	云南新兴职业学院	梁丹丹	合肥职业技术学院
杨　毅	湖北职业技术学院	彭　力	十堰市卫生健康委员会
杨纯生	河南医药大学	税晓平	四川中医药高等专科学校
杨春兰	滨州科技职业学院	谢丽玲	永州职业技术学院
肖文冲	铜仁职业技术大学	雷靳灿	重庆城市管理职业学院
吴鸿玲	安庆医药高等专科学校	廉春雨	周口职业技术学院
何　宁	随州职业技术学院	蔡　涛	湖南环境生物职业技术学院
辛增辉	广东岭南职业技术学院	蔺　坤	德宏职业学院

编写秘书

史燕丽　罗　伟

网络增值服务

1 教师使用流程

（1）登录网址：**http://bookcenter.hustp.com/index.html**（注册时请选择教师身份）

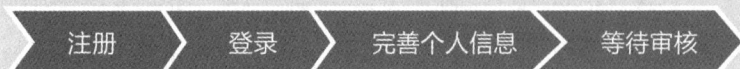

注册 〉 登录 〉 完善个人信息 〉 等待审核

（2）审核通过后，您可以在网站上使用以下功能：

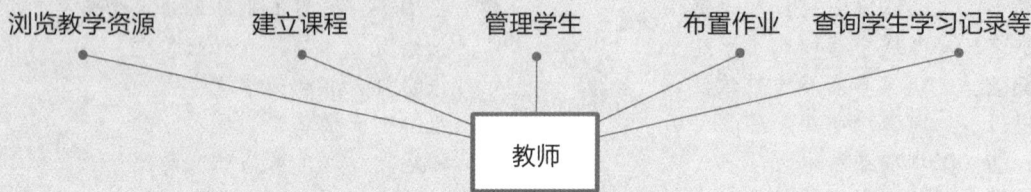

浏览教学资源　　建立课程　　　　管理学生　　　布置作业　查询学生学习记录等

教师

2 学生使用流程

（建议学生在PC端完成注册、登录、完善个人信息的操作）

（1）PC 端操作步骤

① 登录网址：http://bookcenter.hustp.com/index.html（注册时请选择学生身份）

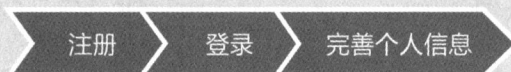

注册 〉 登录 〉 完善个人信息

② 查看课程资源：（如有学习码，请在个人中心—学习码验证中先通过验证，再进行操作）

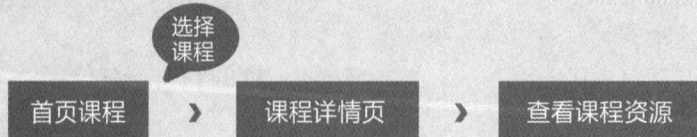

选择课程

首页课程 〉 课程详情页 〉 查看课程资源

（2）手机端扫码操作步骤

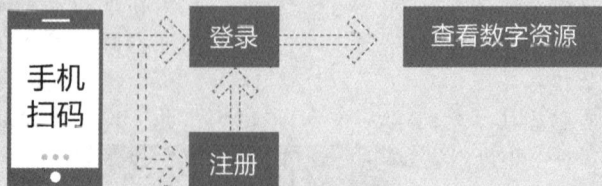

手机扫码 → 登录 → 查看数字资源

注册

总序

发展高等职业教育是我国技术技能型人才队伍建设的重要基石,是党中央、国务院的明确战略部署。我国已将发展职业教育作为重要的国家战略之一,高等卫生职业教育作为高等职业教育的重要组成部分,取得了长足的发展,同时随着健康中国战略的不断推进,党和国家加大了对卫生人才培养的支持力度,旨在培养大批高素质技能型、应用型医疗卫生人才。高等卫生职业教育发展的新形势使得目前使用的教材与新形势下的教学要求不相适应的矛盾日益突出,加强高职高专医学教材建设成为各院校的迫切要求,新一轮教材建设迫在眉睫。

为积极贯彻《国家职业教育改革实施方案》《“十四五”职业教育规划教材建设实施方案》《高等学校课程思政建设指导纲要》等重要精神,落实国务院关于教材建设的决策部署,深化职业教育“三教”改革,培养适应行业企业需求的“知识、能力、素质、人格”四位一体的发展型实用人才,构建高职课程体系,实践“双证融合、理实一体”的人才培养模式,切实做到专业与产业职业对接、课程内容与职业标准对接、教学过程与生产过程对接、学历证书与职业资格证书对接、职业教育与终身学习对接,落实国家对职业教育教材3年修订、新教材融入党的二十大精神等要求,经过多方论证,在中国职业技术教育学会康养康育专业委员会的指导下,在坚持传承与创新的基础上,华中科技大学出版社组织编写了本套卫生职业教育“十四五”规划新形态一体化特色教材,致力打造一套既符合未来康复教学发展趋势,又适应行业岗位技能培训需求,助力康复人才培养的新形态融媒体教材。

相较前版,新版教材充分体现新一轮教学计划的特色,坚持以就业为导向、以能力为本位、以岗位需求为标准的理念,遵循“三基”(基本理论、基本知识、基本技能)、“五性”(思想性、科学性、先进性、启发性、适应性)、“三特定”(特定对象、特定要求、特定限制)的编写原则,充分反映各院校的教学改革成果,教材编写体系和内容均有所创新,着重突出以下编写特点。

(1)紧跟“十四五”教材建设工作要求,引领职业教育教材发展趋势,密切结合最新专业目录、专业教学标准,以岗位胜任力为导向,参照技能型、服务型高素质劳动者的培养目标,提升学生的就业竞争力,体现鲜明的高等卫生职业教育特色。

(2)思政融合,即思政育人与专业建设有机融合。有机融入思政教育,结合专业知识教育背景,深度挖掘思政元素,对学生进行正确价值引导与人文精神滋养。

(3)紧跟教改,构建“岗课赛证”融通体系。强调“岗课赛证”融通的编写理念,紧贴行业先进理念,选择临床典型案例,强化技能培养,按照最新康复治疗师(士)的标准要求,将岗位技能要求、职业技能竞赛、证书培训内容有机融入教材与课程体系中,实现专业标准与职业岗位标准的对接,注重吸收行业新技术、新工艺、新规范,突出体现医教协同、理实一体的教材编写模式。

(4)形式创新,纸数融合,让教材“活”起来。采用“互联网+”思维的教材编写模式,增加大量数字资源,构建信息量丰富、学习手段灵活、学习方式多元的新形态一体化纸数融合教材体系,推进教材的数字化建设。部分教材选用“活页式”装帧,汇集行业企业专家、一线骨干教师、高水平技术人员指导开发课程,实现校企“双元”合作。

本套新一轮规划教材得到了各相关院校领导的大力支持与高度关注,我们衷心希望这套教材能为新时期高等卫生职业教育的发展做出贡献,并在相关课程的教学中发挥积极作用,得到广大读者的青睐。我们也相信这套教材在使用过程中,将历经教学实践的检验,并通过不断的反馈与调整,实现其内容的精进、体系的完善以及教学效能的显著提升。

卫生职业教育"十四五"规划新形态一体化特色教材

编委会

前言

　　本书是由华中科技大学出版社组织编写的卫生职业教育"十四五"规划新形态一体化特色教材。在本书编写过程中,编者认真学习了《"健康中国 2030"规划纲要》《教育强国建设规划纲要(2024—2035年)》,深刻领悟了全国教育大会精神,把立德树人贯穿始终。

　　本书紧密结合全国卫生专业技术资格考试用书编写专家委员会编写的康复治疗师考试大纲,突出以学生为中心,重视实用性、启发性、科学性。本书内容除绪论外,包括诊断学基础、辅助检查及其他、外科疾病、内科疾病、神经系统疾病和其他疾病共六篇。在内容编写上,既有案例导学以引入课程,又有知识拓展以丰富教学内容;在疾病介绍中,既注重临床认证,又注重配合医生开展康复指导,突出强化培养学生的临床思维。

　　本书由十几所院校合作编写,编者均来自教学一线或医疗一线,具有丰富的教学经验和临床经验。在编写过程中,各编者所在院校的领导和同仁们给予了大力支持和无私帮助,同时华中科技大学出版社做了细致、繁多的组织工作,在此表示衷心的感谢。

　　由于编者水平有限,书中内容难免存在问题或不足之处,欢迎专家、教师与学生将问题与不足及时地反馈给编者,以便我们今后进一步完善。

编　者

目录

第二篇　辅助检查及其他

第三篇　外科疾病

第四篇　内科疾病

第五篇　神经系统疾病

第六篇　其他疾病

绪论

学习目标

识记:能够用自己的语言叙述医学发展史。

应用:能够制定本门课程的学习方法。

一、临床疾病概要的范畴

医学是研究人类健康与疾病的科学,包括基础医学、预防医学和临床医学。临床医学主要是诊断、治疗和预防各种疾病的学科群。临床医学在现代医学中居重要地位,它内容丰富、涉及面广,由诸多学科组成。

临床疾病概要是对临床医学各科常见病、多发病的临床表现、诊断及治疗方法进行概要性描述的专业课程。它涵盖了诊断学基础及内科、外科、儿科、急诊科、肿瘤科、传染科、心理卫生及精神科等的常见疾病的相关内容。临床疾病概要是医学专业学生学习临床医学知识和技能的必修课程之一。通过学习,学生可从中找到与自己所学专业的结合点,为学好本专业课程打下基础。

二、临床医学发展简史

(一)"西医"医学起源

医学是在人类与疾病的斗争中产生与发展起来的。古代文化中心埃及、巴比伦、印度和中国是古代医学的发源地。公元前 600—200 年,古希腊人汲取埃及和亚洲文化产生古希腊医学,后来古罗马以及欧洲在古希腊医学的基础上发展,形成如今的主流医学即西方医学,简称"西医"。

(二)古代医学发展历程

古希腊时期(公元前 6—前 4 世纪),医生认识到疾病产生的原因是体内体液平衡失调,即黄胆汁、黑胆汁、血和痰在人体内过多或所处部位不当。这种"体液论"推翻了之前疾病是神灵的惩罚或者是妖魔鬼怪附身的认识。这是医学史上一个非常重要的进步,将认识建立在观察客观事实的基础之上。"医学之父"希波克拉底(公元前 460—前 370 年)的《希波克拉底誓言》是当时每个医生都要遵守的医德信条,直到今天,仍然有很多国家的医生就业时必须按此誓言宣誓。

古罗马时期(公元前 1 世纪—公元 4 世纪),当时的医学创新并不多,但是编撰医书者不少。例如,古罗马学者赛尔苏斯编写的百科全书中就有一部是关于医学的,对古希腊医学的传播起到了重要作用。公元 2 世纪,古罗马医生盖仑对古希腊医学和希波克拉底非常崇拜,他将古希腊医学的精髓,结合自己的经验,编写成著作。古希腊医学多半是通过他的著作流传下来的。

中世纪(公元 5—15 世纪),欧洲处于封建社会,因受宗教统治,文化陷入黑暗时期。当时医学完全受教会控制,人们的思想受到极大的禁锢。这一时期盖仑的书籍被奉为"圣经",成为一切对错的衡量标准,盖仑的很多错误认识也得不到纠正与发展。这一时期西方医学的发展处于停滞不前的状态。

文艺复兴时期(公元 16—17 世纪),此期冲破了中世纪的黑暗,医学开始复兴。16 世纪,瑞士医生帕拉塞尔萨斯强调医生要通过观察患者来学习医学。比利时解剖学家维萨里通过大量的尸体解剖,发表了著作《人体的构造》。17世纪,英国医生哈维发现血液循环是由心脏的收缩运动所推动的,这一发现使研究人体功能的科学——生理学被确立为一门独立的学科。

18世纪是现代临床医学基本方法的形成时期。这个世纪最伟大的医生是荷兰人布尔哈夫,他强调医生守在病床边的重要性。他带领学生做尸体解剖,分析疾病的病理变化与症状之间的关系,这套方法影响了整个欧洲和美国,也是目前西医的基本临床方法。这一时期,意大利解剖学家莫尔加尼所著的《论疾病的位置和原因》出版,为以后病理解剖学的建立打下了基础。

(三)现代医学及进展

19世纪,科学的思想和探索的精神促成了近代医学的丰硕成果。

1816年雷奈克发明了听诊器,使诊断学的方法更加丰富。1846年,美国学者应用乙醚麻醉解决了手术疼痛问题。19世纪60年代,利用石炭酸(苯酚)消毒灭菌流行于世界。19世纪后半叶,显微镜的发明促进了组织学、细胞病理学的建立,并促使人们提出了"感染"的概念,使血液、尿液等的成分被确定。1895年,德国物理学家伦琴发现了X射线,很快被用于疾病的诊断。

1929年青霉素在英国被发现,1935年德国提倡应用百浪多息(磺胺类药物),开启了抗感染治疗的新时代。20世纪40年代,卡介苗和链霉素的应用,使结核病得到了有效控制。20世纪50年代,"第一次药物学革命"导致了广泛的变革,杀灭细菌的新药物、控制营养缺乏性疾病的药物、抗精神病药物问世,预防脊髓灰质炎的疫苗研发成功。免疫抑制剂的发展,解决了一些排异问题,为移植外科开拓了新领域。

20世纪后半叶,显微外科技术、内镜技术、介入技术等的出现,减少了手术的创伤,使外科学经历了深刻的变革。从20世纪60年代开始的器官移植和人工器官的应用,挽救了大量绝症患者的生命。电镜、内镜、超声诊断仪、核素扫描、X射线、计算机断层扫描(CT)、正电子发射断层扫描(PET)、磁共振成像(MRI)、激光、示踪仪等的逐步应用,使人们对身体内部的结构和功能了解得更加清楚。

当今,现代医学发展突飞猛进。微观方面,研究工作由细胞水平向亚细胞水平、分子水平深入,基因工程、基因治疗和基因诊断显示出良好和广阔的应用前景。宏观方面,人们放弃了长期以来将健康片面理解为"不生病"的健康观念,并认为健康不仅仅是医生和卫生部门的事情,也是包括个人、社会在内的共同责任。1990年世界卫生组织(WHO)提出"身体健康、心理健康、社会适应良好、道德健康"4个健康标准,使健康概念超出了疾病的范围。随着人类疾病谱的改变和对疾病与健康的认识不断深化,医学模式由传统的生物医学模式过渡到了"生物-心理-社会"医学模式。新的医学模式强调卫生服务的整体观,即将患者当作患有疾病的、有心理活动的、处于现实社会的活生生的人来对待,并指引学科不断分化,专业化程度不断提高。在医学专业不断分化的同时,各学科间又相互渗透与交叉。人文和社会科学与医学的渗透和交叉,产生了诸如社会医学、心理学、医学伦理学、卫生经济学等新学科。近年来,临床医学领域引入循证医学的新概念,推动了医学思维方法的转变和更新。毫无疑问,21世纪的临床医学将会发生巨大的和多方面的改变。

三、学习临床疾病概要的目的、要求和方法

(一)目的

学习临床疾病概要的目的是以就业为导向,运用临床医学的基本理论知识、基本操作技能,培养正确的临床思维方法,树立良好的服务理念。通过对本书的学习,学生应找到与自己所学专业的结合点,为后续课程的学习打下坚实的理论和技能基础,以利于成为高级实用型医药类人才,为我国医药事业贡献力量。

(二)要求

通过对本书的学习,学生应对医学临床中体格检查诊断、病史询问、常见症状有一个概要的认识,应掌握临床各科常见病、多发病的诊断要点、治疗方法。要培养认真、负责的态度,学会尊重患者,除了关心

疾病本身的诊断和治疗外,还应考虑诊疗过程给患者带来的身体、心理、经济和权力等方面的影响,树立"以人为本"的服务理念。

(三)方法

(1)注意每章节的学习目标,它阐述了该章节的学习目的、知识要求和能力要求。明确了学习每章节应掌握的知识点和技术、方法,以及这些理论和技术在后续章节、课程的学习中和它们所对应的未来岗位发展(技能鉴定)中的重要性。

(2)通过书中的案例导学,加深对疾病的临床表现、诊断和治疗知识的掌握和运用,以提高实际应用知识的能力。学会根据临床收集的资料来进行疾病的初步诊断、分析诊断依据、明确检查以及治疗原则的临床疾病分析思路。

(3)通过知识拓展等模块,了解本课程的相关常识、理论和技术的发展前沿,更加全面地了解临床医学的全貌,拓宽自己的知识面,为日后更好地服务社会打下坚实的基础。

(4)课堂上积极加入互动教学,增强运用所学的知识来分析问题、解决问题的能力。学会理论联系实际,包括生活实际、岗位实际和社会实际,培养和激发学习兴趣,提高学习的自觉性和主动性。

(刘　洋)

第一篇

诊断学基础

ZHENDUANXUEJICHU

第一章

症状学

扫码看 PPT

学习目标

识记：

1. 能够说出常见症状的病因、发病机制。

2. 能够阐述常见症状的表现、伴随症状。

理解：

1. 能够用自己的语言描述常见症状的特点。

2. 能够根据常见症状指导康复评定。

应用：

1. 能够应用所学知识对患者的状况进行初步评估。

2. 能够根据评估结果对患者进行诊断和康复指导。

案 例 导 学

患者，男，18 岁，因发热、咳嗽、咳痰 2 天入院就诊。患者 2 天前因受凉开始发热、咳嗽、咳痰，自感头痛及全身酸痛无力，服用"感冒胶囊"效果不佳，为求进一步诊断来院就诊。

请完成以下任务：

1. 通过学习，请分析该患者出现了哪些症状，以及其主要症状的特点是什么。

2. 患者发热的原因是什么？

3. 患者最可能患了什么疾病？疾病的病因及诱因是什么？

症状是指患者主观感受到的异常的、不舒适的感觉或客观病态改变。症状可有多种表现形式，有些只是主观感觉，如疼痛、头晕、恶心等；有些既有主观感觉，又可通过客观检查发现，如发热、贫血、呼吸困难等。从广义上讲，体征也属于症状范畴。症状是反映病情和诊断疾病的重要线索和依据，同一疾病可有不同的症状，同一症状可出现在不同疾病中，因此，在疾病诊断中，必须结合临床资料综合分析，切忌单凭一个或几个症状做出片面的诊断。

第一节　发　　热

各种原因引起机体产热增加和（或）散热减少，使体温升高超出正常范围，称为发热。正常人的体温受体温调节中枢调控,并通过神经、体液因素使产热和散热过程呈动态平衡,保持体温相对恒定。正常人体温一般为 36.3~37.2 ℃,受机体内外因素的影响略有波动。在 24 h 内,下午体温较早晨稍高,劳动或剧烈运动后体温也可略有升高,妇女月经前及妊娠期体温也略高于正常,另外,在高温环境下体温也可稍升高,但一般波动范围不超过 1 ℃。老年人因代谢率偏低,体温相对低于青壮年。

一、病因与分类

引起发热的病因很多,临床上常分为感染性与非感染性两大类,前者更多见。感染性发热见于各种病原微生物,如病毒、细菌、支原体、衣原体、立克次体、螺旋体、真菌、寄生虫等引起的急、慢性感染,无论是局部还是全身性感染均可出现发热。非感染性发热见于非感染性因素,主要有下列几类。

1. 无菌性坏死物质的吸收 组织细胞损伤或坏死、组织蛋白分解产物的吸收,常可引起发热,称为吸收热。①机械、物理或化学损害,如大面积烧伤、手术、组织损伤等;②组织缺血性坏死,如心肌、肺、脾等组织梗死或肢体坏死;③组织坏死或细胞破坏,如恶性肿瘤、白血病、溶血反应等。

2. 抗原-抗体反应 如风湿热、药物热、血清病、自身免疫性疾病及某些恶性肿瘤等。

3. 内分泌代谢性疾病 如甲状腺功能亢进。

4. 皮肤散热减少 如鱼鳞病、慢性心力衰竭(简称心衰)、广泛性皮炎等,一般为低热。

5. 体温调节中枢功能障碍 如中暑、催眠药中毒、脑出血、颅内肿瘤、颅脑损伤等,此类发热称为中枢性发热。

6. 自主神经功能紊乱 多表现为低热,常伴有其他自主神经功能紊乱的表现,属功能性发热,如感染后低热、夏季低热、生理性低热等。

二、发生机制

(一)致热原性发热

致热原包括内源性和外源性两大类。

1. 内源性致热原 又称白细胞致热原,如白介素、肿瘤坏死因子和干扰素等。其分子体积小,可通过血脑屏障直接作用于体温调节中枢,使体温调定点上移,体温调节中枢发出冲动,并通过垂体内分泌因素使代谢增加或通过运动神经使骨骼肌收缩,从而使体内产热增多。此外,其可通过交感神经使皮肤血管及竖毛肌收缩,血流量减少,排汗停止,散热减少,最终使产热大于散热,体温升高,引起发热。

2. 外源性致热原 如各种病原微生物及其产物、炎性渗出物、免疫复合物、无菌性坏死物质等。其分子较大,不能直接透过血脑屏障作用于体温调节中枢,可通过激活血液中的中性粒细胞、嗜酸性粒细胞和单核巨噬细胞系统,使其形成并释放内源性致热原而引起发热。

(二)非致热原性发热

非致热原性发热是体温调节机制失控或调节障碍所引起的一种被动性体温升高,包括以下三类情况。

1. 体温调节中枢直接受损 如颅脑损伤、脑出血等。

2. 产热过多 如癫痫持续状态、甲状腺功能亢进等。

3. 散热减少 如广泛性皮炎、慢性心力衰竭等。

三、临床表现

(一)发热的分度

发热(以口测温度为标准)按体温升高的程度可分为四级:低热,37.3~38 ℃;中度热,38.1~39 ℃;高热,39.1~41 ℃;超高热,41 ℃以上。

(二)发热的临床经过与特点

1. 体温上升期 常表现为乏力、肌肉酸痛、皮肤苍白、无汗、畏寒或寒战,此期产热大于散热,使体温升高。

2. 高热持续期 体温上升达高峰后保持一段时间,此期产热与散热在较高的水平上保持相对平衡,皮肤血管由收缩转为舒张,皮肤发红、灼热,并开始出汗,呼吸加深加快,脉搏增加,食欲减退,严重者可出现不同程度的意识障碍及惊厥等中枢神经系统功能紊乱的表现。

3. 体温下降期 由于病因消除,致热原的作用减弱或消失,体温中枢调定点逐渐恢复至正常,产热减少,散热增加,使体温降至正常水平。此期表现为出汗增多,皮肤潮湿。

四、热型及临床意义

将发热患者在不同时间测得的体温数值分别记录在体温单上,各体温数值点连接起来可形成体温曲线,该曲线的形态有一定的规律,称为热型。不同的发热性疾病常具有相应的热型,有助于发热病因的诊断和鉴别诊断。临床上常见的热型如下。

1. 稽留热 体温恒定维持在 39~40 ℃或以上水平达数天或数周,24 h 内波动范围不超过 1 ℃,常见于肺炎链球菌肺炎、伤寒等的高热期(图 1-1-1)。

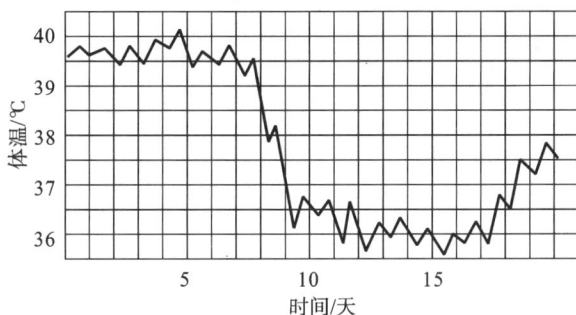

图 1-1-1 稽留热

2. 弛张热 体温常在 39 ℃以上,24 h 内波动范围可超过 2 ℃,但最低时仍高于正常,常见于败血症、重症结核病、风湿热及其他化脓性感染等(图 1-1-2)。

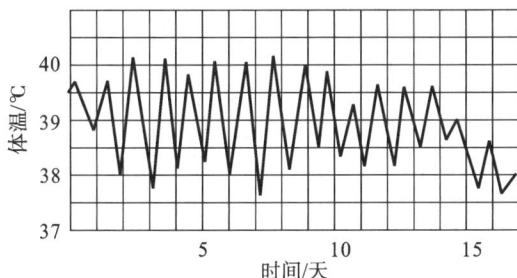

图 1-1-2 弛张热

3. 间歇热 体温骤升达高峰后持续数小时,又骤降至正常,无热期可持续 1 天或数天,高热期与无热期交替出现,常见于急性肾盂肾炎、疟疾(图 1-1-3)。

4. 波状热 体温逐渐上升至 39 ℃或以上,数天后又逐渐下降至正常水平,持续数天后又逐渐升高,如此反复多次,常见于布鲁氏菌病(图 1-1-4)。

> **知识拓展**
>
> 实际临床中,由于应用抗生素、糖皮质激素、解热镇痛药等,热型会变得不典型;另外,由于个体因素影响,如老年人因机体反应性差,严重感染时可仅有低热或不发热,而无疾病相应的典型热型。

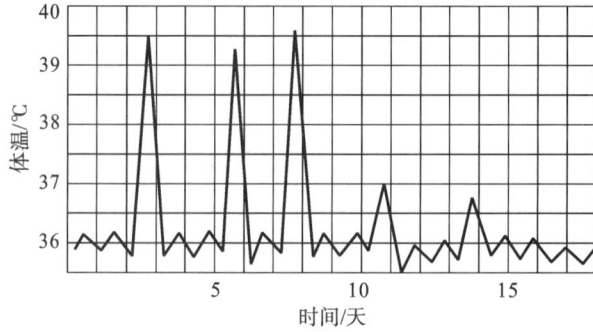

图 1-1-3　间歇热

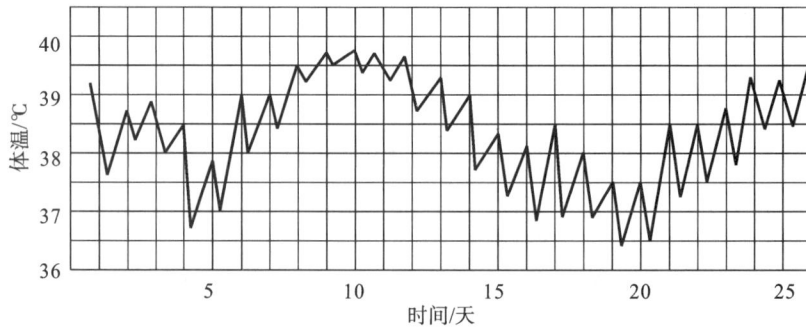

图 1-1-4　波状热

5. 回归热　体温骤然上升至 39 ℃或以上，持续数天后又骤然下降至正常水平，高热期与无热期各持续若干天后规律性交替一次，常见于回归热、霍奇金病等(图 1-1-5)。

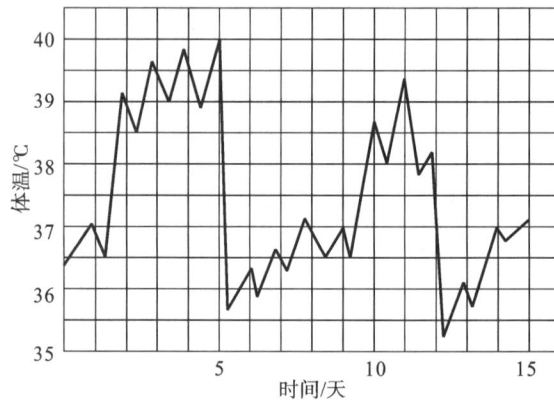

图 1-1-5　回归热

6. 不规则热　体温曲线无一定规律，常见于结核病、风湿热、支气管炎、胸膜炎等。

五、伴随症状

1. 伴寒战　常见于败血症、肺炎链球菌肺炎、急性肾盂肾炎、急性胆囊炎、流行性脑脊髓膜炎、钩端螺旋体病、疟疾、急性溶血、输血反应、药物热等。

2. 伴肝、脾大　常见于病毒性肝炎、传染性单核细胞增多症、肝及胆道感染、布鲁氏菌病、疟疾、急性血吸虫病、黑热病、白血病、淋巴瘤及结缔组织病等。

3. 伴淋巴结肿大　常见于局灶性化脓性感染、传染性单核细胞增多症、淋巴结结核、风疹、丝虫病、淋巴瘤、白血病、转移癌等。

4. 伴昏迷 先发热后昏迷者常见于流行性脑脊髓膜炎、流行性乙型脑炎、中毒性细菌性痢疾、斑疹伤寒、中暑等;先昏迷后发热者常见于脑出血、巴比妥类药物中毒等。

5. 伴出血 发热伴皮肤黏膜出血可见于某些急性传染病及重症感染,如流行性出血热、病毒性肝炎、伤寒、败血症等,也可见于急性白血病、重症再生障碍性贫血、恶性组织细胞病等。

6. 伴皮疹 常见于麻疹、风疹、水痘、猩红热、伤寒、风湿热、药物热、结缔组织病等。

7. 伴关节肿痛 常见于风湿热、结缔组织病、痛风、败血症、布鲁氏菌病、猩红热等。

(黄冬冬　孙汝智)

第二节 疼　痛

疼痛是临床常见的症状,是机体受到伤害性刺激而产生的痛觉反应。疼痛是机体正常的防御功能,可促使机体采取相应的防御措施,以避免进一步受到伤害,但痛觉常引起不愉快的情绪反应,持久、强烈的疼痛还可导致生理功能紊乱,甚至休克。本节仅叙述几种常见部位的疼痛,即头痛、胸痛、腹痛、腰背痛、关节痛。

一、头痛

头痛是指额、顶、颞及枕部的疼痛。该症状可由紧张、劳累、上呼吸道感染(上感)等因素引起,但反复发作或持续的头痛,则可能是某些器质性病变的信号,应引起重视。进行性加重的头痛提示病情加重或恶化。

(一)病因

1. 颅脑病变

(1)颅内感染:如脑炎、脑膜炎、脑脓肿等。

(2)颅内占位性病变:如脑肿瘤、颅内转移瘤、脑囊虫病或棘球蚴病等。

(3)脑血管病变:如脑出血、脑血栓形成、脑栓塞、高血压脑病、脑供血不足等。

(4)颅脑外伤:如脑震荡、脑挫伤、硬膜下血肿、颅内血肿。

(5)其他:如丛集性头痛、头痛型癫痫、偏头痛等。

2. 颅外病变

(1)颅骨病变:如颅底凹陷症、颅骨肿瘤。

(2)颈部疾病:如颈椎病变。

(3)其他:如三叉神经、舌咽神经及枕神经痛,眼、耳、鼻、牙齿疾病所致的头痛等。

3. 全身性疾病

(1)急性感染:如感冒、肺炎等发热性疾病。

(2)心血管疾病:如高血压、冠心病等。

(3)中毒:如一氧化碳中毒、酒精中毒、有机磷中毒等。

(4)其他:如尿毒症、低血糖、贫血、肺性脑病、中暑、神经官能症等。

(二)发生机制

颅内外血管收缩、扩张或血管受牵引、伸展;脑膜受刺激或牵拉;具有痛觉的脑神经和颈神经受刺激、挤压或牵拉;头、颈部肌肉的收缩;五官和颈椎病变的疼痛扩散或放射到头部;生化因素及内分泌紊乱;神经功能紊乱等。

(三)临床表现

1. 起病缓急 急性头痛并有发热者,见于全身性或颅内急性感染性疾病。急剧的头痛,持续不减,并有不同程度的意识障碍而无发热者,提示脑出血、蛛网膜下腔出血、高血压脑病、急性青光眼、腰椎穿刺术后、颅脑损伤、中毒、中暑等。慢性头痛可见于颅内占位性病变、原发性高血压、颈椎病、屈光不正、鼻窦炎、结核性脑膜炎等。长期的反复发作头痛或搏动性头痛,多为血管性头痛(如偏头痛)或神经官能症。

2. 头痛部位 全头痛见于全身性或颅内急性感染性疾病、高血压及颅内病变,偏头痛及丛集性头痛多在一侧。颅内病变的头痛常为弥散性,颅内深部病变的头痛部位不一定与病变部位相一致,但疼痛多向病灶同侧放射。局部头痛常见于眼、耳、鼻、牙齿等疾病所致的头痛。

3. 头痛的程度与性质 头痛的程度与病情的轻重并无平行关系,如三叉神经痛、脑膜刺激的头痛及偏头痛较为剧烈,而颅脑肿瘤的头痛多为中度或轻度。神经痛多呈刺痛或电击样痛,发热性疾病、高血压及血管性头痛多为搏动性头痛,神经官能症头痛则以病程长、易变为特点。

4. 头痛发生的时间与持续时间 某些头痛常发生在特定的时间,如:颅内占位性病变的头痛往往在清晨加剧;鼻窦炎的头痛也常发生于清晨或上午;丛集性头痛常于夜间发生;女性偏头痛常与月经周期有关。颅内占位性病变的头痛多为持续性,可有长短不等的缓解期。

5. 诱发、加重与缓解的因素 咳嗽常使颅内压增高的头痛加重,使用脱水剂使颅内压降低后头痛可缓解;直立时,低颅内压性头痛加剧,而丛集性头痛减轻;饮酒可诱发丛集性头痛;睡眠后偏头痛可好转。

(四)伴随症状

1. 伴发热 见于感染性疾病,常见于颅内或全身感染性疾病。

2. 伴剧烈呕吐 见于颅内压增高,呕吐后若头痛减轻,可见于偏头痛。

3. 伴眩晕 常见于椎基底动脉供血不足或小脑肿瘤。

4. 伴视力障碍 见于青光眼或脑肿瘤。

5. 伴脑膜刺激征 提示蛛网膜下腔出血或脑膜炎。

6. 伴癫痫发作 可见于脑肿瘤、脑血管畸形、颅内寄生虫病。

7. 伴自主神经功能紊乱症状 见于神经官能症。

二、胸痛

胸痛主要由胸部疾病引起,少数可由其他部位的病变所致。胸痛的程度因个体痛阈的差异而不同,故胸痛的程度与病情的轻重并无平行关系。

(一)病因

1. 胸壁疾病 带状疱疹、皮下蜂窝织炎、肌炎、肋间神经炎、肋软骨炎、肋骨骨折、急性白血病、多发性骨髓瘤等。

2. 呼吸系统疾病 胸膜炎、胸膜肿瘤、气胸、肺炎、肺癌、肺梗死等。

3. 心血管疾病 心绞痛、心肌梗死、心肌病、胸主动脉瘤、主动脉夹层、心包炎、心血管神经症等。

4. 食管与纵隔疾病 食管炎、食管癌、纵隔气肿、纵隔肿瘤等。

5. 其他 膈下脓肿、肝脓肿、脾梗死、脾破裂、痛风等。

(二)发生机制

各种刺激因素如炎症、缺氧、缺血、肌张力改变、癌症浸润等,均可刺激胸部的感觉神经纤维,产生痛觉冲动,传至大脑皮质的痛觉中枢引起胸痛。另外,除病变器官的局部产生疼痛外,远离该器官的某部位体表也可产生痛觉。这是因为病变内脏与分布于体表的传入神经进入脊髓同一节段并在后角发生联系,故来自内脏的痛觉冲动直接激发脊髓体表感觉神经元,引起相应体表区域的痛感,称为放射痛或牵涉痛。

(三)临床表现

1. 发病年龄 青壮年胸痛多考虑结核性胸膜炎、风湿性心脏病、心肌炎、心肌病、自发性气胸等,而中老年人胸痛则应注意心绞痛、心肌梗死、支气管肺癌等的可能。

2. 胸痛部位 胸壁疾病引起的疼痛常固定在病变部位,局部有压痛,如为胸部皮肤炎症性病变,局部常有红、肿、热、痛表现；肋软骨炎多侵犯第一、二肋软骨，呈单个或多个隆起，局部有压痛，但无红肿；带状疱疹则为成簇水疱沿一侧肋间神经分布伴剧痛，疱疹不超过体表中线；胸膜炎的疼痛常在胸廓的下侧部或前部；食管、纵隔病变的疼痛位于胸骨后；心绞痛、急性心肌梗死的疼痛在心前区与胸骨后或剑突下，且常放射至左肩、左臂内侧，甚至达环指和小指，或可放射至左颈或左侧面颊部，常被误认为牙痛。

3. 性质与程度 带状疱疹的疼痛呈刀割样或灼痛，剧烈难忍；肋间神经痛亦为刀割样、触电样或灼痛；干性胸膜炎的疼痛常为刺痛或撕裂痛；食管炎的疼痛多为灼痛；心绞痛呈压榨、紧缩或窒息感；急性心肌梗死的疼痛更为剧烈并有恐惧、濒死感；气胸的疼痛为突然出现的撕裂样痛；夹层动脉瘤与肺梗死亦可突然出现胸部剧痛、锥痛或绞痛；肺癌早期可有胸部隐痛或闷痛。持续血管狭窄或痉挛缺血所致的胸痛为阵发性，而炎症、肿瘤、栓塞或梗死所致的胸痛常呈持续性。例如，心绞痛发作时间短（1～5 min），而急性心肌梗死所致的疼痛持续时间长（半小时或更长）且不易缓解。

4. 诱发、加重与缓解的因素 胸膜炎所致疼痛常在深吸气和咳嗽时加重，屏气时减轻或消失；心绞痛可在劳累或情绪激动时诱发，休息或舌下含服硝酸甘油后于 1～2 min 缓解，而对心肌梗死所致的疼痛则无效；食管病变所致的胸痛常与吞咽食物有关。

课堂互动

典型心绞痛的临床表现包括哪些内容呢？它与心肌梗死的临床表现又有哪些区别呢？

知识拓展

通常疼痛程度可以用 0～Ⅳ度来描述：0 度，不痛；Ⅰ度，轻度痛，为间歇痛，可不用药；Ⅱ度，中度痛，为持续痛，影响休息，需用镇痛药；Ⅲ度，重度痛，为持续痛，不用药不能缓解疼痛；Ⅳ度，严重痛，为持续剧痛伴血压、脉搏等变化。

（四）伴随症状

1. 伴咳嗽、咳痰、发热 常见于气管、支气管和肺部疾病。

2. 伴呼吸困难 提示肺部病变范围较大，如气胸、渗出性胸膜炎和肺梗死等。

3. 伴咯血 常见于肺栓塞、肺结核、支气管肺癌。

4. 伴吞咽困难 提示食管疾病。

5. 伴面色苍白、血压下降 多见于大面积肺栓塞、心肌梗死、胸主动脉夹层等。

三、腹痛

腹痛在临床上非常常见，多数由腹腔脏器疾病所致，少数由腹腔外及全身性疾病引起。腹痛按起病缓急及病程长短可分为急性和慢性，其中属于外科范畴的急性腹痛，临床上常称为急腹症。

（一）病因

1. 急性腹痛

（1）腹腔脏器的急性炎症：如急性胃炎、急性肠炎、急性胆囊炎、急性胰腺炎、急性阑尾炎等。

（2）空腔脏器梗阻或扩张：如胆道结石、胆道蛔虫病、肠梗阻、肠套叠、泌尿系统结石等。

（3）腹腔内血管病变：如肠系膜动脉栓塞、门静脉血栓、腹主动脉夹层等。

（4）腹膜炎症：多由胃肠穿孔引起，少数为自发性腹膜炎。

（5）腹壁疾病：如创伤、脓肿、带状疱疹等。

13

（6）胸部疾病引起的牵涉痛：如心肌梗死、心绞痛、急性心包炎、肺炎、肺栓塞、胸膜炎等。

（7）全身性疾病：如糖尿病酮症酸中毒、尿毒症、腹型过敏性紫癜、铅中毒等。

2. 慢性腹痛

（1）腹腔脏器的慢性炎症或溃疡性病变：如慢性胃炎、消化性溃疡、慢性胆囊炎、慢性胰腺炎、溃疡性结肠炎、结核性腹膜炎等。

（2）脏器肿胀牵张包膜：如肝炎、肝淤血、肝癌、肝脓肿等。

（3）胃肠神经功能紊乱：如功能性消化不良等。

（4）肿瘤压迫及浸润：多由恶性肿瘤压迫及浸润感觉神经所致。

（二）发生机制

腹痛的发生机制较为复杂，根据其神经传导途径的不同，分为下列三种。

1. 内脏性腹痛　腹腔脏器的痛觉信号由交感神经传入脊髓。其疼痛特点：疼痛部位不确切，接近腹中线；痛觉模糊，常表现为不适，或为钝痛、灼痛或痉挛痛。

2. 躯体性腹痛　来自壁层腹膜及腹壁的痛觉信号，由躯干感觉神经传至脊神经后根，反映到相应脊髓节段所支配的皮肤。其疼痛特点：定位准确，可发生于腹部一侧；疼痛剧烈而持久；常伴局部腹肌强直；疼痛可因咳嗽或体位改变而加重。

3. 牵涉痛　腹腔脏器的痛觉信号传至相应的脊髓节段，引起该节段支配的体表部位疼痛。其疼痛特点：定位准确；疼痛剧烈；有压痛、肌紧张、感觉过敏等。

临床上很多疾病引起的腹痛涉及上述多种发生机制，如阑尾炎初为内脏性腹痛，部位不确切，伴出汗、恶心、呕吐，继之疼痛转移至右下腹麦氏点，为牵涉痛。

（三）临床表现

1. 腹痛部位　通常为病变所在部位。胃、十二指肠、胰腺病变疼痛多在中上腹部；胆囊、肝脏病变疼痛多在右上腹部；阑尾炎疼痛多由上腹部转移至右下腹部；小肠疾病疼痛在脐周；回盲部病变疼痛多在右下腹部；结肠及盆腔病变疼痛在下腹部；弥漫性或部位不定的疼痛可见于急性弥漫性腹膜炎、急性出血性坏死性肠炎、肠梗阻、铅中毒、血卟啉病等。

2. 腹痛性质和程度　突发的全腹剧烈的刀割样痛伴腹肌紧张、板状腹提示急性弥漫性腹膜炎；胆石症或泌尿系统结石常引发阵发性绞痛；剑突下阵发性钻顶样疼痛是胆道蛔虫病的典型表现；慢性中上腹部钝痛或烧灼样痛多考虑慢性胃炎或胃、十二指肠溃疡；上腹部持续性钝痛或刀割样疼痛，呈阵发性加剧，多为急性胰腺炎的表现；慢性右下腹痛，常为慢性阑尾炎、肠结核、克罗恩病的表现。

3. 影响腹痛的因素　某些疾病引起的腹痛常与饮食或排便有关。如胆囊炎或胆石症的腹痛常因进食油腻食物而发作；急性胰腺炎的腹痛则常有酗酒、暴饮暴食史；进食可诱发或加重胃溃疡的腹痛，十二指肠溃疡的腹痛则在进食后减轻；结肠病变引起的腹痛常于排便后减轻。体位也可影响腹痛，如反流性食管炎患者身体前倾时上腹部烧灼样痛明显，直立位时则可减轻；胰腺炎引起的腹痛前倾或俯卧时可减轻。部分机械性肠梗阻的腹痛常与腹部手术史有关；子宫内膜异位症者的腹痛与月经来潮相关；肝脾破裂者则常有腹部受外部暴力史。

（四）伴随症状

1. 伴呕吐　呕吐大量宿食提示幽门梗阻；腹痛伴呕吐及肛门排气、排便停止提示肠梗阻；腹痛伴呕吐、反酸、嗳气提示胃炎或消化性溃疡。

2. 伴腹泻　提示肠道炎症、溃疡、肿瘤及消化吸收功能障碍。

3. 伴黄疸　提示与肝、胆、胰疾病有关，急性溶血性贫血也可出现腹痛与黄疸。

4. 伴休克　同时有贫血者提示腹腔脏器破裂，无贫血者则可见于胃肠穿孔、绞窄性肠梗阻、肠扭转、急性出血坏死性胰腺炎等。

5. 伴发热、寒战 提示有感染存在,见于急性胆道感染、胆囊炎、肝脓肿、腹腔脓肿,也可见于腹腔外感染性疾病。

6. 伴血尿 常为泌尿系统疾病(如泌尿系统结石、肿瘤)所致。

四、腰背痛

腰背痛是临床常见的症状之一。许多疾病可引起腰背痛,局部病变引起者占多数,可能与腰背部长期负重,其结构易于损伤有关。邻近器官病变波及所致腰背痛或放射性腰背痛也很常见。

(一)病因与发生机制

腰背痛的病因与发生机制复杂多样,腰背部的组织自外向内包括皮肤、皮下组织、肌肉、韧带、脊椎、肋骨和脊髓,上述任何组织的病变均可引起腰背痛。此外,腰背部的邻近器官病变也可引起腰背痛。引起腰背痛的病因可分为以下五大类。

1. 外伤性

(1)急性损伤:因各种直接或间接暴力、肌肉拉力所致的腰椎骨折、脱位或腰肌软组织损伤。

(2)慢性损伤:工作时的不良体位、劳动姿势、搬运重物等引起的慢性累积性损伤,遇到潮湿寒冷等物理性刺激后极易发生腰背痛。

2. 炎症性

(1)感染性:可见于结核分枝杆菌、化脓菌或伤寒杆菌对腰部及软组织的侵犯形成的感染性炎症。

(2)无菌性炎症:寒冷、潮湿、变态反应和重手法推拿可引起骨及软组织炎症,病理表现为骨膜、韧带、筋膜和肌纤维的渗出、肿胀和变性。

3. 退行性变 近年来因胸腰椎的退行性变引起的腰背痛呈上升趋势。人体发育一旦停止,其退行性变则随之而来,一般认为人从 20~25 岁脊柱开始退行性变,包括纤维环及髓核组织退行性变。如过度活动、经常处于负重状态,则髓核易于脱出。前后纵韧带、小关节随椎体松动移位,引起韧带骨膜下出血,微血肿机化,骨化形成骨赘。髓核突出和骨赘可压迫或刺激神经引起疼痛。

4. 先天性疾病 最常见于腰骶部,是引起下腰痛的常见病因。常见的有隐性脊柱裂、腰椎骶化或骶椎腰化、漂浮棘突、发育性椎管狭窄和椎体畸形等。

5. 肿瘤性疾病 原发性或转移性肿瘤对胸腰椎及软组织的侵犯。

(二)临床表现

1. 脊椎病变

(1)脊椎骨折:有明显的外伤史,且多由高空坠下,足或臀部先着地所致,骨折部有压痛和叩击痛,脊椎可能有后凸或侧凸畸形,并有活动障碍。

(2)椎间盘突出:青壮年多见,以腰 4~骶 1 易发。常有搬重物或扭伤史,可突然或缓慢发病。主要表现为腰痛和坐骨神经痛,二者可同时或单独存在。咳嗽、打喷嚏时疼痛加重,卧床休息时缓解。可有下肢麻木、冷感或间歇性跛行。

(3)增生性脊柱炎:又称退行性脊柱炎,多见于 50 岁以上患者,晨起时感腰痛、酸胀、僵直而活动不便,活动腰部后疼痛好转,但过多活动后腰痛又加重。疼痛以傍晚时明显,仰卧可缓解。疼痛不剧烈,叩击腰部有舒适感。腰椎无明显压痛。

(4)结核性脊椎炎:感染性脊椎炎中最常见的疾病,腰椎最易受累,其次为胸椎。背痛常为结核性脊椎炎的首发症状。疼痛局限于病变部位,呈隐痛、钝痛或酸痛,夜间明显,活动后加剧,伴有低热、盗汗、乏力、食欲下降等。晚期可有脊柱畸形、胀肿及脊髓压迫症状。

(5)化脓性脊椎炎:不多见,常因败血症、外伤、腰椎手术、腰椎穿刺和椎间盘造影感染所致。患者感剧烈腰背痛,有明显压痛及叩击痛,伴畏寒、高热等全身中毒症状。

(6)脊椎肿瘤:以转移性恶性肿瘤多见,如前列腺癌、甲状腺癌和乳腺癌等转移或多发性骨髓瘤累及脊椎所致。其表现为顽固性腰背痛,剧烈而持续,休息和药物均难缓解,并有放射性神经根痛。

2. 脊柱旁组织病变

（1）腰肌劳损:表现为腰骶酸痛、钝痛,休息时缓解,劳累后加重。特别是弯腰工作时疼痛明显,而伸腰或叩击腰部时疼痛可缓解。

（2）腰肌纤维炎:表现为腰背部弥漫性疼痛,以腰椎两旁肌肉及髂嵴上方为主,晨起时加重,活动数分钟后好转,但活动过多疼痛又加重。轻叩腰部疼痛可缓解。

3. 脊神经根病变

（1）脊髓压迫症:见于椎管内原发性或转移性肿瘤、硬膜外脓肿或椎间盘突出等。主要表现为神经根激惹征,患者常感觉颈背痛或腰痛,并沿一根或多根脊神经后根分布区放射,疼痛剧烈,呈烧灼样或绞窄样痛,脊柱活动、咳嗽、打喷嚏时加重。有一定的定位性疼痛,并可有感觉障碍。

（2）蛛网膜下腔出血:蛛网膜下腔出血刺激脊膜和神经后根时可引起剧烈的腰背痛。

（3）腰骶神经根炎:主要为下背部和腰部疼痛,并有僵直感,疼痛向臀部及下肢放射,腰骶部有明显压痛,严重时有节段性感觉障碍,下肢无力,肌萎缩,腱反射减退。

4. 内脏疾病引起的腰背痛

（1）泌尿系统疾病:肾小球肾炎、肾盂肾炎、泌尿系统结石、肾结核、肾肿瘤、肾下垂和肾积水等多种疾病可引起腰背痛。不同疾病有其不同特点,肾小球肾炎的腰痛呈深部胀痛,位于腰肋三角区,并有轻微叩击痛;肾盂肾炎的腰痛较鲜明,叩击痛较明显;肾脓肿多引发单侧腰痛,常伴有局部肌紧张和压痛;肾结石引起的腰痛为绞痛,叩击痛剧烈;肾肿瘤引起的腰痛多为钝痛或胀痛,有时呈绞痛。

（2）消化系统疾病:胃、十二指肠溃疡,后壁慢性穿孔时直接累及脊柱周围组织,引起腰背肌肉痉挛出现疼痛。上腹部疼痛的同时,可出现下胸上腰椎区域疼痛;急性胰腺炎常有左侧腰背部放射痛;四分之一的胰腺癌可出现腰背痛,取前倾坐位时疼痛缓解,仰卧位时加重。

（三）伴随症状

1. 伴脊柱畸形 外伤后脊柱畸形多由脊柱骨折、错位所致;自幼脊柱畸形多由先天性脊柱疾病所致;缓慢起病者见于脊柱结核和强直性脊柱炎。

2. 伴活动受限 见于脊柱外伤、强直性脊柱炎、腰背部软组织急性扭挫伤。

3. 伴发热 伴长期低热者见于肾结核和类风湿性关节炎。

4. 伴尿频、尿急及尿不尽 见于尿路感染、前列腺炎或前列腺肥大;腰背剧痛伴血尿者,见于肾或输尿管结石。

5. 伴嗳气、反酸和上腹胀痛 见于胃、十二指肠溃疡或胰腺病变。

6. 伴腹泻或便秘 见于溃疡性结肠炎或克罗恩病。

7. 下腰痛伴月经异常、痛经、白带过多 见于宫颈炎、盆腔炎、卵巢及附件炎症或肿瘤。

五、关节痛

关节痛是关节部位的疼痛感觉,是临床关节疾病或具有关节表现的全身性疾病的常见症状。一般发生于可动关节。

（一）病因及发生机制

引起关节痛的疾病种类繁多,病因复杂。关节痛可以是单纯的关节病变,也可以是全身疾病的局部表现。常见病因如下。

1. 外伤

（1）急性损伤:因外力碰撞关节或使关节扭曲,关节骨质、肌肉、韧带等结构损伤,造成关节脱位或骨折,组织液渗出,关节肿胀疼痛。

（2）慢性损伤:慢性的机械性损伤,导致关节润滑作用消失,长期摩擦关节面产生损伤;或者关节长期负重,使关节软骨及关节面破坏;或者活动过度,造成关节软骨的损伤等。

2. 细菌感染 外伤后细菌进入关节,或者关节周围组织炎症使细菌进入关节,常见病原菌有葡萄球菌、肺炎链球菌、结核分枝杆菌等。

3. 变态反应和自身免疫 病原微生物及其他原因导致自身的抗体形成免疫复合物,流经关节沉积在关节腔引起组织损伤和关节病变。如类风湿性关节炎、过敏性紫癜和结核分枝杆菌感染所致的反应性关节炎。

4. 退行性关节病 又称增生性关节炎,分为原发性和继发性两种。原发性多见于肥胖老年人,女性多见,常有多关节受累。继发性病变多有创伤、感染等基础病变,并与吸烟、肥胖和重体力劳动有关。

5. 代谢性骨病 维生素 D 代谢障碍所致的骨质软化性关节病、各种病因所致的骨质疏松性关节病、嘌呤代谢障碍所致的痛风、甲状腺疾病引起的骨关节病等均可出现关节疼痛。

6. 骨关节肿瘤 如骨软骨瘤、骨巨细胞瘤等。

(二)临床表现

1. 外伤性关节痛 外伤后出现关节疼痛、肿胀和功能障碍,过度活动及气候寒冷等刺激时可诱发,药物治疗及物理治疗(简称理疗)后可缓解。

2. 化脓性关节炎 起病急,全身中毒症状明显,早期有寒战、高热症状,病变关节红、肿、热、痛,较深的肩关节和髋关节则红肿不明显。患者常感关节持续疼痛,功能严重障碍。

3. 结核性关节炎 儿童和青壮年多见。脊柱最为常见,其次为髋关节和膝关节,可伴有疲劳、低热、盗汗、食欲下降等。

4. 风湿性关节炎 起病急剧,多在链球菌感染后出现,以膝关节、踝关节、肩关节和髋关节多见。病变关节出现红、肿、热、痛,呈游走性,肿胀时间短、消失快,不留下关节僵直和畸形改变。

5. 类风湿性关节炎 多由一个关节起病,以手中指指间关节首发疼痛,继而出现其他指间关节和腕关节的肿胀疼痛,也可累及踝关节、膝关节和髋关节,常为对称性。病变关节活动受限,有僵硬感,以早晨为重,故称为晨僵。晚期可出现关节畸形。

6. 退行性关节炎 早期表现为步行、久站和天气变化时病变关节疼痛,关节僵硬肿胀,活动不便,休息后缓解。关节周围肌肉挛缩,常呈屈曲畸形,患者常跛行。

7. 痛风 常在饮酒、劳累或高嘌呤饮食后突然出现关节剧痛,局部皮肤红肿灼热,患者常于夜间痛醒,以第 1 跖趾关节多见,踝关节、指间关节、膝关节、腕关节和肘关节也可受累。病变多呈自限性,但经常复发,晚期可出现皮肤破溃,伴有白色乳酪状分泌物流出。

(三)伴随症状

1. 伴高热、畏寒,局部红肿灼热 见于化脓性关节炎。

2. 伴低热、乏力、盗汗、消瘦、食欲下降 见于结核性关节炎。

3. 全身小关节对称性疼痛伴晨僵和关节畸形 见于类风湿性关节炎。

4. 游走性关节痛伴心肌炎 见于风湿热。

5. 伴血尿酸升高 多见于痛风。

(黄冬冬 董 静)

第三节 水 肿

水肿即人体组织间隙中有过多的液体潴留而使组织出现肿胀。当液体在体内组织间隙呈弥漫性分布时为全身性水肿(常为凹陷性);液体积聚在局部组织间隙时呈局部水肿;过多的液体积聚在体腔内称为积液,如胸腔积液、腹水、心包积液。水肿发生初期,患者体重增加,指压凹陷不明显,称为隐性水肿;若体重增加超过 10%,出现指压凹陷,则称为显性水肿。

一、病因及临床表现

(一) 全身性水肿

1. 心源性水肿 主要是右心衰竭的表现。临床特征是水肿首先出现在身体的下垂部位。能起床活动者,水肿最早出现在足踝内侧,行走、活动后明显,休息后减轻或消失。经常卧床者水肿以腰骶部较为明显。颜面一般不水肿。水肿为对称性、凹陷性。水肿程度可由于心力衰竭的程度而不同,可自轻度的踝部水肿到严重时的全身水肿、胸腔积液、腹水及心包积液。常伴有颈静脉怒张、肝大、静脉压升高等右心衰竭的表现。

2. 肾源性水肿 可见于各型肾炎和肾病。水肿的特点是首先出现于结缔组织最疏松处,如晨起眼睑与颜面水肿,逐渐发展为全身水肿(肾病综合征时为重度水肿)。常有尿改变、高血压、肾功能异常的表现。心源性水肿与肾源性水肿的鉴别见表 1-1-1。

表 1-1-1　心源性水肿与肾源性水肿的鉴别

鉴 别 点	心源性水肿	肾源性水肿
病因	见于右心衰竭	见于各型肾炎、肾病综合征
首发部位	从足踝(身体下垂部位)开始,向上延至全身	从眼睑、颜面部开始延及全身
发生速度	缓慢	迅速
水肿性质	比较坚实,移动性较小	软而移动性大
伴随病征	心脏增大、心脏杂音、肝大、静脉压升高	高血压、尿改变、肾功能异常

3. 肝源性水肿 以腹水为主要表现,也可先出现踝部水肿,逐渐向上发展,但头面及上肢常无水肿;主要见于肝硬化失代偿期。门静脉高压、低蛋白血症、肝淋巴回流障碍及继发性醛固酮增多症是水肿和腹水形成的主要原因。

4. 营养不良性水肿 水肿从组织疏松处开始,然后发展至全身,常以身体下垂部位较明显。主要与蛋白质摄入不足、慢性消耗性疾病或重度烧伤等造成低蛋白血症或维生素 B_1 的缺乏有关,常伴有消瘦与贫血等症状。

5. 其他原因的全身性水肿 包括黏液性水肿、经前期紧张综合征、药物性水肿、特发性水肿、妊娠高血压综合征等。

(二) 局部水肿

局部水肿常由局部静脉、淋巴回流受阻或毛细血管通透性增加所致。如局部炎症、肢体静脉血栓形成或栓塞性静脉炎、上腔或下腔静脉阻塞综合征、丝虫病所致"象皮腿"等。

二、伴随症状

1. 伴蛋白尿 中毒多为肾源性,有时轻度蛋白尿也可为心源性。

2. 伴呼吸困难、发绀 多见于心脏病、上腔静脉阻塞。

3. 伴肝大 心源性、肝源性、营养不良性均有可能。

4. 月经周期相关 多见于经前期紧张综合征。

5. 伴消瘦、体重减轻 多为营养不良。

(黄冬冬　孙汝智)

第四节 咳嗽与咳痰

咳嗽与咳痰是临床常见的症状。咳嗽是人体的一种保护性反射动作。呼吸道内分泌物和自外界吸入呼吸道的异物,可通过咳嗽反射排出体外。咳嗽也有不利的一面,可使呼吸道内感染扩散,剧烈咳嗽还可导致呼吸道出血,甚至诱发自发性气胸等。因此长期频繁的咳嗽属病理现象。痰是气管、支气管的分泌物或肺泡内的渗出液,借助咳嗽将其排出的病态现象,称为咳痰。

一、病因

1. 呼吸系统疾病 从鼻咽部至小支气管的整个呼吸道黏膜受到刺激时,均可引起咳嗽。肺泡受刺激所致咳嗽,是由肺泡内的分泌物进入小支气管引起的,也与分布于肺的纤维末梢受刺激有关。胸膜炎或胸膜受刺激(如胸腔穿刺、自发性气胸等)时也可引起咳嗽。如吸入刺激性气体或异物、呼吸道感染及肺部炎症、出血、肿瘤等刺激均可引起咳嗽,其中呼吸道感染是引起咳嗽、咳痰最常见的原因。

2. 心血管疾病 二尖瓣狭窄或其他原因致左心衰竭引起肺淤血、肺水肿,或因右心及体循环静脉栓子脱落引起肺栓塞时,肺泡及支气管内漏出物或渗出物刺激肺泡壁及支气管黏膜,引起咳嗽。

3. 神经、精神因素 大脑皮质发出冲动传至延髓咳嗽中枢,可随意引起咳嗽反射或抑制咳嗽反射,如习惯性咳嗽、癔症等时;皮肤受冷刺激或三叉神经分布的鼻黏膜及舌咽神经支配的咽喉部黏膜受刺激时,可反射性引起咳嗽;脑炎、脑膜炎时也可出现咳嗽。

4. 其他 如服用血管紧张素转换酶抑制剂可引起咳嗽,胃食管反流病、食管裂孔疝、恶性肿瘤或白血病发生肺或胸膜浸润等时,也可出现咳嗽。

二、发生机制

1. 咳嗽 咳嗽是由延髓咳嗽中枢受刺激引起的。来自耳、鼻、咽、喉、气管、支气管、胸膜等感受区的刺激传入延髓咳嗽中枢,该中枢再将冲动传至喉下神经、膈神经与脊神经,分别引起咽肌、膈肌和其他呼吸肌的运动而共同完成咳嗽动作。其表现为快速短促吸气后声门关闭,随即突然剧烈呼气,冲击狭窄的声门裂隙,产生咳嗽动作与声音。

2. 咳痰 正常支气管黏膜腺体和杯状细胞只分泌少量黏液,以保持呼吸道黏膜湿润。呼吸道发生炎症时,黏膜充血、水肿,黏液分泌增加,浆液渗出,此时渗出物与黏液、吸入的尘埃和组织坏死物混合成痰,借助咳嗽动作将其排出体外。在肺淤血和肺水肿时,肺泡和小支气管内有浆液漏出,也可引起咳嗽。

三、临床表现

1. 咳嗽的性质 咳嗽无痰或痰量很少,称干性咳嗽,常见于急性和慢性咽喉炎、急性支气管炎初期、胸膜炎、肺结核、肺癌、支气管异物等。咳嗽伴有痰液称为湿性咳嗽,常见于慢性支气管炎、支气管扩张、肺炎、肺脓肿及空洞型肺结核等。刺激性呛咳是肺癌、肺结核的早期表现。

2. 咳嗽发作与时间、体位的关系 突然发作的咳嗽,常由吸入异物或刺激性气体、淋巴结或肿瘤压迫气管或支气管分叉处所引起。长期反复发作的咳嗽多见于慢性呼吸道疾病,如慢性支气管炎、慢性肺脓肿、支气管扩张、空洞型肺结核等;体位变动时痰液流动可使患者的咳嗽于清晨起床或夜间睡眠时加剧,见于慢性肺脓肿、支气管扩张等患者。左心功能不全患者夜间咳嗽明显,与夜间迷走神经兴奋性增高及肺淤血加重有关。

3. 咳嗽的音色 金属音调咳嗽见于原发性支气管肺癌、纵隔肿瘤、主动脉瘤等直接压迫气管所致的咳嗽。咳嗽声音嘶哑见于声带炎、喉炎、喉癌或肿瘤压迫喉返神经。犬吠样咳嗽,多见于百日咳、气管受压、会厌或喉部疾病。咳嗽声音无力,见于极度衰竭、声带麻痹等。

4. 痰的性质与量 痰的性质、量、气味、颜色因不同疾病而异。如支气管扩张、肺脓肿时,痰量多且多呈脓性,静置后可出现分层现象:上层为泡沫,中层为黏液,下层为坏死组织。合并厌氧菌感染时,痰有恶臭味;黄色脓痰提示呼吸道化脓性感染;铁锈色痰见于肺炎链球菌肺炎;草绿色痰见于铜绿假单胞菌感染;血痰多见于支气管扩张、肺结核、支气管肺癌等;粉红色泡沫样痰见于急性肺水肿;白色泡沫样痰见于慢性支气管炎、慢性左心衰竭等。

四、伴随症状

1. 伴大量脓痰　常见于支气管扩张、肺脓肿、脓胸合并支气管胸膜瘘等。

2. 伴发热　常见于急性上、下呼吸道感染,肺炎,肺结核,胸膜炎等。

3. 伴呼吸困难　常见于喉炎、喉癌、慢性阻塞性肺疾病、支气管哮喘、重症肺炎、肺结核、大量胸腔积液、气胸、肺淤血、肺水肿、气管或支气管异物等。伴咯血常见于肺结核、支气管扩张、支气管肺癌、肺脓肿、二尖瓣狭窄等。

4. 伴胸痛　多见于肺炎、胸膜炎、气胸、支气管肺癌、肺栓塞等。

5. 伴喘息　多见于支气管哮喘、慢性喘息性支气管炎、心源性哮喘、弥漫性细支气管炎等。

(黄冬冬　孙汝智)

第五节　咯　血

喉及喉部以下的呼吸道任何部位的出血,经口腔咯出称为咯血,小量咯血有时仅表现为痰中带血,大量咯血时血液从口鼻涌出,常可阻塞呼吸道,造成窒息死亡。若血经口腔排出需仔细鉴别血的来源,是口腔、鼻腔、上消化道的出血还是咯血,鉴别时须先检查口腔与鼻咽部,观察局部有无出血灶。鼻出血多自前鼻孔流出,常在鼻中隔前下方发现出血灶;鼻腔后部出血,尤其是出血量较多时,易与咯血混淆。鼻腔后部出血时由于血液经后鼻孔沿软腭与咽后壁下流,患者咽部有异物感,用鼻咽镜检查即可确诊。另外,咯血还需要与呕血进行鉴别(表 1-1-2)。

表 1-1-2　咯血与呕血的鉴别

鉴别点	咯血	呕血
病史	肺结核、支气管扩张、原发性支气管肺癌、心脏病等	消化性溃疡、肝硬化、急性胃黏膜病变、胃癌等
出血前症状	上腹不适、恶心呕吐等	喉部痒、胸闷、咳嗽等
出血方式	咯出	呕出
血的颜色	鲜红色	棕黑色、暗红色,有时鲜红色
血中混有物	痰、泡沫	食物残渣、胃液
酸碱反应	碱性	酸性
黑便	无(咽下时可有)	有,可呈柏油样,持续数天
出血后痰的性状	常有痰中带血	无痰

一、病因与发生机制

咯血的原因很多,主要见于呼吸系统和心血管疾病。

1. 支气管疾病　常见有支气管扩张、支气管肺癌、支气管结核和慢性支气管炎等;少见的有支气管结石、支气管腺瘤、支气管黏膜非特异性溃疡等。其发生机制主要是炎症、肿瘤、结石致支气管黏膜或毛细血管通透性增加,或黏膜下血管破裂。

2. 肺部疾病　常见有肺结核、肺炎、肺脓肿等;较少见于肺淤血、肺栓塞、肺寄生虫病、肺真菌病、肺泡炎、肺含铁血黄素沉着症和肺出血-肾炎综合征等。在我国,引起咯血的首要原因仍为肺结核。肺结核咯血的机制为结核病变使毛细血管通透性增高,血液渗出,导致痰中带血或小血块;如病变累及小血管使管壁破溃,则造成中等量咯血;如空洞壁肺动脉分支形成的小动脉瘤破裂,或继发的结核性支气管扩张形成的动静脉瘘破裂,则造成大量咯血,甚至危及生命。

3. 心血管疾病 较常见于二尖瓣狭窄,其次为先天性心脏病所致肺动脉高压或原发性肺动脉高压,另有肺栓塞、肺血管炎、高血压等。其发生机制多为肺淤血造成肺泡壁或支气管内膜毛细血管破裂和支气管黏膜下层支气管静脉曲张破裂。

4. 其他 血液病(如白血病、血小板减少性紫癜、血友病、再生障碍性贫血等)、某些急性传染病(如流行性出血热、肺出血型钩端螺旋体病等)、风湿性疾病(如结节性多动脉炎、系统性红斑狼疮、Wegener肉芽肿、白塞病等)或气管、支气管子宫内膜异位症等均可引起咯血。

二、临床表现

1. 年龄 青壮年咯血常见于肺结核、支气管扩张、二尖瓣狭窄等。40岁以上有长期吸烟史(纸烟20支/日,20年及以上)者,应高度注意支气管肺癌的可能性。儿童若有慢性咳嗽伴小量咯血与低色素性贫血,须注意特发性肺含铁血黄素沉着症的可能。

2. 咯血量 咯血量的标准尚无明确的界定,但一般认为每日咯血量在100 mL以内为小量,100～500 mL为中等量,500 mL以上或一次咯血100～500 mL为大量。大量咯血主要见于空洞型肺结核、支气管扩张和慢性肺脓肿。支气管肺癌少有大量咯血,主要表现为痰中带血,呈持续或间断性。慢性支气管炎和支原体肺炎也可出现痰中带血或血性痰,但常伴有剧烈咳嗽。

3. 颜色和性状 肺结核、支气管扩张、肺脓肿和出血性疾病所致咯血,其颜色为鲜红色;铁锈色血痰可见于典型的肺炎链球菌肺炎,也可见于肺吸虫病和肺泡出血;砖红色胶冻样痰见于典型的克雷伯杆菌肺炎。二尖瓣狭窄所致咯血多为暗红色;左心衰竭所致咯血为浆液性粉红色泡沫样痰;肺栓塞引起的咯血为黏稠暗红色血痰。

三、伴随症状

1. 伴发热 多见于肺结核、肺炎、肺脓肿、流行性出血热、肺出血型钩端螺旋体病、支气管肺癌等。

2. 伴胸痛 多见于肺炎链球菌肺炎、肺结核、肺栓塞(梗死)、支气管肺癌等。

3. 伴呛咳 多见于支气管肺癌、支原体肺炎等。

4. 伴脓痰 多见于支气管扩张、肺脓肿、空洞型肺结核继发细菌感染等。其中干性支气管扩张则仅表现为反复咯血而无脓痰。

5. 伴皮肤黏膜出血 可见于血液病、风湿病及肺出血型钩端螺旋体病和流行性出血热等。

6. 伴杵状指 多见于支气管扩张、肺脓肿、支气管肺癌等。

7. 伴黄疸 须注意钩端螺旋体病、肺炎链球菌肺炎、肺栓塞等。

(黄冬冬　孙汝智)

第六节　呼吸困难

呼吸困难是指患者主观感觉空气不足,客观表现为用力呼吸,张口抬肩,严重者出现鼻翼扇动、端坐呼吸、发绀、辅助呼吸肌参与呼吸运动,可出现呼吸频率、节律和深度的改变。

一、病因

引起呼吸困难的原因很多,主要为呼吸系统和循环系统疾病。

1. 呼吸系统疾病

(1) 气道阻塞:如喉、气管、支气管的炎症或异物堵塞及慢性阻塞性肺疾病等。

(2) 肺病变:如肺炎、肺结核、肺不张、肺淤血、弥漫性肺间质纤维化、急性呼吸窘迫综合征等。

(3) 胸廓、胸膜疾病:如严重胸廓畸形、肋骨骨折、大量胸腔积液、气胸等。

(4) 各种原因所致的呼吸肌功能障碍:如脊髓灰质炎、重症肌无力、急性多发性神经根炎、大量腹水等。

2. 循环系统疾病 见于各种心脏疾病导致的心功能不全。

3. 中毒 如急性一氧化碳中毒、有机磷中毒、糖尿病酮症酸中毒、尿毒症、代谢性酸中毒、亚硝酸盐和苯胺类中毒、氰化物中毒、吗啡及巴比妥类药物中毒等。

4. 神经、精神性疾病 如颅脑外伤、脑出血、脑肿瘤、脑炎及脑膜炎等引起的呼吸中枢功能衰竭;精神因素如癔症等所致的呼吸困难。

5. 血液系统疾病 如重度贫血、高铁血红蛋白血症与硫化血红蛋白血症。

二、发生机制与临床表现

(一) 肺源性呼吸困难

肺源性呼吸困难主要是呼吸系统疾病引起的通气和(或)换气功能障碍,导致缺氧伴(或不伴)二氧化碳潴留。根据临床特点可将其分为以下三种类型。

1. 吸气性呼吸困难 其主要表现为吸气显著困难,严重者由于呼吸肌极度用力,吸气时胸腔负压增大,使胸骨上窝、锁骨上窝和肋间隙明显凹陷,称为"三凹征",是严重上呼吸道梗阻的典型体征。见于各种原因导致的喉、气管、大支气管狭窄或梗阻。

2. 呼气性呼吸困难 其主要表现为呼气费力、呼气时间明显延长,常伴有哮鸣音,主要由小支气管痉挛或狭窄、肺组织弹性减退所致。见于慢性阻塞性肺疾病、喘息型慢性支气管炎、支气管哮喘等。

3. 混合性呼吸困难 其特点为吸气与呼气均感费力,呼吸浅快,常伴呼吸音减弱或消失,可有病理性呼吸音,主要由肺或胸膜腔病变使肺呼吸面积减少导致换气功能障碍所致。常见于重症肺炎、肺结核、弥漫性肺间质纤维化、大量胸腔积液等。

(二) 心源性呼吸困难

左心衰竭、右心衰竭均可引起呼吸困难,左心衰竭时呼吸困难更为严重。

1. 左心衰竭 左心衰竭引起呼吸困难的主要机制是肺淤血时气体弥散障碍,肺泡弹性降低,使肺活量减少,肺泡与毛细血管的气体交换发生障碍。其临床特点:①劳力性呼吸困难,活动时呼吸困难出现或加重,休息时减轻或消失,是左心衰竭最早出现的症状。②夜间阵发性呼吸困难:患者常于熟睡中突感胸闷气急,被迫坐起,惊恐不安,轻者数分钟至数十分钟后症状逐渐消失,重者可见端坐呼吸、大汗、面色发绀、哮鸣音、咳粉红色泡沫样痰,两肺底部有较多湿啰音,心率增快,有奔马律。此种呼吸困难,又称"心源性哮喘"。

2. 右心衰竭 右心衰竭发生呼吸困难的机制:右心房和上腔静脉压升高,刺激压力感受器反射性兴奋呼吸中枢;体循环淤血,血氧含量减少,酸性代谢产物增加,刺激呼吸中枢;淤血性肝大、腹水和(或)胸腔积液,均可使呼吸运动受限。临床上主要见于慢性肺源性心脏病、某些先天性心脏病或由左心衰竭发展而来,也可见于各种原因所致的急性或慢性心包积液。

(三) 中毒性呼吸困难

1. 代谢性酸中毒 血中酸性代谢产物增多,刺激颈动脉窦、主动脉体化学感受器,或直接兴奋呼吸中枢导致呼吸困难。例如,尿毒症、糖尿病酮症酸中毒时出现深快而规则的呼吸,可伴有鼾声,称为酸中毒深大呼吸。

2. 某些药物或毒物中毒 如吗啡、巴比妥类中枢抑制药物和有机磷杀虫剂可直接抑制呼吸中枢,引起呼吸困难,严重者可出现潮式呼吸或间停呼吸。其特点为呼吸浅慢,伴呼吸节律异常。

(四)神经性、精神性呼吸困难

神经性呼吸困难主要由呼吸中枢供血减少及颅内压增高所致,多表现为呼吸深慢,伴呼吸节律改变。精神性呼吸困难则多由过度通气引起呼吸性碱中毒所致,常见于癔症,呼吸困难常突然出现,呼吸浅快,伴有叹息样呼吸,也可出现手足搐搦,严重者可出现意识障碍。

(五)血源性呼吸困难

血源性呼吸困难多由红细胞携氧量减少所致。其表现为呼吸变浅,心率加快,贫血者可有皮肤、黏膜苍白,高铁血红蛋白血症及硫化血红蛋白血症者可出现发绀。此外,大出血或休克者可因缺氧和血压下降,刺激呼吸中枢,使呼吸加快。

三、伴随症状

1. 发作性呼吸困难伴哮鸣音 多见于支气管哮喘、心源性哮喘等。

2. 伴一侧胸痛 见于大叶性肺炎、急性渗出性胸膜炎、自发性气胸、肺栓塞、急性心肌梗死、支气管肺癌等。

3. 伴发热 见于肺炎、肺脓肿、肺结核、胸膜炎、急性心包炎、败血症等。

(黄冬冬 孙汝智)

第七节 发 绀

发绀是指血液中还原血红蛋白增多使皮肤和黏膜呈青紫色改变的一种表现。其常发生在皮肤较薄、色素较少和毛细血管较丰富的部位,如口唇、指(趾)、甲床等。

一、发生机制

发绀是由血液中还原血红蛋白的绝对量增加所致。血液中还原血红蛋白浓度也可用血氧的不饱和度表示。当毛细血管内还原血红蛋白浓度超过 50 g/L 时,皮肤、黏膜即可出现发绀。

二、病因与分类

根据引起发绀的原因,发绀可分为两大类。

(一)血液中还原血红蛋白增多(真性发绀)

1. 中心性发绀 此类发绀的特点表现为全身性,除四肢及颜面外,也累及躯干和黏膜的皮肤,但受累部位的皮肤是温暖的。真性发绀的原因多为心、肺疾病引起呼吸衰竭、通气与换气功能障碍、肺氧合作用不足,进而导致动脉血氧饱和度(SaO_2)降低。其一般可分为以下几种。①肺性发绀:由呼吸功能不全、肺氧合作用不足所致。常见于各种严重的呼吸系统疾病,如喉、气管、支气管的阻塞,肺炎、阻塞性肺气肿、弥漫性肺间质纤维化、肺淤血、肺水肿、急性呼吸窘迫综合征、肺栓塞、原发性肺动脉高压等。②心性发绀:由于异常通道分流,部分静脉血未通过肺进行氧合作用而进入体循环,如分流量超过心排血量的1/3,即可出现发绀。常见于发绀型先天性心脏病,如法洛四联症等。

2. 周围性发绀 此类发绀常由周围循环血流障碍所致。其特点表现为发绀常出现于肢体的末端与下垂部位。这些部位的皮肤是冷的,但若给予按摩或加温,使皮肤转暖,发绀可消退。此特点可作为其与中心性发绀的鉴别点。此型发绀可分为以下几种。①淤血性周围性发绀:常见于引起体循环淤血、周围血流缓慢的疾病,如右心衰竭、渗出性心包炎、心包压塞、缩窄性心包炎、血栓性静脉炎、上腔静脉阻塞综合征、下肢静脉曲张等。②缺血性周围性发绀:常见于引起心排血量减少的疾病和局部血流障碍性疾病,如严重休克、血栓闭塞性脉管炎、雷诺病等。

3. 混合性发绀 中心性发绀与周围性发绀同时存在。可见于心力衰竭等。

(二)血液中存在异常血红蛋白衍生物

1. 高铁血红蛋白血症 各种化学物质或药物中毒引起血红蛋白分子中二价铁被三价铁所取代,使其失去与氧结合的能力可导致发绀。一般当血中高铁血红蛋白量达到 30 g/L(3 g/dL)时可出现发绀。常见于苯胺、硝基苯、伯氨喹、亚硝酸盐、磺胺类等中毒所致发绀。肠源性青紫症是指大量进食含亚硝酸盐的变质蔬菜引起的中毒性高铁血红蛋白血症,亦可出现发绀。

2. 硫化血红蛋白血症 服用某些含硫药物或化学品后,血液中硫化血红蛋白量达到 5 g/L(0.5 g/dL)时,即可发生发绀。一般认为本病患者须同时有便秘或服用的含硫药物在肠内形成大量硫化氢才能确诊。此类发绀的特点是持续时间长,可达数月以上,血液呈蓝褐色,分光镜检查可证明有硫化血红蛋白的存在。

三、伴随症状

1. 伴呼吸困难 常见于重症心、肺疾病及急性呼吸道梗阻、大量气胸等;高铁血红蛋白血症虽有明显发绀,但一般无呼吸困难。

2. 伴杵状指(趾) 提示病程较长。主要见于发绀型先天性心脏病及某些慢性肺部疾病。

3. 伴意识障碍及衰竭 主要见于某些药物或化学物质中毒、休克、急性肺部感染或急性心力衰竭等。

(黄冬冬　孙汝智)

第八节　心　　悸

心悸是一种自觉心脏跳动或心慌的不适感。心悸时,心率可快可慢,可有心律失常,但心率和心律正常者亦可出现心悸。心悸多由心脏病变引起,但某些器质性心脏病可无心悸,而心脏神经官能症或者处于焦虑状态者,却常有心悸。因此,心悸与心脏疾病并非存在必然关系。

一、发生机制

心悸的发生机制尚未完全清楚,一般认为心脏活动过度是心悸发生的基础,常与心率及心搏出量改变有关。如心动过速时,舒张期缩短、心室充盈不足,心室收缩时心室肌与心脏瓣膜的紧张度突然增加,引起心搏增强而感到心悸;心律失常如期前收缩时,在一个较长的代偿间歇之后,心室收缩往往强而有力,也会感到心悸。心悸与心律失常的持续时间有关,如突然发生的阵发性心动过速,心悸往往较明显,而慢性心律失常如心房颤动,可因逐渐适应而无明显心悸。心悸的发生也常与精神因素有关,焦虑、紧张时易出现心悸。

二、病因与临床表现

(一)心脏搏动增强

1. 生理性 临床特点为持续时间较短,可伴胸闷,诱因去除后恢复正常。常见于以下情况:①健康人在剧烈运动、精神过度紧张或情绪激动时。②喝浓茶、咖啡或大量饮酒后。③应用某些药物,如肾上腺素、甲状腺素、麻黄碱、咖啡因、阿托品等。

2. 病理性 临床特点为持续时间较长,可反复发作,常伴有胸闷、气短、心前区疼痛及晕厥等心脏病表现。常见于某些器质性心脏病及其他引起心脏搏动增强的疾病。例如,高血压心脏病、心脏瓣膜病、先天性心脏病、原发性心肌病、脚气性心脏病等,可出现不同程度的心室肥大,心脏搏动增强,导致心悸。

（二）心律失常

心动过速（如窦性心动过速、阵发性室上性或室性心动过速等）、心动过缓（如二、三度房室传导阻滞、窦性心动过缓或病态窦房结综合征等）、期前收缩、心房扑动或颤动等均可引起心悸。

（三）心脏神经官能症

心脏本身并无器质性病变，由自主神经功能紊乱引起，多见于青中年女性。临床上除心悸外，常有心前区隐痛或刺痛，叹息样呼吸以及头晕、头痛、耳鸣、疲乏、失眠、记忆力减退等神经衰弱的表现，且心悸在焦虑、情绪激动等情况下更易发生。

三、伴随症状

1. 伴心前区疼痛　见于冠状动脉粥样硬化性心脏病（如心绞痛、急性心肌梗死）、心肌炎、心包炎，亦可见于心脏神经官能症等。

2. 伴呼吸困难　见于心力衰竭、重症贫血、急性心肌梗死、心肌炎、心包炎等。

3. 伴发热　见于急性传染病、心肌炎、心包炎、感染性心内膜炎及风湿热等。

4. 伴食欲亢进、消瘦、出汗　见于甲状腺功能亢进等。

5. 伴晕厥或抽搐　见于高度房室传导阻滞、心室颤动或阵发性室性心动过速、病态窦房结综合征等。

（黄冬冬　孙汝智）

第九节　恶心与呕吐

恶心、呕吐是临床常见症状。恶心为上腹部不适和紧迫欲吐的感觉，可伴有迷走神经兴奋症状如皮肤苍白、出汗、流涎、血压降低及心动过缓等，常为呕吐的前奏。一般恶心后即出现呕吐，但也可仅有恶心而无呕吐，或仅有呕吐而无恶心。呕吐是通过胃的强烈收缩迫使胃或部分小肠的内容物经食管、口腔而排出体外的现象。二者均为复杂的反射动作，可由多种原因引起。

一、病因

引起恶心与呕吐的原因很多，按发生机制可归纳为以下几类。

（一）反射性呕吐

1. 咽部受到刺激　如吸烟、剧咳、鼻咽部炎症或溢脓等。

2. 胃、十二指肠疾病　如急性或慢性胃肠炎、消化性溃疡、功能性消化不良、急性胃扩张或幽门梗阻、十二指肠淤滞症等。

3. 肠道疾病　如急性阑尾炎、各型肠梗阻、急性出血性坏死性肠炎、腹型过敏性紫癜等。

4. 肝胆胰疾病　如急性肝炎、肝硬化、肝淤血，以及急、慢性胆囊炎或胰腺炎等。

5. 腹膜及肠系膜疾病　如急性腹膜炎。

6. 其他疾病　如肾输尿管结石、急性肾盂肾炎、急性盆腔炎、异位妊娠破裂等。急性心肌梗死早期、心力衰竭、青光眼、屈光不正等亦可出现恶心、呕吐。

（二）中枢性呕吐

1. 神经系统疾病　①颅内感染，如各种脑炎、脑膜炎、脑脓肿。②脑血管疾病，如脑出血、脑栓塞、脑血栓形成、高血压脑病及偏头痛等。③颅脑损伤，如脑挫裂伤或颅内血肿。④癫痫，特别是癫痫持续状态。

2. 全身性疾病　尿毒症、肝性脑病、糖尿病酮症酸中毒、甲亢危象、甲状旁腺危象、肾上腺皮质功能不全、低血糖、低钠血症等均可引起呕吐。

3. 药物　如某些抗生素、抗肿瘤药、洋地黄、吗啡等可因兴奋呕吐中枢而致呕吐。

4. 中毒　酒精、重金属、一氧化碳、有机磷农药、灭鼠药等中毒均可引起呕吐。

5. 精神因素　如神经官能症、癔症、神经性厌食等。

（三）前庭障碍性呕吐

凡呕吐伴有听力障碍、眩晕等耳科症状者，需考虑前庭障碍性呕吐。常见疾病有迷路炎，是化脓性中耳炎的常见并发症；梅尼埃病，为突发性的旋转性眩晕伴恶心呕吐；晕动病，一般在航空、乘船和乘车时发生。

二、发生机制

呕吐是一个复杂的反射动作，其过程可分三个阶段，即恶心、干呕与呕吐。恶心时胃张力和蠕动减弱，十二指肠张力增强，可伴或不伴有十二指肠液反流；干呕时胃上部放松而胃窦部短暂收缩；呕吐时胃窦部持续收缩，贲门开放，腹肌收缩，腹内压增加，迫使胃内容物急速而猛烈地从胃反流，经食管、口腔而排出体外。呕吐与反食不同，后者系指无恶心与呕吐的协调动作而胃内容物经食管、口腔溢出体外。

三、临床表现

1. 呕吐的时间　育龄妇女晨起呕吐见于早期妊娠，亦可见于尿毒症、慢性酒精中毒或功能性消化不良；鼻窦炎患者因起床后脓液经鼻后孔流出刺激咽部，亦可致晨起恶心、干呕。晚上或夜间呕吐见于幽门梗阻。

2. 呕吐与进食的关系　进食过程中或餐后即刻呕吐，可能为幽门管溃疡或精神性呕吐；餐后1 h以上呕吐称延迟性呕吐，提示胃张力下降或胃排空延迟；餐后较久或数餐后呕吐，见于幽门梗阻，呕吐物可有隔夜宿食。

3. 呕吐的特点　进食后立刻呕吐，恶心很轻或无恶心，吐后又可进食，长期反复发作而营养状态不受影响，多为神经官能性呕吐。喷射性呕吐多为颅内高压性疾病所致。

4. 呕吐物的性质　带发酵、腐败气味提示胃潴留；带粪臭味提示低位小肠梗阻；不含胆汁说明梗阻平面多在十二指肠乳头以上，含大量胆汁则提示在此平面以下；含有大量酸性液体者多有胃泌素瘤或十二指肠溃疡，无酸味者可能为贲门狭窄或贲门失弛缓症所致。上消化道出血常有咖啡色样呕吐物。

四、伴随症状

1. 伴腹痛、腹泻　多见于急性胃肠炎或细菌性食物中毒、霍乱、副霍乱及各种原因的急性中毒。

2. 伴右上腹痛及发热、寒战或有黄疸　应考虑胆囊炎或胆石症。

3. 伴头痛及喷射性呕吐　常见于颅内高压性疾病或青光眼。

4. 伴眩晕、眼球震颤　见于前庭器官疾病。

（黄冬冬　董　静）

第十节　呕血与便血

一、呕血

呕血是上消化道疾病(指屈氏韧带以上的消化器官，包括食管、胃、十二指肠、肝、胆、胰腺疾病，以及空肠吻合术后的空肠上段疾病)或全身性疾病所致的上消化道出血，血液经口腔呕出。

（一）病因

呕血的病因很多，最常见的病因是消化性溃疡，其次为食管胃静脉曲张破裂、急性胃黏膜病变和胃癌。

1. 消化系统疾病

（1）食管疾病：如反流性食管炎、食管异物、食管贲门黏膜撕裂、食管静脉曲张破裂、食管癌等。

（2）胃、十二指肠疾病：如消化性溃疡，药物（如阿司匹林、吲哚美辛等）和应激（如大手术、大面积烧伤等）所引起的急性胃黏膜病变、慢性胃炎、胃癌、胃泌素瘤等。

（3）肝、胆、胰腺疾病：如肝硬化门静脉高压、肝癌、肝脓肿、胆囊与胆管结石、胰腺癌、急性胰腺炎合并脓肿等。

2. 全身性疾病

（1）血液系统疾病：如过敏性紫癜、血小板减少性紫癜、白血病、血友病等。

（2）感染性疾病：如流行性出血热、钩端螺旋体病、重症肝炎等。

（3）其他：如结缔组织病（系统性红斑狼疮、皮肌炎、结节性多动脉炎累及上消化道）、尿毒症、肺源性心脏病、血管瘤、抗凝剂使用过量等。

（二）临床表现

1. 呕血与黑便 呕血前患者多有上腹不适、恶心，继之呕出血性胃内容物。由于出血量、出血部位及在胃内停留时间不同，呕吐物的颜色也不相同，可呈鲜红色、暗红色或呈咖啡渣样棕褐色等。出血量大且在胃内停留时间短，则呈鲜红色、暗红色或混有血凝块；出血量较少或在胃内停留时间长，则因血红蛋白与胃酸作用而形成酸化亚铁血红素，呕吐物呈咖啡渣样棕褐色。呕血的同时因部分血液经肠道排出体外，可形成黑便。

2. 失血性休克 若出血量大可致失血性休克，其程度轻重与出血量、出血速度等有关。出血量越大，出血速度越快，则病情越重。出血量为血容量的 $10\% \sim 15\%$ 时，可表现出头晕、畏寒，多无血压、脉搏变化；出血量达血容量的 20% 以上时，可有出冷汗、四肢湿冷、心悸、脉搏细速、血压下降、呼吸急促、休克等周围循环衰竭的表现。某些患者失血性休克的症状与体征可发生在呕血或黑便之前。

3. 发热 多数出血量大的患者在 24 h 内出现发热，一般体温不超过 38.5 ℃，可持续 3～5 天。

4. 氮质血症 呕血的同时部分血液进入肠道，肠道内血红蛋白分解产物被吸收入血，出血数小时后血中尿素氮水平开始上升，24～48 h 达高峰，若无继续出血，则 3～4 天降至正常。

课堂互动

请同学们结合前面所学习的内容思考一下，呕血时出现的发热是什么原因所导致的。

知识拓展

应激性溃疡是指休克、创伤、手术后和严重全身性感染时发生的急性胃黏膜病变，是胃黏膜屏障保护作用减弱与组织损伤性因素增加共同作用的结果。①应激时，交感-肾上腺髓质系统兴奋，血液发生重分布，胃和十二指肠血液灌流显著减少，胃腔中的 H^+ 将顺浓度差弥散进入黏膜中，胃黏膜组织的 pH 明显减少，导致黏膜损伤。②应激时，糖皮质激素明显增多，抑制了胃黏液的合成和分泌，使胃肠黏膜细胞的蛋白质合成减少、分解增加，黏膜细胞更新减慢，再生能力降低。③应激时发生的酸中毒降低了黏膜对 H^+ 的缓冲能力，十二指肠液中的胆汁酸（来自胆汁）、溶血卵磷脂及胰酶（来自胰液）反流入胃，亦可导致胃黏膜损伤。此外，胃黏膜富含黄嘌呤氧化酶，在缺血-再灌注时，生成大量氧自由基，可引起黏膜损伤。

（三）伴随症状

1. 伴上腹痛 呕血伴慢性反复发作性节律性上腹痛史、有周期性,常为消化性溃疡;中老年人,呕血伴慢性上腹痛,无明显规律性,并有厌食、消瘦、贫血,应警惕胃癌。

2. 伴肝脾大 呕血伴肝明显增大、质硬,表面凹凸不平或有结节,多为肝癌;大量呕血伴脾大,有腹壁静脉曲张或腹水,提示肝硬化门静脉高压所致食管胃底静脉曲张破裂出血。

3. 伴黄疸 呕血伴黄疸、寒战、发热,右上腹绞痛,可由胆系疾病所引起;伴黄疸、发热及全身皮肤、黏膜有出血倾向,见于某些传染病,如钩端螺旋体病等。

4. 伴皮肤、黏膜出血 常与血液疾病及凝血障碍性疾病有关,如白血病、再生障碍性贫血、败血症、重症肝炎等。

5. 伴左锁骨上淋巴结肿大 见于胃癌和胰腺癌等。

二、便血

便血是消化道出血,血液经肛门排出体外。少量出血(出血量低于 5 mL)不造成粪便颜色改变,需经粪便隐血试验才能确定,称为粪便隐血。若血液在肠内停留时间较长,红细胞破坏后,血红蛋白在肠道内与硫化物结合形成硫化亚铁,使粪便呈黑色,由于附有黏液而发亮,类似柏油样,故称为柏油样便。

诊断便血前,须排除下列情况:①食用动物血、肝等可出现黑便或粪便隐血试验假阳性,但素食后即转为正常。使用抗人血红蛋白单克隆抗体的免疫学检测,可以避免产生假阳性结果。②口腔、鼻、咽、支气管、肺等部位的出血,被咽下后也可出现黑便或粪便隐血试验阳性。③口服某些中药、铁剂、铋剂、炭粉等时,粪便可呈黑色,但粪便隐血试验阴性。

（一）病因

引起便血的病因很多,除引起呕血的病因外,便血还见于下消化道疾病。

1. 小肠疾病 如肠结核、小肠肿瘤、急性出血性坏死性肠炎、肠套叠等。

2. 结肠疾病 如急性细菌性痢疾、阿米巴痢疾、溃疡性结肠炎、结肠癌、结肠息肉等。

3. 直肠与肛管疾病 如痔、肛裂、直肠肛管损伤、直肠癌、直肠息肉、直肠炎、肛瘘等。

（二）临床表现

1. 便血 便血可表现为急性大量出血、慢性少量出血及间歇性出血。血便的颜色可呈鲜红色、暗红色或黑色(柏油样),血便的颜色与出血部位、出血量和血液在肠腔内停留时间的长短有关。出血部位越低,出血量越大,排出越快,则血便颜色越鲜红。

上消化道出血粪便多为柏油样,下消化道出血往往排出鲜红色血便,但小肠出血时,如血液在肠内停留时间较长,亦可排出柏油样便,而上消化道大出血伴肠蠕动加速时,则可排出较呈鲜红色血便;黏液脓血便见于急性细菌性痢疾、溃疡性结肠炎等;暗红色果酱样脓血便见于阿米巴痢疾;鲜血不与粪便混合,仅黏附于粪便表面或排便后滴出,或喷射出鲜血见于直肠与肛管疾病,如痔、肛裂、直肠肿瘤。

2. 失血性休克 若出血量大,可致失血性休克,其程度轻重与出血量、出血速度等有关。

3. 血液学改变 长期便血可出现红细胞及血红蛋白减少。

（三）伴随症状

1. 伴腹痛 慢性反复发作性上腹痛,呈周期性与节律性,出血后疼痛减轻者,见于消化性溃疡;上腹绞痛、黄疸伴便血者,应考虑胆囊或胆管出血。便血伴腹痛还可见于急性出血性坏死性肠炎、肠套叠、肠系膜血栓形成等。

2. 伴腹部肿块 应考虑结肠癌、肠结核、肠套叠、克罗恩病、小肠恶性淋巴瘤等。

3. 伴里急后重 肛门坠胀感,排便较频繁,但每次排血便量较少,且排便后未感轻松,似排便未净,提示肛门、直肠疾病,见于细菌性痢疾、直肠炎、直肠癌等。

4. 伴发热 常见于传染病(如流行性出血热、钩端螺旋体病等)、恶性肿瘤、急性出血性坏死性肠炎等。

5. 伴皮肤、黏膜出血 可见于血液病如白血病、血友病、过敏性紫癜等,急性感染性疾病如流行性出血热、败血症、重症肝炎等。

(黄冬冬 孙汝智)

第十一节 腹泻与便秘

一、腹泻

腹泻是指排便次数增多,便质稀薄或呈水样,或带有黏液、脓血、未消化的食物。腹泻可分为急性腹泻与慢性腹泻两种,超过 2 个月者属慢性腹泻。

(一)病因

1. 急性腹泻

(1)急性肠道疾病:包括急性肠道感染,如病毒、细菌、真菌、阿米巴、血吸虫等感染;细菌性食物中毒,如肉毒杆菌、嗜盐杆菌、变形杆菌、金黄色葡萄球菌等引起者;其他,如急性出血性坏死性肠炎、急性缺血性肠病、溃疡性结肠炎急性发作、克罗恩病等。

(2)急性中毒:动物性毒物,如鱼胆、河鲀等中毒;植物性毒物,如毒蕈中毒;化学毒物,如有机磷、砷等中毒。

(3)全身性疾病:如伤寒或副伤寒、钩端螺旋体病、败血症等。

(4)药物性腹泻:如泻药、拟胆碱药、抗生素、抗肿瘤药等引起的腹泻。

(5)其他:如变态反应性肠炎、过敏性紫癜、甲亢危象等。

2. 慢性腹泻

(1)胃部疾病:如慢性萎缩性胃炎、胃大部切除后胃酸缺乏症等。

(2)肠道疾病:肠道感染性疾病,如慢性细菌性痢疾、慢性阿米巴痢疾、肠结核、血吸虫病、钩虫病、绦虫病、肠道念珠菌病等;肠道非感染性疾病,如溃疡性结肠炎、克罗恩病、吸收不良综合征、放射性肠炎、缺血性肠炎等,肠道肿瘤,如结肠绒毛状腺瘤、大肠癌、小肠淋巴瘤等;小肠吸收不良,如成人乳糜泻、小肠切除后短肠综合征等。

(3)肝、胆、胰腺疾病:如肝硬化、慢性胰腺炎、胰腺癌、胰腺切除术后等。

(4)全身性疾病:内分泌及代谢性疾病,如甲状腺功能亢进、糖尿病性肠病、肾上腺皮质功能减退症等;其他系统疾病,如系统性红斑狼疮、硬皮病、尿毒症等;神经功能紊乱性疾病,如肠易激综合征等。

(5)药物性腹泻:如甲状腺素、利血平、洋地黄类、某些抗肿瘤药和抗生素等引起的腹泻。

(二)临床表现

1. 起病的急缓、病程和腹泻次数

(1)急性腹泻:起病急,病程短,多为感染或食物中毒所致;每天排便次数可达 10 次以上,多呈糊状或水样便,少数为脓血便;常有腹痛,尤其是感染性腹泻。

(2)慢性腹泻:起病缓慢,病程较长,多见于慢性感染、非特异性炎症、吸收不良、肠道肿瘤及神经功能紊乱等;每天排便数次,可为稀便,亦可带黏液、脓血;伴或不伴有腹痛。

2. 排便情况与粪便性状 ①直肠和(或)乙状结肠病变患者多有里急后重,每次排便量少,有时只排出少量气体和黏液,粪便颜色较深,多呈黏液状,可混有血液。②小肠病变患者无里急后重,粪便呈糊状或水样。③细菌性痢疾、溃疡性结肠炎、血吸虫病、直肠癌等引起的腹泻,粪便常带脓血,而每天排便多为数次。④小肠吸收不良者,粪便呈油腻状,泡沫多,有恶臭,含食物残渣。⑤肠易激综合征引起的腹泻,多在清晨起床和早餐后发生,每天 2~3 次,粪便有时含大量黏液。⑥果酱样大便见于阿米巴痢疾。

3. 腹泻与腹痛的关系 急性感染性腹泻常有腹痛;分泌性腹泻往往无明显腹痛。小肠疾病引起的腹泻疼痛常在脐周,便后腹痛多不缓解;结肠疾病的腹痛多在下腹,且便后疼痛常可缓解或减轻。

4. 全身和局部表现 急性腹泻由于短时间内丢失大量水分和电解质,可引起脱水、电解质紊乱及代谢性酸中毒;长期慢性腹泻可导致营养障碍、维生素缺乏、体重下降,甚至发生营养不良性水肿。腹泻可导致肛周皮肤糜烂、破损。

(三)伴随症状

1. 伴发热 多见于急性细菌性痢疾、伤寒或副伤寒、肠结核、肠道恶性淋巴瘤、克罗恩病等。

2. 伴明显消瘦 多见于小肠疾病如胃肠道恶性肿瘤、肠结核及吸收不良综合征等,还可见于甲状腺功能亢进。

3. 伴关节肿痛 多见于溃疡性结肠炎、系统性红斑狼疮、肠结核等。

4. 伴腹部包块 多见于胃肠恶性肿瘤、肠结核、克罗恩病等。

5. 伴里急后重 见于急性细菌性痢疾、直肠炎、直肠癌等。

二、便秘

便秘是指排便困难或费力、排便不畅、频率减少(一般每周 3 次以下),粪便干结量少。便秘是临床常见症状,2%~28%的人群发生便秘,女性多于男性;随年龄增长,患病率明显增高,老年人中发生便秘者高达 15%~20%。其病因多样,以肠道疾病最多见,但诊断时应慎重排查其他原因。

(一)病因

根据便秘的病因,可将其分为功能性便秘和器质性便秘两大类。

1. 功能性便秘 进食量少或进纤维素类食物过少或水分不足,对结肠运动的刺激减少;生活环境改变,导致排便习惯受到干扰;结肠运动功能紊乱,常见于肠易激综合征;腹肌及盆腔肌张力不足;滥用强效泻药,形成药物依赖;其他,如老年体弱、活动过少、肠痉挛致排便困难。此外,结肠冗长导致食糜残渣经过结肠时水分被过多吸收,也可引起便秘。

2. 器质性便秘 直肠与肛门病变,如痔、肛裂、肛周脓肿和溃疡、直肠炎等;神经及肌肉病变,如淀粉样变性、膈肌麻痹、多发性硬化、骨髓损伤(截瘫)、脑血管意外、皮肌炎、肌营养不良等;结肠机械梗阻,如结肠良性及恶性肿瘤、克罗恩病、先天性巨结肠;各种原因引起的肠粘连、肠扭转、肠套叠等;腹腔或盆腔内肿瘤压迫,如子宫肌瘤等;内分泌及代谢性疾病,如尿毒症、糖尿病、甲状腺功能减退等;药物影响,如应用吗啡、抗胆碱药、钙通道阻滞剂、神经阻滞剂、镇静剂、抗抑郁药以及含钙、铝的抑制胃酸分泌药等使肠肌松弛而引起便秘。

(二)临床表现

正常人排便次数多为 1 天 1~2 次或 1~2 天 1 次,粪便多为成形便或软便;少数正常人的排便次数可达 1 天 3 次或 3 天 1 次,粪便可半成形或呈腊肠样硬便。故不能以每天排便 1 次作为正常排便的标准。

1. 便秘的主要症状 排便困难、次数减少、粪便干结量少、排便不尽感及大便不畅是便秘的主要症状。

急性便秘患者多有原发病的表现,如恶心、呕吐、腹胀、腹绞痛等,多见于各种原因的肠梗阻;慢性便秘患者多无特殊表现,部分患者诉口苦、食欲减退、腹胀、下腹不适或有头晕、头痛、疲乏等神经功能症状,但一般不重;慢性习惯性便秘多发生于中老年人,尤其是经产妇,可能与肠肌、腹肌与盆底肌张力降低有关。

2. 其他 便秘患者排便时可有左腹部或下腹痉挛性疼痛与下坠感,常可在左下腹触及痉挛的乙状结肠;排便困难严重者可因痔加重及肛裂而有大便带血或便血,患者亦可因此而紧张、焦虑。结肠肿瘤、肠结核及克罗恩病患者可在腹部触及包块;肠结核、溃疡性结肠炎、肠易激综合征患者常有便秘与腹泻交替出现;结肠癌或直肠癌所致便秘患者多伴有消瘦、贫血或粪便变细;长期便秘患者因毒素吸收可引起头痛、头晕、食欲不振等。

(三)伴随症状

1. 伴呕吐、腹胀、肠绞痛等 可能为各种原因引起的肠梗阻。

2. 伴腹部包块 应注意结肠肿瘤(注意勿将左下腹痉挛的乙状结肠或其内粪便块误为肿瘤)、肠结核及克罗恩病。

3. 便秘与腹泻交替 应注意肠结核、溃疡性结肠炎、肠易激综合征。

4. 伴生活环境改变、精神紧张 多为功能性便秘。

(黄冬冬 董 静)

第十二节 黄 疸

黄疸是由于血清中胆红素浓度升高致使皮肤、黏膜和巩膜发黄的症状和体征。正常血清总胆红素浓度为 $1.7\sim17.1\ \mu mol/L$。血清胆红素浓度超过 $34.2\ \mu mol/L$ 时临床上可见黄疸。引起黄疸的疾病很多,发生机制各异。

一、分类

1. 按病因分类 分为溶血性黄疸、肝细胞性黄疸、胆汁淤积性黄疸、先天性非溶血性黄疸,前三类最为多见,第四类较罕见。

2. 按胆红素性质分类 分为非结合胆红素增多为主的黄疸和结合胆红素增多为主的黄疸。

二、病因和发生机制

1. 溶血性黄疸 见于各种溶血性疾病,如地中海贫血、遗传性球形红细胞增多症、自身免疫性溶血性贫血、新生儿溶血、不同血型输血后的溶血。由于大量红细胞被破坏,形成大量的非结合胆红素,超过了肝细胞的摄取、结合能力,血清总胆红素浓度增高。此外,溶血造成的贫血、缺氧和红细胞破坏产物的毒性作用,削弱了肝细胞对胆红素的代谢功能,使非结合胆红素在血中潴留,超过正常水平而出现黄疸。

2. 肝细胞性黄疸 见于各种严重损害肝细胞的疾病,如病毒性肝炎、肝硬化、中毒性肝炎、钩端螺旋体病、败血症等。由于肝脏病变,肝细胞对胆红素的摄取、结合能力降低,血中非结合胆红素增多,而未受损的肝细胞仍能将部分非结合胆红素转变为结合胆红素,其中部分结合胆红素仍可由毛细胆管从胆道排泄,而另一部分结合胆红素可因肝细胞的肿胀、坏死及胆管内胆栓形成而反流入血,导致血中结合胆红素浓度亦增高。

3. 胆汁淤积性黄疸 胆汁淤积可分为肝内性或肝外性。肝内性胆汁淤积见于肝内泥沙样结石、癌栓、寄生虫病、病毒性肝炎、药物性胆汁淤积(如氯丙嗪和口服避孕药等)、原发性胆汁性肝硬化等。肝外性胆汁淤积可由胆总管结石、狭窄、炎性水肿、肿瘤及蛔虫等阻塞所引起。因胆道阻塞,胆管扩张,导致小胆管与毛细胆管破裂,胆汁中的胆红素反流入血。

4. 先天性非溶血性黄疸 由肝细胞对胆红素的摄取、结合和排泄有缺陷所致的黄疸。本组疾病临床上少见,如 Gilbert 综合征等。

三、临床表现

1. 溶血性黄疸 表现为轻度黄疸,呈浅柠檬色,不伴皮肤瘙痒,其他症状主要为原发病的表现。急性溶血时可有发热、寒战、头痛、呕吐、腰痛,并有不同程度的贫血和血红蛋白尿(尿呈酱油色或茶色),严重者可有急性肾功能不全;慢性溶血多为先天性,除伴贫血外尚有脾大。

2. 肝细胞性黄疸 表现为皮肤、黏膜呈浅黄色至深黄色,可伴有轻度皮肤瘙痒,其他为肝脏原发病的表现,如疲乏、食欲减退,严重者可有出血倾向、腹水、昏迷等。

3. 胆汁淤积性黄疸 表现为皮肤呈暗黄色,完全阻塞者颜色更深,甚至呈黄绿色,并有皮肤瘙痒,尿色深,粪便颜色变浅或呈白陶土色。

四、伴随症状

1. 伴发热 见于急性胆管炎、肝脓肿、钩端螺旋体病、败血症、大叶性肺炎等。

2. 伴上腹剧烈疼痛 可见于胆道结石、肝脓肿或胆道蛔虫病等。持续性右上腹钝痛或胀痛可见于病毒性肝炎、肝脓肿或原发性肝癌。

3. 伴胆囊肿大 提示胆总管有梗阻,常见于胰头癌、壶腹癌、胆总管癌、胆总管结石等。

4. 伴腹水 见于重症肝炎、肝硬化失代偿期、肝癌等。

（黄冬冬　孙汝智）

第十三节　排尿异常

一、血尿

尿中有过多的红细胞时称为血尿,包括镜下血尿和肉眼血尿。前者是指尿颜色正常,须经显微镜检查方能确定,通常离心沉淀后的尿液镜检每高倍视野下有 3 个以上的红细胞。后者是指尿呈洗肉水色或血色,肉眼即可见的血尿。

(一)病因

血尿是泌尿系统疾病常见的症状之一。98%的血尿由泌尿系统疾病引起,2%的血尿由全身性疾病或泌尿系统邻近器官病变所致。

1. 泌尿系统疾病 肾小球疾病,如急性或慢性肾小球肾炎、IgA 肾病、遗传性肾小球肾炎和薄基底膜肾病;各种间质性肾炎,尿路感染,泌尿系统结石、结核、肿瘤,多囊肾,尿路憩室、息肉和先天性畸形等。

2. 全身性疾病 ①感染性疾病:如败血症、流行性出血热、猩红热、钩端螺旋体病和丝虫病等。②血液病:如白血病、再生障碍性贫血、血小板减少性紫癜、过敏性紫癜和血友病。③自身免疫性疾病:如系统性红斑狼疮、结节性多动脉炎、皮肌炎、类风湿性关节炎、系统性硬化等引起肾损害时。④心血管疾病:如亚急性感染性心内膜炎、急进型高血压、慢性心力衰竭、肾动脉栓塞和肾静脉血栓形成等。

3. 尿路邻近器官疾病 急性或慢性前列腺炎、精囊炎、急性盆腔炎或脓肿、宫颈癌、输卵管炎、阴道炎、急性阑尾炎、直肠和结肠癌等。

4. 化学物品或药品对尿路的损害 如磺胺类药物、吲哚美辛、甘露醇及汞、铅、镉等重金属对肾小管的损害;环磷酰胺可引起出血性膀胱炎;抗凝剂如肝素使用过量也可出现血尿。

5. 功能性血尿 平时运动量小的健康人,突然加大运动量可出现运动性血尿。

(二)临床表现

1. 尿颜色的改变 血尿的主要表现是尿颜色的改变,镜下血尿的尿颜色正常,肉眼血尿的尿则根据出血量多少而呈不同颜色。尿呈淡红色,像洗肉水样,提示每升尿含血量超过 1 mL。出血严重时尿可呈血液状。肾脏出血时,尿与血混合均匀,尿呈暗红色;膀胱或前列腺出血时尿色鲜红,有时有血凝块。但红色尿不一定是血尿,需仔细辨别。如尿呈暗红色或酱油色,不浑浊、无沉淀,镜检无或仅有少量红细胞,见于血红蛋白尿;尿呈棕红色或葡萄酒色,不浑浊,镜检无红细胞,见于卟啉尿;服用某些药物如大黄、利福平,或进食某些红色蔬菜也可排红色尿,但镜检无红细胞。

2. 分段尿异常 将全程尿分段以观察颜色,如尿三杯试验,即用三个清洁玻璃杯分别留起始段、中段和终末段尿观察,如起始段血尿提示病变在尿道;终末段血尿提示出血部位在膀胱颈部、三角区或后尿道的前列腺和精囊;三段尿均呈红色即全程血尿,提示出血部位在肾脏或输尿管。

3. 镜下血尿 尿颜色正常,但显微镜检查可确定血尿,并可判断是肾性还是肾后性血尿。镜下红细胞大小不一、形态多样,为肾小球性血尿,见于肾小球肾炎;镜下红细胞形态单一,与外周血近似,为均一型血尿,提示血尿来源于肾后,见于肾盂肾盏、输尿管、膀胱和前列腺病变。

4. 症状性血尿 血尿的同时伴有全身或局部症状,以泌尿系统症状为主。如伴有肾区钝痛或绞痛则提示病变在肾脏。膀胱和尿道病变则常有尿频、尿急和排尿困难。

5. 无症状性血尿 部分患者血尿既无泌尿系统症状也无全身症状,见于某些疾病的早期,如肾结核、肾癌或膀胱癌早期。

（三）伴随症状

1. 伴肾绞痛 肾或输尿管结石的特征。

2. 伴尿流中断 见于膀胱和尿道结石等。

3. 伴尿流细和排尿困难 见于前列腺炎、前列腺癌等。

4. 伴尿频、尿急、尿痛 见于膀胱炎和尿道炎等,同时伴有腰痛、高热畏寒则常为肾盂肾炎。

5. 伴水肿、高血压、蛋白尿 见于肾小球肾炎等。

6. 伴肾肿块 单侧可见于肿瘤、肾积水和肾囊肿,双侧多见于先天性多囊肾;触及移动性肾脏多见于肾下垂或游走肾。

7. 伴皮肤黏膜及其他部位出血 见于血液病和某些感染性疾病等。

8. 伴乳糜尿 见于丝虫病、慢性肾盂肾炎等。

知识拓展

> 对于血尿的诊断思路,首先要识别是真性血尿还是假性血尿,如为真性血尿,则应根据血尿的性状、血尿的颜色、伴随症状及既往病史分析可能的病因,确定下一步实验室检查项目。实验室检查项目包括离心尿显微镜检查、尿三杯试验、肾功能检查、泌尿系统影像学(超声、CT、造影)检查、膀胱镜检查及肾活检等。

二、尿频、尿急、尿痛

尿频是指单位时间内排尿次数增多。正常成人白天排尿 4～6 次,夜间 0～2 次。尿急是指一有尿意即迫不及待需要排尿,难以控制。尿痛是指排尿时感觉耻骨上区、会阴部和尿道内疼痛或烧灼感。尿频、尿急和尿痛合称为膀胱刺激征。

（一）病因与临床表现

1. 尿频

(1)生理性尿频:饮水过多、精神紧张或气候寒冷时排尿次数增多属正常现象。其特点是每次尿量不少,也不伴随尿急等其他症状。

(2)病理性尿频:①多尿性尿频:排尿次数增多而每次尿量不少,全天总尿量增多,见于糖尿病、尿崩症、精神性多饮和急性肾功能不全的多尿期。②炎症性尿频:排尿次数增多而每次尿量少,多伴有尿急和尿痛,尿液镜检可见炎症细胞,见于膀胱炎、尿道炎、前列腺炎和尿道旁腺炎等。③神经性尿频:排尿次数增多而每次尿量少,不伴尿急、尿痛,尿液镜检无炎症细胞,见于中枢及周围神经病变如癔症、神经源性膀胱。④膀胱容量减少性尿频:表现为持续性排尿次数增多,药物治疗难以缓解,每次尿量少,见于膀胱占位性病变、妊娠子宫增大或卵巢囊肿等压迫膀胱,膀胱结核引起膀胱纤维性缩窄等。⑤尿道口周围病变引起的尿频:如尿道口息肉、处女膜伞和尿道旁腺囊肿等刺激尿道口引起尿频。

2.尿急

(1)炎症:急性膀胱炎、尿道炎特别是膀胱三角区和后尿道炎症时,尿急症状特别明显;急性前列腺炎常有尿急,慢性前列腺炎因伴有腺体增生肥大,故有排尿困难、尿流细和尿流中断。

(2)结石和异物:膀胱和尿道结石或异物刺激黏膜可产生尿急症状。

(3)肿瘤:如膀胱癌和前列腺癌,刺激膀胱或尿道黏膜产生尿急症状。

(4)神经源性:精神因素和神经源性膀胱,刺激膀胱或尿道黏膜产生尿急症状。

(5)高温环境下尿高度浓缩,酸性高的尿可刺激膀胱或尿道黏膜产生尿急症状。

3.尿痛 引起尿急的病因几乎都可以引起尿痛。疼痛部位多在耻骨上区、会阴部和尿道内,尿痛性质可为灼痛或刺痛。尿道炎多在排尿开始时出现疼痛;后尿道炎、膀胱炎和前列腺炎常出现终末性尿痛。

(二)伴随症状

1.尿频伴尿急和尿痛 见于膀胱炎和尿道炎等;膀胱刺激征存在但不剧烈而伴有双侧腰痛见于肾盂肾炎;伴有会阴部、腹股沟和睾丸胀痛见于急性前列腺炎。

2.尿频、尿急伴血尿、午后低热、乏力盗汗 见于膀胱结核等。

3.尿频不伴尿急和尿痛,但伴有多饮、多尿和口渴 见于精神性多饮、糖尿病和尿崩症等。

4.尿频、尿急伴无痛性血尿 见于膀胱癌等。

5.老年男性尿频伴尿流细、进行性排尿困难 见于前列腺增生等。

6.尿频、尿急、尿痛伴尿流突然中断 见于膀胱结石堵住出口或后尿道结石嵌顿等。

三、少尿、无尿与多尿

正常成人尿量为 1000～2000 mL/24 h。如尿量<400 mL/24 h 或尿量<17 mL/h,称为少尿;如尿量<100 mL/24 h 或 12 h 完全无尿,称为无尿;如尿量>2500 mL/24 h,称为多尿。

(一)病因与发生机制

1.少尿、无尿 基本病因有如下三类。

(1)肾前性:①有效血容量减少:见于多种原因引起的休克、重度失水、大出血、肾病综合征和肝肾综合征,大量水分渗入组织间隙和浆膜腔,血容量减少,肾血流量减少。②心脏排血功能下降:如各种原因所致的心功能不全、严重的心律失常、心肺复苏后体循环功能不稳定、血压下降所致肾血流量减少。③肾血管病变:肾血管狭窄或炎症、肾病综合征、狼疮性肾炎、长期卧床不起所致的肾动脉栓塞或血栓、高血压危象、妊娠期高血压疾病等引起肾动脉持续痉挛,导致肾缺血而引发急性肾衰竭。

(2)肾性:①肾小球病变:重症急性肾小球肾炎、急进性肾小球肾炎和慢性肾小球肾炎,因严重感染、血压持续增高或肾毒性药物作用引起肾功能急剧恶化。②肾小管病变:如急性间质性肾炎(包括药物性和感染性间质性肾炎)、生物毒或重金属及化学毒所致的急性肾小管坏死、严重的肾盂肾炎并发肾乳头坏死。

(3)肾后性:①各种原因引起的机械性尿路梗阻:如结石、血凝块、坏死组织阻塞输尿管、膀胱进出口或后尿道。②尿路的外压作用:如腹膜后淋巴瘤、特发性腹膜后纤维化、前列腺肥大。③其他:输尿管手术后、结核或溃疡愈合后瘢痕挛缩、肾严重下垂或游走肾所致的肾扭转、神经源性膀胱等。

2.多尿

(1)暂时性多尿:短时间内摄入过多水、饮料和含水分过多的食物;使用利尿剂后,可短时间内出现多尿。

(2)持续性多尿:①内分泌代谢障碍:如垂体性尿崩症,因下丘脑-垂体病变使抗利尿激素分泌减少或缺乏,肾远曲小管水分重吸收减少,排出低比重尿,尿量可达 5000 mL/d 以上;糖尿病,尿内含糖多,引起溶质性利尿,导致尿量增多。②肾脏疾病:如肾性尿崩症,肾远曲小管和集合管存在先天或获得性缺陷,对抗利尿激素反应性降低,水分重吸收减少而出现多尿;肾小管浓缩功能不全,见于慢性肾小球肾炎、慢性肾盂肾炎、肾小球硬化、肾小管酸中毒以及药物、化学物品或重金属对肾小管的损害,也可见于急性肾衰竭多尿期等。③精神因素:精神性多饮患者常自觉烦渴而大量饮水,引起多尿。

(二)伴随症状

1. 少尿

(1)伴肾绞痛:见于肾动脉血栓形成或栓塞、肾结石等。

(2)伴心悸气促、胸闷不能仰卧:见于心功能不全等。

(3)伴大量蛋白尿、水肿、高脂血症和低蛋白血症:见于肾病综合征等。

(4)伴乏力、食欲不振、腹水和皮肤黄染:见于肝肾综合征等。

(5)伴血尿、蛋白尿、高血压和水肿:见于急性肾小球肾炎、急进性肾小球肾炎等。

(6)伴发热、腰痛、尿频、尿急、尿痛:见于急性肾盂肾炎等。

(7)伴排尿困难:见于前列腺肥大等。

2. 多尿

(1)伴烦渴多饮、排低比重尿:见于尿崩症等。

(2)伴多饮、多食和消瘦:见于糖尿病等。

(3)伴高血压、低血钾和周期性瘫痪:见于原发性醛固酮增多症等。

(4)伴酸中毒、骨痛和肌麻痹:见于肾小管性酸中毒等。

(5)少尿数天后出现多尿:见于急性肾小管坏死恢复期。

(6)伴神经症症状:可能为精神性多饮。

四、尿失禁

尿失禁是由于膀胱括约肌损伤或神经功能障碍导致排尿自控能力下降或丧失,尿液不自主地流出的现象。尿失禁可以发生在任何年龄及性别,以女性及老年人多见。

(一)病因及分类

尿失禁的病因如下:①先天性疾病,如尿道上裂。②创伤,如妇女生产时的创伤、骨盆骨折等。③手术,成人中如前列腺手术、尿道狭窄修补术等;儿童中如后尿道瓣膜手术等。④各种原因引起的神经源性膀胱。

尿失禁按病程可分为如下几种。①暂时性尿失禁:见于尿路感染、急性精神错乱性疾病、药物反应和心理性忧郁症。②长期性尿失禁:见于脑卒中、痴呆、骨盆外伤损伤尿道括约肌、骨髓炎和慢性前列腺增生。

(二)临床表现

尿失禁主要表现为尿液不受主观控制而自尿道口处点滴溢出或流出。尿失禁根据程度可分为以下几类:①轻度:仅在咳嗽、打喷嚏、拾重物时出现尿溢出。②中度:走路、站立、轻度用力时即出现尿失禁。③重度:无论直立还是卧位时都可发生尿失禁。

尿失禁根据症状表现形式和持续时间可出现以下几种表现。

1. 持续性溢尿 见于完全性尿失禁,尿道阻力完全丧失,膀胱内不能储存尿液而导致尿液连续从膀胱中流出,膀胱呈空虚状态。常见于外伤、手术或先天性疾病引起的膀胱颈和尿道括约肌的损伤。还可见于尿道口异位和女性膀胱阴道瘘等。

2. 间歇性溢尿 膀胱过度充盈而造成尿液不断溢出,这是由于下尿路有较严重的机械性(如前列腺增生)或功能性梗阻,引起慢性尿潴留,当膀胱内压上升到一定程度并超过尿道阻力时,尿液不断地自尿道中滴出。该类患者的膀胱呈膨胀状态。因排尿依靠脊髓反射,上运动神经元发生病变时,患者也会出现不自主地间歇性溢尿,且患者排尿时无感觉。

3. 急迫性溢尿 患者尿意感强烈,有迫不及待排尿感,尿液自动流出,且流出的尿量较多,有的可完全排空;多伴有尿频、尿急等膀胱刺激征和下腹部胀痛。此类表现多由部分性上运动神经元病变或急性膀胱炎等强烈的局部刺激引起,由于逼尿肌强烈收缩而发生尿失禁。

4. 压力性溢尿 腹内压增加(如咳嗽、打喷嚏、上楼梯或跑步)时即有尿液自尿道流出,主要见于女性,特别是多次分娩或产伤者,偶见于尚未生育的女性。

(三)伴随症状

1. 伴膀胱刺激征及脓尿 见于急性膀胱炎等。

2. 伴排便功能紊乱(如便秘、大便失禁等) 见于神经源性膀胱等。

3. 50岁以上男性,伴进行性排尿困难 见于前列腺增生、前列腺癌等。

4. 伴肢体瘫痪(单瘫、偏瘫、截瘫)、肌张力增高、腱反射亢进、有病理反射 见于上运动神经元病变。

5. 伴慢性咳嗽、气促 多为慢性阻塞性肺疾病所致腹内压过高。

6. 伴多饮、多尿和消瘦 见于糖尿病性膀胱等。这种情况因膀胱括约肌失控引起尿失禁,是膀胱逼尿肌与括约肌不协调引起的排尿障碍。

(黄冬冬 董 静)

第十四节 眩晕与晕厥

一、眩晕

眩晕是患者感到周围环境物体或自身在沿着一定的方向旋转或摇动的一种运动幻觉或错觉,常有天旋地转感,无意识障碍,多为前庭神经功能障碍所致,亦可由迷路、脑干、小脑病变及其他系统病变或全身性疾病引起。

(一)发生机制

1. 梅尼埃病 多由内耳淋巴分泌过多、吸收障碍或淋巴代谢失调等因素引起内耳膜迷路积水所致,也有人认为变态反应或B族维生素缺乏等因素也可导致发病。

2. 椎基底动脉供血不足 可由椎动脉受压、动脉舒缩功能障碍、动脉管腔变窄或内膜炎症等因素所致。

3. 药物中毒 多由药物损伤内耳前庭或耳蜗所致。

4. 晕动病 乘坐车、船或飞机时,机械性刺激影响内耳迷路,导致前庭功能紊乱所致。

5. 迷路炎 多由中耳病变直接破坏迷路的骨壁所致,也可因其他部位的炎症经血行或淋巴扩散到迷路骨壁所致。

(二)病因与临床表现

1. 周围性眩晕(耳性眩晕) 病变部位多位于内耳前庭至前庭神经颅外段之间。

(1)梅尼埃病:表现为发作性眩晕伴耳鸣、听力进行性减退及眼球震颤,严重时可伴有恶心、呕吐、面色苍白和出汗等,发作持续数小时至2天,很少超过2周,自行缓解,易反复发作。

(2)迷路炎:多并发于中耳炎,常伴鼓膜穿孔,症状同上。

(3)内耳药物中毒:常由链霉素、庆大霉素及其同类药物中毒性损害所致,多表现为渐进性眩晕伴耳鸣、听力减退,常先有口周及四肢发麻等。

(4)前庭神经元炎:多在发热或上呼吸道感染后突然出现眩晕,伴恶心、呕吐,一般无耳鸣及听力减退。持续时间可达 6 周,痊愈后很少复发。

(5)位置性眩晕:患者头部处在一定位置时出现眩晕和眼球震颤,多数不伴耳鸣及听力减退,可见于迷路和中枢病变。

(6)晕动病:见于晕船、晕车等,常伴恶心、呕吐、面色苍白、出冷汗等。

2. 中枢性眩晕(脑性眩晕) 病变部位多在前庭神经颅内段、前庭神经核及其联系纤维、小脑、大脑等。以下疾病可有不同程度的眩晕和原发病的相关表现。

(1)颅内血管性疾病:如椎基底动脉供血不足、脑动脉粥样硬化、高血压脑病、锁骨下动脉盗血综合征、延髓外侧综合征和小脑出血等。

(2)颅内占位性病变:如颅内肿瘤,包括听神经瘤、小脑肿瘤、第四脑室肿瘤和颅内其他部位肿瘤等。

(3)颅内感染性疾病:如颅后凹蛛网膜炎、小脑脓肿等。

(4)颅内脱髓鞘疾病及变性疾病:如多发性硬化、延髓空洞症等。

(5)癫痫。

3. 其他原因引起的眩晕 如低血压、高血压、阵发性心动过速、房室传导阻滞、各种原因所致贫血、急性感染性疾病、尿毒症、严重肝病、糖尿病等。此外,眼肌麻痹、屈光不正和头部或颈椎损伤后,也可出现眩晕,一般不伴听力减退,少有耳鸣。

(三)伴随症状

1. 伴耳鸣、听力减退 见于前庭器官病变、第八对脑神经病变或肿瘤等。

2. 伴恶心、呕吐 见于梅尼埃病、晕动病等。

3. 伴共济失调 见于小脑、颅后凹或脑干病变等。

4. 伴眼球震颤 见于脑干病变、梅尼埃病等。

二、晕厥

晕厥亦称昏厥,是由一时性广泛性脑供血不足所致的短暂意识丧失状态,发作时患者因肌张力消失不能保持正常姿势而倒地。一般为突然发作,迅速恢复,很少有后遗症。

(一)病因

1. 血管舒缩障碍 见于单纯性晕厥、直立性低血压、颈动脉窦综合征、排尿晕厥、咳嗽性晕厥及疼痛性晕厥等。

2. 心源性晕厥 见于严重心律失常、心脏排血受阻及心肌缺血性疾病等,如阵发性心动过速、阵发性心房颤动、病态窦房结综合征、高度房室传导阻滞、主动脉瓣狭窄、先天性心脏病的某些类型、心绞痛与急性心肌梗死、原发性肥厚型心肌病等,最严重的为阿-斯综合征。

3. 脑源性晕厥 见于脑动脉粥样硬化、短暂性脑缺血发作、偏头痛、无脉症、慢性铅中毒性脑病等。

4. 血液成分异常 见于低血糖综合征、通气过度综合征、重症贫血及高原晕厥等。

(二)发生机制与临床表现

1. 血管舒缩障碍

(1)单纯性晕厥(血管抑制性晕厥)多见于年轻体弱女性,发作常有明显诱因(如疼痛、情绪紧张、恐惧、轻微出血、各种穿刺及小手术等),在天气闷热、空气污浊、疲劳、空腹、失眠及妊娠等情况下更易发生。晕厥前期有头晕、眩晕、恶心、上腹不适、面色苍白、肢体发软、坐立不安和焦虑等,持续数分钟继而突然意识丧失,常伴有血压下降、脉搏微弱,持续数秒或数分钟后可自然苏醒,无后遗症。

(2)直立性低血压:在体位骤变,如由卧位或蹲位突然站起时而发生晕厥。可见于:①某些长期站立于固定位置及长期卧床者;②服用某些药物或毒物,如氯丙嗪、胍乙啶、亚硝酸盐类等,或交感神经切除术后;③某些全身性疾病,如脊髓空洞症、多发性神经根炎、脑动脉粥样硬化、急性传染病恢复期、慢性营养不良等。

(3) 颈动脉窦综合征:由于颈动脉窦附近病变,如局部动脉硬化、动脉炎、颈动脉窦周围淋巴结炎或淋巴结肿大、肿瘤以及瘢痕压迫或颈动脉窦受刺激,迷走神经兴奋、心率减慢、心排血量减少、血压下降致脑供血不足,可表现为发作性晕厥或伴有抽搐。常见的诱因有用手压迫颈动脉窦、突然转头、衣领过紧等。

(4) 排尿晕厥:多见于青年男性,在排尿中或排尿结束时发作,持续1~2 min,自行苏醒,无后遗症。

(5) 咳嗽性晕厥:见于慢性肺部疾病患者,剧烈咳嗽后发生。

(6) 其他因素:如剧烈疼痛、下腔静脉综合征(晚期妊娠和腹腔巨大肿物压迫)、食管及纵隔疾病、胸腔疾病、胆绞痛、支气管镜检时,由于血管舒缩功能障碍或迷走神经兴奋,引发晕厥。

2. 心源性晕厥　多由心排血量突然减少或心脏停搏,导致脑组织缺氧而发生。最严重的为阿-斯综合征,主要表现是在心搏停止后5~10 s出现晕厥,停搏15 s以上可出现抽搐,偶有大小便失禁。

3. 脑源性晕厥　由脑部血管或主要供应脑部血液的血管发生循环障碍,导致一时性广泛性脑供血不足所致。如脑动脉粥样硬化引起的血管腔变窄,高血压引起的脑动脉痉挛,偏头痛及颈椎病时基底动脉舒缩障碍,各种原因所致的脑动脉微栓塞、动脉炎等病变均可出现晕厥。其中短暂性脑缺血发作可表现为多种神经功能障碍症状。此型晕厥的临床表现由于损害的血管不同而多样化,如偏瘫、肢体麻木、语言障碍等。

4. 血液成分异常

(1) 低血糖综合征:由血糖浓度低而影响大脑的能量供应所致,表现为头晕、乏力、饥饿感、恶心、出汗、震颤、神志恍惚、晕厥甚至昏迷。

(2) 通气过度综合征:情绪紧张或癔症发作时,呼吸急促、通气过度,二氧化碳排出增加,导致呼吸性碱中毒、脑部毛细血管收缩、脑缺氧,表现为头晕、乏力、颜面四肢针刺感,伴有血钙浓度降低时可出现手足搐搦。

(3) 重症贫血:由于血氧水平低下,用力时易发生晕厥。

(4) 高原晕厥:由短暂缺氧所引起。

(三) 伴随症状

1. 伴有明显的自主神经功能障碍症状(如面色苍白、出冷汗、恶心、乏力等)　多见于血管抑制性晕厥或低血糖性晕厥。

2. 伴有面色苍白、发绀、呼吸困难　见于急性左心衰竭等。

3. 伴有心率和心律明显改变　见于心源性晕厥等。

4. 伴有抽搐　见于中枢神经系统疾病、心源性晕厥等。

5. 伴有头痛、呕吐、视听障碍　提示为中枢神经系统疾病。

6. 伴有发热、水肿、杵状指　提示为心肺疾病。

7. 伴有呼吸深而快、手足发麻、抽搐　见于通气过度综合征、癔症等。

(黄冬冬　孙汝智)

> **线上评测**

扫码在线答题

第二章

问诊

扫码看 PPT

学习目标

识记:能够说出问诊的主要内容。
理解:能够根据患者状况采取有效的问诊措施。
应用:能够根据问诊结果对患者身体状况进行客观评价。

案 例 导 学

患者,男,74 岁。因突发上腹部疼痛、恶心入院。接诊医生简单检查后以"急性胃肠炎"收入院,为患者保守治疗。患者次日晨死亡。经检查,该患者为心肌梗死。

请完成以下任务:

1. 为什么会出现这种情况?
2. 我们如何避免这种情况的发生?

第一节 问诊的重要性

问诊是医生通过对患者或相关人员进行全面、系统的询问而获取病史资料,经过综合分析而做出临床诊断的一种方法,又称病史采集。通过问诊可了解疾病的发生、发展、诊治经过,患者既往健康状况和曾患疾病的情况,对诊断具有极其重要的意义,也为随后对患者进行的体格检查和辅助检查的选择提供了最重要的基本资料。病史资料的完整性和准确性对疾病的诊断和治疗有很大的影响。因此,问诊是每个临床医生必须掌握的基本技能。

正确的问诊方法和良好的问诊技巧,可以帮助建立良好的医患关系,增强患者对医生的信任与治疗的信心,这一点十分重要。问诊的过程除收集患者的病史资料用于诊断和治疗外,还可以起到宣教的作用。医学生从接触患者开始,就必须认真学习和领会医患沟通的内容和技巧。

根据问诊时的临床情景和目的不同,问诊大致可分为全面系统的问诊和重点问诊两种。前者即对住院患者所要求的全面而系统的问诊;后者则主要应用于急诊和门诊。前者的学习和掌握是后者的基础,初学者自然是从学习全面而系统的问诊开始的。

第二节　问诊的内容

一、一般情况

一般情况可通过与患者或其家属、照顾者面谈来获得，包括姓名、性别、年龄、职业，以及患病后的精神状态、体力状态、睡眠情况及可靠程度等，还应包括习惯性用手的情况，包括是左手有利，还是右手有利。

二、主诉

主诉应简短扼要并高度概括，为患者感受的最主要的痛苦或最明显的症状和（或）体征，是患者通过语言表达的最主要的问题，常是以症状为表现的损伤，也可能是残疾或残障的前期表现，预示着某种或某一组疾病，如诉说"用电脑工作时颈痛、手麻"则提示可能患有颈椎病。

三、现病史

现病史是病史中的主体部分，它记述患者患病后疾病的发生、发展、演变和诊治的全过程。应尽可能让患者充分地陈述和强调个人认为重要的情况与感受，可按以下内容询问。

1. 起病情况　起病情况包括起病时的环境、具体时间、发病急缓、病因、诱因等。每种疾病的起病或发作都有其各自的特点，详细询问起病的情况对于诊断疾病具有重要的鉴别作用。如脑卒中起病急骤，类风湿性关节炎引起的功能障碍则起病缓慢，脑血栓形成多发生在夜间睡眠中，而脑出血多在活动、劳累、情绪激动的状态下发生。

2. 患病的时间　患病的时间是指从起病到就诊或入院的时间。时间长短可按数年、数月、数日计算，发病急骤者以小时、分钟为单位。如先后出现多个症状则应按症状发生的时间先后顺序记录。

3. 主要症状的特点　主要症状的特点包括主要症状出现的部位、性质、持续时间和发作频率、严重程度及有无使其加重或减轻的因素等。了解这些特点对于判断疾病所在的系统或病变的部位、范围和性质很有帮助，有助于对疾病和功能进行评定。

4. 病因与诱因　尽可能了解与本次疾病和功能障碍有关的病因，如外伤、手术后感染等，以及诱因，如气候变化、起居饮食等，有助于明确诊断与拟定治疗措施。

5. 病情的发展与演变　病情的发展与演变包括患病过程中主要症状的变化或新症状的出现。这对于估计预后、拟定诊疗措施有重要参考价值。

6. 伴随症状　伴随症状是指与主要症状同时或随后出现的其他症状。应详细询问各种伴随症状出现的时间、特征及其演变情况，并了解伴随症状与主要症状之间的关系。伴随症状可为确定病因提供重要线索，常常是鉴别诊断的依据，或提示出现了并发症。

7. 诊治经过　患者于本次就诊前已经接受过其他医疗单位诊治时，询问接受过哪些检查及康复治疗，检查和治疗效果如何；要了解完整的药物使用情况。其他医疗单位的诊治可为本次就诊提供参考，但不可以用既往的诊断代替本次诊断。

8. 病程中的一般情况　在现病史的最后应记述患者患病后的精神、体力、食欲、食量、睡眠与大小便等情况。这部分内容对全面评估患者病情的轻重和预后以及拟定辅助治疗措施十分有用，有时对鉴别诊断也能够提供重要的参考资料。

四、功能史

功能史是康复病史的核心内容，在临床问诊中占有十分重要的位置。通过了解功能史，可以区分疾病所致功能障碍的状况和类型，并确定患者肢体残存功能。日常活动功能一般包括交流、进食、修饰、洗澡、如厕、穿衣、床上活动和运动等内容。

1. 交流　包括应用语言、字幕、盲文、触觉、大字本、无障碍多媒体、听力语言和辅助交流方式、手段等，主要表现在听、读、说、写四个方面。

2. 进食　能否将食物送入口中，并完成咀嚼、吞咽等动作，是评定日常生活基本能力的重要依据。对于患有神经系统或运动系统疾病的人来说，这些基本动作是难以完成的。当进食出现障碍时，可能会伴发一些其他后果，这对预后评定有很大帮助。

3. 修饰　可影响患者自身形象、自信状态、社交、职业的选择，如梳头动作能否完成，对于上肢功能的评定有重要价值。

4. 洗澡　保持清洁具有长远的心理学意义，独立洗澡的能力应受到重视。

5. 如厕　大小便障碍是造成心理损害最严重的个人自理缺陷，对个人心理、职业和社会功能的发挥均有很大的影响。

6. 穿衣　穿衣方面的依赖可导致个人独立能力明显受限，因此，在面谈中应该深入了解穿脱衣及用辅助器穿脱衣的完成情况。

7. 床上活动　这是最初阶段的功能性活动。翻身可以减轻身体局部的压力，降低产生压疮的危险性。从卧位到坐位的转移能力也有助于提高患者床上的独立性。坐位平衡对于日常生活活动是必需的基本技能。

8. 转移　独立转移是功能性活动的第二个阶段，从轮椅到床和从床到轮椅，是独立从事其他活动的前提。

9. 运动　包括行走、轮椅运动和驾驶机动车等。

五、既往史

既往史包括患者既往的健康状况，外伤、手术、预防接种史，过敏史等，特别是与目前所患疾病有密切关系的情况。某些过去的疾病可持续影响到目前的功能状况，尤其是关于神经系统、循环系统、呼吸系统、运动系统的病史，记录时一般按时间的先后顺序排列。

1. 神经系统疾病史　了解既往的神经系统疾病史是问诊的一个基本组成部分，若与当前的症状相关，对患者康复可能产生巨大的影响，不管是先天性还是后天性的，都会对康复预后产生限制作用。

2. 循环及呼吸系统疾病史　有运动障碍的患者，完成日常活动需要消耗的能量较常人多，只有在心肺疾病被确认后，才有可能依据患者的能力确定康复治疗，使心肺储备最大化。

3. 运动系统疾病史　由于既往的损伤或功能障碍可对治疗效果产生不良的影响，了解这方面的情况是进行全面康复评定的先决条件。

六、个人史

个人史是反映患者生活经历的资料，内容包括患者的起居与卫生习惯、饮食的规律与质量、烟酒嗜好及摄入量等。了解患者的生活习惯，有利于制订帮助患者独立地重返社会的康复措施，营养不当可限制康复治疗效果，药物和酒精的滥用是造成头部或脊髓损伤的常见原因。

七、月经史

月经史包括月经初潮的年龄、月经周期和经期天数，经血的量和颜色，经期症状，有无痛经与白带，末次月经日期，闭经日期，绝经年龄等。

八、婚姻生育史

询问并记录未婚、已婚或再婚情况，结（再）婚年龄、配偶健康状况、性生活情况、夫妻关系等。询问初孕年龄，妊娠与生育次数，人工或自然流产的次数等。

九、家族史

询问患者双亲与兄弟、姐妹及子女的健康与疾病情况，特别应询问是否有与患者同样的疾病，有无与遗传有关的疾病，这对于制订患者出院后进一步的康复计划是非常重要的。

第三节　问诊的方法与技巧

　　问诊的方法与技巧关系到病史采集的质量,也涉及医患沟通、信息交流、咨询等多个方面。病史采集是否具有真实性、系统性和完整性,在很大程度上取决于问诊的方法和技巧。

　　问诊前先沟通。初次就医的患者对医疗环境生疏、对接诊医生陌生、对医学知识缺乏,加之受到生理及心理因素双重影响,可能导致情绪紧张、心情烦躁、焦虑担忧等。医生应当体会患者的心情,正式问诊前应与患者进行一般性交流,比如自我介绍等,主动创造宽松和谐的环境,解除患者的不安情绪,取得患者的信任,使其能平静地、真实地陈述患病的感受与经过。

　　询问症状要详细。对主要症状要详细询问特点,包括出现的部位、性质、持续时间和程度、缓解和加剧的因素等。某些残疾患者在沟通和提供病史上较其他人更为困难,要给予更多的同情、关心和耐心。对聋哑人,可用简单明了的手势或其他肢体语言,也可请患者亲属、朋友解释或代述,必要时可做书面交流。对盲人更应细心周到,如搀扶患者就座,向患者做自我介绍及介绍现场情况,要仔细聆听病史叙述并及时做出语言应答,这有利于获得患者的信任进而使患者配合顺利完成问诊过程。

（黄冬冬　孙汝智）

线上评测

扫码在线答题

第三章

体格检查

扫码看 PPT

学习目标

识记：

1. 能够说出基本检查法及各系统体格检查内容。
2. 能够说出各部位体格检查的正常指标。

理解：

1. 能够理解阳性体征的产生机制。
2. 能够理解阳性体征的临床意义。

应用：

1. 会根据体格检查结果对被检者病情进行初步判定。
2. 会根据体格检查结果和临床医师诊断对被检者开展康复指导。

体格检查是医师运用自己的感官和借助简便的检查工具，如体温计、血压计、听诊器、检眼镜、叩诊锤等，客观地评估和了解被检者身体状况的一系列基本的检查法。医师对被检者进行全面的体格检查后，对被检者健康状况或疾病状态做出的临床判断，称为检体诊断。

第一节　基本检查法

体格检查过程中医师通常采用视诊、触诊、叩诊、听诊和嗅诊五种基本方法，并相互配合、相互印证。

一、视诊

视诊是医师运用视觉观察被检者全身或局部状况的一种检查法。全身状态的观察内容应包括性别、年龄、发育状况、营养状况、意识、面容、表情、体位、姿势与步态等。局部视诊可观察被检者身体各部分的情况，如皮肤、黏膜、眼、耳、鼻、口、舌苔、头面、颈部、胸廓、腹部、四肢肌肉、骨骼关节等。某些特殊部位尚需借助仪器设备如耳镜、鼻镜、检眼镜和内镜等进行检查。

视诊的注意事项：视诊时最好在自然光线或日光灯下进行，尤其在观察黄疸和发绀时。对搏动、肿块等进行视诊时最好采用侧光照射检查部位。环境应当温暖，注意局部保暖，以免受凉。视诊应全面系统，以免遗漏体征，并做两侧对比，深入细致地观察。在进行全面系统的体格检查时，身体各部位视诊、触诊、叩诊、听诊四诊一般应结合进行。

二、触诊

触诊是医师通过手的触觉了解被检者身体状况的一种检查法。触诊应用范围很广，可用于全身各个部位检查，但主要应用于腹部检查，腹部检查中也以触诊最为重要。触诊能印证视诊所见，也可以进一步检查或补充视诊未能明确的体征，如体温、湿度、震颤、压痛、波动、摩擦感，以及包块的大小、位置、轮廓、表面性质、移动度、硬度等。医师手指的指腹对触觉较为敏感，掌指关节部掌面皮肤对振动较为敏感，手背皮肤对温度较为敏感，故进行相应的触诊时多采用这些部位。

（一）触诊方法

根据触诊时手施加压力大小的不同，触诊分为浅部触诊法和深部触诊法。

1. 浅部触诊法 医师将一手轻轻平放于被检查部位，利用掌指关节和腕关节的协同动作，轻施压力对被检查部位进行上、下、左、右的滑动触摸。常用于表浅的器官或病变，如皮肤、浅表动静脉、关节、软组织、神经和阴囊、精索等部位的检查和评估。

2. 深部触诊法 医师用一手或双手重叠放于被检查部位，逐渐加压，由浅入深以达深部，以了解深部脏器或组织的状况。常用于腹内脏器或包块状况的检查和评估。深部触诊法根据检查目的和手法不同分为以下几种。

（1）深部滑行触诊法：嘱被检者仰卧，双下肢屈曲，使腹部放松，医师示指、中指、环指并拢放于腹壁上，并逐渐压向腹腔的脏器或包块，以指腹在被触及的脏器或包块表面做上、下、左、右的滑动触摸。触诊条索状包块或肠管时需在与长轴垂直的方向上滑动。常用于腹腔深部脏器、包块和胃肠病变的检查。

（2）双手触诊法：医师右手置于被检查部位，左手置于被检查脏器或包块的背后部，并将其推向右手方向，以固定和使被检查脏器或包块更接近体表，有利于右手的触诊。常用于肝、脾、肾及腹腔肿块的检查。

（3）深压触诊法：医师以拇指或并拢的示指、中指逐渐深压腹腔检查部位，确定腹腔有无压痛点，如阑尾压痛点、胆囊压痛点和输尿管压痛点等。出现压痛时，医师稍停片刻后再将手迅速抬起，同时观察并询问被检者在抬手瞬间是否感觉疼痛加重，反跳痛阳性代表病变侵及壁层腹膜。

（4）冲击触诊法：又称浮沉触诊法。医师以右手示指、中指、环指并拢，放置于腹壁上被检查部位，手指与腹壁成 $70°\sim90°$ 角，做数次急速而较有力的冲击动作，在冲击腹壁时，指端下会有腹腔脏器浮沉的感觉。这种方法一般用于大量腹水时，对肝、脾或腹腔包块进行触诊。冲击触诊会使被检者感到不适，操作时应避免用力过猛。

（二）触诊的注意事项

（1）医师要先向被检者讲明触诊的目的和配合要求，消除被检者的紧张情绪，取得被检者的配合。

（2）腹部触诊前嘱被检者排空大小便，以免将充盈的膀胱或粪块误诊为肿块。

（3）医师指甲要剪短磨平，温暖双手，动作轻柔。检查过程中随时观察被检者的面部表情。

（4）腹部触诊时被检者一般取仰卧位，下肢屈曲，头枕低枕，两上肢置于身体两侧，放松腹部，医师站在被检者右侧。可疑轻度脾大时，被检者尚可取右侧卧位，右下肢伸直，左下肢屈曲。

（5）触诊应由浅到深，由轻到重。先检查健康的部位，再检查可疑病变部位。

（6）触诊时要熟悉脏器解剖位置及毗邻关系，以免将腹直肌、浮肋、游走肾或器官异位误诊为肿块。

三、叩诊

叩诊是指医师用手指叩击被检者身体表面某一部位，使之振动而产生音响，根据振动和音响的特点，来判断被检查部位脏器有无异常，或用拳头叩击后根据相应部位是否出现疼痛来判断病变的一种检查法。

（一）叩诊方法

根据叩诊目的和手法的不同，可分为直接叩诊法和间接叩诊法。

1. 直接叩诊法 医师右手示指、中指、环指三指并拢，以其掌面直接拍击被检查部位，借助拍击的反响和指下的振动感来判断病变部位和性质的方法。这种叩诊方法适用于胸腹部较大面积的病变，如广泛胸膜粘连肺增厚，或大量胸腔积液、腹水等。

2. 间接叩诊法 又称指指叩诊法，是临床最常用的叩诊方法。医师左手中指作为板指，第二指节紧贴于叩诊部位,其他手指及掌面均微微抬离,勿与体表接触;右手中指自然弯曲,运用腕关节和掌指关节的力量,以指端叩击左手中指第二指节远端。叩击方向应与叩诊部位的体表垂直,每次叩击力量大小一致,叩击动作灵活、短促而富有弹性。

(二) 叩诊音

人体不同部位组织或器官的密度、弹性、含气量以及与体表间距均不同,故在叩击时产生的叩诊音不同。根据叩诊音音调的高低、音响的强弱和振动持续时间的不同,临床上将叩诊音分为清音、浊音、实音、鼓音、过清音五种。

1. 清音 音调低、音响较强,振动持续时间亦较长。其是正常肺部的叩诊音,提示肺组织的弹性、含气量、致密度正常。

2. 浊音 一种音调较高、音响较弱、振动时间持续较短的叩诊音。正常情况下见于叩击被少量含气组织覆盖的实质脏器时产生的音响,如叩击心脏和肝被肺的边缘所覆盖的部分产生的音响;病理状态下为肺组织含气量减少的叩诊音,如肺炎时叩诊肺组织产生的音响。

3. 实音 也称绝对浊音,音调较浊音更高、音响更弱、振动持续时间更短的一种叩诊音。常见于叩击实质脏器所产生的音响,如叩击心脏或肝脏的裸区;病理状态下可见于大量胸腔积液或大面积肺实变等。

4. 鼓音 与清音相比音响更强,振动持续时间也较长,是一种和谐的乐音,类似击鼓声的叩诊音。正常情况下见于叩击含有大量气体的空腔脏器时,如左前下胸部的胃泡区及腹部;病理情况下可见于肺内大空洞、气胸、气腹等。

5. 过清音 音调较清音低,音响较清音强,介于清音与鼓音之间的叩诊音。临床上常见于肺组织含气量增多、弹性减弱时,如肺气肿时。正常小儿可叩出相对过清音。

(三) 叩诊的注意事项

(1) 环境安静、温暖,医师暖手后进行检查。

(2) 根据叩诊部位的不同,嘱被检者充分暴露相应部位,采取适当的体位:胸部叩诊时,可取坐位或仰卧位;腹部叩诊时,常采取仰卧位,双下肢屈曲;检查有无少量腹水时,可采取侧卧位或膝胸位。

(3) 叩诊应按照一定的顺序进行,从上到下,从前到后,做两侧对比,注意对称部位音响的异同,以及不同病灶的振动感差异,根据解剖部位及毗邻关系仔细甄别。

(4) 叩击力量均匀,并视检查部位,病变组织性质、范围大小和位置深浅等情况而采取适当的力度。病变范围较小、位置较浅时,宜采取轻叩法,如为确定心脏或肝的相对浊音界或进行脾边界叩诊时;病变范围较大、位置较深时,宜使用中等力度进行叩击,如确定心脏或肝的绝对浊音界时等;病变位置距体表较深,达 7 cm 左右时,则需采用重叩法。

四、听诊

听诊是医师直接用耳朵或借助听诊器听取被检者身体各部位活动时发出的声音,并根据音响强弱、音调高低、声音性质及其变化来判断脏器有无病变以及病变性质的一种检查法。

(一) 听诊方法

听诊方法分为直接听诊法和间接听诊法。

1. 直接听诊法 医师用耳朵直接贴近被检者体表进行听诊的一种方法。该方法听到的体内声音较弱,不便实施,故临床很少使用,目前只在某些特殊或紧急情况下才采用。

2. 间接听诊法 借用听诊器进行听诊的检查法。听诊器对脏器运动的声音能起到一定的放大作用,且方便在任何体位听诊时使用。间接听诊法除用于心脏、肺、腹部听诊外,还可听取血管音、皮下气肿音、关节活动音、肌束颤动音、骨折断面摩擦音等。

(二)听诊的注意事项

(1)环境安静、温暖、避风,在寒冷季节应让听诊器胸件暖和后,再接触被检者体表。

(2)被检者一般取坐位或仰卧位。根据病情和听诊的需要,有时要配合呼吸运动或变换体位后再听诊。

(3)充分暴露检查部位,切忌隔衣听诊,胸件应紧贴体表,力度适当,避免胸件与衣服或皮肤摩擦而产生附加音。

(4)听诊一个脏器时应摒除其他脏器发出的声音,如肺部听诊呼吸音时,应摒除心音的干扰,听诊心音时要摒除呼吸音的干扰,必要时嘱被检者控制呼吸配合听诊。

(5)要正确使用听诊器。耳件大小应以适合医师的外耳孔大小为宜,听诊前调整耳件角度以适应外耳道方向。胸件分为钟型和膜型两种,钟型适用于听取低音调声音,如心尖部二尖瓣狭窄的舒张期隆隆样杂音;膜型适用于听取高音调的声音,如胸骨右缘第二肋间主动脉瓣关闭不全的舒张期叹气样杂音以及呼吸音、肠鸣音等。

五、嗅诊

嗅诊是医师通过嗅觉来判断被检者发出的异常气味与疾病之间关系的一种检查法。嗅诊时,医师可用手将被检者的体味或呼吸气味扇向自己的鼻部,仔细判断气味的特点和性质。

异常气味可来自被检者皮肤、黏膜、呼吸道、胃肠道、呕吐物、分泌物、排泄物和脓液等。临床上嗅诊可迅速提供有重要价值的诊断信息,但亦需配合其他检查法才能做出正确诊断。如呼气有刺激性大蒜味见于有机磷中毒,有烂苹果味见于糖尿病酮症酸中毒,有氨味见于尿毒症,有肝腥味见于肝性脑病;具有恶臭味的痰液,提示厌氧菌感染,多见于支气管扩张和肺脓肿;有粪便臭味的呕吐物,可见于长期剧烈呕吐或肠梗阻;大便有腐败性臭味,见于消化不良或胰腺功能不良,有腥臭味见于细菌性痢疾;尿液有浓烈氨味,见于膀胱炎;体表恶臭味脓液见于气性坏疽等。

(董　静　黄冬冬)

第二节　一般检查

一、全身状态检查

(一)检查方法

医师第一次接触被检者时就开始了一般状况检查。一般状况检查是对患者全身状态的概括性观察,在交谈及全身体格检查过程中自然完成。一般状况检查以视诊为主,当视诊不能达到检查目的时,可配合使用触诊、听诊和嗅诊。

(二)检查内容

1. 性别　正常人的性征很明显,性别不难判断。第二性征的发育与体内雌激素或雄激素有关,受激素的影响出现第二性征的发育。某些疾病发生率与性别有关,如甲型、乙型血友病几乎均见于男性,女性罕见;另外,某些疾病也可引起性征的改变,如肝硬化和肾上腺皮质肿瘤等。

2. 年龄　年龄一般通过问诊即可得知,当遇意识障碍、失语、死亡等情况时,需询问家属,也可通过观察皮肤的弹性和光泽、毛发的颜色和分布、面部与颈部皮肤的皱纹、牙齿状态、肌肉的状态等进行判断。年龄与疾病的发生及预后有密切关系,如麻疹、白喉、佝偻病多见于小儿;结核病、风湿热多见于青少年,高血压、动脉粥样硬化和某些恶性肿瘤多见于老年人。年龄还与预后相关,如儿童面瘫预后明显优于老年人。

3. 生命体征　生命体征是评估人体生命活动存在与否及其质量的重要指标,是体格检查时必须检查的项目之一,包括体温、脉搏、呼吸、血压。

(1)体温:在生理情况下,体温可以有一定的波动,清晨体温略低、下午略高,通常 24 h 内体温波动相差不超过 1 ℃。体温高于正常称为发热,感染性发热最常见。体温低于正常称为体温过低,见于休克、甲状腺功能减退、低血糖昏迷等情况。

测量体温的常规方法有腋测法、口测法和肛测法,近年来还出现了耳测法和额测法,所用体温计有水银体温计、电子体温计和红外线体温计。使用水银体温计的常用体温测量方法有三种:①腋测法:此法测量简便安全,不易发生交叉感染,为最常用的体温测量方法,但不适用于明显消瘦、病情危重或神志不清的患者。测量前应使用干毛巾擦干腋窝,注意不能使用冷、热毛巾擦拭,将消毒的体温计的水银柱甩到 35 ℃以下,水银端置于被检者的腋窝深处,嘱被检者用上臂将其夹紧,放置 10 min 后读数。正常值为 36.0~37.0 ℃。②口测法:将消毒的体温计水银端置于被检者舌下,嘱其紧闭口唇,放置 5 min 后读数。正常值为 36.3~37.2 ℃。注意测量前 10 min 内避免饮用过热或过冷的饮品;测量时避免使用口腔呼吸,以免影响测量结果。该法测量结果较准确,但对于婴幼儿及神志不清者禁止使用。③肛测法:被检者取侧卧位,将体温计水银端涂润滑剂之后徐徐插入肛门内,深度达体温计长度的一半,放置 5 min 后读数。正常值为 36.5~37.7 ℃。肛测法测量结果稳定,适用于婴幼儿及神志不清者。

(2)脉搏:检查方法及临床意义详见本章第四节。

(3)呼吸:检查方法及临床意义详见本章第四节。

(4)血压:检查方法及临床意义详见本章第四节。

4. 发育和体型

(1)发育:通常以年龄、智力、体格成长状态(包括身高、体重和第二性征)之间的关系来进行综合评定,在生长发育期到达某个年龄段时,应该有相应的智力、身高、体重和第二性征。成人发育正常的指标如下:头部的长度是身高的 1/8~1/7;胸围等于身高的 1/2;两上肢平伸的长度与身高相仿;坐高等于下肢长度;各年龄组的身高与体重之间存在一定的对应关系。

人体的发育受遗传、内分泌、营养、代谢、生活条件、运动锻炼等多种因素的影响。临床上病态的发育与内分泌的改变密切相关。如在发育成熟之前,出现垂体前叶功能亢进,可导致身材异常高大,称为巨人症;若出现垂体功能减退,可导致体格矮小,称为垂体性侏儒症;若出现甲状腺功能减退,可表现为体格矮小、智力低下,称为呆小症。

性激素分泌决定第二性征的发育,当性激素分泌受损时,可导致第二性征发生改变。

(2)体型:身体各部分发育的外观表现,包括肌肉、骨骼的生长与脂肪的分布状态等。成人的体型分为以下 3 种。①瘦长型:亦称无力型,表现为身高体瘦、颈项细长、肩窄下垂、胸廓扁平、腹上角<90°。瘦长型的人容易患内脏下垂等疾病。②均匀型:亦称正力型,表现为身体各部分结构匀称适中,腹上角约 90°。正常成人多为此种体型。③矮胖型:亦称超力型,表现为体格粗壮、颈项短粗、面红、肩宽平、胸围较大、腹上角>90°。矮胖型的人容易患高血压、高脂血症。

5. 营养状态 营养状态通常作为评估健康状况和疾病程度的标准之一,它与食物的摄入、消化、吸收和代谢等因素密切相关。营养状态的评估,通常是根据被检者皮肤、毛发、皮下脂肪及肌肉的发育情况等进行综合判断。

营养状态的检查,最便捷的方法是观察皮下脂肪充实程度,常选择前臂屈侧或上臂背侧下 1/3 处,方法是用拇指和示指将皮下脂肪捏起,观察其充实程度。此外,也可以测量一定时间内体重的变化。

临床上常用良好、中等、不良三个等级来描述营养状态。①营养良好:黏膜红润、皮肤有光泽、弹性良好、皮下脂肪丰满有弹性、肌肉结实,毛发、指甲润泽,肋间隙及锁骨上窝深浅适中,肩胛部和股部肌肉丰满。②营养不良:皮肤黏膜干燥、弹性降低,皮下脂肪菲薄,肌肉松弛无力,指甲粗糙无光泽,毛发稀疏,肋间隙及锁骨上窝凹陷,肩胛骨和髂骨嶙峋突出。③营养中等:介于上述两者之间。

临床上常见的营养状态异常包括营养不良和营养过度两个方面,一般采用消瘦和肥胖进行描述。

(1) 营养不良：由摄食不足和(或)消耗增多引起。一般轻微或短期的疾病不易导致营养状态的异常，营养不良多见于长期或严重的疾病。当体重减轻至低于标准体重的 10% 时称为消瘦，极度消瘦者称为恶病质。

(2) 营养过度：由体内中性脂肪积聚过多引起，最多见的原因为热量摄入过多，超过消耗量，多与内分泌、遗传、饮食、运动、生活方式和精神因素有关。主要表现为体重增加，当体重超过标准体重的 20% 时称为肥胖；也可计算体重指数[BMI，BMI＝体重(kg)/身高的平方(m^2)]，按 WHO 的标准，BMI≥30 kg/m^2 为肥胖，我国标准中 BMI≥28 kg/m^2 即为肥胖。

6. 意识状态　意识是指人对周围环境和自身状态的认知与觉察能力，是高级神经中枢功能活动的综合表现。正常人的意识清晰，思维敏捷，语言流畅，表达准确，定向力正常，对外界刺激反应迅速。凡影响大脑活动的疾病，均可导致各种不同程度的意识障碍。根据程度不同，意识障碍分为嗜睡、意识模糊、昏睡、谵妄和昏迷。

判断意识状态一般采用问诊，通过与被检者谈话来了解其思维、反应、情感活动、计算力、定向力(对时间、空间、人物的分析能力)等情况。对病情较重者，还要做痛觉试验、瞳孔反射等检查，以评估意识障碍的程度。

7. 语调和语态

(1) 语调是指言语过程中的音调，发音器官和支配其的神经发生病变可引起语调发生异常。如喉部炎症、结核病、肿瘤等引起的声音嘶哑，脑血管意外引起的音调变浊和发音困难，喉返神经麻痹引起的音调降低和语言共鸣消失。

(2) 语态是指言语过程中的节奏，其发生异常是指言语节奏紊乱，出现表达不畅、快慢不均、音节不清，多见于帕金森病、舞蹈症、手足徐动症及肝豆状核变性等。构音障碍是指因神经肌肉的器质性病变，造成发音器官的肌肉无力、瘫痪，或肌张力异常和运动不协调等而出现的发声、发音、共鸣、韵律异常及吐字不清等，可见于脑血管意外、脑瘫、重症肌无力、小脑损伤、帕金森病等。

8. 面容与表情　面容是面部呈现的状态；表情是面部或姿态上思想感情的表现。正常人表情自然，神态安逸；当被某些病痛困扰时，常出现痛苦、忧愁、焦虑、疲惫的面容与表情。某些疾病发展到一定程度时，可出现某些特征性面容与表情，对某些疾病的诊断有重要价值。临床上常通过视诊确定面容与表情，常见的典型病态面容如下。

(1) 急性病容：面颊潮红，兴奋不安，呼吸急促，鼻翼扇动，表情痛苦。多见于急性感染性疾病，如肺炎链球菌肺炎、流行性脑脊髓膜炎、疟疾等。

(2) 慢性病容：面容憔悴，面色苍白或晦暗，精神萎靡，目光暗淡。多见于慢性消耗性疾病，如恶性肿瘤、肝硬化、严重的结核病等。

(3) 贫血面容：面色苍白，唇舌色淡，表情疲惫。见于各种原因导致的贫血。

(4) 肝病面容：面色晦暗，前额、鼻背、两颊有褐色色素沉着。见于慢性肝病。

(5) 肾病面容：面色苍白，眼睑、颜面水肿，舌淡或淡胖，边缘有齿痕。见于慢性肾病。

(6) 甲状腺功能亢进面容：面容惊愕，眼裂增宽，眼球凸出，目光闪烁，表情兴奋激动，烦躁易怒(图 1-3-1)。见于甲状腺功能亢进。

(7) 黏液性水肿面容：面色苍黄，颜面水肿，睑厚面宽，目光呆滞，反应迟钝，眉毛、头发稀疏，舌色淡，舌体肥大。见于甲状腺功能减退。

(8) 二尖瓣面容：面色晦暗，口唇轻度发绀，面颊呈淤血性的紫红色(图 1-3-2)。见于风湿性心脏瓣膜病二尖瓣狭窄。

(9) 肢端肥大症面容：头颅大、面部长，眉弓及两颧隆起，下颌增大且向前突出，耳鼻增大，唇舌肥厚。见于肢端肥大症。

(10) 伤寒面容：表情淡漠，反应迟钝，呈无欲状态。见于肠伤寒、脑脊髓膜炎及脑炎等高热衰竭者。

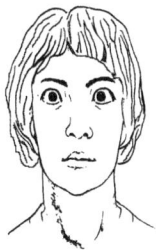

图 1-3-1 甲状腺功能亢进面容

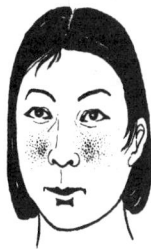

图 1-3-2 二尖瓣面容

(11) 苦笑面容:牙关紧闭,面肌强直性痉挛,呈苦笑状。见于破伤风。

(12) 满月面容:面圆如满月,皮肤发红,常伴有痤疮和胡须生长。见于库欣综合征、皮质醇增多症和长期应用糖皮质激素者。

(13) 面具面容:面部呆板,无表情,似面具样,为面部表情肌活动受抑制所致。见于帕金森病、脑炎、脑血管疾病等。

(14) 病危面容:面容枯槁瘦削,面色铅灰或灰白,口唇发绀,表情淡漠,眼窝凹陷,目光无神,颧骨和鼻尖峭耸,皮肤湿冷,甚至大汗淋漓。见于大出血、急性腹膜炎、严重脱水、休克等。此为病情险恶的征象,表示预后不良。

9. 体位 体位即被检者身体所处的状态。体位的改变对某些疾病的诊断有一定意义。常见的体位如下。

(1) 自主体位:被检者身体活动自如,不受限制。见于正常人、疾病早期或病情较轻者。

(2) 被动体位:被检者不能自己随意调整或变换身体的位置。见于极度衰弱或意识丧失者。

(3) 强迫体位:为了减轻痛苦,被迫采取的某种特殊体位。分类:①强迫仰卧位:为减轻腹部肌肉的紧张程度而仰卧、双腿屈曲的体位。见于急性阑尾炎、急性腹膜炎等。②强迫俯卧位:为减轻脊背肌肉的紧张程度而采取的俯卧位。见于脊柱疾病。③强迫侧卧位:为限制患侧胸廓活动、减轻疼痛,同时有利于健侧代偿呼吸而采取的患侧卧位。见于一侧大量胸腔积液、胸膜炎等。④强迫坐位:为减少回心血量、减轻心脏负担,被迫坐起,两腿垂于床沿的体位。见于哮喘急性发作及心、肺功能不全者。⑤强迫蹲位:为缓解呼吸困难或心悸而被迫停止活动采取的蹲踞体位。见于先天性发绀型心脏病。⑥强迫停立位:因心绞痛发作在步行时被迫立刻停住,待症状缓解后才能继续行走。⑦辗转体位:因胆石症、胆道蛔虫病或输尿管结石等发作而辗转反侧,坐卧不安。⑧角弓反张位:因颈部及脊背部肌肉强直而头后仰、背过伸,使躯干呈弓状。见于破伤风及小儿脑膜炎。

10. 姿势 姿势是指人的举止状态。正常人躯干端正,肢体动作灵活自如,联动动作协调。正常姿势主要是依靠身体的骨骼结构和各部分肌肉组织紧张度的相互协调来维持的,同时也受机体健康状况和精神状态的影响。如颈部活动受限提示颈椎或颈部肌肉病变;躯干制动、捧腹而行,见于消化性溃疡(胃、十二指肠溃疡)或胃肠痉挛疼痛;头向前倾,面略向上,躯干前屈,肘关节屈曲,腕关节伸直,手指出现搓丸样动作,见于帕金森病所致的颈肩部、躯干及上肢肌肉强直者。

11. 步态 步态是指人步行时表现的姿态。正常人步态因年龄、机体状态、所受训练的影响不同而表现各异。异常步态可见于神经系统或其他系统疾病,有些典型异常步态对某些特定疾病的诊断具有重要意义。常见的异常步态如下所示。

(1) 鸭行步态:又称蹒跚步态,行走时挺腰凸肚,身体臀部左右摇摆似鸭行。见于进行性肌营养不良、佝偻病、大骨节病、先天性双侧髋关节脱位等。

(2) 醉酒步态:走路时躯干重心不稳,步态紊乱欠稳,不能走直线,似醉酒状。见于小脑病变、迷路疾病、酒精中毒和巴比妥中毒。

(3) 共济失调步态:起步时一足高抬,骤然垂落,并且双目向下注视,两足间距很宽,以防身体倾斜,闭目时则不能保持身体平衡。见于脊髓病变者。

(4)慌张步态:起步慢,后渐快,小步急速前行,足掌不离地,擦地而行,身体前倾,越走越快,其状慌慌张张,难以止步,有要扑倒在地的趋势。这是帕金森病患者的典型步态。

(5)跨阈步态:由于踝部肌腱、肌肉弛缓,患足下垂,故行走时髋关节、膝关节必须高高提起以避免足趾触碰地面。见于腓总神经麻痹、坐骨神经麻痹、多发性神经炎等。

(6)剪刀步态:由于双下肢肌张力增高,尤其是伸肌和内收肌张力增高明显,双腿僵硬,移步时下肢过度内收,双腿向内交叉、膝部靠近似剪刀样。行走步幅小而慢,足尖踏地,似跳芭蕾舞。见于双侧大脑或脊髓的病变,如脑性瘫痪或家族性痉挛性截瘫等。

(7)偏瘫步态:一侧肢体正常,另一侧肢体因瘫痪而肌张力增高,表现为患侧上肢屈曲、摆动消失,下肢膝关节僵硬伸直,行走活动范围减小,患足下垂向跖骨屈曲内翻,迈步时将患侧骨盆代偿性上提、髋关节外展外旋,下肢先外展再内收,经外侧画半个圈,回旋向前迈出,足向外甩呈画圆弧状,又称划圈步态。见于脑卒中后遗症偏瘫。

(8)间歇性跛行:不走路时没有明显的不适,走路时出现下肢酸痛乏力的不适感,以致被迫停下来休息一段时间待不适感消失后,方可继续行走。见于高血压、下肢动脉硬化等。

二、皮肤

皮肤本身的疾病很多,许多疾病在病程中也可伴随多种皮肤病变和反应,有的是局部的,有的是全身的。皮肤病变除颜色改变外,还可有湿度和弹性的改变,以及出现皮疹、出血点、紫癜、溃疡、水肿及瘢痕等。

(一)检查方法

皮肤的检查主要靠视诊观察,有时还需配合触诊。视诊时最好在自然光线下或日光灯下进行。描述皮损时应注意其解剖部位,体表分布,皮损的排列、类型、颜色以及对称性。皮损对称分布,提示为全身性或系统性疾病;不对称分布,则提示为局部或非系统性疾病。

(二)检查内容

1. **颜色**　皮肤的颜色与毛细血管的分布、血液充盈度、色素量、皮下脂肪的厚薄等有关。中国人健康的皮肤颜色是微黄略透红润。皮肤颜色的改变包括以下几种。

(1)苍白:全身皮肤苍白常见的原因是贫血、末梢毛细血管痉挛或充盈不足,如寒冷、惊恐、休克、虚脱、主动脉瓣关闭不全等;贫血性苍白不仅皮肤苍白,而且口唇、眼睑结合膜、指甲均呈苍白色;局部苍白主要发生于四肢末端,如雷诺病、血栓闭塞性脉管炎等。

(2)发红:皮肤发红与毛细血管扩张充血、血流加速、血量增加及红细胞量增多有关。生理上见于运动和饮酒后;病理上见于各种发热性疾病,如肺炎链球菌肺炎、肺结核、猩红热、阿托品或一氧化碳中毒等。皮肤持久性发红,见于库欣综合征及真性红细胞增多症;皮肤感染、烫伤、日晒时可引起局部皮肤发红,常伴有局部肿、热、痛。

(3)发绀:皮肤黏膜呈青紫色。发绀常见于皮肤色素少、毛细血管丰富的浅薄部位,如口唇、耳廓、鼻尖、面颊部及甲床等处。

(4)黄染:皮肤、黏膜发黄。常见原因如下。①黄疸:血清总胆红素浓度超过 $34.2\ \mu mol/L$,可出现黄疸。②食用过多胡萝卜、南瓜、橘子汁等食物,使血液中胡萝卜素浓度增高,当超过 $2.5\ g/L$ 时,可使皮肤黄染,特点是首先出现于手掌、足底、前额及鼻部的皮肤,一般不致使巩膜黄染,且血中胆红素浓度不高。③长期服用带有黄色素的药物:如服用米帕林、呋喃类药物可导致皮肤黄染,严重者甚至有巩膜黄染,特点是黄染以角巩膜缘周围最重,离角巩膜越远,则黄染越轻,此可与黄疸相鉴别。

(5)色素沉着:由于表皮基底层的黑色素增多,全身或局部皮肤的色泽加深。全身广泛性的肤色增深,常见于慢性肾上腺皮质功能减退、肝硬化、肝癌晚期、肢端肥大症、长期服用铁剂、大量输血、黑热病、疟疾等。此外,服用某些药物如砷剂、抗肿瘤药物等,亦可出现不同程度的皮肤色素沉着。

(6)色素脱失:正常皮肤含有一定量的色素,若体内缺乏酪氨酸酶,可导致酪氨酸不能转化为多巴胺而形成黑色素,引起皮肤色素脱失。常见于白化病、白癜风和白斑。

2. 湿度 皮肤湿度即皮肤湿润程度,与皮肤排泌功能有关,同时受自主神经功能的调节。出汗多的人,皮肤较潮湿;出汗少的人,皮肤较干燥。在气温高、湿度大的环境下出汗增多是一种生理调节现象,而在疾病情况下,出汗过多或无汗则具有一定的诊断意义。如甲状腺功能亢进、佝偻病、发热的退热期、风湿病及结核病活动期、布鲁氏菌病等可出现皮肤湿润多汗;夜间睡眠后出汗称为盗汗,见于结核病。

3. 弹性 皮肤弹性与年龄、营养状态、皮下脂肪及组织间隙所含液体量多少有关。儿童和青年皮肤紧张,富有弹性;中年后皮肤组织逐渐松弛,弹性减弱;老年人皮肤组织萎缩、皮下脂肪减少,则弹性较差。检查皮肤弹性时,医师用示指和拇指捏起被检者手背或前臂内侧皮肤,稍等片刻后放松,在松手后,皮肤皱褶迅速展平恢复原状,代表皮肤弹性正常;若皱褶展平缓慢,则代表皮肤弹性减弱,见于慢性消耗性疾病、重度营养不良。

4. 皮疹 皮疹多为全身性疾病的表现之一,是临床诊断某些疾病的重要依据。其常见于传染病、皮肤病、药物及其他物质所致的过敏反应。不同疾病的皮疹的形态及出现规律有一定的特异性,检查时应仔细观察和记录皮疹出现的先后顺序与消退的时间,皮疹分布部位、形态大小、颜色、压之是否褪色、是否平坦或隆起、有无瘙痒或脱屑等。常见的皮疹有以下几种。

(1)斑疹:表现为局部皮肤发红,界限分明,一般不在皮肤表面隆起。可见于斑疹伤寒、丹毒、风湿性多形红斑或麻疹。

(2)丘疹:表现为局部皮肤发红且在皮肤表面隆起。可见于药物疹、麻疹、猩红热及湿疹等。

(3)斑丘疹:表现为隆起的丘疹周围伴有皮肤发红。可见于风疹、猩红热、药物疹和斑疹伤寒等。

(4)玫瑰疹:病灶周围血管扩张所致的直径 2～3 mm 的鲜红色圆形斑疹。以手指按压可使皮疹消退,松开后复现,多发生在胸腹部,分批出现,持续 3～5 天消退。此为伤寒和副伤寒的特征性皮疹。

(5)荨麻疹:又称风疹块,是在皮肤表面隆起的苍白色或红色的局限性水肿,形状不一,大小不等,是暂时性的,发生快,消退也快,常有奇痒故伴有搔痕,是速发性皮肤变态反应所致。见于各种过敏反应。

5. 脱屑 正常皮肤表层不断角化和更新,可有少量的皮肤脱屑,一般不易察觉。大量的皮肤脱屑则为疾病所致。如麻疹可见米糠样脱屑,猩红热可见片状脱屑,银屑病可见银白色鳞状脱屑。

6. 皮下出血 根据直径大小及伴随情况可分为以下几种:直径小于 2 mm 称为瘀点,3～5 mm 称为紫癜,大于 5 mm 称为瘀斑;片状出血并伴有皮肤显著隆起称为血肿。检查时,较大面积的皮下出血易于诊断,较小的瘀点应注意与红色皮疹或小红痣进行鉴别,皮疹受压时一般可褪色或消失,瘀点和小红痣受压后不褪色,但小红痣触诊时可感到稍高于皮肤表面,且表面光亮。皮下出血常见于造血系统疾病、重症感染、某些血管损害性疾病、药物或工业毒物中毒等。

7. 蜘蛛痣与肝掌 皮肤小动脉末端分支性扩张所形成的血管痣,形似蜘蛛,称为蜘蛛痣。小的如大头针帽,大的直径可达 1 cm 以上,中心稍隆起,检查时用棉签或火柴杆压迫蜘蛛痣的中心红斑,其辐射状小血管网立即消退,去除压力后又复出现。其多出现于上腔静脉分布的区域内,如面、颈、手背、上臂、前胸和肩部等处。产生原因一般认为与肝对体内雌激素的灭活作用减弱有关,常见于急、慢性肝炎或肝硬化。慢性肝病者手掌大、小鱼际处发红,加压后褪色,称为肝掌,发生机制与蜘蛛痣相同。

8. 水肿 水肿是皮下组织的细胞内及组织间隙内液体积聚过多所致。水肿的检查以视诊和触诊相结合为主。局部受压后可出现凹陷为凹陷性水肿,而黏液性水肿及象皮肿(丝虫病)虽然组织肿胀明显,但受压后并无组织凹陷。根据水肿的轻重程度,其可分为三度。

(1)轻度:水肿仅见于皮下组织疏松部或下垂部位,如眼睑、眶下软组织、胫骨前皮下组织、踝部皮下组织,指压后出现轻度组织凹陷,且平复较快。

(2)中度:全身组织均可见明显水肿,指压后可出现明显或较深的组织凹陷,平复缓慢。

(3)重度:全身组织严重水肿,身体低垂部位皮肤紧张发亮,甚至有液体渗出,胸腔、腹腔、鞘膜腔内可见积液,外阴部也可见严重水肿。

9. 皮下结节 较大的皮下结节视诊即可发现,对较小的结节则必须通过触诊方能查及。无论结节大小,均应触诊检查,注意其大小、硬度、部位、活动度、有无压痛等。临床常见的皮下结节如下。

(1)风湿结节:多位于关节附近、长骨骺端,见于肘、膝、踝的肌腱附着处及骨质隆起的皮下,呈圆形或椭圆形,硬质小结节,无压痛。见于风湿热、类风湿性关节炎。

(2)痛风结节:直径 0.2~2 cm 的白色结节,因是痛风的特征性病变,故也称痛风石。痛风时血尿酸浓度增高,尿酸盐结晶在皮下结缔组织沉积,一般以外耳的耳廓、跖趾、指(趾)关节及掌指关节等部位多见。

(3)结节性红斑:多见于青壮年女性,结节好发于小腿伸侧,有时波及大腿下段及臀部,常对称分布、数目不定、大小不一(直径 1~5 cm),可略高于皮面,皮肤紧张,周围可有水肿,表面热、有压痛。结节发生较快,表面开始由鲜红色变为暗红色或紫红色,最后可为黄色。常持续数天至数周而逐渐消退,多不发生溃疡,不留瘢痕,但易复发。可见于溶血性链球菌等感染、自身免疫性疾病等。

(4)奥斯勒(Osler)结节:突起于皮肤的小结,如米粒大小,局部皮肤可发黄或呈粉红色,有压痛,多位于指尖、足趾、大小鱼际肌腱等部位。见于感染性心内膜炎。

10. 瘢痕 瘢痕指皮肤外伤或病变愈合后结缔组织增生形成的斑块。外伤、感染及手术均可在皮肤上遗留瘢痕,为曾患某些疾病的证据。如患过皮肤疖疮者,在相应部位可遗留瘢痕;患过天花者,在其面部或其他部位有多数大小类似的瘢痕。

11. 毛发 毛发色泽、曲直、多少和分布受种族、性别、年龄、遗传、营养状况、精神状态和疾病的影响。一般男性的体毛较多,阴毛呈菱形分布,以耻骨部最宽,上方尖端可达脐部,下方可沿至肛门前方;女性的体毛较少,阴毛多呈倒三角形分布。中年以后因毛发根部的血运和细胞代谢减退,头发可逐渐减少或色素脱失,形成秃顶或白发。检查毛发时应注意其分布、疏密和色泽。

毛发异常增多见于一些内分泌疾病,如库欣综合征及长期使用肾上腺皮质激素和性激素者,女性患者除一般体毛增多外,还可长胡须;儿童期阴毛过早出现,为性早熟的标志之一。

三、淋巴结

一般体格检查只能检查身体各部的表浅淋巴结。淋巴结分布于全身,正常情况下,淋巴结较小,直径为 0.2~0.5 cm,质地柔软,表面光滑,与相邻组织无粘连,不易触及,无压痛。

(一)检查方法

检查表浅淋巴结时,需视诊和触诊结合。视诊时不仅要注意局部征象(如皮肤是否隆起,颜色有无变化,有无皮疹、瘢痕、瘘管等),也要注意被检者的全身状态。

触诊是检查淋巴结的主要方法,检查时医师示指、中指、环指三指并拢,以指腹紧贴被检查部位的皮肤,使之于皮肤与皮下组织之间进行由浅到深的滑动触诊。淋巴结触诊应按一定顺序进行,以免发生遗漏。头颈部淋巴结的检查顺序为耳前、耳后、枕骨下区、颌下、颏下、颈前、颈后、锁骨上淋巴结;上肢淋巴结的检查顺序为腋窝、滑车上淋巴结;下肢淋巴结的检查顺序为腹股沟、腘窝淋巴结。

1. 颈部淋巴结检查 嘱被检者头稍低,或偏向检查侧,使皮肤或肌肉松弛,医师双手指腹先沿胸锁乳突肌前缘触诊颈前淋巴结,再于斜方肌前缘、于胸锁乳突肌后缘处触诊颈后淋巴结。

2. 锁骨上淋巴结检查 嘱被检者取坐位或仰卧位,头部稍向前屈,做耸肩动作,医师以左手触诊右侧、右手触诊左侧,于锁骨上窝处由浅逐渐触摸至锁骨后深部。

3. 腋窝淋巴结检查 使被检者前臂稍外展,医师以右手检查左侧、左手检查右侧,由浅及深进行触诊。腋窝淋巴结触诊应按腋尖群、中央群、胸肌群、肩胛下群、外侧群的顺序进行。

4. 滑车上淋巴结检查 医师以左(右)手托扶被检者左(右)前臂,以右(左)手于肱骨内上髁上方 3~

4 cm 处,肱二头肌与肱三头肌之间的间沟内进行触诊。

5.腹股沟淋巴结检查 嘱被检者取仰卧位,医师站在其右侧,先触摸腹股沟韧带下方水平组淋巴结,再触摸股上部大隐静脉起始处的垂直组淋巴结。

发现淋巴结肿大时,应注意其部位、大小、数目、硬度、压痛、活动度及有无粘连,局部皮肤有无红肿、瘢痕和瘘管等,同时查找引起淋巴结肿大的原发病灶。

(二)淋巴结肿大的原因及临床表现

淋巴结肿大按其分布分为局限性淋巴结肿大和全身性淋巴结肿大。

1.局限性淋巴结肿大

(1)非特异性淋巴结炎:淋巴结肿大伴有相应引流区域急、慢性感染,称非特异性淋巴结炎。如:头皮感染可引起耳后淋巴结肿大;急性化脓性扁桃体炎、牙龈炎可引起颌下、颏下淋巴结肿大;急性乳腺炎可引起腋窝淋巴结肿大;左下肢丹毒可引起左腹股沟淋巴结肿大等。一般急性炎症初起时,肿大的淋巴结柔软、有压痛,表面光滑,无粘连,呈严格的局限性,肿大到一定程度即停止。慢性炎症时,淋巴结较硬,最终淋巴结可逐渐缩小或消失。

(2)淋巴结结核:可分为原发性和继发性两种。淋巴结结核最好发的部位是颈部淋巴结群,结核分枝杆菌大多经扁桃体、龋齿等侵入。淋巴结结核多为原发性,少数继发于肺或支气管结核。其表现为颈部一侧或双侧多个淋巴结肿大,大小不等,质地稍硬,初期肿硬无痛,若进一步发展,淋巴结可与周围组织或淋巴结之间相互粘连,形成不易移动的团块,晚期破溃后形成瘘管,愈合后可形成瘢痕。

(3)恶性肿瘤淋巴结转移:恶性肿瘤淋巴结转移所致的淋巴结肿大,质地坚硬,表面光滑或有突起,与周围组织粘连,活动度差,不易推动,一般无压痛。身体各部位器官的恶性肿瘤均可向所属淋巴结转移,如鼻咽癌多向颈部淋巴结转移,胃癌多向左侧锁骨上淋巴结转移,肺癌可向右侧锁骨上淋巴结或腋窝淋巴结转移。

2.全身性淋巴结肿大 淋巴结肿大可遍及全身,大小不等,无粘连。常见于感染性疾病如传染性单核细胞增多症、艾滋病、布鲁氏菌病等,非感染性疾病如淋巴瘤、白血病、系统性红斑狼疮等。

(董 静 孙汝智)

第三节 头颈部及其器官检查

头颈部及其器官是人体重要的外形特征之一,是检查者最先看到和最容易检查的部分。头颈部及其器官的检查主要靠视诊,必要时配合触诊与嗅诊,按顺序仔细进行检查,可以为临床诊断提供许多有价值的资料。

一、头部

(一)头发和头皮

检查头发时要注意其颜色、疏密度、有无脱发及脱发的类型和特点。头发的颜色、润泽、曲直、疏密度可因种族、遗传、年龄、营养状况和疾病的影响而不同,对疾病有辅助诊断的意义。儿童和老年人头发较稀疏,头发颜色可随年龄增长而由黑逐渐变白。脱发可由多种疾病引起,如脂溢性皮炎、伤寒、湿疹、斑秃、甲状腺功能减退等;也可由物理与化学因素引起,如放疗和抗肿瘤药治疗等。检查时要注意脱发发生的部位、形状与头发改变的特点。

头皮的检查需分开头发,观察头皮的颜色,有无头癣、皮屑、疖、痈、外伤、血肿、瘢痕等。

(二)头颅

检查头颅时须注意其大小、外形、有无畸形和异常活动。头颅的大小以头围衡量,测量时以软尺自眉间绕到颅后通过枕骨粗隆。头围在正常发育阶段的变化如下:新生儿约34 cm,出生后前半年增加8~10 cm,后半年增加2~4 cm;1岁时约46 cm,2岁时约48 cm,5岁时约50 cm,到18岁时可为54 cm以上,以后变化不大。矢状缝和其他颅缝大多在出生后6个月内骨化,骨化过早会影响颅脑的发育。头围过小见于小头畸形、大脑发育不全等;头围过大见于脑积水等。头颅的大小异常或畸形是一些疾病的典型体征。临床常见的如下所示。

1. 小颅 小儿囟门一般在出生后12~18个月闭合,如囟门过早闭合,可形成小头畸形,常同时伴有智力发育障碍。

2. 巨颅 小儿额、顶、颞及枕部突出膨大成圆形,颈静脉充盈,颜面相对较小。由于颅内压增高,压迫眼球形成双目下视、巩膜外露的特殊表情,称落日现象,见于脑积水。

3. 方形颅 小儿前额左右突出,头顶平坦呈方形,可见于小儿佝偻病或先天性梅毒。

4. 尖颅 也称塔颅,头顶部尖突高起,与颜面的比例异常,这是由矢状缝与冠状缝过早闭合所致;见于先天性尖颅合并指(趾)畸形。

5. 变形颅 发生于中年人,以颅骨增大变形为特征,同时伴有长骨的骨质增厚与弯曲,见于变形性骨炎。

6. 长颅 自颅顶至下颌部长度明显增大,见于马方综合征及肢端肥大症。

7. 其他 前囟隆起是颅内压增高的表现,见于脑膜炎、颅内出血等;前囟凹陷见于脱水和极度消瘦;前囟迟闭、过大,见于佝偻病、先天性甲状腺功能减退。

(三)头颅运动

正常人头部活动自如。头部活动受限,见于颈椎病或颈部肌肉疾病;头部出现不随意颤动,见于帕金森病;出现与颈动脉搏动节律一致的点头运动,见于严重的主动脉瓣关闭不全。

二、头部器官

头部有很多重要器官,大部分感觉器官位于头部,如眼、耳、鼻、口腔,分别具有视觉、听觉、嗅觉和味觉功能,鼻腔和口腔又分别是呼吸系统和消化系统的起始部。

(一)检查方法和内容

1. 眼睛

(1)眉毛:正常时眉毛呈黑色,疏密不完全相同。眉毛不规则或部分脱落见于垂体前叶功能减退症、黏液性水肿、麻风等。

(2)眼睑:应注意眼睑有无水肿,是否有下垂、内翻及闭合障碍等。①眼睑水肿:眼睑皮下组织疏松,轻度或初发水肿会首先表现在眼睑处,见于肾炎、贫血、营养不良、慢性肝病、血管神经性水肿等。②眼睑下垂:单侧眼睑下垂见于蛛网膜下腔出血、外伤、脑炎、脑脓肿;双侧眼睑下垂见于先天性上睑下垂、重症肌无力等引起的动眼神经麻痹。③眼睑内翻:由于瘢痕形成,眼睑缘向内翻转,见于沙眼。④眼睑闭合障碍:单侧见于面神经麻痹,双侧见于甲状腺功能亢进。

(3)泪器:泪器包括泪腺和泪道两部分。泪道包括泪点、泪小管、泪囊和鼻泪管。检查时注意观察泪点的位置是否正常、有无闭塞;泪囊有无红肿、压痛、瘘管和隆起,轻轻挤压泪囊时有无分泌物溢出;泪腺能否触及,有无压痛及肿块等。泪器常见的病变如下:泪点有黏液或脓性分泌物溢出,见于慢性泪囊炎;泪道狭窄或阻塞,见于外伤、异物或炎症等。

(4)结膜:正常结膜为透明有光泽的薄膜,分为睑结膜、穹窿结膜和球结膜三部分。检查时最好在自然光线下进行。检查者需将被检者眼睑外翻,充分暴露巩膜与结膜,用右手检查被检者的左眼,用左手检查其右眼。翻转上睑时,嘱被检者向下看,用示指和拇指捏起上睑中外1/3处边缘,此时轻轻向前下方牵拉,然后用示指向下压迫睑板上缘,拇指将睑缘向上翻转,即可将上睑翻开。检查下睑结膜时,嘱被检者向上看,拇指或示指置于眼眶下缘,将眼睑向下拉,即可将巩膜与下睑结膜显露出来。正常人结膜呈粉红色,检查时注意其颜色,有无充血、水肿、苍白、黄染、出血点、颗粒、滤泡、瘢痕等。

结膜充血、水肿,见于结膜炎、角膜炎和沙眼早期;结膜苍白,见于贫血;结膜发黄,见于黄疸;睑结膜有滤泡(半透明白色颗粒)或有乳头(细小突起),见于沙眼;结膜有散在出血点,可见于亚急性感染性心内膜炎;结膜下片状出血,见于外伤或出血性疾病;球结膜透明而隆起为球结膜下水肿,见于脑水肿或输液过多。

(5)巩膜:正常巩膜呈瓷白色。检查时应注意有无黄染等。巩膜黄染见于肝胆疾病、溶血性疾病、胰头癌等;若仅角膜周围出现黄染,则见于血液中其他黄色素增多。中老年人内眦部或有淡黄色脂肪积聚,呈不均匀分布,注意与黄疸鉴别。

(6)角膜:正常角膜无色透明而有光泽,感觉十分灵敏。检查时应注意观察角膜的光泽、透明度,有无云翳、白斑、溃疡、角膜软化及血管增生等。角膜溃疡见于感染和外伤;角膜浑浊、干燥、软化见于维生素 A 缺乏及小儿营养不良;角膜血管增生见于严重的沙眼;由于类脂质沉积在角膜边缘及其周围,出现灰白色浑浊环,称为老年环,多见于老年人或早老症患者;角膜边缘出现黄色或棕褐色的色素环,内缘清晰、外缘模糊,是铜代谢障碍的体征,称为凯-弗环(角膜色素环),见于肝豆状核变性。

(7)虹膜:正常虹膜纹理呈放射状。纹理模糊或消失见于虹膜炎症、水肿和萎缩;虹膜形态异常或有裂孔,常见于虹膜后粘连、外伤、先天性虹膜缺损等。

(8)瞳孔:瞳孔是虹膜中央的孔洞,在室内光线下,正常人瞳孔直径为 3~5 mm,两侧等大等圆。检查瞳孔时,应注意其大小、形态、双侧是否相同、对光反射和调节反射是否正常。瞳孔检查非常重要,它可提供部分中枢神经的生命征象。

①瞳孔大小:生理情况下,婴幼儿、老年人及在光亮处瞳孔较小;青少年、精神兴奋时或在阴暗处瞳孔较大。病理情况下,瞳孔缩小见于虹膜炎症,有机磷中毒、毒蕈中毒、吗啡、毛果芸香碱、氯丙嗪等药物影响时;瞳孔扩大见于外伤、青光眼绝对期、视神经萎缩、颈交感神经刺激、阿托品等药物影响,甚至完全失明、濒死状态。当颈部或胸部交感神经麻痹时,出现患侧瞳孔缩小、上睑下垂、眼球凹陷和汗闭等症状,称为霍纳综合征。

②瞳孔大小不等:双侧瞳孔大小不等,常见于脑外伤、脑肿瘤、神经梅毒及脑疝等颅内病变;双侧瞳孔大小不等且变化不定,常见于中枢神经和虹膜支配神经病变。如果瞳孔大小不等伴对光反射减弱或消失,以及意识障碍,常是中脑功能损害的表现。

③瞳孔形状异常:瞳孔呈椭圆形见于青光眼或眼内肿瘤;瞳孔呈不规则形状见于虹膜粘连。

④对光反射:分为直接对光反射和间接对光反射。检查方法:被检者取坐位或立位,双眼注视前方,检查者用手电筒将光线从斜方照入一侧瞳孔,瞳孔立即缩小,移去光源后迅速复原,称为直接对光反射;将手掌挡在两眼之间,当光源照射一侧瞳孔时,对侧未受照射的瞳孔立即缩小,移去光源后迅速复原,称为间接对光反射(交感反射)。瞳孔对光反射迟钝见于脑炎、脑膜炎、脑血管病等;对光反射完全消失,见于深昏迷。

⑤瞳孔调节和集合反射(辐辏反射):嘱被检者注视 1 m 远以外处检查者示指,然后将示指迅速移近距眼球 10 cm 左右处,正常反应是两侧瞳孔缩小,称为调节反射,重复上述检查,但示指缓慢移近被检者眼球,此时双侧眼球同时向内集合,称为集合反射。调节反射和集合反射均消失,见于动眼神经功能障碍、睫状肌和双眼内直肌麻痹。对光反射消失而集合反射存在称为阿·罗瞳孔(Argyll Robertson pupil),见于动脉硬化、脑外伤、糖尿病等。

(9)眼球:注意检查眼球是否有突出、下陷、震颤以及眼球运动。①眼球突出:双侧眼球突出并有眼裂增宽见于甲状腺功能亢进,单侧眼球突出见于局部炎症或眶内占位性病变。②眼球下陷:双侧眼球下陷见于严重脱水,单侧眼球下陷见于霍纳综合征或眼球萎缩。③眼球运动:嘱被检者在固定头部不动时,眼球随检查者手指的方向做上下左右和旋转运动,观察眼球运动是否正常。眼球的运动受动眼神经、滑车神经、展神经三对脑神经支配,上述神经麻痹时均可出现眼球运动障碍并伴有复视。④眼球震颤:眼球发生一系列有节律性的快速往返运动,以水平性震颤最为常见,多由内耳或小脑疾病所致。

(10)晶体:注意有无浑浊。晶体浑浊是白内障,见于老年人、糖尿病和眼外伤患者等。

(11)眼的功能检查:包括视力、视野、色觉、眼压、眼底检查等。

2. 耳　耳是听觉和平衡器官,分为外耳、中耳和内耳三部分。耳的结构细小且深,检查时必须有良好的照明和专用仪器。耳的检查包括外耳、中耳的一般检查,内耳前庭功能检查及听力检查等。

(1)外耳:①耳廓:注意耳廓的外形、大小、对称性,有无畸形、红肿、疼痛、瘢痕、结节、瘘口等。②外耳道:注意外耳道有无皮肤红肿、溢液、肿痛、脑脊液。有黄色液体流出,见于外耳道炎;局部红肿、疼痛、牵拉痛,见于疖肿;出现脓液流出、发热等,见于急性中耳炎;出现血液、脑脊液流出,见于颅底骨折;出现耳闷、耳鸣,见于耵聍、异物。

(2)中耳:观察是否有鼓膜穿孔及穿孔的位置,如果有溢脓和恶臭,可见于胆脂瘤。

(3)乳突:外壳由骨密质组成,内腔为大小不等的骨松质小房,乳突内腔与中耳道相连。若有红肿,见于乳突炎;压痛明显,见于瘘管。

(4)听力:可先进行粗略检测,即嘱被检者闭目静坐,用一手堵住一侧耳道,检查者在1 m外处以机械手表或拇指、示指摩擦移近,待被检者听到时测量距离。正常人1 m处可闻及。听力减退见于耳道耵聍或异物、听神经损害、中耳炎、局部或全身血管硬化、耳硬化等。粗略检测若发现被检者有听力减退,应进行精确的听力测试和其他相应检查。

3. 鼻　检查有无畸形及鼻翼扇动,鼻道是否通畅,有无分泌物或出血,鼻中隔有无偏移,鼻窦有无压痛。

注意鼻的皮肤颜色和外形改变。蛙状鼻见于鼻息肉,鼻翼扇动见于肺炎、哮喘。鞍鼻见于鼻骨骨折、鼻骨发育不良、先天性梅毒。鼻梁皮肤出现红色斑块,病损处高起皮面,并向两侧面颊扩展成蝴蝶形,见于系统性红斑狼疮。发红的皮损主要在鼻尖和鼻翼,并有毛细血管扩张和组织肥厚,见于酒渣鼻。

(1)鼻中隔:正常鼻中隔居中,多数稍有偏斜,如有明显偏曲并引起呼吸障碍,称为鼻中隔偏曲。

(2)鼻出血:见于外伤、鼻腔感染、局部血管损伤、鼻腔肿瘤、鼻中隔偏曲等。

(3)鼻黏膜:急性鼻黏膜肿胀多为炎症充血所致,伴有鼻塞和流涕则见于急性鼻炎。慢性鼻黏膜肿胀见于各种因素引起的慢性鼻炎。鼻黏膜萎缩,鼻腔分泌物减少、干燥,鼻甲缩小,鼻腔宽大,嗅觉减退或消失,见于慢性萎缩性鼻炎。

(4)鼻窦:鼻窦共四对(图1-3-3、图1-3-4),为鼻腔周围含气的骨质空腔,均有窦口与鼻腔相通。鼻部炎症时可出现鼻塞、流涕、头痛、鼻窦压痛。各鼻窦区压痛的体表相应检查部位如下。

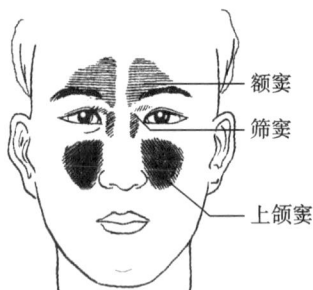

图1-3-3　鼻窦位置正面图　　　　图1-3-4　鼻窦位置侧面图

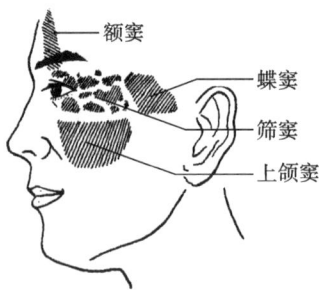

①上颌窦:检查者双手固定于被检者的两侧耳后,将双手拇指分别置于左、右颧部向后按压,询问被检者有无压痛,比较两侧有无差异。

②额窦:检查者一手扶持被检者枕部,另一手拇指或示指置于眼眶上缘内侧用力向后按压,询问被检者有无压痛。

③筛窦:检查者双手固定于被检者两侧耳后,将双手拇指分别置于鼻根部与眼内眦之间向后按压,询

问被检者有无压痛。

④蝶窦:解剖位置较深,不能在体表检查。

4. 口 口腔是消化道的起始部分,它参与食物消化、协助发音和言语动作,具有感觉功能和辅助呼吸的功能。口腔检查包括口唇、口腔内器官和组织、口腔气味等的检查。

(1)口唇:正常人口唇红润有光泽。口唇苍白见于贫血、虚脱和主动脉瓣关闭不全;口唇颜色深红,见于急性发热性疾病;口唇发绀,见于心力衰竭和呼吸衰竭;口唇干燥并有皲裂,见于严重脱水;口唇周围疱疹,见于大叶性肺炎、感冒、流行性脑脊髓膜炎、疟疾等;口角唇炎表现为口角及其附近黏膜的急性和慢性炎症。口唇突发非炎症性无痛性肿胀,见于口唇血管神经性水肿(又称巨大荨麻疹),是因食物或药物过敏,自主神经功能不稳定所致,有家族遗传倾向;其特点是口唇肿胀具有发作性、反复性及非凹陷性。口唇肥厚增大,见于呆小症、黏液性水肿及肢端肥大症;口角糜烂,见于核黄素(维生素 B_2)缺乏症;口角歪斜,见于面神经麻痹;唇裂,见于先天性发育畸形和外伤。

(2)口腔黏膜:正常人口腔黏膜光亮,呈粉红色。检查时在充足的光线下进行,注意口腔黏膜的色泽,有无溃疡、出血、充血、感染等。若在下颌第二磨牙的颊黏膜处出现帽针头大小的白色斑点,周围有红晕,称为麻疹黏膜斑(Koplik 斑),是麻疹的早期特征性表现。如出现口腔黏膜及舌上蓝黑色色素沉着斑片,可见于肾上腺皮质功能减退症。如出现口腔黏膜充血、肿胀,伴有小出血点,称为黏膜疹,见于猩红热、风疹和某些药物中毒。口腔黏膜溃疡,见于慢性复发性口疮。雪口病(鹅口疮)为白念珠菌感染所致。口腔有白色凝乳状斑点或斑块,见于衰弱的患儿或老年患者,也可见于长期使用广谱抗生素或抗肿瘤药的患者。

(3)牙齿:注意牙齿是否整齐,形状、色泽、数目,有无龋齿、残根、缺牙和义齿等。人生有两副牙齿,根据萌发的时间分为乳牙和恒牙。如发现牙齿疾病,应按下列格式标明所在部位(图 1-3-5)。

上

右	8	7	6	5	4	3	2	1		1	2	3	4	5	6	7	8	左
	8	7	6	5	4	3	2	1		1	2	3	4	5	6	7	8	

下

1—中切牙;2—侧切牙;3—尖牙;4—第一前磨牙;5—第二前磨牙;
6—第一磨牙;7—第二磨牙;8—第三磨牙

图 1-3-5 牙齿检查记录方式

注:如 $\underline{1}$ 为右上中切牙;$\overline{4}$ 为右下第一前磨牙;$\dfrac{5}{7}$ 示右上第二前磨牙及左下第二磨牙为某种病变的部分。

正常牙齿呈瓷白色,牙齿的色泽和形态改变具有临床意义,如牙齿呈黄褐色,称斑釉牙,是由长期饮用氟含量高的水引起的;黑褐色牙称四环素牙,是由长期服用四环素导致牙齿发黄引起的;先天性梅毒患者的中切牙切缘呈月牙形凹陷,并有牙间隙分离过宽,称哈钦森牙;单纯牙间隙过宽,见于肢端肥大症。

(4)牙龈:检查时注意其形态、颜色、质地,有无肿胀、出血、增生、萎缩、溢脓、瘘管等。正常人牙龈呈粉红色,质坚韧,与牙颈部紧密贴合。牙龈水肿见于慢性牙周炎;牙龈缘肿胀易出血,多由口腔内局部因素引起,如肥厚性牙龈炎、牙石等,也可由全身性疾病所致,如维生素 C 缺乏症、血液系统疾病;牙龈挤压后有溢脓,见于慢性牙龈炎、牙龈瘘管、牙周脓肿或根尖脓肿等。

(5)舌:具有味觉功能,协助完成咀嚼、语言和吞咽等功能。正常人舌质红润、舌体柔软、舌苔薄白,活动自如,伸舌居中,无震颤。①干燥舌:舌面明显干燥,见于脱水、大量吸烟、放疗、阿托品作用等。严重干燥舌,可见舌体缩小,并有纵沟,同时伴有其他脱水体征。②舌体增大:暂时性肿大,见于舌炎、口腔炎、脓肿、血肿、血管神经性水肿等;长期肿大,见于黏液性水肿、呆小症、唐氏综合征、舌部肿瘤等。③地图舌:舌面上有黄色上皮细胞堆积隆起,状如地图,边缘不规则,可见于核黄素缺乏症。④裂纹舌:舌面上出现横向裂纹,见于唐氏综合征、核黄素缺乏症;出现纵向裂纹,见于梅毒性舌炎。⑤草莓舌:舌乳头肿胀发红,类似草莓,见于猩红热和长期发热的患者。

（6）咽及扁桃体：利用自然光线或手电筒灯光,可借助压舌板进行检查。检查口咽部时被检者取坐位,头略微后仰,张大口发"啊"音,检查者用压舌板轻压被检者舌前2/3与舌后1/3交界处,迅速下压,使舌背低下,软腭上抬,在照明的配合下,观察软腭、悬雍垂、软腭弓、扁桃体、咽后壁等的形态变化。主要观察咽部形态变化,黏膜色泽及有无充血、肿胀、隆起、干燥、脓痂、溃疡、假膜或异物,同时注意双侧扁桃体的大小。

扁桃体肿大一般分为三度：不超过咽腭弓为Ⅰ度肿大;超过咽腭弓但未达咽后壁中线为Ⅱ度肿大,达到或超过咽后壁中线为Ⅲ度肿大(图1-3-6)。

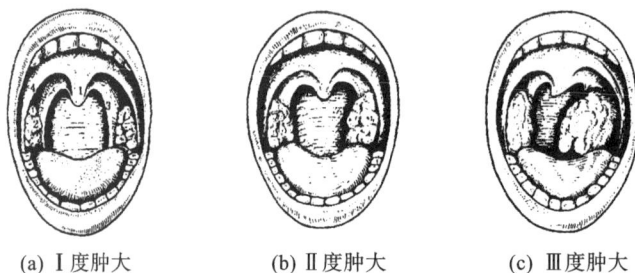

(a) Ⅰ度肿大　　　　(b) Ⅱ度肿大　　　　(c) Ⅲ度肿大

图 1-3-6　扁桃体肿大分度

（7）口腔气味：除食用有异味的食物、吸烟、喝酒外,正常人口腔内无特殊气味。检查时如有特殊气味,称为口臭,可由口腔局部病变、胃肠道疾病或其他全身性疾病引起。局部病变：牙龈炎、龋齿、牙周炎可产生臭味;坏死性龈口炎有恶臭;牙槽脓肿呈腥臭味;牙龈出血呈血腥味。其他疾病：尿毒症肾衰竭患者口中有氨水味;未经控制的糖尿病酮症酸中毒患者口中有丙酮样或"烂苹果"气味;肝坏死患者口中有肝臭味;肺脓肿患者呼气有组织坏死的脓臭味;有机磷中毒者口中有大蒜味等。

5. 腮腺　腮腺位于耳屏、下颌角、颧弓所构成的三角区内。腮腺肿大见于急性流行性腮腺炎和急性化脓性腮腺炎。腮腺混合瘤质韧,呈结节状,边界清楚,可有移动性;腮腺恶性肿瘤质硬、有痛感,发展迅速,与周围组织粘连,可伴有面瘫。

三、颈部

颈部检查包括颈部外形、姿势、运动、血管、淋巴结、甲状腺及气管等检查。检查方法主要为视诊与触诊,有时需听诊。

（一）颈部的外形与分区

1. 颈部的外形　正常人颈部直立、两侧对称,矮胖者较粗短,瘦长者较细长,男性甲状软骨较突起,女性不明显,侧转头时可见胸锁乳突肌突起。

2. 颈部的姿势与运动　正常情况下,颈部直立、伸屈、左右摆动、转动灵活自如。检查时注意颈部静态与动态的改变：如头不能抬起,见于严重消耗性疾病的晚期、重症肌无力、脊髓前角细胞炎、进行性肌萎缩等。头部向一侧偏斜称为斜颈,见于颈肌外伤、瘢痕收缩、先天性肌痉挛等。颈部运动受限并伴有疼痛,可见于软组织炎症、颈肌扭伤、肥大性脊柱炎、颈椎结核或肿瘤等。颈部强直为脑膜受刺激的特征性表现,见于脑膜炎、蛛网膜下腔出血等。

3. 颈部皮肤与包块　颈部皮肤检查时注意有无充血、肿胀、瘢痕、蜘蛛痣、感染(疖、痈、结核)、瘘管、神经性皮炎、银屑病等。颈部包块检查时注意其部位、大小、数目、质地、活动度、与邻近器官的关系、有无压痛点等。

（二）颈部血管

1. 颈静脉　正常人在静坐或半卧位时颈静脉不显露,仰卧时颈外静脉可稍见充盈,充盈的水平仅限于锁骨上缘至下颌角的下 2/3 以内。

颈静脉充盈：在直立或坐位时可见到明显的静脉充盈、怒张或搏动，或取 30°～45°半卧位时，颈静脉充盈度超过正常水平，称为颈静脉怒张，提示静脉压增高，见于右心功能不全、缩窄性心包炎、心包积液或上腔静脉综合征。对颈静脉怒张的患者应检查肝颈静脉反流征，检查方法：用手压迫肝，可使颈静脉怒张更明显，临床上称为肝颈静脉反流征阳性。上述四种病症均可见肝颈静脉反流征阳性。

颈静脉搏动：正常情况下不出现，如果出现可见于三尖瓣关闭不全、右心衰竭颈静脉怒张。颈静脉搏动幅度小、部位弥散，触诊时无搏动感。

2. 颈动脉　正常人在安静状态下颈动脉搏动不易看到或很微弱，只有在剧烈活动后心搏出量增加时才可见微弱的搏动。如果在安静状态下看到颈动脉明显搏动，可见于主动脉瓣关闭不全、高血压、甲状腺功能亢进和严重的贫血。

3. 颈部血管听诊　被检者取坐位，用钟型听诊器听诊有无杂音，注意听诊音出现的部位、强度、性质、音调、传播方向等。颈动脉处听到收缩期杂音，应考虑颈动脉或椎动脉狭窄，多因大动脉炎或动脉硬化引起。

（三）甲状腺

正常人甲状腺峡部位于环状软骨下方的气管环上，两侧叶向后围绕气管两侧，部分被胸锁乳突肌覆盖，两侧对称，表面光滑，质地柔软，不易触及。

1. 视诊　观察甲状腺的大小和对称性。正常人甲状腺不明显，女性在青春期可略增大。嘱被检者双手放于枕后，头轻度后仰，然后做吞咽动作，可见甲状腺随吞咽动作而向上移动。

2. 触诊　当视诊不能确定甲状腺轮廓及性质时，可借助触诊。甲状腺触诊方法如下。

（1）从前面触诊甲状腺：检查者立（坐）于被检者对面，检查右叶时被检者头略向右倾，检查者以右手拇指将甲状腺推向右侧，用左手拇指触摸甲状腺右叶，换手检查左叶。也可用单手触诊，检查右叶时，检查者以左手拇指置于环状软骨下气管左侧，将甲状腺推向右侧，其余三指触摸甲状腺右叶，再用右手检查左叶（图 1-3-7）。

（2）从后面触诊甲状腺：检查者位于被检者身后，双手拇指置于被检者颈后部，其余四指绕至颈部前下方，示指和中指尖于环状软骨下方触诊甲状腺峡部。检查右叶时请被检者头微侧向右方，检查者以左手将甲状腺轻推向右侧，以右手触摸甲状腺右叶的大小、形状、质地、表面形态及有无结节、压痛及震颤。用同样的方法检查甲状腺左叶（图 1-3-8）。

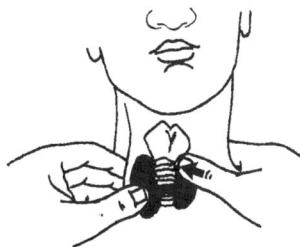

图 1-3-7　从前面触诊甲状腺　　　　图 1-3-8　从后面触诊甲状腺

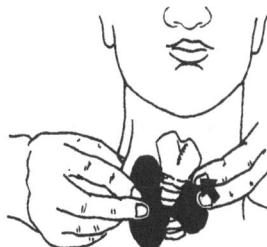

当触及肿块时，嘱被检者咽口水，若肿块随吞咽上下移动，证实为甲状腺肿块，可借此与颈前其他肿块相鉴别。

甲状腺肿大程度分为三度：①Ⅰ度，能触及，不能看见；②Ⅱ度，既能触及又能看见，在胸锁乳突肌以内；③Ⅲ度，超过胸锁乳突肌外缘。

触诊发现甲状腺肿大时，应将听诊器钟型胸件置于甲状腺上进行听诊。甲状腺功能亢进时，由于甲状腺动脉血流加速,可听到连续性或收缩期血管杂音。

（3）甲状腺肿大的临床意义。

①甲状腺功能亢进:甲状腺质地柔软,可有震颤和血管杂音。

②单纯性甲状腺肿:甲状腺既可为弥漫性肿大,也可为结节性肿大,不伴有甲状腺功能亢进的体征。

③甲状腺癌:甲状腺有结节感,不规则,质硬。

④慢性淋巴性甲状腺炎:甲状腺弥漫性或结节性肿大,质韧。

⑤甲状旁腺癌:肿块位于甲状腺之后,甲状旁腺功能亢进(高钙血症、骨痛、结石)。

（四）气管

正常人气管居于颈前正中。检查气管有无移位时,被检者取端坐位或仰卧位,头部摆正,两肩等高,使颈部处于自然直立状态。检查者将右手示指与环指分别置于被检者两侧胸锁关节上,中指于胸骨上窝触到气管,观察中指与示指和环指间的距离,正常人两侧距离相等,气管居中。若两侧距离不等,则气管移位。

气管移位可见于胸腔积液、积气、纵隔肿瘤,单侧甲状腺肿大可将气管推向健侧,而肺不张、肺硬化、胸膜粘连肥厚则可将气管拉向患侧。

（孙汝智　董　静）

第四节　胸部检查

胸部是指颈部以下至腹部以上的区域。胸部检查内容包括胸廓、胸壁、乳房、纵隔、支气管、肺和胸膜、心脏、血管、淋巴结等。胸部检查应在室内温暖和光线充足的环境中进行。被检者通常取坐位或仰卧位,尽可能暴露检查部位。传统的胸部物理检查包括视诊、触诊、叩诊、听诊四部分,要按顺序进行检查,先检查前胸和两侧胸部,再检查背部。

一、胸部的体表标志

胸部体表的一些骨骼标志、自然陷窝和人工垂直划线标志或分区(图1-3-9、图1-3-10、图1-3-11)可用来标记胸部脏器的位置和轮廓,也可用于描述体征的位置和范围,还可用于指示穿刺或手术的部位,因此掌握这些体表标志十分重要。

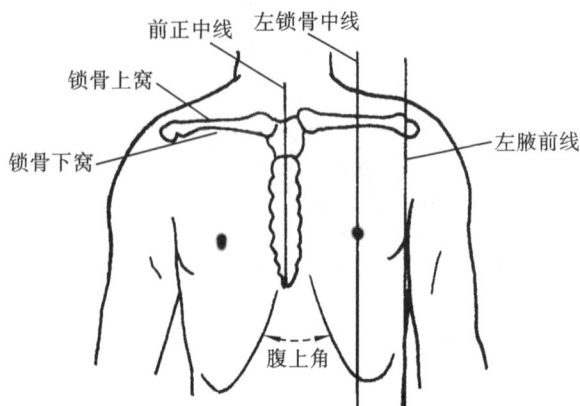

图1-3-9　胸部体表标志正面观

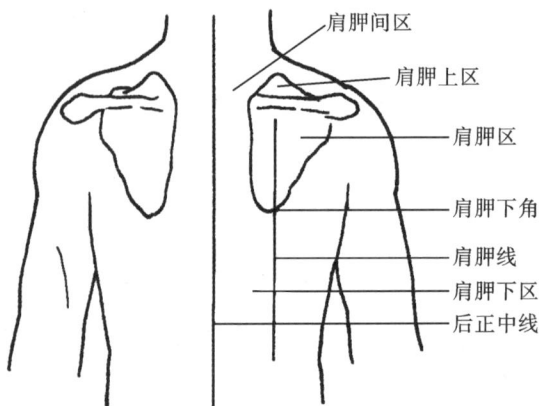

图1-3-10　胸部体表标志背面观

（一）骨骼标志

1. 胸骨上切迹 胸骨上切迹位于胸骨柄的上方。正常情况下气管位于胸骨上切迹正中。

2. 胸骨柄 胸骨柄为胸骨上端略呈六角形的骨块,其上部两侧与左、右锁骨的胸骨端相连接,下方则与胸骨体相连。

3. 胸骨角 胸骨角又称 Louis 角,为胸骨柄与胸骨体的连接处向前突起而成,其两侧分别与左、右第 2 肋软骨相连,是前胸壁计数肋骨和肋间隙的主要标志。

4. 剑突 剑突位于胸骨体下端的突出部分,呈三角形,其底部与胸骨体相连。

5. 腹上角 腹上角为左、右肋弓在胸骨下端会合处形成的夹角,相当于胸膈的穿窿部。其正常为 70°～110°,体型瘦长者腹上角较小,体型矮胖者腹上角较大。其后为肝左叶、胃、胰腺所在区域。

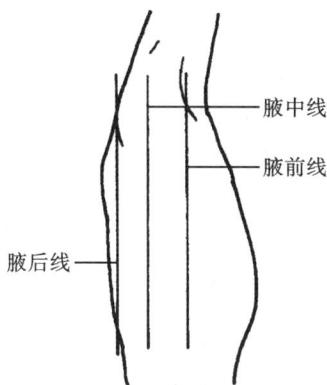

图 1-3-11 胸部体表标志侧面观

6. 肋骨 肋骨共 12 对,每根肋骨由后上方向前下方倾斜,倾斜度上方稍小,下方略大。第 1～10 肋骨在前胸部借各自的肋软骨与胸骨相连;第 11～12 肋骨不与胸骨相连,其前端为游离缘,称为浮肋。肋骨除锁骨和肩胛骨掩盖部分外,大多能在胸壁触及。

7. 肋间隙 肋间隙为两个肋骨之间的空隙。第 1 肋骨下面的间隙为第 1 肋间隙,其余的以此类推。

8. 脊柱棘突 脊柱棘突是后正中线的标志,位于颈部的第 7 颈椎棘突最突出,其下为胸椎的起点,以此为计数胸椎的标志。

9. 肩胛骨 肩胛骨呈三角形,位于后胸壁第 2～8 肋骨之间,其下部尖端为肩胛下角。被检者取直立位或坐位、两上肢自然下垂时,肩胛下角位于第 7 或第 8 肋骨水平,或相当于第 8 胸椎水平,可作为后胸部计数肋骨的标志。

10. 肩胛下角 肩胛下角为肩胛骨的最下角。被检者双手自然下垂,肩胛下角平对第 7 或第 8 肋间隙,可以此为后胸部计数肋骨的标志。

11. 肋脊角 肋脊角为第 12 肋骨与脊柱构成的夹角。其前方为肾和输尿管所在的区域。

（二）自然陷窝和解剖区域

1. 胸骨上窝 胸骨上窝为胸骨柄上方的凹陷部,正常人气管位于其后正中。

2. 腋窝（左、右） 腋窝为上肢内侧与胸壁相连的凹陷部。

3. 锁骨上窝（左、右） 锁骨上窝为锁骨上方的凹陷部,相当于两肺上叶肺尖的上部。

4. 锁骨下窝（左、右） 锁骨下窝为锁骨下方的凹陷部,其下界为第 3 前肋骨下缘,相当于两肺上叶肺尖的下部。

5. 肩胛上区（左、右） 肩胛上区为肩胛冈以上的区域,其外上界为斜方肌的上缘,相当于两肺上叶肺尖的下部。

6. 肩胛下区（左、右） 肩胛下区为两肩胛下角的连线与第 12 胸椎水平线之间的区域。后正中线将此区分为左、右两部。

7. 肩胛间区（左、右） 肩胛间区为两肩胛骨内缘之间的区域。后正中线将此区分为左、右两部。

8. 肩胛区（左、右） 肩胛区为肩胛冈以下、肩胛下角以上、肩胛骨内缘以外的区域。

（三）人工垂直划线标志和分区

1. 前正中线 前正中线为通过胸骨正中的垂直线,即胸骨中线。此为胸骨柄上缘的中点到剑突中央的垂直线。

2. 锁骨中线（左、右） 锁骨中线为通过锁骨的肩峰端与胸骨端中点的垂直线。即通过锁骨中点向下的垂线。

3. 胸骨线（左、右） 胸骨线为沿胸骨边缘与前正中线平行的垂直线。

4. 腋前线（左、右） 腋前线为通过腋窝前皱襞沿前侧胸壁向下的垂直线。

5. 腋后线（左、右） 腋后线为通过腋窝后皱襞沿后侧胸壁向下的垂直线。

6. 腋中线（左、右） 腋中线为自腋窝顶端于腋前线和腋后线之间向下的垂直线。

7. 肩胛线（左、右） 肩胛线为双臂下垂时通过肩胛下角与后正中线平行的垂直线。

8. 后正中线 后正中线即脊柱中线，为通过脊椎棘突，或沿脊柱正中下行的垂直线。

二、胸壁、胸廓与乳房

（一）胸壁

检查胸壁时主要通过视诊和触诊进行。应注意胸廓的形态有无异常或畸形，以及营养状态、皮肤、血管、淋巴结、肌肉和骨骼的情况。

1. 视诊

（1）胸壁皮肤：注意胸壁皮肤是否苍白，有无出血点和黄染。

（2）静脉：正常胸壁静脉不易显现，当上腔静脉或下腔静脉血流受阻建立侧支循环时，胸壁静脉充盈或曲张。血流方向由上而下，提示有上腔静脉阻塞；血流方向由下而上，提示有下腔静脉阻塞。

（3）肋间隙回缩或膨隆：吸气时肋间隙回缩提示上呼吸道阻塞，使吸气时气体不能自由进入肺内。肋间隙膨隆见于大量胸腔积液、张力性气胸或严重的肺气肿用力呼气时。

2. 触诊

（1）皮下气肿：胸部皮下组织有气体积存时称为皮下气肿。检查者以手按压皮下气肿所在部位的皮肤，引起气体在皮下组织内移动，可出现捻发感或握雪感。用听诊器加压听诊，可听到类似捻发的声音。皮下气肿大多是由肺、气管或胸膜受损，气体自病变部位逸出，积存于皮下所致，偶见于胸壁产气杆菌感染。严重者气体可由胸壁皮下向颈部、腹部或其他部位的皮下蔓延。

（2）胸壁压痛：正常情况下胸壁无压痛。肋间神经炎、肋软骨炎、胸壁软组织炎、肋骨骨折时，受累的胸壁局部可有压痛。胸骨压痛和叩击痛常见于白血病。

（二）胸廓

1. 正常胸廓 正常人胸廓两侧大致对称，呈椭圆形。双肩对称，基本在同一水平。锁骨前突，锁骨上下凹陷。成人胸廓前后径较左右径短，两者之比为1：1.5。小儿和老年人胸廓的前后径略小于左右径或两者几乎相等，呈圆柱形。

2. 异常胸廓

（1）桶状胸：胸廓前后径增加，前后径与左右径几乎相等，甚至超过左右径，胸廓呈圆桶状，肋间隙增宽且饱满，两侧肋骨平举，与脊柱的夹角大于45°，腹上角增大，且呼吸时改变不明显。常见于肺气肿，也可见于老年人或矮胖体型者。

（2）扁平胸：胸廓呈扁平状，前后径不及左右径的一半。见于慢性消耗性疾病，如肺结核等，也可见于瘦长体型者。

（3）佝偻病胸：多见于儿童，是由佝偻病所致的胸廓改变，常有如下表现：①沿胸骨两侧各肋软骨与肋骨交界处常隆起，形成串珠状，称佝偻病肋串珠。②胸廓上下径较短，前后径略长于左右径，胸骨下端常向前突出，前胸两侧胸壁凹陷，称为鸡胸（图1-3-12）。③前胸下部肋骨常外翻，自剑突沿膈肌附着处向内凹陷，形成一带状沟，称为肋膈沟。④胸骨剑突处显著内陷，形似漏斗，称为漏斗胸。

（4）胸廓一侧变形：胸廓一侧膨隆多见于一侧大量胸腔积液、气胸或一侧严重代偿性肺气肿等。胸廓一侧平坦或下陷，常见于肺不张、肺纤维化、广泛胸膜增厚和粘连。

（5）胸廓局部隆起：见于心脏明显增大、大量心包积液、主动脉瘤、胸内或胸壁肿瘤，还可见于肋软骨

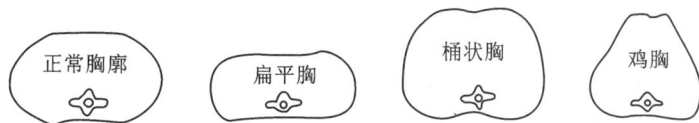

正常胸廓　扁平胸　桶状胸　鸡胸

图 1-3-12　几种不同胸廓横断面示意图

炎和肋骨骨折等。

（6）脊柱畸形引起的胸廓改变：脊柱发育不良、结核、肿瘤、外伤等可引起脊柱严重前凸、后凸或侧凸，导致胸廓两侧不对称，肋间隙增宽或变窄。严重畸形可引起呼吸、循环功能障碍。

（三）乳房

乳房的上界是第 2 或第 3 肋骨，下界是第 6 或第 7 肋骨，内界起于胸骨缘，外界止于腋前线。检查时被检者取坐位或仰卧位，充分暴露胸部，光线良好，一般先视诊，再触诊。

1. 视诊　一般正常儿童和男性乳房不明显，乳头位于锁骨中线第 4 肋间隙处。正常女性乳房在青春期逐渐增大，呈半球状，乳头也逐渐长大呈圆柱状，乳头和乳晕色泽较深。

（1）对称性：正常人坐位时两侧乳房基本对称。一侧乳房明显增大见于先天性畸形、囊肿形成、炎症或肿瘤等。一侧乳房明显缩小，多因发育不全所致。

（2）乳房表观情况：注意观察乳房皮肤颜色，有无红肿、溃疡、瘢痕、皮疹、色素沉着和凹陷等。乳房皮肤发红伴有局部肿、热、痛，提示乳腺炎；乳房皮肤深红，不伴有局部热、痛，提示乳腺癌累及表浅淋巴管引起癌性淋巴管炎。乳房皮肤水肿，应注意其确切部位和范围。乳腺癌引起的水肿可使毛囊及毛囊孔明显下陷，局部皮肤呈现"橘皮"样改变；炎性水肿是由炎症刺激毛细血管使其通透性增加，血浆渗入组织间隙所致，常伴有皮肤发红。乳腺结核或脓肿时可出现瘘管及溃疡。乳房皮肤回缩可由外伤、炎症、恶性肿瘤引起。外伤和炎症可使局部脂肪坏死、成纤维细胞增生，造成受累区域乳房表层和深层之间悬韧带纤维缩短。必须注意，如无确切的乳房急性炎症病史，皮肤回缩常提示恶性肿瘤的存在。检查时嘱被检者做能使前胸肌收缩、乳房悬韧带拉紧的上肢动作，如双手上举超过头部，或相互推压双手掌面或双手推压两侧髋部等，以便于观察乳房皮肤或乳头回缩的征象。

（3）乳头：观察乳头的位置、大小，两侧是否对称，有无乳头内陷、回缩，是否有分泌物。乳头回缩，如系自幼发生，为发育异常；如系近期发生，则提示癌变。非哺乳期乳头出现分泌物，提示乳腺导管病变，分泌物呈浆液性，呈黄色、绿色或血性。出血最常见于导管内良性乳头状瘤，也见于乳腺癌。妊娠期乳头及其活动性均增大，肾上腺皮质功能减退时乳晕可出现明显的色素沉着。

（4）腋窝和锁骨上窝：完整的乳房视诊还应包括乳房淋巴引流最重要的区域。必须详细观察腋窝和锁骨上窝有无红肿、包块、溃疡、瘘管和瘢痕等。

2. 触诊　以乳头为中心作一垂直线和水平线，将乳房分为外上、外下、内下、内上四个象限。检查左侧乳房从外上象限开始沿顺时针方向由浅入深进行触诊，四个象限检查完毕后检查乳头；检查右侧乳房则沿逆时针方向进行。触诊时，被检者取坐位，两上肢自然下垂或双手高举过头或双手叉腰。先检查健侧，再检查患侧。检查者的手指和手掌平放在乳房上，用指腹轻施压力，做旋转或滑动触诊。触诊乳房时应着重注意其皮温，皮肤硬度和弹性，有无红肿、压痛和包块。正常乳房柔软有弹性，可有颗粒及坚韧感。乳房皮下脂肪的多少，可影响乳房触诊的感觉，青年人乳房柔软、质地均匀，老年人乳房多呈纤维和结节感；月经期乳腺小叶充血，乳房有紧张感；妊娠期乳房胀大而柔韧，哺乳期乳房有结节感。乳腺小叶为乳房的基本单位，触诊时切不可把乳腺小叶误认为肿块。

（1）硬度和弹性：乳房硬度增加和弹性消失，提示局部皮下组织被炎症因子或新生物浸润，为炎症或肿瘤所致。乳头弹性消失可能为乳晕癌肿所致。

（2）压痛：乳房局部压痛见于炎症、月经期、乳腺囊性增生，乳腺癌则很少出现压痛。

（3）包块：乳房如有包块应注意部位、数目、大小、质地、活动度，确定包块有无压痛及压痛的程度，边缘是否清楚,与周围组织有无粘连等。良性肿瘤肿块外形规整、表面光滑、质地较软或呈囊性、边界清楚、无粘连、可活动;恶性肿瘤肿块外形凹凸不平、质地坚硬、边界不清、与周围组织粘连、活动度差。

乳房触诊后,还应仔细触诊腋窝、锁骨上窝及颈部淋巴结是否有肿大或其他异常。因此处常为乳房炎症或恶性肿瘤扩散和转移的部位。

三、肺和胸膜

检查时,室内光线充足,环境温暖舒适,避免因寒冷诱发肌颤,从而造成视诊不满意或听诊音被干扰。被检者可取坐位或仰卧位,脱去上衣、充分暴露胸背部。检查顺序:先前胸、侧胸,后背部,先上后下,左右对比。

(一) 视诊

1. 呼吸运动 呼吸运动借助膈肌和肋间肌的收缩和舒张活动完成。其表现为平静呼吸吸气时为主动运动,此时肋间外肌收缩,胸廓前部肋骨向上外方移动,膈肌收缩下移使腹部突出,胸廓增大,胸膜腔内负压增高,肺扩张,空气经呼吸道进入肺内;呼气时为被动运动,此时肋间外肌松弛,胸廓前部肋骨向下内方移动,膈肌松弛、腹部回缩,肺回缩,胸廓缩小,胸膜腔内负压降低,肺内气体呼出。正常人呼吸时可见胸廓起伏,呼吸运动左右对称。若呼吸运动不对称,提示减弱的一侧有病变。检查呼吸运动时除观察呼吸运动的对称性外,还应注意呼吸运动的类型和有无呼吸困难等。

(1) 呼吸运动类型:正常人为混合式呼吸,男性和儿童呼吸时以膈肌运动为主,胸廓下部和腹壁活动度较大,腹式呼吸较为明显;女性呼吸时则以肋间肌运动为主,胸式呼吸较为明显。当肺和胸膜病变,如肺炎、重症肺结核、胸膜炎、肋间神经痛、肋骨骨折等时,胸式呼吸减弱,腹式呼吸增强。腹膜炎、大量腹水、腹腔内巨大肿瘤、肝脾重度肿大、妊娠晚期等时,膈肌向下运动受限,可使腹式呼吸减弱、胸式呼吸增强。

(2) 有无呼吸困难:呼吸困难分为吸气性、呼气性和混合性。上呼吸道部分阻塞患者,因气流不能顺利进入肺内,当吸气呼吸肌收缩时,胸膜腔内负压极度增高,引起吸气时间延长,可见吸气时胸骨上窝、锁骨上窝、肋间隙及剑突下向内凹陷,称为"三凹征"。

2. 呼吸频率 检查者触诊脉搏后手指仍放在被检者腕部,将视线移向被检者的胸部,观察和测量被检者的呼吸方式、呼吸频率和节律等。正常成人静息状态下,呼吸频率为 12～20 次/分,呼吸与脉搏之比为 1∶4。新生儿呼吸频率约为 44 次/分,以后随着年龄增长而逐渐减慢。常见的呼吸频率改变如下。

(1) 呼吸过速:成人呼吸频率超过 24 次/分,见于发热、疼痛、甲状腺功能亢进、贫血及心力衰竭等。一般体温每升高 1 ℃,呼吸频率增加 4 次/分。

(2) 呼吸过缓:成人呼吸频率低于 12 次/分,呼吸浅慢见于麻醉剂或镇静剂过量、颅内压增高等。

3. 呼吸深度的变化 呼吸浅快见于呼吸肌麻痹、腹水、严重鼓肠、肥胖,以及肺部疾病,如肺炎、胸膜炎、胸腔积液和气胸等。呼吸深快见于剧烈运动时,因机体需氧量增加,需要增加肺内气体交换之故。此外,当情绪激动或过度紧张时,也常出现呼吸深快,并伴有过度通气现象,严重者动脉血二氧化碳分压降低,引起呼吸性碱中毒,被检者感觉口周及四肢肢端发麻,严重时还会发生手足搐搦甚至呼吸暂停。呼吸深快,见于代谢性酸中毒,如糖尿病酮症酸中毒、尿毒症酸中毒,此种深长的呼吸,称为库斯莫尔(Kussmaul)呼吸。

4. 呼吸节律 正常成人在静息状态下,呼吸节律基本上是均匀而整齐的。常见的呼吸节律改变如下。

(1) 潮式呼吸:又称陈-施(Cheyne-Stokes)呼吸。这是一种由浅慢逐渐变为深快,然后由深快转为浅慢,随之出现一段呼吸暂停后,又开始交替出现上述变化的周围性呼吸。潮式呼吸周期可长达 30 s～2 min,暂停期可持续 5～30 s,故需要较长时间仔细观察才能了解呼吸节律的周期性变化规律。

(2) 间停呼吸:又称比奥(Biot)呼吸。其表现为规律呼吸几次后,突然停止一段时间,又开始呼吸,如此周而复始。同潮式呼吸相比,该呼吸的深度每次大致相等。

以上两种周期性呼吸节律变化均表示呼吸中枢的兴奋性降低,使调节呼吸的反馈系统失常。只有当缺氧严重,二氧化碳潴留至一定程度时,才能刺激呼吸中枢,促使呼吸恢复和加强;当积聚的二氧化碳呼出后,呼吸中枢又失去有效的兴奋性,使呼吸再次减弱而暂停。这种呼吸节律的变化多发生于中枢神经系统疾病如脑炎、脑膜炎、颅内压增高,以及某些中毒,如糖尿病酮症酸中毒、巴比妥中毒等。临床上潮式呼吸多见,而间停呼吸较潮式呼吸更加严重,预后多不良,常在临终前发生。必须注意有些老年人熟睡时也可出现潮式呼吸,此为脑动脉硬化,中枢神经供血不足的表现。

(3)抑制性呼吸:此为胸部发生剧烈疼痛时所致的吸气相突然中断,呼吸运动短暂地突然受到抑制,患者表情痛苦,呼吸较正常浅而快,见于急性胸膜炎、胸膜恶性肿瘤、严重胸部外伤等。

(4)叹息样呼吸:表现为在一段正常呼吸节律中插入一次深大呼吸,并常伴叹息声。当患者注意力过于集中于自己的呼吸时,则发生这种呼吸的次数增多,注意力转移时则呼吸正常。其多为功能性改变,常见于精神紧张或神经官能症。

各类型呼吸的频率、幅度与节律变化如图 1-3-13 所示。常见异常呼吸类型的病因及特点如表 1-3-1 所示。

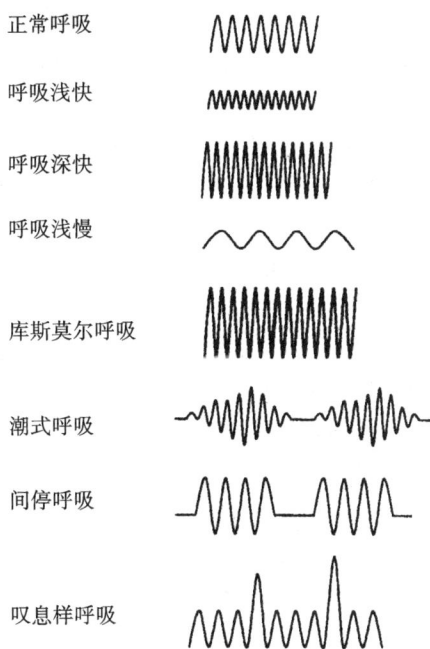

图 1-3-13 呼吸频率、幅度与节律变化示意图

表 1-3-1 常见异常呼吸类型的病因及特点

类　型	病　因	特　点
呼吸停止	心脏停搏	呼吸消失
间停呼吸	颅内压增高,药物引起的呼吸抑制,大脑损伤(通常于延髓水平)	规律呼吸后出现长周期呼吸停止,又开始呼吸
潮式呼吸	药物引起的呼吸抑制,充血性心力衰竭,大脑损伤(通常发生于大脑皮质水平)	不规则呼吸呈周期性,呼吸频率和深度逐渐增加又逐渐减小,以致呼吸暂停交替出现
库斯莫尔呼吸	代谢性酸中毒	呼吸深快

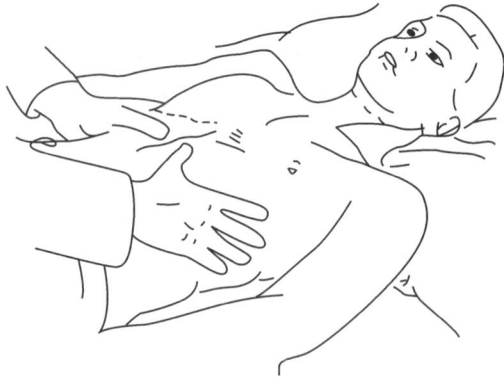

图 1-3-14　胸廓扩张度检查

（二）触诊

1. 胸廓扩张度　胸廓扩张度即呼吸时的胸廓活动度，一般在胸廓前下部检查时较易获得结果，因该处胸廓呼吸时活动度最大。前胸廓扩张度检查：检查者双手置于胸廓下面的前侧部，双手拇指分别沿两侧肋缘指向剑突，拇指尖在前正中线两侧对称部位，手掌和其余4手指置于前侧胸壁。后胸廓扩张度检查：检查者将双手平置于被检者背部，约第10肋骨水平，拇指与后中线平行，将两侧皮肤向中线轻推。嘱被检者做深呼吸运动，观察比较双手的活动度是否一致。若一侧胸廓扩张受限，见于大量胸腔积液、气胸、胸膜增厚和肺不张等(图1-3-14)。

2. 语音震颤　语音震颤是被检者发出声音，声波自喉部沿气管、支气管及肺泡传到胸壁，引起的共鸣振动，可由手触及，故又称为触觉语颤。检查者将双手手掌或手掌尺侧缘轻放在胸壁两侧的对称部位，然后嘱被检者重复发出长音"yi"，比较双手手掌相应部位语音震颤的异同，并于原部位双手交换后再次比较，检查顺序从上到下、从内到外，先前胸、侧胸，后背部，根据振动的强弱，可判断胸内病变的性质。

语音震颤在胸壁两侧前后的上胸部及沿气管和支气管前后走行的区域，即肩胛间区及其左右胸骨旁第1、2肋间隙部位最强，肺底最弱。另外，正常成人、男性和消瘦者分别较儿童、女性和肥胖者强；前胸上部和右胸上部较前胸下部、左胸上部强。

（1）语音震颤增强：①肺实变，如大叶性肺炎实变期、大面积肺梗死、压迫性肺不张等。②肺内巨大空腔，如空洞型肺结核、肺脓肿等。

（2）语音震颤减弱或消失：①支气管阻塞：声波传导受阻，如阻塞性肺不张。②肺泡内含气量增多：肺组织密度降低，如肺气肿。③大量胸腔积液或气胸。④胸膜高度增厚粘连。⑤胸壁皮下气肿或水肿。

3. 胸膜摩擦感　正常人胸膜光滑，胸膜腔内有少量液体起润滑作用，故呼吸时不产生摩擦感。当发生急性胸膜炎时，纤维蛋白沉着于胸膜，使其表面变得粗糙，当被检者呼吸时两层胸膜相互摩擦，检查者用手掌触诊可有似皮革相互摩擦样的感觉，称为胸膜摩擦感。一般在胸廓前下侧部容易触及，因该处胸廓活动度最大，深吸气末尤其明显。通常于呼吸两相均可触及，但以吸气相末较明显。临床上见于纤维素性胸膜炎、渗出性胸膜炎早期或胸腔积液被吸收尚未形成粘连时。

（三）叩诊

1. 叩诊方法　胸部叩诊是利用胸廓、肺组织的物理特性，通过叩击产生不同的音响，以判断肺部病变的存在及其性质。叩诊时，被检者取坐位或卧位，放松肌肉，两臂下垂，呼吸均匀。按照先前胸再侧胸，最后背部的顺序进行叩诊，从上到下，由外向内，左右对比，仔细辨别叩诊音的变化。坐位检查前胸时胸部稍向前挺，由锁骨上窝开始，然后沿锁骨中线、腋前线自第1肋间隙逐一肋间隙向下叩诊；检查侧胸时，双上肢抱于枕后，自腋窝开始沿腋中线、腋后线叩诊，向下检查至肋缘；检查背部时上身前倾头略低，双手交叉抱肘或抱肩，沿肩胛线逐一肋间隙向下叩诊，直至确定肺底膈肌活动范围为止。取卧位时，先仰卧检查前胸，然后侧卧检查侧胸及背部。

（1）直接叩诊：该方法适用于面积广泛的病变，如大量胸腔积气、胸腔积液等。

（2）间接叩诊：该方法适用于肺界叩诊、肺下界移动度叩诊及判断较小范围的病变。

2. 影响叩诊音的因素

（1）胸壁组织增厚，如皮下脂肪较多，肌肉层较厚，乳房较大和水肿等，可使叩诊音变浑浊。

（2）胸壁骨骼支架增大，可加强共鸣作用。例如，肋软骨钙化，胸廓变硬，可使叩诊的振动向四周散播的范围增大，叩诊定界较难。

（3）胸腔积液，可影响叩诊的振动及声音的传播。

（4）肺内含气量及肺泡的张力、弹性等改变，均可影响叩诊音。如深吸气时，肺泡张力增大，叩诊音调也增高。

3. 叩诊音的分类 胸部叩诊音可分为清音、过清音、鼓音、浊音、实音，在强度、音调、时限和性质方面具有各自的特点（表1-3-2）。

表 1-3-2 胸部叩诊音的类型和特点

类 型	强 度	音 调	时 限	性 质	常见人群部位或疾病
清音	响亮	低	长	空响	正常人
过清音	极响亮	极低	较长	回响	肺气肿
鼓音	响亮	高	中等	鼓响样	正常人左胸前下方
浊音	中等	中等～高	中等	重击声样	心脏、肝被肺的边缘覆盖部分
实音	弱	高	短	极钝	实质性脏器、大量胸腔积液、肺实变

4. 胸部正常叩诊音

（1）正常胸部叩诊：叩诊音与肺泡的含气量、胸壁厚薄以及邻近器官有关。正常胸部叩诊音为清音，但各部位略有不同。前胸上部较下部稍浊；右上肺较左上肺稍浊；右侧腋下部因受肝的影响，叩诊音稍浊；背部较前胸稍浊。左侧腋前线下方因有胃泡的存在，叩诊呈鼓音，又称 Traube 鼓音区（图 1-3-15）。

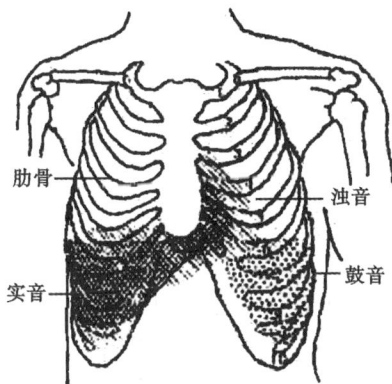

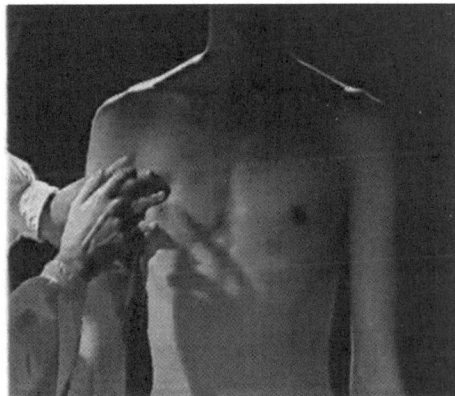

图 1-3-15 正常前胸叩诊音

（2）肺界叩诊。

①肺前界：相当于心脏的绝对浊音界。正常人右肺前界在胸骨线位置，左肺前界在第 4～6 肋间隙相当于胸骨旁线处。当心脏扩大、心包积液、主动脉瘤、支气管肺门淋巴结明显肿大时，左、右肺前界间的浊音区扩大，而肺气肿时则缩小。

②肺下界：正常人平静呼吸时，肺下界锁骨中线处在第 6 肋间隙，腋中线处在第 8 肋间隙，肩胛线处在第 10 肋间隙。两肺下界大致相同。检查时右侧沿锁骨中线、腋中线、肩胛线三条线由清音叩至浊音，即可叩出肺下界；左侧由于心浊音界的影响，可以只叩出后两条线。

正常人肺下界的位置可因体型、发育等情况不同而有差异，如矮胖体型可上移一个肋间隙，瘦长体型下移一个肋间隙。病理情况下，如肺纤维化、肺不张、腹水、膈肌麻痹、肝脾大、腹腔内巨大肿瘤等时，肺下界上移；肺气肿、腹腔内脏下垂时，肺下界下移。

③肺下界移动度：相当于深呼吸时横膈移动范围。叩诊方法：首先于被检者平静呼吸时在肩胛线上由清音至浊音叩出肺下界的位置，然后嘱被检者深吸气后屏住呼吸，沿肩胛线继续向下叩诊，当由清音变为浊音时，即为肩胛线上肺下界的最低点，做一标记。待被检者恢复平静呼吸后，同样先在肩胛线上叩出

平静呼吸时的肺下界,再嘱其深呼气后屏住呼吸,然后由下向上叩诊,直至浊音变为清音时,即为肩胛线上肺下界的最高点,再次标记。深呼气和深吸气时,肺下界最高点至最低点之间的距离即为肺下界移动度。检查肺下界移动度一般叩肩胛线处,也可叩锁骨中线或腋中线处。正常人肺下界移动度为6～8 cm。

肺下界移动度减弱:①肺组织弹性消失,如肺气肿等;②肺组织萎缩,如肺不张和肺纤维化等;③肺组织炎症和水肿。当大量胸腔积液、积气及广泛胸膜增厚粘连时,肺下界及其移动度不能叩得。膈神经麻痹患者,肺下界移动度消失。

5. 胸部异常叩诊音　正常肺的清音区范围内,如出现过清音、鼓音、浊音或实音则为异常叩诊音,提示肺、胸膜、膈或胸壁存在病理改变。异常叩诊音的类型取决于病变性质、范围大小及部位深浅。一般距胸部表面5 cm以上的深部病灶、直径小于3 cm的小范围病灶或少量胸腔积液时,常不能发现叩诊音的改变。

(1) 浊音或实音:①肺部大面积含气量减少的病变,如肺炎、肺不张、肺结核、肺梗死、肺水肿及肺硬化等;②肺内占位性病变,如肺肿瘤、肺包虫或囊虫病、未液化的肺脓肿等;③胸腔积液、胸膜增厚等病变。

(2) 过清音:见于肺张力减弱而含气量增多时,如肺气肿等。

(3) 鼓音:见于肺内空腔性病变,腔径大于3 cm,接近胸壁时,如气胸、空洞型肺结核、液化的肺脓肿等。

(4) 浊鼓音:在肺泡壁松弛,肺泡含气量减少的情况下,如肺不张、肺炎充血期或消散期和肺水肿等时,局部叩诊可呈现出一种兼有浊音和鼓音特点的混合性叩诊音。

(四) 听诊

肺部听诊时,被检者取坐位或仰卧位,稍张口均匀呼吸。听诊的顺序一般为从肺尖开始,由上而下,先前胸再侧胸,最后背部,要进行左右、上下对比。发现异常时嘱被检者深呼吸或咳嗽后再听诊,注意有无变化,这样更有利于察觉呼吸音及附加音的改变。

1. 正常呼吸音

(1) 支气管呼吸音:呼吸时气流在声门、气管或主支气管形成湍流所产生的声音,如同将舌抬起经口呼气所发出"ha"的声音。该呼吸音呼气音强而高调,吸气相短而呼气相长。正常人在喉部、胸骨上窝、背部第6～7颈椎和第1～2胸椎附近可闻及支气管呼吸音,且越靠近气管区,其音响越强、音调越低。

(2) 支气管肺泡呼吸音:兼具支气管呼吸音和肺泡呼吸音的特点。吸气音与肺泡呼吸音相似,但音调较高且较响亮。呼气音与支气管呼吸音相似,但强度较弱、音调较低、时间较短。正常人在胸骨两侧第1～2肋间、肩胛间区的第3～4胸椎水平及肺尖前后部可听到支气管肺泡呼吸音。

(3) 肺泡呼吸音:呼吸时气流在细支气管和肺泡内进出产生的声音。吸气时气流经支气管进入肺泡,使肺泡由松弛变为紧张,呼气时肺泡由紧张变为松弛,这种肺泡的弹性变化和气流的移动形成了肺泡呼吸音。肺泡呼吸音为一种叹息样或柔和吹风样的声音,其音调相对较低,吸气相相比呼气相音响较强、音调较高且时间较长,类似上齿咬下唇吸气时发出的"fu"音。正常人胸部除支气管呼吸音和支气管肺泡呼吸音分布的部位以外,大部分肺野均可闻及肺泡呼吸音。正常人肺泡呼吸音的强弱与性别、年龄、呼吸的深浅、肺组织弹性的大小及胸壁的厚薄等有关。男性肺泡呼吸音较女性强;儿童肺泡呼吸音较老年人强;瘦长者肺泡呼吸音较矮胖者为强;肺组织较多且胸壁较薄的部位肺泡呼吸音较强,如乳房下部、肩胛下部肺泡呼吸音非常强,其次为腋窝下部,而肺尖和肺下边缘较弱。

三种正常呼吸音的特征比较见表1-3-3。

表1-3-3　三种正常呼吸音的特征比较

特　　征	支气管呼吸音	支气管肺泡呼吸音	肺泡呼吸音
正常听诊区域	胸骨柄	主支气管	大部分肺野

特　征	支气管呼吸音	支气管肺泡呼吸音	肺泡呼吸音
音调	高	中等	低
强度	响亮	中等	柔和
吸：呼	1：3	1：1	3：1
性质	管样	沙沙声,但管样	轻柔的沙沙声

知识拓展

气管呼吸音是空气进出气管时所发出的声音,可于胸外气管上闻及,其特点是性质粗糙、响亮且高调,吸气相与呼气相几乎相等,因在临床上不说明任何问题,故而一般不予检查。

2. 异常呼吸音

(1)异常肺泡呼吸音:

①肺泡呼吸音减弱或消失:可见于肺泡内空气通气量减少或进入肺内的气体流速减慢,呼吸音传导障碍。可在局部、单侧或双肺出现。常见原因:a.胸廓活动受限,如胸痛、肋软骨骨化、肋骨切除;b.呼吸肌疾病,如重症肌无力、膈肌瘫痪和膈肌痉挛等;c.支气管阻塞,如慢性阻塞性肺疾病、支气管狭窄等;d.肺部疾病,如肺纤维化;e.压迫性肺膨胀不全,如胸腔积液或气胸等;f.腹部疾病,如大量腹水、腹部巨大肿瘤等;g.全身衰竭、呼吸无力。

②肺泡呼吸音增强:a.双侧肺泡呼吸音增强,常见于运动、发热、代谢亢进、缺氧兴奋呼吸中枢(贫血)、代谢性酸中毒等。b.单侧肺泡呼吸增强,常见于一侧肺或胸部疾病引起呼吸音减弱,健侧肺发生代偿性肺泡呼吸音增强。

③呼气音延长:下呼吸道狭窄或部分阻塞、痉挛,如支气管哮喘、支气管炎等,使呼吸道的阻力增加,或因肺泡弹性回缩力减弱,使呼气的驱动力减弱,如慢性阻塞性肺气肿等,均可造成呼气音延长。

④断续性呼吸音:此为肺局部的炎症或支气管狭窄,使气体不能均匀地进入肺泡,可引起呼吸音断续,因伴有短促的不规则间歇期,又称齿轮样呼吸音,多出现在肺尖部,常见于肺结核或肺炎。在寒冷、疼痛或精神紧张时,呼吸肌也可发生断续的不均匀收缩,从而听到断续性肌肉收缩附加音。但这与呼吸运动无关,应予鉴别。

⑤粗糙性呼吸音:此为支气管黏膜轻度水肿或炎症浸润,造成内壁不光滑或狭窄,使气流通行不畅所形成。见于支气管或肺部炎症早期。

(2)异常支气管呼吸音:在正常肺泡呼吸音分布部位听到支气管呼吸音,即为异常支气管呼吸音,或称管样呼吸音。其由以下因素引起。

①肺组织实变:支气管呼吸音通过较致密的实变肺组织时,因传导良好而在胸壁易于听到。实变范围越大越浅,其声音越强,反之则较弱。常见于大叶性肺炎实变期、肺梗死。

②肺内大空腔:当肺内大空腔与支气管相通,且其周围肺组织又有实变时,声音在空腔内产生共鸣,并通过传导良好的肺实变组织,从而在胸壁听到清晰的支气管呼吸音。常见于肺脓肿或空洞型肺结核。

③压迫性肺不张:胸腔积液时肺组织受到压迫,发生压迫性肺不张,使肺组织密度增加,有利于支气管呼吸音的传导,故于积液区上方有时可听到支气管呼吸音,但强度较弱且遥远。

(3)异常支气管肺泡呼吸音:若在正常肺泡呼吸音的分布部位听到支气管肺泡呼吸音,即为异常支气管肺泡呼吸音,又称异常混合性呼吸音。其因肺实变区较小而与正常肺组织相互掺杂,或者肺实变位置较深,被正常肺组织覆盖所致。常见于支气管肺炎、肺结核、大叶性肺炎初期或在胸腔积液上方压迫性肺膨胀不全的区域听及。

3. 啰音 啰音在正常情况下不存在,其并非呼吸音性质的改变,而是呼吸音之外的附加音。啰音按性质分为干啰音和湿啰音两种。

(1)干啰音:

①产生机制:干啰音是由于气管、支气管或细支气管狭窄或呼吸道部分阻塞,空气吸入或呼出时产生湍流所发出的声音。呼吸道狭窄或部分阻塞的病理基础有炎症引起的呼吸道黏膜充血水肿和分泌物增加、支气管平滑肌痉挛、支气管腔内肿瘤或异物阻塞、肉芽肿以及管壁外肿大的淋巴结或纵隔肿瘤压迫等(图1-3-16)。

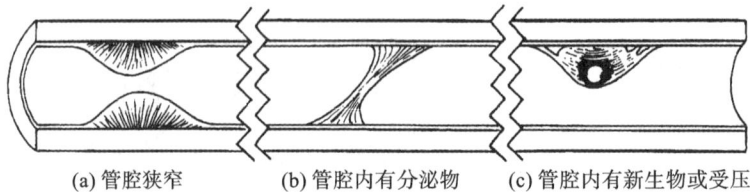

(a)管腔狭窄　　　(b)管腔内有分泌物　　(c)管腔内有新生物或受压

图 1-3-16　干啰音产生机制

②特点:干啰音为一种持续时间较长、带乐性的呼吸附加音,音调较高,在吸气相与呼气相都能听到,但以呼气相尤为明显。其声音响度和性质容易改变,部位也易变换,在瞬间数量可明显增减。发生于主支气管以上的干啰音,有时不用听诊器也可听及,谓之喘鸣。

③分类:根据音调的高低分为高音调干啰音和低音调干啰音两种。高音调干啰音,又称哨笛音。其音调较高,频率在500 Hz以上,呈短促的"zhi-zhi"声,或带音乐性,类似于鸟叫声、哮鸣音、飞箭音。用力呼气时其声音常呈上升性,多发生于较小的支气管或细支气管。低音调干啰音,又称鼾音。其音调低而响亮,频率在100~200 Hz或以上,如同熟睡中的鼾声,多发生于气管或主支气管。

④临床意义:局限性干啰音常见于肺癌或支气管内膜结核等,双侧弥漫性干啰音常见于支气管哮喘、慢性支气管炎、心源性哮喘等。

(2)湿啰音:

①产生机制:湿啰音是由于气体通过呼吸道内稀薄分泌物(如渗出液、痰液、血液和脓液等),形成的水泡破裂所产生的声音,故称水泡音。也有人认为其是呼吸道因分泌物黏着陷闭后,吸气时重新张开所发出的爆裂音。

②特点:湿啰音断续而短暂,常连续多个出现,于吸气时或吸气末较明显,也可见于呼气早期,部位较恒定,性质不易变化,中小水泡音可以同时存在,咳嗽后可减轻或消失。

湿啰音的响度与病变周围组织对声音的传导性有关。如肺实变或空洞共鸣,则湿啰音响亮;如病变周围有较多正常肺组织,则湿啰音响度减弱。

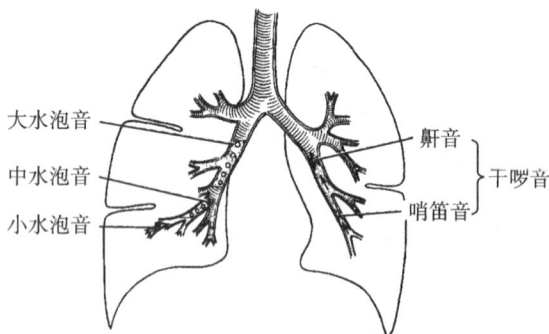

大水泡音
中水泡音
小水泡音

鼾音
哨笛音
干啰音

图 1-3-17　湿啰音发生部位

③分类:按照发生的呼吸道腔径大小和腔内分泌物的多少,湿啰音可分为大、中、小水泡音。大水泡音又称粗湿啰音,发生于气管、主支气管或空洞部位,多出现于吸气早期,见于支气管扩张、肺气肿、肺结核及肺脓肿空洞。中水泡音又称中湿啰音,发生于中等大小支气管,多出现于吸气中期,常见于支气管炎、支气管肺炎等。小水泡音又称细湿啰音,发生于小支气管,多在吸气后期出现,常见于细支气管炎、支气管肺炎、肺淤血和肺梗死等(图1-3-17)。捻发音是一种极细而又均匀一致的湿啰音,如同用手指在耳边搓捻一束头发所发出的声

音,多出现于吸气末,常见于细支气管和肺泡炎症或充血,如肺淤血、肺炎早期和肺泡炎等。但正常老年人或长期卧床的患者,肺底处亦可闻及捻发音,深呼吸数次或咳嗽后便会消失,故无临床意义。

4. 语音共振 语音共振的发生机制与语音震颤基本相同。检查时嘱被检者用一般的声音强度重复发"yi"长音,喉部发音产生的振动经气管、支气管、肺泡传至胸壁,用听诊器可听及。正常情况下,听到的语音共振并非响亮清晰,音节也含糊难辨,一般在气管和大支气管附近听到的声音最强,在肺底则较弱。语音共振减弱,见于支气管阻塞、胸腔积液、胸膜增厚、胸壁水肿、肺气肿、气胸及肥胖等。语音共振增强,根据听诊音的差异可分为以下几种。

(1)支气管语音:语音共振的强度和清晰度均增加,常同时伴有语音震颤增强,叩诊浊音和听诊异常支气管呼吸音,见于肺实变、压迫性肺不张的患者。

(2)胸语音:一种更强、更响亮和较近耳的支气管语音,言词清晰可辨,容易听到,见于大范围的肺实变区域。有时在支气管语音出现之前即可查出。

(3)耳语音:嘱被检者用耳语声重复发"yi"长音,胸壁听诊时,正常人在能听到肺泡呼吸音的部位,仅能听到极微弱、模糊的音响,当肺实变时,可清楚地听到增强的音响较强、音调较高的耳语音。这对诊断肺实变有重要意义。

5. 胸膜摩擦音 正常胸膜表面光滑,胸膜腔内有少量液体起润滑作用,因此呼吸时胸膜脏层和壁层相互滑动并无音响发生。

(1)产生机制:当胸膜发生炎症时,纤维素渗出,表面变得粗糙,随着呼吸可听到胸膜脏层和壁层摩擦的声音。

(2)听诊特点:颇似用一手掩耳,以另一手的手指在其手背上摩擦时所听到的声音,声音断续、粗糙、响亮、长短不一。胸膜摩擦音通常于吸气相和呼气相均可闻及,且十分近耳,一般以吸气末或呼气初最明显,屏气时即消失。深呼吸或在听诊器体件上加压时,胸膜摩擦音增强。胸膜摩擦音可随体位的变动而在短时间内出现、消失或复现,也可持续数日或更久。当胸腔积液增多使两层胸膜分开时,胸膜摩擦音可消失;当胸腔积液吸收,两层胸膜重新接触时,胸膜摩擦音又可复现。纵隔胸膜炎症时,于呼吸及心脏搏动时均可听到胸膜摩擦音。

(3)听诊部位:胸膜摩擦音可发生于胸膜任何部位,最常听到的部位是前下侧胸壁,因呼吸时该区域的呼吸幅度最大。肺尖部的呼吸幅度较胸廓下部小,故胸膜摩擦音很少在肺尖闻及。

(4)临床意义:胸膜摩擦音常见于纤维素性胸膜炎、肺梗死、胸膜肿瘤和尿毒症等。

知识拓展

  闻及胸膜摩擦音时需与心包摩擦音进行鉴别:嘱被检者屏气时,胸膜摩擦音消失,而心包摩擦音仍然存在,且与心脏跳动节奏一致,尤其在呼气末屏住呼吸时更清楚。

课堂互动

  患者,男,28岁,淋雨后出现高热、咳嗽、咳铁锈色痰而就诊。入院后初步诊断为肺炎链球菌肺炎。请结合所学说一说该患者会出现哪些阳性体征。

四、心脏检查

心脏检查是体格检查的重要内容,即使在新的诊断手段日新月异的今天,心血管疾病的诊断中,采用视诊、触诊、叩诊、听诊的方法进行检查仍具有重要的价值。检查心脏时,需要环境安静、光线充足,根据个体情况,嘱被检者取半坐卧位或仰卧位,并充分暴露胸部。

(一) 视诊

心脏视诊时,检查者除观察被检者胸廓轮廓外,尚需躬身并使视线与胸廓同高,以便更好地观察心前区有无隆起和异常搏动等。

1. 胸廓外形 正常人胸廓前后径与左右径相应部位基本对称。检查时注意与心脏有关的胸廓畸形情况。

(1) 心前区隆起:某些先天性心脏病,如法洛四联症、肺动脉瓣狭窄等导致右心室肥大,在儿童生长发育尚未完成时导致胸廓畸形,常出现胸骨下段及胸骨左缘第2、3、4肋间的局部隆起;成人有大量心包积液时可见心前区饱满。胸骨右缘第2肋间附近局部隆起,多为主动脉弓动脉瘤或升主动脉扩张所致,常伴有收缩期搏动。

(2) 鸡胸、漏斗胸、脊柱畸形:一方面,严重的胸廓畸形可影响心脏功能;另一方面,这些畸形也提示存在某种心脏疾病的可能性,如脊柱侧凸可引起肺源性心脏病,鸡胸可伴有马方综合征。

2. 心尖搏动 心尖搏动指心脏收缩时心尖向前撞击胸壁形成的局部搏动。正常人心尖搏动一般位于左侧第5肋间锁骨中线内0.5~1.0 cm处,搏动范围为2.0~2.5 cm。但在部分正常人中,如肥胖体形者、肋间隙狭窄者,或女性受乳房影响时,不易在体表看到心尖搏动。

1) 心尖搏动位置的改变

(1) 生理性因素:仰卧位时,心尖搏动略上移;左侧卧位时,心尖搏动向左移2.0~3.0 cm;右侧卧位时,心尖搏动向右移1.0~2.5 cm。小儿、妊娠期妇女或肥胖体形者,心脏呈横位,心尖搏动可向上向外移至第4肋间;瘦长体形者,心脏呈横位,心尖搏动可向下向内移至第6肋间;深吸气时因膈肌下降,心尖搏动可向下移;深呼气时因膈肌上抬,心尖搏动可向上移。

(2) 病理性因素:左心室增大时,心尖搏动向左下方移位;右心室增大时,心尖搏动向左移位;左、右心室均增大时,心浊音界向两侧扩大,心尖搏动向左下方移位。影响纵隔或气管位置的胸部疾病,如一侧气胸或胸腔积液时心尖搏动移向健侧;一侧胸膜粘连、增厚或肺不张时,心尖搏动移向患侧。影响横膈位置的疾病,如大量腹水或腹腔内巨大肿瘤时,心尖搏动向外上方移位;严重肺气肿时心尖搏动向内下方移位。

2) 强度和范围的改变

(1) 生理情况:精神紧张、情绪激动、剧烈运动后,心尖搏动增强;胸壁肥厚或肋间狭窄时,心尖搏动减弱,范围缩小;胸壁薄或肋间隙宽时,心尖搏动增强,范围扩大。

(2) 病理情况:左心室肥厚、甲亢或高热、重度贫血等情况下,心尖搏动可增强;心肌炎、心肌病、大量心包积液、左侧胸腔积液时,心尖搏动可弥散并减弱或消失。

(3) 负性心尖搏动:正常心脏收缩时,心尖向外搏动,若心脏收缩时,心尖处胸壁向内凹陷,则称为负性心尖搏动。负性心尖搏动见于粘连性心包炎或重度右心室肥大。

3. 心前区异常搏动

(1) 胸骨左缘第3~4肋间搏动:多见于先天性心脏病所致的右心室肥厚,如房间隔缺损等。

(2) 剑突下搏动:该搏动可能是右心室收缩期搏动,也可由腹主动脉搏动引起。病理情况下前者可见于肺源性心脏病所致的右心室肥大,后者见于腹主动脉瘤。

(3) 心底部搏动:胸骨左缘第2肋间(肺动脉瓣区)收缩期搏动,多见于肺动脉扩张或肺动脉高压,也可见于少数正常青年人(尤其是瘦长体形者)体力活动或情绪激动时。胸骨右缘第2肋间(主动脉瓣区)收缩期搏动,多见于主动脉弓动脉瘤或升主动脉扩张。

(二) 触诊

触诊与视诊相互补充、相互印证,检查时检查者先将右手手掌置于被检者心前区,确定需触诊的部位和范围,之后逐渐缩小到用手掌尺侧(小鱼际)或示指、中指及环指并拢以指腹进行触诊。

1. 心尖搏动及心前区搏动 进一步确定心尖搏动的位置、强度、范围,判断有无抬举性心尖搏动或心前区搏动。抬举性心尖搏动是左心室肥大的可靠体征,表现为心尖区搏动徐缓有力,可使手指尖端抬起,并可持续至第二心音开始,同时心尖搏动范围增大。而胸骨左下缘收缩期抬举性心尖搏动,为右心室肥大的可靠体征。因心尖搏动的外向运动标志着心室收缩期的开始,故借助触诊心尖搏动可确定震颤、杂音出现的时期。

2. 心前区震颤 震颤是检查者用手掌尺侧缘在被检者心前区胸壁触及的细小的振动感,类似于用手触摸安静的猫喉颈部时的呼吸震颤,故又称"猫喘"。心前区震颤是器质性心血管疾病的特征性体征,见于某些先天性心血管疾病或心脏瓣膜狭窄,而瓣膜关闭不全时,较少出现震颤,仅在房室瓣重度关闭不全时触及震颤(表 1-3-4)。

表 1-3-4 心前区震颤的临床意义

部 位	时 相	临 床 意 义
胸骨右缘第 2 肋间	收缩期	主动脉瓣狭窄
胸骨左缘第 2 肋间	收缩期	肺动脉瓣狭窄
胸骨左缘第 3~4 肋间	收缩期	室间隔缺损
胸骨左缘第 2 肋间	连续性	动脉导管未闭
心尖区	舒张期	二尖瓣狭窄
心尖区	收缩期	重度二尖瓣关闭不全

3. 心包摩擦感 急性心包炎时由于心包膜纤维素渗出导致表面粗糙,心脏收缩时脏层与壁层心包摩擦产生的振动传至胸壁而产生心包摩擦感,胸骨左缘第 3~4 肋间最易触及,以收缩期、坐位前倾体位、呼气末更加明显。心包积液增多时,脏层与壁层心包分离,摩擦感消失。

(三) 叩诊

心脏叩诊是为了确定心脏(包括所属的大血管)的大小、形状及其在胸腔中的位置。心浊音界包括相对浊音界及绝对浊音界两部分。叩心界是指叩诊心脏相对浊音界,反映心脏的实际大小。心脏是不含气的器官,其左、右缘被肺遮盖的部分,叩诊呈相对浊音;心脏不被肺遮盖的部分,叩诊呈绝对浊音(实音)(图 1-3-18)。

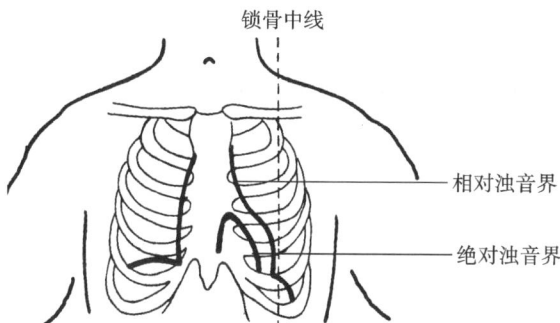

图 1-3-18 心脏绝对浊音界和相对浊音界

1. 叩诊方法 叩诊常采用间接叩诊法,被检者可取坐位或仰卧位,检查者以左手中指作为叩诊板指,平置于被检者心前区叩诊部位,当被检者取坐位时板指与肋间垂直,当被检者取仰卧位时板指与肋间平行,用右手中指借腕关节与掌指关节活动叩击板指,叩诊过程中板指沿肋间由外向内移动,当听到叩诊音由清音变为浊音时确定心浊音界位置。

2. 叩诊顺序 先叩左界,后叩右界,由下而上,由外向内。心左界叩诊时,先在心尖搏动外 2~3 cm处开始,沿肋间隙由外向内叩诊,当叩诊音由清音变为浊音时,此为心脏的相对浊音界;再由下向上逐个叩诊各肋间,直至第 2 肋间。心右界叩诊时,先在右锁骨中线上叩出肺肝相对浊音界,然后在其上一肋间由外向内叩诊心脏相对浊音界;再向上逐个叩诊各肋间,直至第 2 肋间。叩诊中对各肋间叩得的浊音界逐一做好标记,测量各标记点与前正中线间的垂直距离,以及左锁骨中线至前正中线的垂直距离。若继续向内叩诊,当浊音变为实音时,即为心脏的绝对浊音界,表示已到达心脏不被肺遮盖的部分。

3. 正常心脏浊音界 正常心左界在第 2 肋间几乎与胸骨左缘平齐,自第 2 肋间起向左下逐渐形成一向外凸起的弧形,直至第 5 肋间。心右界在第 2、3 肋间几乎与胸骨右缘平齐,仅第 4 肋间处稍超过胸骨右缘。正常成人左锁骨中线至前正中线的距离为 8~10 cm。通常以前正中线至心浊音界的垂直距离(cm)表示正常成人心脏相对浊音界(表 1-3-5)。

表 1-3-5　正常成人心脏相对浊音界(与前正中线的距离)

心右界/cm	肋　　间	心左界/cm
2～3	2	2～3
2～3	3	3.5～4.5
3～4	4	5～6
—	5	7～9

注:左锁骨中线距前正中线 8～10 cm。

4. 心浊音界各部的组成　心左界第 2 肋间处相当于肺动脉段,第 3 肋间为左心耳,第 4、5 肋间为左心室。其中血管与心脏的左心缘交界处向内凹陷,称为心腰。心右界第 2 肋间处相当于升主动脉和上腔静脉,第 3 肋间以下为右心房。心上界相当于第 3 肋骨前端下缘水平,心下界为心尖部(左心室)、右心室。心脏各部位与心浊音界的相应关系见图 1-3-19。

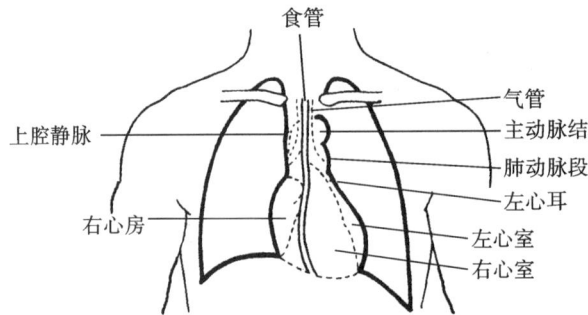

图 1-3-19　心脏各部在胸壁的投影

5. 心浊音界的改变及其临床意义　心浊音界受多种因素的影响,如心脏本身病变或移位及胸膜、肺、心包、纵隔甚至叩诊力量等心脏以外的因素均可影响其位置、大小、形态,因此叩诊测量心脏大小时应与触诊心尖搏动结合起来操作。

(1)心脏本身病变(表 1-3-6)。

表 1-3-6　心脏本身病变

影 响 因 素	心浊音界改变表现	临 床 意 义
左心室增大	心浊音界向左下增大,心腰加深,呈靴形心	主动脉瓣病变及高血压心脏病
右心室增大	轻度增大时,仅心绝对浊音界变大;显著增大时,心浊音界向两侧增大,心尖向左上翘	单纯二尖瓣狭窄、肺源性心脏病
左、右心室增大	心浊音界向两侧增大,且左界向左下增大,称为普大心	扩张型心肌病、克山病、全心衰竭
左心房及肺动脉段增大	心浊音界在胸骨左缘第 2、3 肋间增大,心腰丰满或膨出,呈梨形心	风湿性心脏病二尖瓣狭窄
心包积液	心浊音界向两侧增大,坐位时呈烧瓶样,卧位时心底部浊音界增宽	心包积液
升主动脉瘤或主动脉扩张	心浊音界在胸骨右缘第 1、2 肋间增宽,常伴有收缩期搏动	升主动脉瘤、主动脉扩张

（2）心脏以外的因素（表 1-3-7）。

表 1-3-7　心脏以外的因素

心脏移位或心浊音界改变	临床意义
横膈位置上移，心脏呈横位，心浊音界向左上增大	大量腹水、腹腔内巨大肿瘤、肥胖、妊娠等
心浊音界移向患侧	一侧胸膜粘连、增厚，肺不张
心浊音界移向健侧	一侧胸腔积液、气胸
心浊音界变小	肺气肿

（四）听诊

心脏听诊是心脏物理诊断中最重要的部分，也是较难掌握的方法。听诊内容包括心率、心律、心音、心脏杂音、额外心音和心包摩擦音。

心脏听诊时，应在安静、温暖的环境中进行，被检者常采取坐位或卧位，充分暴露胸部。对疑有二尖瓣狭窄者，宜嘱被检者取左侧卧位，对疑有主动脉瓣关闭不全者，宜嘱被检者取前倾坐位。另外，高质量的听诊器也有利于获得更多、更可靠的信息，听诊器的体件有两种：钟形和膜型。钟形听诊器宜轻放于胸部体表，适用于听低音调声音，如二尖瓣关闭不全的舒张期隆隆样杂音；膜型听诊器宜紧贴胸部皮肤并稍加压，能滤过部分低音调声音而适用于听高音调声音和肺部呼吸音，如主动脉瓣关闭不全的舒张期叹气样杂音。为了避免遗漏低调的心脏杂音，听诊时最好先用钟形听诊器听诊，再用膜型听诊器轻压胸壁听诊。

1. 心脏瓣膜听诊区　随着心脏的舒缩活动，各瓣膜开放与关闭时所产生的声音，随血流传导至体表最易听清的部位称心脏瓣膜听诊区，心脏瓣膜听诊区与各瓣膜解剖部位（各瓣膜在胸壁的投影位置）不完全一致，一般有 5 个听诊区。①二尖瓣听诊区：位于心尖搏动最强点，又称心尖区。②肺动脉瓣听诊区：在胸骨左缘第 2 肋间。③主动脉瓣听诊区：在胸骨右缘第 2 肋间。④主动脉瓣第二听诊区：在胸骨左缘第 3 肋间。⑤三尖瓣听诊区：在胸骨下端左缘，即胸骨左缘第 4、5 肋间（图 1-3-20）。

2. 听诊顺序　听诊时应按照一定的顺序进行，一般从心尖区开始，按照逆时针方向依次听诊，先听心尖区，再听肺动脉瓣听诊区、主动脉瓣听诊区、主动脉瓣第二听诊区，最后是三尖瓣听诊区。也可先在心底部听诊，此听诊顺序与上述相反。

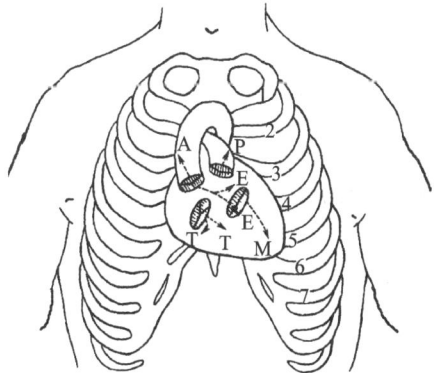

M—二尖瓣听诊区；A—主动脉瓣听诊区；E—主动脉瓣第二听诊区；P—肺动脉瓣听诊区；T—三尖瓣听诊区

图 1-3-20　心脏瓣膜解剖部位及瓣膜听诊区

3. 听诊内容　心脏听诊内容有心率、心律、心音、额外心音、心脏杂音、心包摩擦音等。

1）心率　心率指每分钟的心搏次数。计数心率应至少听诊 15～30 s，尤其在心律不齐时应延长听诊时间，且不能以计数周围动脉的搏动次数来代替心率。正常成人在安静、清醒时，心率范围为 60～100 次/分，大多在 70～80 次/分，老年人偏慢，女性稍快，儿童较快，3 岁以下儿童多在 100 次/分以上。凡成人心率超过 100 次/分，婴幼儿心率超过 150 次/分，均称为心动过速。心率低于 60 次/分，称为心动过缓。

2）心律　心律指心脏跳动的节律。正常成人的心跳节律是规整的。部分健康人，尤其是青年和儿童可出现与呼吸有关的窦性心律不齐，表现为吸气时心率增快，呼气时心率减慢，一般无临床意义。若在规整心律基础上，突然提前出现一次心脏跳动，其后有一较长间歇，则称为期前收缩。心房颤动患者心脏听诊时表现为心律绝对不规则、第一心音强弱不等和脉搏短绌。

课堂互动

患者,男,69 岁,反复发作心悸 3 年,加重 2 个月。初步诊断为心律失常,阵发性心房颤动。请结合所学说一说在给患者进行心脏听诊时会有哪些异常发现。

3)心音 在一个心动周期中依次出现 4 个心音,按其出现的先后次序,依次为第一、二、三、四心音,临床记录中用 S_1、S_2、S_3、S_4 表示。听诊时一般只能听到 S_1 和 S_2,部分儿童和青少年可听到 S_3。通常听不到 S_4,如听到 S_4,多属病理情况。

(1)心音的产生:①S_1:主要由二尖瓣和三尖瓣关闭产生的振动所致,标志着心室收缩期的开始。②S_2:主要由主动脉瓣和肺动脉瓣关闭产生的振动所致,标志着心室舒张期的开始。③S_3:主要由舒张早期血液快速流入心室,使心室壁、乳头肌、腱索振动所致。④S_4:属病理性,一般听不到。

(2)心音的特点:确定 S_1 与 S_2 是听诊心音的首要环节,可协助判断心室收缩期和舒张期(表 1-3-8);确定额外心音或心脏杂音出现的时期,及其与 S_1 和 S_2 的时间关系。

表 1-3-8 S_1 和 S_2 的听诊区别

听 诊 区 别	S_1	S_2
产生机制	由二尖瓣和三尖瓣关闭引起	由主动脉瓣和肺动脉瓣关闭引起
出现的意义	标志心室收缩期的开始	标志心室舒张期的开始
声音特点	音响较强、音调较低钝、时限较长	音响较弱、音调高且清脆、时限较短
最响部位	心尖部	心底部
与心尖搏动和颈动脉的关系	同时出现	稍迟出现
与下一心音的时间间隔	S_1 到 S_2 较短	S_2 到下次 S_1 较长

(3)心音的改变及其临床意义。

S_1 强度的改变:①S_1 增强:常见于二尖瓣狭窄、高热、贫血、甲亢和完全性房室传导阻滞等。②S_1 减弱:常见于二尖瓣关闭不全、主动脉瓣关闭不全、P-R 间期延长等。③S_1 强弱不等:常见于心房颤动和完全性房室传导阻滞。

S_2 强度的改变:S_2 有主动脉瓣(A_2)和肺动脉瓣(P_2)两个成分,通常 A_2 在主动脉瓣听诊区最清楚,P_2 在肺动脉瓣听诊区最清楚。一般情况下,青少年 $P_2>A_2$,成人 $P_2=A_2$,而老年人则 $P_2<A_2$。①S_2 增强:常见于高血压和动脉粥样硬化、肺源性心脏病、左向右分流的先天性心脏病、左心衰竭、二尖瓣狭窄伴肺动脉高压等。②S_2 减弱:见于低血压、主动脉瓣或肺动脉瓣狭窄等。

心音性质的改变:心肌严重病变时,S_1 失去原有低钝性质且明显减弱,S_2 也弱,S_1、S_2 极相似,可形成"单音律"。当心率增快,舒张期缩短而时限接近收缩期时,心音听诊类似钟摆声,又称"钟摆律"或"胎心律",见于严重心肌病变,如大面积急性心肌梗死和重症心肌炎等。

心音分裂:正常情况下,收缩期三尖瓣关闭比二尖瓣晚 0.02~0.03 s,舒张期肺动脉瓣比主动脉关闭晚约 0.03 s,由于时间间隔较短,故人耳不能分辨,听诊仍为一个声音。当 S_1 或 S_2 的两个成分之间时间间隔 >0.03 s 时,听诊时即可闻及其分裂为两个声音,称为心音分裂。①S_1 分裂:生理情况下可见于健康青少年和儿童;病理情况下常见于完全性右束支传导阻滞、肺动脉高压等患者。②S_2 分裂:分为生理性分裂、通常分裂、固定分裂、反常分裂(逆分裂)(表 1-3-9)。

表 1-3-9　S_2 分裂的听诊特点及其临床意义

S_2 分裂类型	听 诊 特 点	临 床 意 义
生理性分裂	深吸气末出现,A_2 早于 P_2	肺动脉瓣关闭明显迟于主动脉瓣关闭,尤其在青少年中更常见
通常分裂	吸气、呼气时均可听到 S_2 分裂音,但吸气时更明显,A_2 早于 P_2	临床上最常见的 S_2 分裂,可出现于二尖瓣狭窄伴肺动脉高压、肺动脉瓣狭窄、完全性右束支传导阻滞、二尖瓣关闭不全、室间隔缺损等
固定分裂	S_2 分裂音不受吸气、呼气的影响,分裂的两个成分时距较固定,A_2 早于 P_2	可见于房间隔缺损
反常分裂	S_2 分裂音以呼气时更加明显,P_2 早于 A_2	可见于完全性左束支传导阻滞、主动脉瓣狭窄或重度高血压

4)额外心音　额外心音是指在正常 S_1、S_2 之外听到的病理性附加心音,可出现在收缩期或舒张期。大部分出现在 S_2 之后,即舒张期额外心音,如舒张期奔马律、开瓣音和心包叩击音等;也可出现在 S_1 之后,即收缩期额外心音,如收缩早期喷射音、收缩中晚期喀喇音。

(1)舒张期奔马律:发生在舒张期的三音心律,因同时存在心率增快,额外心音与原有的 S_1、S_2 构成类似马奔跑时的马蹄声而得名。舒张期奔马律是心肌严重损害的体征。按其出现时间的早晚可分三种:①舒张早期奔马律:临床上最常见,属病理性的 S_3,一般认为舒张早期奔马律产生机制是由于心室舒张期负荷过重,心肌张力减低与顺应性减退,以致心室舒张时,血液充盈引起室壁振动。舒张早期奔马律的出现,提示有严重器质性心脏病,常见于心力衰竭、急性心肌梗死、重症心肌炎与心肌病等严重心功能不全时。②舒张晚期奔马律:发生于 S_4 出现的时间,为增强的 S_4,其是由于心室舒张末期压力增高或顺应性减退,以致心房为克服心室的充盈阻力而加强收缩所产生的异常心房音。舒张晚期奔马律多见于高血压心脏病、肥厚型心肌病、主动脉瓣狭窄和冠心病等。在心尖部稍内侧听诊最清楚。③重叠型奔马律:舒张早期和晚期奔马律在快速型心律失常或房室传导时间延长时在舒张中期重叠,使此额外心音明显增强。常见于心肌病或心力衰竭。

(2)开瓣音:又称二尖瓣开放拍击声,在心尖内侧较清楚,于 S_2 后约 0.07 s 出现,特点为音调高、清脆、历时短促而响亮,呈拍击样。开瓣音见于二尖瓣狭窄而瓣膜尚柔软时,开瓣音的存在可作为二尖瓣瓣叶弹性及活动尚好的间接指标,也是二尖瓣分离术适应证的重要参考条件。

(3)心包叩击音:诊断缩窄性心包炎的重要证据,在 S_2 后 0.09~0.12 s 出现的较响、中频、短促的额外心音。心包叩击音为舒张早期心室快速充盈时,由于心包增厚,阻碍心室舒张,导致心室在舒张过程中被迫骤然停止,引起室壁振动而产生的声音,在心尖部和胸骨左缘较易闻及,吸气时可增强。

(4)收缩早期喷射音:在 S_1 之后 0.05~0.07 s 出现的高调、清脆而短促的、高频爆裂样声音,在心底部听诊最清楚。常见于二尖瓣狭窄,根据发生部位可分为肺动脉收缩期喷射音和主动脉收缩期喷射音。

(5)收缩中晚期喀喇音:在 S_1 后 0.08 s(收缩中期)或 0.08 s 以后(收缩晚期)出现的高调、清脆、短促,如关门落锁的"Ka-Ta"样声音,在心尖区及其稍内侧最清楚。常见于二尖瓣脱垂。

5)心脏杂音　心脏杂音(后文简称杂音)是指在心脏收缩或舒张过程中,除心音与额外心音之外出现的异常声音,特点是声音的频率和强度不同、持续时间较长,可与心音分开或连续,也可掩盖心音。

(1)杂音产生的机制:正常情况下,血流呈层流状态。由于血流加速和血液黏度降低或血流方向改变、血流通道异常、血管管径异常等因素,血流可由层流转变为湍流或形成旋涡,冲击心壁、大血管壁、瓣膜、腱索等使之振动,从而在相应部位产生杂音(图 1-3-21)。

(2)杂音的特性与听诊要点:当临床上听到杂音时,应注意其最响部位、出现的时期,杂音的性质、强度、形态、传导方向及呼吸、运动、体位等对杂音的影响,来识别和判断杂音的临床意义。

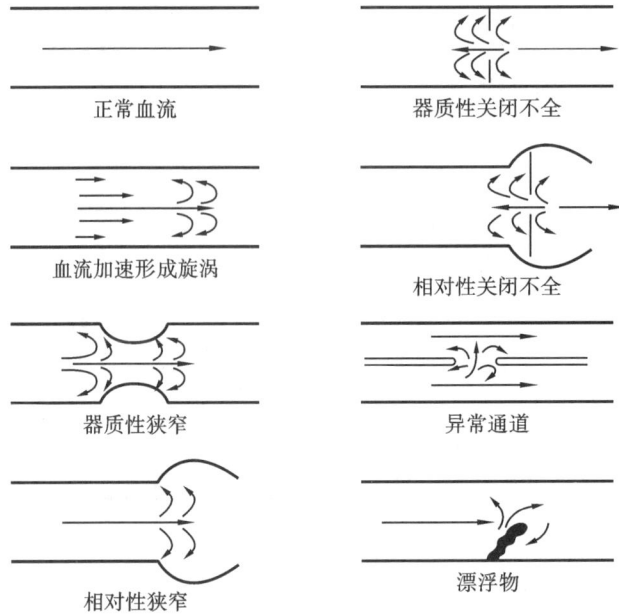

图 1-3-21　杂音产生机制示意图

①最响部位:一般杂音在某瓣膜听诊区最响,就提示该瓣膜有病变。

②传导方向:许多杂音具有传导性,可沿着血流方向或借助周围组织进行传导。

③出现的时期:心脏杂音按其出现的不同时期可反映不同的病变,分为收缩期杂音、舒张期杂音、连续性杂音和双期杂音。舒张期杂音和连续性杂音均为器质性杂音,收缩期杂音可能为器质性杂音,也可能为功能性杂音(表 1-3-10)。

表 1-3-10　收缩期功能性杂音与器质性杂音的区别

区　别　点	功能性杂音	器质性杂音
年龄	儿童、青少年	任何年龄
部位	心尖部和(或)肺动脉瓣听诊区	任何瓣膜听诊区
性质	柔和,吹风样	粗糙,吹风样
持续时间	较短,不遮盖 S_1	较长(全收缩期),可遮盖 S_1
强度	2/6 级及以下	3/6 级及以上
震颤	无	可伴有震颤
传导	较局限	沿血流方向传导,较远且广
心脏大小	正常	心房和(或)心室增大

④杂音性质:临床上常用柔和、粗糙来形容杂音音调,一般功能性杂音是柔和的,器质性杂音是粗糙的。用隆隆样、吹风样、叹气样、喷射性等形容音色。如心尖区舒张期隆隆样杂音,见于二尖瓣狭窄;心尖区收缩期粗糙吹风样杂音,见于二尖瓣关闭不全。

⑤杂音强度:杂音的响度。收缩期杂音的强度多采用 Levine 6 级分级法进行分级(表 1-3-11),一般 2/6 级及以下收缩期杂音多为功能性,3/6 级及以上收缩期杂音多为器质性。杂音强度在心动周期中的变化规律,用心音图记录。

表 1-3-11　杂音强度分级

级　别	强　度	震　颤	听　诊　特　点
1 级	最轻	无	在安静环境下仔细听诊才能听到
2 级	轻度	无	较易听到

续表

级　别	强　度	震　颤	听　诊　特　点
3级	中度	无或有	容易听到
4级	响亮	有	杂音响亮
5级	很响	明显	杂音很强,且向四周甚至背部传导,但听诊器离开胸壁则听不到
6级	最响	强烈	杂音震耳,即使听诊器离胸壁有一定距离也可听到

⑥杂音形态:常见的杂音形态有递增型杂音、递减型杂音、递增递减型杂音、连续型杂音和一贯型杂音。

⑦体位、呼吸和运动对杂音的影响:采取某种特定体位或体位改变、运动、深吸气或呼气、屏气等动作可使某些杂音增强或减弱,有助于杂音的鉴别。

(3)杂音的临床意义:杂音的听诊对心血管疾病的诊断与鉴别诊断有重要价值,但有杂音不一定有心血管疾病,有心血管疾病不一定有杂音。听到一个杂音时,应根据其出现的时间、起源的部位、传导方向、性质、强度及其与呼吸、体位等变化的关系等来判断其临床意义。

根据杂音在心动周期中出现的时期与部位,各瓣膜听诊区器质性杂音特点及其临床意义见表1-3-12。

表 1-3-12　各瓣膜听诊区器质性杂音特点及其临床意义

类　别	听　诊　部　位	听　诊　特　点	临　床　意　义
收缩期杂音	心尖区	全收缩期、粗糙、高调、吹风样,3/6级及以上,向左腋下传导	风湿性心瓣膜病、二尖瓣关闭不全
	主动脉瓣听诊区	收缩中期,粗糙、响亮、喷射性,递增递减型,向颈部传导,常伴有震颤,A_2减弱	主动脉瓣狭窄
	肺动脉瓣听诊区	收缩中期,粗糙、喷射性,3/6级及以上,常伴有震颤,P_2减弱	肺动脉瓣狭窄
	胸骨左缘第3、4肋间	粗糙、响亮,伴有震颤,有时呈喷射性	室间隔缺损
舒张期杂音	心尖区	舒张中、晚期,低调、隆隆样,递增型,仰卧或左侧卧位易闻及,常伴有震颤,心尖S_1亢进	风湿性心瓣膜病的二尖瓣狭窄
	主动脉瓣区	舒张早期,递减型、柔和、叹气样,常向胸骨左缘及心尖传导,于主动脉瓣第二听诊区、前倾坐位呼气后暂停呼吸时最清楚	风湿性心瓣膜病或先天性心脏病的主动脉瓣关闭不全
连续性杂音	胸骨左缘第2肋间稍外侧	持续于整个收缩期与舒张期,粗糙、响亮、似机器转动样,掩盖S_2,常伴有震颤	动脉导管未闭

6)心包摩擦音　心包摩擦音指心包发生炎症时,心包脏层与壁层由于生物性或理化因素导致纤维蛋白沉积而粗糙,使心脏搏动时产生摩擦而出现的声音。其音质粗糙、高音调、搔抓样、比较表浅,类似纸张摩擦的声音。与心脏活动一致,和呼吸无关,屏气时摩擦音仍存在。在心前区或胸骨左缘第3、4肋间较响亮,前倾坐位、呼气末更明显。见于各种感染性心包炎,也可见于风湿性病变、急性心肌梗死、尿毒症和系统性红斑狼疮等非感染性疾病。当心包腔积液量增多时,心包摩擦音可消失。

六、血管检查

血管检查是心血管检查的重要组成部分,血管检查可为许多疾病的诊断提供有价值的资料。本部分重点介绍周围血管检查,包括脉搏、血压、血管杂音和周围血管征。

(一) 脉搏

脉搏是指动脉搏动。检查时须选择浅表动脉,如桡动脉、股动脉、颞动脉、足背动脉等。常规检查桡动脉搏动,检查者将示指、中指和环指的指腹平放在桡动脉近腕关节处,轻压至感觉到搏动最强,检查时要注意脉率、节律、紧张度、强弱、大小,以及脉搏与呼吸的关系等。检查时要注意两侧脉搏对比,正常人两侧差异很小。当有缩窄性大动脉炎或无脉症等疾病时,两侧脉搏明显不同。必要时还要做上、下肢脉搏对比。

1. 脉率 每分钟脉搏的次数称为脉率,正常人为 60～100 次/分。体温每升高 1 ℃,脉率增加 10～20 次/分。一般脉率与心率是一致的,其影响因素也与心率基本一致。心房颤动或频发期前收缩时,脉率可少于心率,称脉搏短绌。

2. 节律 脉搏的节律通常反映心脏跳动的节律,正常人的脉搏节律是规则的,少数可因窦性心律不齐而不规则。心房颤动、期前收缩、房室传导阻滞时,脉搏节律不规则。

3. 强弱 脉搏的强弱或大小取决于动脉充盈度和周围血管的阻力,与心搏量和脉压有关。心搏量增加,周围动脉的阻力较小时,脉搏增强且振幅增大,称洪脉,见于高热、甲亢、主动脉瓣关闭不全等。脉搏减弱且振幅降低,称为细脉或丝脉,见于心力衰竭、主动脉瓣狭窄或休克等。

4. 脉搏紧张度和动脉壁状态 脉搏紧张度与动脉收缩压的高低有关。检查时用手指按压桡动脉,根据所施压力的大小和感受到的血管弹性来进行判断。正常人脉搏柔软、有弹性,将示指、中指、环指指腹置于桡动脉上压迫近心端阻断其血流后,远端动脉搏动不能触及。如远端手指触不到动脉搏动,但可触及硬而缺乏弹性,似条索状、迂曲或结节状动脉,则提示动脉硬化。

5. 脉波 脉波即脉搏波形,可通过无创性脉波计或触诊进行检查。正常脉波由快速上升支、波峰和较慢的下降支组成。①水冲脉:检查者一手紧握被检者手腕掌面,以指腹触诊桡动脉,并将其前臂高举过头,能感到桡动脉搏动骤起骤落,出现急促有力的冲击感,犹如潮水涨落。常见于主动脉瓣关闭不全、甲亢、严重贫血、动脉导管未闭等疾病。②交替脉:一种节律正常而强弱交替出现的脉搏,为左心衰竭的重要体征。③奇脉:吸气时脉搏明显减弱或消失,又称吸停脉。常见于心脏压塞或缩窄性心包炎等。④重搏脉:正常脉搏在其下降期中又出现一上升的脉波,但较第一个波低,不能触及。见于梗阻性肥厚型心肌病和主动脉瓣关闭不全等。⑤无脉:脉搏消失,见于严重休克、多发性大动脉炎、肢体动脉栓塞等。

(二) 血压

血压通常指体循环动脉血压,是重要的生命体征。

1. 测量方法

(1) 直接测压法:将导管经皮穿刺从周围动脉送至主动脉,导管末端连接监护测压系统,自动显示血压值。本法因有创伤性,仅适用于危重疑难病患者。

(2) 间接测量法:袖带加压法,使用血压计测量。血压计有汞柱式、弹簧式和电子血压计三种,医院和诊所通常使用汞柱式血压计。本法的优点是简便易行,但容易受多种因素影响,尤其易受周围动脉舒缩变化的影响。

①测量前准备:被检者在测量前 30 min 内禁止吸烟、饮酒、喝浓茶、喝浓咖啡等,需排空膀胱,在安静环境下休息 5～10 min,取端坐位或仰卧位。通常检测右上肢的血压,故需将右上肢裸露,手掌向上平伸并外展 45°,肘部与心脏在同一水平。选择大小合适的袖带,袖带气囊至少应包裹上臂的 80%,一般成人臂围为 25～35 cm,宜使用规格为长 30～35 cm、宽 13～15 cm 的气囊袖带(气袖),肥胖者或臂围大者应使用较大规格的袖带,儿童使用较小规格的袖带。

②操作规程:血压计摆放平稳,汞柱 0 刻度点需与心脏在同一水平。将气袖中央对准肱动脉表面缠于右上臂,松紧以可插入一指为宜,使其下缘在肘横纹上 2～3 cm。触及肱动脉搏动后,将听诊器胸件放置于搏动处(勿塞在气袖下)准备听诊。向袖带内充气,待肱动脉搏动音消失时,再使汞柱升高 20～30 mmHg(1 mmHg＝0.133 kPa),然后以 2～6 mmHg/s 速度缓慢放气,心率较慢时放气速度也较慢。双眼平视汞柱表面,视线随汞柱下降而移动,在放气过程中仔细听诊动脉搏动音,第一声搏动音所示汞柱压

力为收缩压,随后动脉搏动逐渐减弱,搏动音消失前最后一声所示汞柱压力为舒张压,读出血压值。对于儿童、妊娠期妇女及严重贫血、甲亢、主动脉瓣关闭不全或柯氏音不消失者,以搏动音音调突然变得沉闷时所示汞柱压力作为舒张压。注意充气压迫时间不宜过长,否则容易造成血压升高的假象。血压应至少测量 2 次,相隔 1～2 min,取 2 次读数的平均值记录。如果测量的收缩压或舒张压 2 次读数相差超过 5 mmHg,则相隔 2 min 后再次进行测量,然后取 3 次读数的平均值作为测量结果。

2. 血压标准   血压的单位用毫米汞柱(mmHg)表示。血压水平的定义和分类(18 岁以上)见表 1-3-13。

表 1-3-13   血压水平的定义和分类(18 岁以上)

类 别	收缩压/mmHg		舒张压/mmHg
理想血压	<120	和	<80
正常高值	120～139	和	80～89
高血压	≥140	和(或)	≥90
1 级高血压(轻度)	140～159	和(或)	90～99
2 级高血压(中度)	160～179	和(或)	100～109
3 级高血压(重度)	≥180	和(或)	≥110
单纯收缩期高血压	≥140	和	<90

注:若被检者的收缩压与舒张压分属于不同的级别,以较高级别的分类为准。

3. 血压变动的临床意义

(1)高血压:血压测量值受多种因素的影响,如情绪激动、紧张以及运动等。若在安静、清醒、未服用降压药的条件下,采用标准测量方法,至少测量 3 次非同日血压值达到或超过收缩压 140 mmHg 和(或)舒张压 90 mmHg 的标准,即可认为患高血压。其中绝大多数被检者是原发性高血压,只有 5% 是继发于其他疾病的,为继发性或症状性高血压,如嗜铬细胞瘤、肾脏疾病、原发性醛固酮增多症等。高血压既是动脉粥样硬化和冠心病的重要危险因素,也是心力衰竭的重要原因。

(2)低血压:凡血压低于 90/60 mmHg 时称为低血压。持续低血压多见于严重病症,如休克、心肌梗死、心力衰竭、急性心脏压塞、肾上腺皮质功能减退等。也有被检者自诉一贯性血压偏低,一般无症状,多与体质因素有关。被检者仰卧 5 min 以后,突然站立,于 1 min 和 5 min 时分别测量血压,若其收缩压下降 20 mmHg 以上,并伴有头晕或晕厥等,则称为直立性低血压。

(3)双侧上肢血压差异常:正常人双侧上肢血压相差 5～10 mmHg,若相差 10 mmHg 以上则为异常,见于多发性大动脉炎、血栓闭塞性脉管炎或先天性动脉畸形等。

(4)上下肢血压差异常:正常人下肢血压较上肢血压高 20～40 mmHg,如果下肢血压低于上肢血压,应考虑相应部位动脉闭塞或狭窄,见于主动脉狭窄、胸腹主动脉炎、闭塞性动脉炎等。

(5)脉压改变:收缩压与舒张压之间的差值为脉压,脉压>40 mmHg 为脉压增大,见于动脉硬化、主动脉瓣关闭不全、甲亢、严重贫血、动脉导管未闭;脉压<30 mmHg 为脉压减小,见于主动脉瓣狭窄、低血压、心包积液、严重心力衰竭等。

知识拓展

动态血压监测

血压监测方法除了危重患者的床旁有创监测外,还有动态血压监测。我国正常参考标准:24 h 平均血压<130/80 mmHg;白昼平均血压<135/85 mmHg;夜间平均血压<120/70 mmHg;白昼血压有两个高峰,上午 8:00—10:00,下午 4:00—6:00,夜间血压较白昼下降 10%～20% 为正常。疑有白大衣高血压、隐蔽性高血压、顽固难治性高血压、发作性高血压,以及降压效果差的被检者,均可考虑将动态血压监测作为常规血压检查的补充手段。

（三）血管杂音

1. 动脉杂音　多见于周围动脉、肺动脉和冠状动脉。甲亢时，可在甲状腺侧叶听到连续性杂音；多发性大动脉炎的狭窄病变部位，可听到收缩期杂音；肺内动静脉瘘时，可在胸部相应部位听到连续性血管杂音；主动脉瓣狭窄时，可在右侧颈动脉处听到收缩期血管杂音；肾动脉狭窄时，可在上腹部或腰背部听到收缩期血管杂音；冠状动静脉瘘时，在心前区出现表浅柔和的连续性杂音或双期杂音，部分在舒张期更明显。

2. 静脉杂音　以颈静脉和腹壁静脉营营音为多见。颈静脉营营音是在右锁骨上窝处听到一个连续、柔和、低调的静脉杂音，属无害性杂音，用手指压迫后即可消失。肝硬化门静脉高压引起腹壁静脉曲张时，可在脐周或上腹部听到连续性静脉营营音。

（四）周围血管征

周围血管征是由脉压增大所致，包括水冲脉、枪击音、Duroziez 双重杂音、毛细血管搏动征。常见于主动脉瓣关闭不全、严重贫血、甲亢或动脉导管未闭等。

1. 枪击音　将膜型听诊器体件轻放于肱动脉或股动脉等大动脉表面，若听到与心跳一致的"嗒-嗒-嗒"犹如射枪的声音，则称为枪击音。其产生是由脉压增大，血流冲击动脉壁所致。

2. Duroziez 双重杂音　将钟形听诊器体件稍加压置于肱动脉或股动脉处，并使其开口方向稍偏向近心端，若听到收缩期和舒张期双期吹风样杂音，则称为 Duroziez 双重杂音。

3. 毛细血管搏动征　检查者用手指轻压被检者指甲末端，或以清洁玻片轻压口唇黏膜，使局部发白，当心脏收缩和舒张时，发白的局部边缘出现有规律的红、白交替改变，称为毛细血管搏动征。

（董　静　黄冬冬）

第五节　腹 部 检 查

腹部主要由腹壁、腹腔以及腹腔内脏器组成；腹部范围上起横膈，下至骨盆。腹部体表上以两侧肋弓下缘和胸骨剑突与胸部为界，下至两侧腹股沟韧带和耻骨联合，前面和侧面由腹壁组成，后面为脊柱和腰肌。

腹腔内有很多重要脏器，涉及消化、泌尿、生殖、内分泌、心血管系统等，故腹部检查是体格检查的重要组成部分，是诊断疾病十分重要的方法。腹部检查应用视诊、触诊、叩诊、听诊四种方法，尤以触诊最为重要。触诊中脏器触诊较难掌握，需要实践体会，勤学苦练，才能不断提高触诊水平。临床诊疗过程中为了避免触诊引起胃肠蠕动增加，使肠鸣音发生变化，腹部检查的顺序为视、听、触、叩，但记录时为了统一格式，仍按视、触、叩、听的顺序记录。

一、腹部的体表标志及分区

借助腹部天然的体表标志可以准确描述脏器病变和体征的部位以及范围，人为将腹部划分为几个区，以此熟知脏器的位置和其在体表的投影。

（一）体表标志

常用腹部体表标志见图 1-3-22。

1. 肋弓下缘　肋弓下缘由第 8～10 肋软骨连接形成的肋缘和第 11、12 浮肋所构成。肋弓下缘是腹部体表的上界，常用于腹部分区，肝、脾的测量和胆囊的定位。

2. 剑突　剑突位于胸骨体最下端，共同组成腹部体表的上界，常作为肝测量的标志。

3. 腹上角　腹上角是两侧肋弓至剑突根部的交角，常用于判断体型及肝的测量。

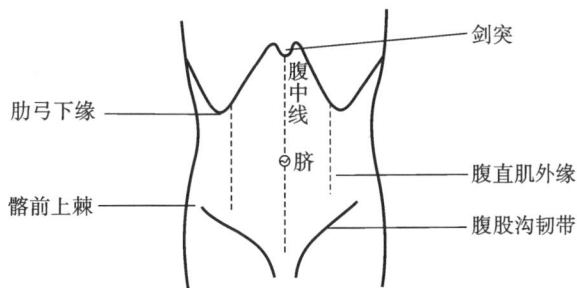

图 1-3-22 腹部体表标志示意图

4. 脐 脐位于腹部中心,向后投影相当于第 3～4 腰椎之间,是腹部四区分法的标志。脐疝易发于此。

5. 髂前上棘 髂前上棘是髂嵴前方突出点,是腹部九区分法的标志和骨髓穿刺的部位。

6. 腹直肌外缘 腹直肌外缘相当于锁骨中线的延续,可为手术切口和胆囊点进行定位。

7. 腹中线 腹中线是前正中线的延续,是腹部四区分法的垂直线,此处易有白线疝。

8. 腹股沟韧带 腹股沟韧带是腹部体表的下界,是寻找股动、静脉的标志,常是腹股沟疝的通过部位和所在处。

9. 耻骨联合 耻骨联合是两耻骨间的纤维软骨连结,共同组成腹部体表的下界。

10. 肋脊角 肋脊角是两侧背部第 12 肋骨与脊柱的交角,是检查肾叩击痛的位置。

(二)腹部分区

目前有以下两种分法。

1. 四区分法 通过脐划一条水平线与一条垂直线,两线交叉将腹部划分为左上腹部、左下腹部、右上腹部、右下腹部四个区。四区分法简单易行,但较为粗略,难以准确定位(图 1-3-23)。

2. 九区分法 目前较为常用,由两侧肋弓下缘连线和两侧髂前上棘连线为两条水平线,通过左、右髂前上棘至腹中线连线的中点作两条垂直线。四线交错将腹部划分为"井"字形九区,即左、右上腹部(季肋部),左、右侧腹部(腰部),左、右下腹部(髂窝部)及上腹部、中腹部(脐部)和下腹部(耻骨上部)(图 1-3-24)。

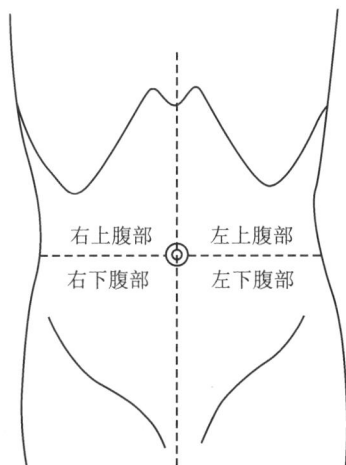

图 1-3-23 腹部体表四区分法示意图

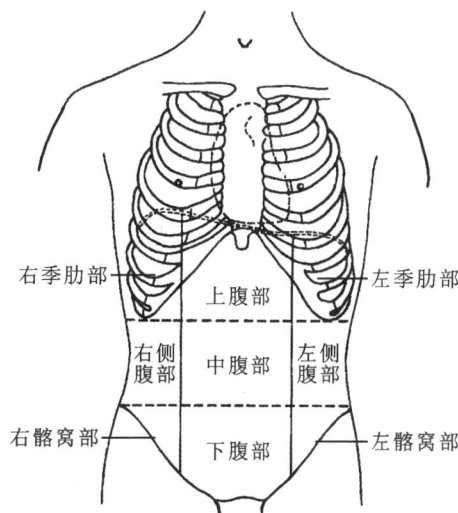

图 1-3-24 腹部体表九区分法示意图

各区脏器分布情况如下。

(1)右上腹部(右季肋部):肝右叶、胆囊、结肠肝曲、右肾、右肾上腺。

（2）右侧腹部（右腰部）：升结肠、空肠、右肾。

（3）右下腹部（右髂窝部）：盲肠、阑尾、回肠下端、淋巴结、男性右侧精索、女性右侧卵巢和输卵管。

（4）上腹部：胃、肝左叶、部分十二指肠、胰头、胰体、横结肠、腹主动脉、大网膜。

（5）中腹部（脐部）：十二指肠下部、空肠、部分回肠、下垂的胃或横结肠、肠系膜及淋巴结、输尿管、腹主动脉、大网膜。

（6）下腹部（耻骨上部）：部分回肠、部分乙状结肠、输尿管、胀大的膀胱、女性增大的子宫。

（7）左上腹部（左季肋部）：脾、胃、结肠脾曲、胰尾、左肾上腺、部分左肾。

（8）左侧腹部（左腰部）：降结肠、空肠、部分回肠、部分左肾。

（9）左下腹部（左髂窝部）：部分乙状结肠及淋巴结、男性左侧精索、女性左侧卵巢和输卵管。

二、视诊

进行腹部视诊前，嘱被检者排空膀胱，取低枕仰卧位，两上肢自然置于身体两侧，适度暴露腹部，上自剑突、下至耻骨联合即可。躯体其他部分应遮盖，注意保护被检者隐私，腹部暴露时间不宜过长，以免受凉引起不适。检查室内光线应保证充足而柔和，从前侧方射入视野，这样有利于观察腹部表面的脏器轮廓、肿块、肠型以及蠕动波等。检查者站立于被检者右侧，按顺序自上而下地仔细观察腹部，必要时检查者应将视线降低至被检者腹平面，从侧面呈切线方向进行观察以便查出细小隆起或蠕动波。

腹部视诊的主要内容有腹部外形、呼吸运动、腹壁皮肤、腹壁静脉、胃肠型和蠕动波以及疝等。

（一）腹部外形

应注意腹部外形是否平坦、对称，有无全腹或局部的膨隆或凹陷，有腹水或腹部肿块时，还应测量腹围的大小。

健康成人仰卧时，前腹壁大致处于肋缘至耻骨联合同一平面或略低凹，称为腹部平坦，坐起时脐以下部分稍前凸。肥胖者或小儿（尤其餐后）腹部外形较饱满，前腹壁稍高于肋缘与耻骨联合的平面，称为腹部饱满。消瘦者及老年人，因腹壁皮下脂肪较少，腹部下陷，前腹壁稍低于肋缘与耻骨联合的平面，称为腹部低平，这些都属于正常腹部外形。

1. 腹部膨隆　仰卧时前腹壁明显高于肋缘与耻骨联合的平面，外观呈凸起状，称腹部膨隆，可因生理状况（如肥胖、妊娠）或病理状况（如腹水、腹内积气、巨大肿瘤等）引起，因情况不同又可表现为以下两种。

（1）全腹膨隆：腹部呈球形或椭圆形，常见于腹水、胃肠胀气、腹腔内巨大肿物、妊娠、肥胖等。

（2）局部膨隆：腹内脏器肿大、炎性肿块、肿瘤、局部肠曲胀气、局部积液以及腹壁上的肿物和疝等均可引起。需要注意有时局部膨隆是由腹壁上的肿块（如皮下脂肪瘤、结核性脓肿等）引起而非腹腔内病变引起。

2. 腹部凹陷　仰卧时前腹壁明显低于肋缘与耻骨联合的平面，称腹部凹陷，凹陷亦分全腹凹陷和局部凹陷，但以前者意义更为重要。

（1）全腹凹陷：被检者仰卧时前腹壁明显凹陷，见于消瘦和脱水者。严重时前腹壁凹陷几乎贴近脊柱，肋弓、髂嵴和耻骨联合显露，使腹部外形如舟状，称舟状腹，见于恶病质，如结核病、恶性肿瘤等慢性消耗性疾病，亦可见于神经性厌食、严重甲亢、糖尿病及腺垂体功能减退。吸气时出现腹部凹陷见于膈肌麻痹和上呼吸道梗阻。

（2）局部凹陷：较为少见，常见于术后腹壁瘢痕收缩者，患者站立位或腹内压增大时，凹陷可更明显，如白线疝、切口疝等。

（二）呼吸运动

成年男性及小儿以腹式呼吸为主，成年女性则以胸式呼吸为主。①腹式呼吸减弱：常见于腹膜炎症、腹水、急性腹痛、腹腔内巨大肿物或妊娠等。②腹式呼吸消失：常见于胃肠穿孔所致急性腹膜炎或膈肌麻痹等。③腹式呼吸增强少见,一般为癔症性呼吸或胸腔积液等。

(三)腹壁静脉

正常人腹壁的皮下静脉一般不显露,但较瘦或皮肤白皙的人皮下静脉隐约可见,皮肤薄而松弛的老年人可见静脉显露于皮肤,但常为较直条纹,并不迂曲,可属正常。正常时脐水平线以上的腹壁静脉自下而上流入上腔静脉;脐水平线以下的腹壁静脉自上而下流入下腔静脉。

门静脉高压致循环障碍或上、下腔静脉回流受阻而有侧支循环形成时,腹壁静脉可显而易见或迂曲变粗,称为腹壁静脉曲张。门静脉高压显著时,可在脐部见到曲张静脉如水母头样向四周放射,常在此处听到静脉血管杂音。

确定腹壁曲张静脉的血流方向,可以判断静脉阻塞部位。检查方法:检查者将右手示指和中指并拢压在一段没有分支的曲张静脉上,然后将其中一根手指紧压静脉向外滑动,挤出该段静脉内的血液,至一定距离后放松该手指,另一根手指紧压不动,看静脉是否充盈,如迅速充盈,则血流方向是从放松的一端流向紧压手指的一端。再同法放松另一根手指,观察静脉充盈速度,即可看出血流方向。

(四)胃肠型和蠕动波

正常人腹部一般看不到胃和肠的轮廓及蠕动波形,腹壁菲薄或松弛的老年人、经产妇或极度消瘦者可能见到。胃肠道发生梗阻时,梗阻近端的胃或肠段饱满而隆起,可显出各自的轮廓,称为胃型或肠型,伴有该部位的蠕动加强,可以看到蠕动波。胃蠕动波自左肋缘下开始,缓慢地向右推进,到达右腹直肌旁(幽门区)消失,此为正蠕动波。有时尚可见到自右向左的逆蠕动波。肠梗阻时亦可看到肠蠕动波,小肠梗阻所致的蠕动波多见于脐部,严重梗阻时,胀大的肠襻呈管状隆起,横向排列于腹中部,组成多层梯形肠型,并可看到明显的肠蠕动波,运行方向不一致,此起彼伏,全腹膨胀,听诊时可闻及高调肠鸣音或呈金属音调。

(五)腹壁其他情况

1. 皮疹 不同种类的皮疹提示不同的疾病,充血性或出血性皮疹常出现于发疹性高热疾病或某些传染病(如麻疹、猩红热、斑疹伤寒)及药物过敏等。紫癜或荨麻疹可能是过敏性疾病全身表现的一部分。一侧腹部或腰部的疱疹(沿脊神经走行分布)提示带状疱疹。

2. 色素 正常情况下,腹部皮肤颜色较暴露部位稍淡,散在点状深褐色色素沉着常为血色病。皮肤皱褶处(如腹股沟及系腰带部位)有褐色色素沉着,可见于肾上腺皮质功能减退。左腰部皮肤呈蓝色,为血液自腹膜后间隙渗到侧腹壁的皮下所致的 Grey-Turner 征,可见于急性出血坏死性胰腺炎。脐周围或下腹壁皮肤发蓝为腹腔内大出血的征象,即 Cullen 征,见于宫外孕破裂或急性出血坏死性胰腺炎。腹部和腰部不规则的斑片状色素沉着,见于多发性神经纤维瘤。妇女妊娠时,在脐与耻骨之间的中线上有褐色素沉着,常持续至分娩后才逐渐消退。此外,长时间热敷腹部可留下红褐色环或者地图样痕迹,类似皮疹,需注意辨别。

3. 腹纹 腹纹多分布于下腹部和左、右髂窝部,白纹为腹壁真皮结缔组织因张力增高断裂所致,呈银白色条纹,可见于肥胖者或经产妇。妊娠纹出现于下腹部和左、右髂窝部,下腹部妊娠纹以耻骨为中心,略呈放射状,条纹处皮肤较薄,在妊娠期呈淡蓝色或粉红色,产后则转为银白色而长期存在。紫纹是皮质醇增多症的常见征象,除下腹部和臀部外,还可见于股外侧和肩背部。

4. 瘢痕 腹部瘢痕多为外伤、手术或皮肤感染的遗迹,有时对诊断和鉴别很有帮助,特别是某些特定部位的手术瘢痕,常提示患者的手术史。如右下腹 McBurney 点处切口瘢痕提示曾行阑尾手术;右上腹直肌旁切口瘢痕提示曾行胆囊手术;左上腹弧形切口瘢痕提示曾行脾切除术等,这些瘢痕对诊断很有帮助。

5. 疝 疝由腹腔内容物经腹壁或骨盆壁的间隙或薄弱部分向体表突出而形成。腹部疝可分为腹内疝和腹外疝两大类,前者少见,后者多见。脐疝多见于婴幼儿,成人则可见于经产妇或有大量腹水的患者;先天性腹直肌两侧闭合不良者可有白线疝;手术瘢痕愈合不良处可有切口疝;股疝位于腹股沟韧带中部,多见于女性;腹股沟疝则偏于内侧。男性腹股沟斜疝可下降至阴囊,该疝在直立位或用力咳嗽时明显,至卧位时可缩小或消失,亦可用手法还纳,如有嵌顿,则可引起急性腹痛。

6. 脐 脐稍凸见于少年或腹壁菲薄者,脐明显凸出见于高度腹胀或大量腹水、严重脐疝等患者。脐深凹见于腹壁脂肪厚者。脐凹且分泌物呈浆液性或脓性,有臭味,多为炎症所致。分泌物呈水样,有尿味,为脐尿管未闭的征象。脐部溃烂,可能为化脓性或结核性炎症。

7. 腹部体毛 男性胸骨前的体毛可向下延伸达脐部。男性阴毛的分布多呈三角形,尖端向上,可沿前正中线直达脐部;女性阴毛为倒三角形,上缘为一水平线,止于耻骨联合上缘处,界限清楚。腹部体毛增多或女性阴毛呈男性型分布,见于皮质醇增多症和肾上腺性变态综合征。腹部体毛稀少见于腺垂体功能减退症、黏液性水肿和性腺功能减退症。

8. 上腹部搏动 上腹部搏动大多由腹主动脉搏动传导而来,可见于体形较瘦的正常人。腹主动脉瘤和肝血管瘤时,上腹部搏动明显。二尖瓣狭窄或三尖瓣关闭不全引起右心室增大者,亦可见明显的上腹部搏动。

三、触诊

触诊是腹部检查的主要方法,对腹部体征的认知和疾病诊断具有重要的意义,有些体征如腹膜刺激征、腹部肿块、脏器肿大等主要靠触诊发现。

触诊前被检者应排尿后取低枕仰卧位,两上肢自然置于身体两侧,两腿屈曲并稍分开,以使腹肌尽量松弛,张口做缓慢的腹式呼吸,吸气时横膈向下而腹部上抬隆起,呼气时腹部自然下陷,可使膈下脏器随呼吸上下移动。根据脏器不同情况,还可选取其他体位进行检查。

触诊时检查者应站立于被检者右侧,面对被检者,前臂应与被检者腹部表面在同一水平,检查时手要温暖,指甲剪短磨平,先以全手掌放于被检者腹壁上部,使被检者适应片刻,并感受腹壁紧张度。然后以轻柔动作按顺序触诊,一般自左下腹开始按逆时针方向至右下腹,再至脐部,依次检查腹部各区。原则是先触诊健康部位,逐渐移向病变区域,以免造成被检者感受的错觉。边触诊边观察被检者的反应与表情,对精神紧张或有痛苦者给予安慰和解释。亦可边触诊边与被检者交谈,转移其注意力而减低腹壁紧张度,以保证顺利完成检查。

(一) 腹壁紧张度

正常人腹壁有一定张力,但触之柔软,较易压陷,称腹壁柔软,有些人(尤其是儿童)因不习惯触摸或怕痒而发笑致腹肌自主性痉挛,称肌卫增强,不属于异常反应。某些病理情况可使全腹或局部腹壁紧张度增加或减低。

1. 腹壁紧张度增加 急性胃肠穿孔或脏器破裂所致急性弥漫性腹膜炎,腹膜受刺激而引起腹肌痉挛、腹壁常有明显紧张,甚至强直硬如木板,称板状腹;结核性炎症或其他慢性病变由于发展较慢,对腹膜刺激缓和,且有腹膜增厚和肠管、肠系膜的粘连,故形成腹壁柔韧而具抵抗力,不易压陷,称为揉面感或柔韧感,此症亦可见于癌性腹膜炎。应注意脐周淋巴结,若触及脐周淋巴结,常提示腹膜转移癌。

2. 腹壁紧张度减低 多因腹肌张力降低或消失所致。检查时腹部松软,失去弹性,全腹紧张度减低,见于慢性消耗性疾病或大量放腹水后,亦见于经产妇或年老体弱、脱水的患者。局部紧张度减低较少见,多由局部的腹肌瘫痪或缺陷(如腹壁疝等)所致。

(二) 压痛及反跳痛

正常腹部触摸时不引起疼痛,重按时仅有一种压迫感。真正的压痛多来自腹壁或腹腔内的病变。腹壁病变比较表浅,嘱被检者抬头曲颈使腹壁肌肉紧张时触痛更明显,有助于腹腔内病变的鉴别。腹腔内的病变,如脏器的炎症、淤血、肿瘤、破裂、扭转以及腹膜的刺激(炎症、出血等)等均可引起压痛,根据压痛的部位可推测相关脏器的病变。阑尾炎早期局部可无压痛,以后才有右下腹压痛。胰体和胰尾的炎症和肿瘤,可有左腰部压痛。胆囊的病变常有右肩胛下区压痛。此外胸部病变如下叶肺炎、胸膜炎、心肌梗死等也常在上腹部或季肋部出现压痛,盆腔疾病如膀胱、子宫及附件的疾病可在下腹部出现压痛。一些位置较固定的压痛点常反映特定的疾病,如位于右锁骨中线与肋缘交界处的胆囊点压痛,标志胆囊的病变;位于脐与右髂前上棘连线中、外 1/3 交界处的 McBurney 点(麦氏点)压痛,标志阑尾的病变等。

当检查者用手触诊腹部出现压痛后,用并拢的 2～3 根手指(示指、中指、环指)压于原处稍停片刻,使压痛感觉趋于稳定,然后迅速将手抬起,如此时被检者感觉腹痛骤然加重,并常伴有痛苦表情或呻吟,称为反跳痛。反跳痛是腹膜壁层已受炎症累及的表现,当突然抬手时腹膜被激惹所致,是腹内脏器病变累及邻近腹膜的标志。疼痛也可发生在远离受试的部位,提示局部或弥漫性腹膜炎。腹膜炎患者常有腹肌紧张、压痛与反跳痛,称腹膜刺激征,亦称腹膜炎三联征。

(三)脏器触诊

腹腔内重要脏器较多,如肝脏、胆囊、胰腺、脾脏、肾脏、膀胱及胃肠等,在其发生病变时,常可触到脏器增大或局限性肿块,对诊断有重要意义。

1. 肝脏触诊 触诊时,被检者采取仰卧位,两膝关节屈曲,使腹壁放松,并做深而慢的腹式呼吸动作以使肝脏在膈下缘进行上下移动。检查者于被检者右侧用单手或双手触诊法进行检查。

单手触诊法:检查者将右手四指并拢,掌指关节伸直,与肋缘大致平行地放在右上腹部(或脐右侧)估计肝下缘的下方,随被检者呼气时,手指压向腹壁深部,吸气时,手指缓慢抬起朝肋缘向上迎触下移的肝缘,如此反复进行,手指逐渐向肋缘移动,直到触到肝缘或肋缘。需在右锁骨中线及前正中线上,分别触诊肝缘并测量其与肋缘或剑突根部的距离,以厘米(cm)表示。

双手触诊法:检查者右手位置同单手触诊法,而用左手托住被检者右腰部,拇指张开置于肋部,触诊时左手向上推(图 1-3-25),使肝下缘紧贴前腹壁下移,并限制右下胸扩张,以增加膈下移的幅度,这样吸气时下移的肝脏就更易碰到右手手指,可提高触诊的效果。

触及肝脏时,应详细体会并描述下列内容。

(1)大小:正常成人的肝脏,一般在肋缘下触不到,瘦长体形者于深吸气时可于肋弓下触及肝下

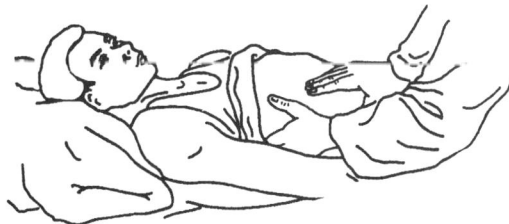

图 1-3-25 肝脏双手触诊法示意图

缘,在 1 cm 以内。在剑突下可触及肝下缘,多在 3 cm 以内。需注意,测量肝脏时应在被检者平静呼吸状态下进行。①肝大:可分为弥漫性及局限性。弥漫性肝大见于肝炎、肝淤血、脂肪肝、肝硬化早期、白血病、血吸虫病等;局限性肝大见于肝脓肿、肝肿瘤及肝囊肿(包括肝包虫病)等。②肝脏缩小:见于急性和亚急性重型肝炎,门脉性肝硬化晚期,病情极为严重。

(2)质地:一般将肝脏质地分为三级,即质软、质韧(中等硬度)和质硬。正常肝脏质地柔软,如触撅起之口唇;急性肝炎及脂肪肝者肝脏质地稍韧,慢性肝炎及肝淤血者肝脏质韧如触鼻尖;肝硬化者肝脏质硬,肝癌者肝脏质地最坚硬,如触前额。

(3)边缘和表面状态:触及肝脏时应注意肝脏边缘的厚薄,是否整齐,表面是否光滑、有无结节。正常肝脏边缘整齐且厚薄一致、表面光滑。肝脏边缘圆钝常见于脂肪肝或肝淤血。肝脏边缘锐利,表面扪及细小结节,多见于肝硬化。肝脏边缘不规则,表面不光滑,呈不均匀的结节状,见于肝癌、多囊肝和肝包虫病。肝脏表面呈大块状隆起,见于巨块型肝癌或肝脓肿,肝脏呈明显分叶状,见于肝梅毒。

(4)压痛:正常肝脏无压痛,如果肝包膜紧张或有炎症反应时,则多有压痛,急性肝炎、肝淤血常有轻度弥漫性压痛,肝脓肿时压痛较明显,且局限于病变部位。

(5)搏动:正常肝脏以及炎症、肿瘤等原因引起的肝大并不伴有搏动。如果触到肝脏搏动,应注意其为单向性还是扩张性。单向性搏动常为传导性搏动,系因肝脏传导了其下面的腹主动脉的搏动所致,故

两手手掌置于肝脏表面有被推向上的感觉。扩张性搏动为肝脏本身的搏动,见于三尖瓣关闭不全,由于右心室的收缩搏动通过右心房、下腔静脉而传导至肝脏,使其呈扩张性,如置两手手掌于肝脏左、右叶上面,则可感到两手被推向两侧的感觉。

(6)肝区摩擦感:正常时肝区触不到摩擦感。当发生肝周炎时,肝脏表面和周围邻近的腹膜可因有纤维素性渗出物而变得粗糙,二者相互摩擦,可用手感知到,此为肝区摩擦感。

(7)肝震颤:当手指掌面稍微用力按压片刻肝囊肿表面时,如果感到一种细微的振动感,则称为肝震颤。肝震颤见于肝包虫病,由于包囊内的多数子囊浮动,撞击囊壁而形成震颤。此征不常出现,但具有特殊诊断意义。

肝大的临床意义:急性肝炎时,肝脏可轻度肿大,表面光滑,边缘钝,质地尚软,但有充实感及轻度压痛。肝淤血时,肝脏可明显肿大,且常以左叶为主,大小随淤血程度变化较大,表面光滑,边缘圆钝,质韧,有轻度压痛,肝颈静脉反流征阳性为其特征。脂肪肝所致肝大,表面光滑,质软或稍韧,无压痛或压痛不明显。肝硬化的早期肝脏常肿大,晚期则缩小,质较硬,边缘锐利,表面可能触到小结节,无压痛。肝癌时肝脏逐渐肿大,质地坚硬如石,边缘不整齐,表面高低不平,可有大小不等的结节或巨块,压痛明显。肝脓肿或肝囊肿可有局部囊性肿块,前者有明显压痛和叩击痛,后者则无。

2. 胆囊触诊 可用单手滑行触诊法或钩指触诊法进行。正常时胆囊隐存于肝脏之后,不能触到。胆囊肿大时方超过肝缘及肋缘,此时可在右肋缘下、腹直肌外缘处触到。肿大的胆囊一般呈梨形或卵圆形,有时较长,呈布袋形,表面光滑,张力较高,常有触痛,随呼吸上下移动。如肿大胆囊呈囊性感,并有明显压痛,常见于急性胆囊炎。胆囊肿大呈囊性感,无压痛,见于壶腹周围癌。胆囊肿大,有实性感,见于胆囊结石或胆囊癌。

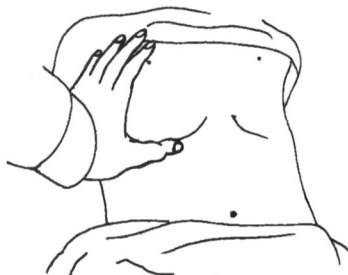

图 1-3-26　Murphy 征检查手法示意图

胆囊有疾病时,其肿大情况亦有不同,有时胆囊有炎症,但未肿大到肋缘以下,触诊不能查到胆囊,此时可探测胆囊触痛。检查时检查者以左手手掌平放于被检者右胸下部,以拇指指腹勾压于右肋下胆囊点处,然后嘱被检者缓慢深吸气,在吸气过程中发炎的胆囊下移时碰到用力按压的拇指(图1-3-26),即可引起疼痛,此为胆囊触痛。如因剧烈疼痛而致吸气中止,称为 Murphy 征阳性。

3. 脾脏触诊 正常情况下脾脏不能被触到。若脾脏明显增大且位置比较表浅,用单手触诊法稍用力触诊即可查到。若肿大脾脏位置较深,则采用双手触诊法,嘱被检者仰卧,两腿稍屈曲,检查者左手绕过被检者腹前方,手掌置于其左胸下部第 9~11 肋处,将其脾脏从后向前托起,并限制胸廓运动,右手手掌平放于脐部,与左肋弓大致呈垂直方向,自脐平面开始配合呼吸,如同触诊肝脏一样,迎触脾尖,直至触到脾缘或左肋缘。在脾脏轻度肿大而仰卧位不易触到时,可嘱被检者取右侧卧位,双下肢屈曲,此时用双手触诊则容易触到。

临床记录中,常将脾大分为轻、中、高三度。脾缘不超过肋下 2 cm 为轻度肿大;超过 2 cm,在脐水平线以上为中度肿大;超过脐水平线或前正中线则为高度肿大,即巨脾。①脾脏轻度肿大:常见于急慢性肝炎、伤寒、粟粒型结核、急性疟疾、感染性心内膜炎及败血症等,一般质地柔软。②脾脏中度肿大:常见于肝硬化、疟疾后遗症、慢性淋巴细胞白血病、慢性溶血性黄疸、淋巴瘤、系统性红斑狼疮等,质地一般较硬。③脾脏高度肿大:表面光滑者见于慢性粒细胞白血病、黑热病、慢性疟疾和骨髓纤维化等,表面不平滑而有结节者见于淋巴瘤和恶性组织细胞病。

触到脾脏后除注意大小以外,还要注意它的质地、边缘、表面形态、有无压痛及摩擦感等。

4. 肾脏触诊 检查肾脏一般用双手触诊法,可采取仰卧位或站立位。卧位触诊右肾时,嘱被检者两腿屈曲并做较深腹式呼吸。检查者立于被检者右侧,以左手手掌托起被检者右腰部,右手手掌平放在被检者右上腹部,手指方向大致平行于右肋缘进行深部触诊右肾,于被检者吸气时双手夹触肾脏。如触到光滑钝圆的脏器,可能为肾下极,如能在双手间握住更大部分,则略能感知其蚕豆状外形,握住时被检者常有酸痛或类似恶心的不适感。触诊左肾时,左手越过被检者腹前方从后面托起左腰部,右手手掌横置于被检者左上腹部,依前法双手触诊左肾。如被检者腹壁较厚或配合动作不协调,以致右手难以压向后腹壁时,可采用下法触诊:被检者吸气时,检查者用左手向前冲击后腰部,当肾下移至两手之间时,则右手有被顶推的感觉;与此相反,也可用右手手指向左手方向腰部做冲击动作,左手也可有同样的感觉而触及肾脏。如卧位未触及肾脏,还可让被检者站立于床旁,检查者于被检者侧面用两手前后联合触诊肾脏。当肾下垂或游走肾时,立位较易触及肾脏。

正常人肾脏一般不易触及,有时可触及右肾下极。体形瘦长者,肾下垂、游走肾或肾脏代偿性增大时,肾脏较易触及。在深吸气时能触及 1/2 以上的肾脏即为肾下垂。

当肾脏和尿路有炎症或其他疾病时,可在相应部位出现压痛点:①季肋点(前肾点):第 10 肋骨前端,右侧位置稍低,相当于肾盂位置。②上输尿管点:在脐水平线上腹直肌外缘。③中输尿管点:在髂前上棘水平腹直肌外缘,相当于输尿管第二狭窄处。④肋脊点:背部第 12 肋骨与脊柱的交角(肋脊角)的顶点。⑤肋腰点:第 12 肋骨与腰肌外缘的交角(肋腰角)的顶点。

肋脊点和肋腰点是肾脏一些炎症性疾病,如肾盂肾炎、肾脓肿和肾结核等常出现的压痛部位。如炎症深隐于肾实质内,可无压痛而仅有叩击痛。季肋点压痛亦提示肾脏病变。上输尿管点或中输尿管点出现压痛,提示输尿管结石、结核病或化脓性炎症。

5. 膀胱触诊　正常膀胱空虚时隐存于盆腔内,不易触及。只有当膀胱积尿,充盈胀大时,才越过耻骨上缘而在下腹中部触及。膀胱触诊一般采用单手滑行法。在被检者仰卧屈膝情况下,检查者以右手自脐开始向耻骨方向触摸,触及肿块后应详察其性质,以便鉴别其为膀胱、子宫还是其他肿物。膀胱增大多由积尿所致,呈扁圆形或圆形,触之呈囊性感,不能用手推移。按压时憋胀有尿意,排尿或导尿后缩小或消失。借此可与妊娠子宫、卵巢囊肿及直肠肿物等相鉴别。

膀胱胀大最多见于尿道梗阻(如前列腺肥大或癌)、脊髓病(如截瘫)所致的尿潴留,也可见于昏迷患者、腰椎或骶椎麻醉后患者、手术后局部疼痛患者。如长期尿潴留致膀胱慢性炎症,导尿后膀胱亦不能完全回缩。当膀胱有结石或肿瘤时,如果腹壁菲薄柔软,有时用双手触诊法,右手示指戴手套插入直肠内向前方推压,左手四指在耻骨联合上施压,可在腹腔深处耻骨联合的后方触及肿块。

6. 胰腺触诊　胰腺位于腹膜后,位置深而柔软,故不能触及。当胰腺有病变时,则可在上腹部出现体征。在上腹中部或左上腹有横行呈带状压痛及肌紧张,并涉及左腰部者,提示胰腺炎症;如起病急,同时有左腰部皮下淤血而发蓝,则提示急性出血坏死性胰腺炎。如在上腹部触及质硬而无移动性横行条索状的肿物,应考虑为慢性胰腺炎。如呈坚硬块状,表面不光滑似有结节,则可能为胰腺癌。

(四)腹部肿块

1. 正常腹部可触及的结构　①腹直肌肌腹及腱划;②腰椎椎体及骶骨岬;③乙状结肠粪块;④横结肠;⑤盲肠。

2. 异常肿块　如在腹部触及上述内容以外的肿块,则应视为异常,多有病理意义。触及异常肿块时需注意下列各点。

(1)部位:某些部位的肿块常来源于该部的脏器,如上腹中部触及肿块常为胃或胰腺的肿瘤、囊肿或胃内结石(可以移动)。右肋下肿块常与肝和胆有关。两侧腹部的肿块常为结肠的肿瘤。脐周或右下腹不规则、有压痛的肿块常为结核性腹膜炎所致的肠粘连。下腹两侧类圆形、可活动、具有压痛的肿块可能系腹腔淋巴结肿大,如位置较深、坚硬不规则的肿块则可能系腹膜后肿瘤。卵巢囊肿多有蒂,故可在腹腔内游走。腹股沟韧带上方的肿块可能来自卵巢及其他盆腔器官。

(2)大小:凡触及的肿块均应测量其上下径(纵长)、左右径(横宽)和前后径(深厚),也可以用公认大小的实物做比喻,如拳头、鸡蛋、核桃等。

(3)形态:触及肿块应注意其形状、轮廓、边缘和表面情况。圆形且表面光滑的肿块多为良性,以囊肿或淋巴结居多。形状不规则、表面凸凹不平且坚硬者,应考虑恶性肿瘤、炎性肿块或结核性肿块。

(4)质地:肿块若为实质性,其质地可能柔韧、中等硬或坚硬,见于肿瘤、炎性或结核浸润块,如胃癌、肝癌、回盲部结核等。肿块若为囊性,质地柔软,见于囊肿、脓肿,如卵巢囊肿、多囊肾等。

(5)压痛:炎性肿块有明显压痛。如位于右下腹的肿块压痛明显,常为阑尾脓肿、肠结核或 Crohn 病等。与脏器有关的肿瘤压痛轻重不等。

(6)搏动:消瘦者可以在腹部见到或触到动脉的搏动。如在腹中线附近触到明显的膨胀性搏动,则应考虑腹主动脉或其分支的动脉瘤。有时尚可触及震颤。

(7)移动度:如果肿块随呼吸而上下移动,多为肝、脾、胃、肾或其肿物;如果肿块能用手推动,则可能来自胃、肠或肠系膜。移动度大的多为带蒂的肿块或游走的脏器。局部炎性肿块或脓肿及腹腔后壁的肿瘤,一般不能移动。

此外,还应注意所触及的肿块与腹壁和皮肤的关系,以区分腹腔内、外的病变。

(五)液波震颤

腹腔内有大量游离液体时,如用手指叩击腹部,可感到液波震颤,或称波动感。检查时被检者仰卧,检查者以一只手掌面贴于被检者一侧腹壁,另一只手四指并拢屈曲,用指端叩击对侧腹壁(或以指端冲击式触诊),如有大量液体存在,则贴于腹壁的手掌有被液体波动冲击的感觉,即波动感。为防止腹壁本身的振动传至对侧,可让另一人将手掌尺侧缘压于脐部腹中线上,即可阻止之。此法检查腹水,不如移动性浊音敏感,液量达 3000~4000 mL 及以上才能查出。

四、叩诊

腹部叩诊的主要作用在于检查某些脏器的大小和叩击痛,胃肠道充气情况,腹腔内有无积气、积液和肿块等。叩诊多采用间接叩诊法,腹部叩诊内容如下。

(一)腹部叩诊音

正常情况下,腹部叩诊时大部分区域为鼓音,只有肝、脾所在部位,增大的膀胱和子宫占据的部位,以及两侧腹部近腰肌处叩诊音为浊音。叩诊可从左下腹部开始按逆时针方向叩至右下腹部,再至脐部,借此可了解腹部叩诊音的总体情况。

(二)肝脏及胆囊叩诊

叩诊可以确定肝上、下界。一般是沿右锁骨中线、右腋中线和右肩胛线,由肺区向下叩向腹部。当由清音转为浊音时,即为肝上界,又称肝相对浊音界。再向下叩 1~2 个肋间,则浊音变为实音,为肝绝对浊音界。确定肝下界时,最好由腹部鼓音区沿右锁骨中线或正中线向上叩,由鼓音转为浊音处即为肝下界。确定肝上、下界时应注意被检者体型,匀称体型者肝上界一般位于右锁骨中线上第 5 肋间,肝下界位于右季肋下缘。

临床意义:①肝浊音界扩大见于肝癌、肝脓肿、肝炎、肝淤血和多囊肝等。②肝浊音界缩小见于急性重型肝炎、肝硬化和胃肠胀气等。③肝浊音界消失代之以鼓音者,多由肝脏表面覆有气体所致,是急性胃肠穿孔的一个重要征象。

胆囊位于深部,且被肝脏遮盖,临床上只能用叩诊检查胆囊区有无叩击痛,胆囊区叩击痛为胆囊炎的重要体征。

(三)胃泡鼓音区及脾脏叩诊

胃泡鼓音区(Traube 区)位于左前胸下部肋缘以上,约呈半月形,为胃底穹窿含气而形成。其上界为横膈及肺下缘,下界为肋弓,左界为脾脏,右界为肝左叶。正常情况下胃泡鼓音区应该存在,大小则受胃内含气量的多少和周围器官组织病变的影响,此区明显缩小或消失可见于中、重度脾大,及左侧胸腔积液、心包积液、肝左叶肿大,也可见于急性胃扩张或溺水患者。

当脾脏触诊仅左肋下触及很小的脾缘时,宜用脾脏叩诊进一步检查脾脏大小。脾浊音区的叩诊宜采用轻叩法,在左腋中线上进行。正常时在左腋中线第 9～11 肋之间叩到脾浊音,其长度为 4～7 cm,前方不超过腋前线。脾浊音区扩大见于各种原因所致的脾大。脾浊音区缩小见于左侧气胸、胃扩张、肠胀气等。

(四) 移动性浊音

被检者取仰卧位,检查者自腹中部脐水平面开始在被检者左侧叩诊,发现浊音时,板指固定不动,嘱被检者右侧卧,再度叩诊,如呈鼓音,表明浊音移动。用同样方法在右侧叩诊,叩得浊音后嘱被检者左侧卧,以核实浊音是否移动。这种因体位不同而出现浊音区变动的现象,称移动性浊音。当腹腔内游离腹水在 1000 mL 以上时,即可查出移动性浊音。

> **知识拓展**
>
> 对于巨大的卵巢囊肿,腹部亦可出现大面积浊音区,但与游离腹水有如下区别:①仰卧时卵巢囊肿所致浊音区位于腹中部,鼓音区在腹部两侧。②卵巢囊肿的浊音区不随体位变化而变动。③卵巢囊肿尺压试验阳性,即当被检者仰卧时,用一硬尺横置于腹壁上并下压,则腹主动脉的搏动可经囊肿壁传到硬尺,致硬尺发生节奏性跳动;游离腹水尺压试验阴性。

(五) 肾脏叩诊

肾脏叩诊主要用于检查肾脏病变。检查时,被检者取坐位或侧卧位,检查者将左手手掌平放在被检者肋脊角处(肾区),右手握拳用由轻到中等的力量叩击左手手背。正常时肋脊角处无叩击痛,当有肾炎、肾盂肾炎、肾结石、肾结核及肾周围炎时,肾区有不同程度的叩击痛。

(六) 膀胱叩诊

当膀胱充盈时,耻骨上方叩诊呈圆形浊音区。膀胱空虚时,因耻骨上方有肠管存在,叩诊呈鼓音,叩不出膀胱的轮廓。女性妊娠子宫增大、子宫肌瘤或卵巢囊肿时,在该区叩诊也呈浊音,应予鉴别。排尿或导尿后复查,如浊音区转为鼓音,即为尿潴留所致膀胱增大。

五、听诊

腹部听诊时应保持听诊器温暖,将膜型听诊器体件置于腹壁上,按逆时针方向由左下腹开始全面听诊各区,尤其注意上腹部和脐部。听诊内容主要有肠鸣音、血管杂音、摩擦音和搔弹音等。妊娠 5 个月以上的妇女还可在脐下方听到胎儿心音(130～160 次/分)。

(一) 肠鸣音

肠蠕动时,肠管内气体和液体随之流动,产生一种断断续续的咕噜声(或气过水声),称为肠鸣音。在正常情况下,肠鸣音为 4～5 次/分,肠蠕动增强时,肠鸣音达 10 次/分以上,但音调不特别高亢,称肠鸣音活跃,见于急性胃肠炎、服泻药后或胃肠道大出血时。如次数多且肠鸣音响亮、高亢,甚至呈叮当声或金属音,称肠鸣音亢进,见于机械性肠梗阻。如持续听诊 3～5 min 未听到肠鸣音,用手指轻叩或搔弹腹部仍未听到肠鸣音,称为肠鸣音消失,见于急性腹膜炎或麻痹性肠梗阻。

(二) 振水音

检查时被检者仰卧,检查者以一耳凑近被检者上腹部,同时以冲击触诊法振动胃部,即可听到气、液撞击的声音,亦可将膜型听诊器体件置于被检者上腹部进行听诊。正常人在餐后或饮入大量液体时可有上腹部振水音。但若在餐后 6～8 h 及以后仍有此音,表示胃潴留,提示幽门梗阻或胃扩张。

(三) 血管杂音

血管杂音有动脉杂音和静脉杂音。动脉杂音常在腹中部或腹部两侧。腹中部的收缩期血管杂音(喷射性杂音)常提示腹主动脉瘤或腹主动脉狭窄。前者可触到该部搏动的肿块,后者则搏动减弱,下肢血压低于上肢,严重者触不到足背动脉搏动。如收缩期血管杂音在左、右上腹,常提示肾动脉狭窄,可见于年轻的高血压患者。如该杂音在下腹两侧,则应考虑髂动脉狭窄。

静脉杂音为连续性潺潺声,无收缩期和舒张期之分。常出现在脐周或上腹部,尤其腹壁静脉严重曲张时,此杂音提示门静脉高压时的侧支循环形成。

（孙汝智　黄冬冬）

第六节　肛门、直肠和生殖器检查

肛门、直肠和生殖器的检查是全身体格检查的一部分,全面正确的检查对临床诊断和治疗具有重要意义。但在临床实践中,非专科医生对该项检查的意义认识不足,且因有的患者不愿接受检查,故常被忽视,以致发生误诊或漏诊,延误治疗,造成严重后果。因此,对有检查指征的患者,应对其说明检查的目的、方法和重要性,使之接受并配合检查。男性检查者检查女性被检者时,须有女性医务人员在场。

一、男性生殖器检查

男性生殖器包括阴茎、阴囊、前列腺和精囊等。先检查外生殖器阴茎及阴囊,后检查内生殖器前列腺及精囊。

（一）阴茎

阴茎为前端膨大的圆柱体,分头、体、根三部分。正常成人阴茎长 7～10 cm,其检查顺序如下。

1. 包皮　阴茎的皮肤在阴茎颈前向内翻转覆盖于阴茎表面,称为包皮。成人包皮不应掩盖尿道口。翻起包皮后应露出阴茎头,翻起包皮后仍不能露出尿道外口或阴茎头者称为包茎。包茎见于先天性包皮口狭窄或炎症、外伤后粘连。若包皮长度超过阴茎头,但翻起后能露出尿道口或阴茎头,则称包皮过长。

2. 阴茎头与冠状沟　阴茎前端膨大部分称为阴茎头,俗称龟头。在阴茎头、颈交界部位有一环形浅沟,称为冠状沟。检查时应将包皮上翻以暴露全部阴茎头及阴茎颈,观察其表面的色泽及有无充血、水肿、分泌物及结节等。正常阴茎头光滑红润、质地柔软。检查时如发现阴茎头有淡红色小丘疹并呈乳头状突起,考虑尖锐湿疣。如有硬结并伴有暗红色溃疡、易出血或融合成菜花状,应考虑阴茎癌的可能性。

3. 尿道口　检查尿道口时检查者用示指与拇指,轻轻挤压被检者阴茎头使尿道张开,观察尿道口有无红肿、分泌物及溃疡。

4. 阴茎大小与形态　成人阴茎过小,呈婴儿型阴茎,见于垂体功能或性腺功能不全患者;在儿童期,阴茎过大,呈成人型阴茎,见于性早熟,如促性腺激素过早分泌。

（二）阴囊

阴囊为腹壁的延续部分,囊壁由多层组织构成。阴囊内中间有一隔膜将其分为左、右两个囊腔,囊内含有精索、睾丸及附睾。检查时被检者取站立位或仰卧位,两腿稍分开。先观察阴囊皮肤及外形,后进行阴囊触诊,方法是检查者将双手的拇指置于被检者阴囊前面,其余手指放在阴囊后面,起托护作用,拇指做来回滑动触诊,可双手同时进行。也可用单手触诊。阴囊检查按以下顺序进行。

1. 阴囊皮肤及外形　正常阴囊皮肤呈深暗色,多皱褶。视诊时注意观察阴囊皮肤有无皮疹、脱屑、溃烂等损害,观察阴囊外形有无肿胀、肿块。阴囊常见病变如下。

（1）阴囊湿疹:阴囊皮肤增厚,呈苔藓样,并有小片鳞屑;或皮肤呈暗红色、糜烂,有大量浆液渗出,有时形成软痂,伴有顽固性奇痒,此种改变为阴囊湿疹的特征。

（2）阴囊水肿:阴囊皮肤常因水肿而紧绷,可为全身性水肿的一部分,如肾病综合征,也可为局部因素所致,如局部炎症或过敏反应、静脉血或淋巴回流受阻等。

(3)阴囊象皮肿:阴囊皮肤水肿、粗糙、增厚如象皮样,称为阴囊象皮肿或阴囊象皮病;多由血丝虫病引起的淋巴管炎或淋巴管阻塞所致。

(4)阴囊疝:肠管或肠系膜经腹股沟管下降至阴囊内所形成;表现为一侧或双侧阴囊肿大,触之有囊样感,有时可推回腹腔。但患者用力咳嗽使腹内压增高时可再降入阴囊。

(5)鞘膜积液:正常情况下鞘膜囊内有少量液体,当鞘膜本身或邻近器官出现病变时,鞘膜液体分泌增多,而形成积液,此时阴囊肿大,触之有水囊样感。不同病因所致鞘膜积液有时难以鉴别,如阴囊疝与睾丸肿瘤,透光试验有助于二者的鉴别。透光试验简便易行,方法是用不透明的纸片卷成圆筒,一端置于肿大的阴囊部位,用手电筒照射对侧阴囊,从纸圆筒另一端观察阴囊透光情况。也可把房间光线调暗,用手电筒照射阴囊后观察。鞘膜积液时,阴囊呈橙红色均质的半透明状,而阴囊疝和睾丸肿瘤则不透光。

2. 精索 精索在左、右阴囊腔内各有一条,位于附睾上方,检查时检查者用拇指和示指触诊被检者精索,从附睾摸到腹股沟环。正常精索呈柔软的条索状,无压痛。若呈串珠样肿胀,多为输精管结核;若有挤压痛且局部皮肤红肿,多为精索急性炎症;精索有蚯蚓团样感多为精索静脉曲张所致。

3. 睾丸 睾丸左、右各一,呈椭圆形,表面光滑柔韧。检查时检查者用拇指和示指、中指触及被检者睾丸时注意其大小、形状、硬度及有无触压痛等,并做两侧对比。睾丸急性肿痛,压痛明显者,见于急性睾丸炎,常继发于流行性腮腺炎、淋病等。睾丸慢性肿痛多由结核引起;一侧睾丸肿大、质硬并有结节时,应考虑睾丸肿瘤或白血病细胞浸润。睾丸萎缩可因流行性腮腺炎或外伤后遗症及精索静脉曲张引起;睾丸过小多见于肥胖性生殖无能症等。

4. 附睾 附睾是贮存精子和促进精子成熟的器官,位于睾丸后外侧,上端膨大为附睾头,下端细小如囊锥状,为附睾尾。检查时检查者用拇指和示指、中指触诊。触诊时应注意附睾大小,有无结节和压痛;急性炎症时肿痛明显,且常伴有睾丸肿大,附睾与睾丸分界不清;慢性附睾炎者附睾肿大而压痛轻。

(三)前列腺

前列腺位于膀胱下方、耻骨联合后约 2 cm 处,其上端宽大,下端窄小,后面较平坦。正中有纵行浅沟,将其分为左、右两叶,尿道从前列腺中纵行穿过,排泄管开口于尿道前列腺部。检查时被检者取肘膝卧位,跪卧于检查台上,也可采用右侧卧位或站立弯腰位。检查者示指戴指套(或手套),指端涂以润滑剂,徐徐插入被检者肛门,向腹侧触诊。正常前列腺质韧而有弹性,左、右两叶之间可触及正中沟。良性前列腺肥大时正中沟消失,表面光滑有韧感,无压痛及粘连,多见于老年人。前列腺肿大且有明显压痛,多见于急性前列腺炎;前列腺肿大、质硬、无压痛,表面有硬结者多为前列腺癌。前列腺触诊时可同时做前列腺按摩留取前列腺液做化验检查。

(四)精囊

精囊位于前列腺外上方,为棱锥形囊状非成对的附属性腺,其排泄管与输精管末端汇合成射精管。正常时,肛诊一般不易触及精囊。精囊病变常继发于前列腺疾病,如炎症波及、结核扩散和前列腺癌的侵犯。

二、女性生殖器检查

女性生殖器包括内、外两部分,如全身性疾病疑有局部表现时可做外生殖器检查,疑有妇产科疾病时应由妇产科医生进行检查。检查时被检者应排空膀胱,暴露下身,仰卧于检查台上,两腿外展、屈膝,医生戴无菌手套进行检查。检查顺序与方法如下。

(一)外生殖器

1. 阴阜 阴阜位于耻骨联合前面,为皮下脂肪丰富、柔软的脂肪垫。性成熟后阴阜皮肤有阴毛,呈倒三角形分布,为女性第二性征。若阴毛先浓密后脱落而明显稀少或缺如,见于性功能减退症或席汉病等;阴毛明显增多,呈男性分布,多见于肾上腺皮质功能亢进。

2. 大阴唇　大阴唇为一对纵行长圆形隆起的皮肤皱襞,皮下组织松软,富含脂肪及弹力纤维。性成熟后表面有阴毛,未生育妇女两侧大阴唇自然合拢遮盖外阴;经产妇两侧大阴唇常分开;老年人或绝经者则常萎缩。

3. 小阴唇　小阴唇位于大阴唇内侧,为一对较薄的皮肤皱襞,两侧小阴唇常合拢遮盖阴道外口。小阴唇表面光滑,呈浅红色或褐色,前端融合后包绕阴蒂,后端彼此会合形成阴唇系带。小阴唇炎症时常有红肿疼痛。局部色素脱失见于白斑症;若有结节、溃烂,应考虑癌变可能。如有乳突状或蕈样突起,见于尖锐湿疣。

4. 阴蒂　阴蒂为两侧小阴唇前端会合处与大阴唇前连合之间的隆起部分。阴蒂过小见于性发育不全;过大应考虑两性畸形;红肿见于外阴炎。

5. 阴道前庭　阴道前庭为两侧小阴唇之间的菱形裂隙,前部有尿道口,后部有阴道口。前庭大腺分居于阴道口两侧,如黄豆粒大,开口于小阴唇与处女膜的沟内。如有炎症,则局部红肿、硬痛并有脓液溢出。肿大明显而压痛轻,可见于前庭大腺囊肿。

(二)内生殖器

1. 阴道　阴道为生殖通道,平常前、后壁相互贴近,内腔狭窄,但富于收缩和伸展性。

2. 子宫　子宫为中空的肌质器官,位于骨盆腔中央,呈倒梨形。正常宫颈表面光滑,妊娠时质软、着紫色,检查时应注意宫颈有无充血、糜烂、肥大及息肉。环绕宫颈周围的阴道分前、后、左、右穹窿,后穹窿最深,为诊断性穿刺的部位。正常成年未孕女性子宫长约 7.5 cm,宽约 4 cm,厚约 2.5 cm;产后妇女子宫增大,触之较韧,光滑无压痛,子宫体积匀称性增大见于妊娠;非匀称性增大见于各种肿瘤。

3. 输卵管　长 8～14 cm。正常输卵管表面光滑、质韧、无压痛。输卵管肿胀、增粗或有结节,弯曲或僵直,且常与周围组织粘连、固定,明显触压痛者,多见于急、慢性炎症或结核。明显肿大可为输卵管积脓或积水。双侧输卵管病变,管腔变窄或梗阻,则难以受孕。

4. 卵巢　卵巢为一对扁椭圆形性腺,成年女性的卵巢大小约 4 cm×3 cm×1 cm,表面光滑、质软。

三、肛门与直肠检查

直肠全长为 12～15 cm,下连肛管。肛管下端在体表的开口为肛门,位于会阴中心体与尾骨尖之间。肛门与直肠的检查方法简便,常能发现许多有重要临床价值的体征。

(一)检查体位

检查肛门与直肠时可根据病情需要,让被检者采取不同的体位,以便达到所需的检查目的,常用的体位如下。

1. 肘膝位　被检者两肘关节屈曲,置于检查台上,胸部尽量靠近检查台,两膝关节屈曲成直角跪于检查台上,臀部抬高。此体位常用于前列腺、精囊及内镜检查。

2. 左侧卧位　被检者取左侧卧位,右腿向腹部屈曲,左腿伸直,臀部靠近检查台右边。检查者位于被检者背后进行检查。此体位适用于病重、年老体弱或女性被检者。

3. 仰卧位或截石位　被检者仰卧于检查台上,臀部垫高,两腿屈曲、抬高并外展。此体位适用于重症体弱患者或膀胱直肠窝的检查,亦可进行直肠双合诊,即右手示指在直肠内,左手在下腹部,双手配合,以检查盆腔脏器的病变情况。

4. 蹲位　被检者下蹲呈排大便的姿势,屏气向下用力。此体位适用于检查直肠脱出、内痔及直肠息肉等。

肛门与直肠检查所发现的病变如肿块、溃疡等应按时针方向进行记录,并注明检查时被检者所取体位。肘膝位时肛门后正中点为 12 点钟位,前正中点为 6 点钟位,而仰卧位的时钟位则与此相反。

(二)检查方法

肛门与直肠的检查方法以视诊、触诊为主,辅以内镜检查。

1. 视诊 检查者用手分开被检者臀部,观察肛门及其周围皮肤颜色及皱褶,正常颜色较深,皱褶自肛门向外周呈放射状。让被检者提肛收缩肛门时括约肌皱褶更明显,做排便动作时皱褶变浅。还应观察肛门周围有无脓血、黏液、肛裂、外痔、瘘管口或脓肿等。

(1)肛门闭锁与狭窄:肛门闭锁与狭窄多见于新生儿先天性畸形;因感染、外伤或手术引起的肛门狭窄,常可在肛周发现瘢痕。

(2)肛门瘢痕与红肿:肛门周围瘢痕,多见于外伤或手术后;肛门周围有红肿及压痛,常为肛门周围炎症或脓肿。

(3)肛裂:肛管下段(齿状线以下)深达皮肤全层的纵行及梭形裂口或感染性溃疡。患者自觉排便时疼痛,排出的粪便周围常附有少许鲜血。检查时肛门常可见裂口,触诊时有明显触压痛。

(4)痔:直肠下端黏膜下或肛管边缘皮下的内痔静脉丛或外痔静脉丛扩大和曲张所致的静脉团。多见于成人,患者常有大便带血、痔块脱出、疼痛或瘙痒感。临床上分内痔、外痔、混合痔三种。

(5)肛门直肠瘘:由内口、瘘管和外口三部分组成,简称肛瘘。多为肛管或直肠周围脓肿与结核所致,不易愈合。检查时可见肛门周围皮肤有瘘管口,有时有脓性分泌物流出,在直肠或肛管内可见瘘管的内口或伴有硬结。

(6)直肠脱垂:又称脱肛,是指肛管、直肠或乙状结肠下端的肠壁,部分或全层向外翻而脱出肛门外。

2. 触诊 肛门和直肠触诊通常称为肛诊或直肠指诊。被检者可采取肘膝位、左侧卧位或仰卧位等。触诊时检查者右手示指戴指套或手套,并涂以润滑剂,如肥皂液、凡士林、液体石蜡后,将示指置于肛门外口轻轻按摩,等被检者肛门括约肌适应放松后,再徐徐插入肛门、直肠内。先检查肛门及括约肌的紧张度,再检查肛管及直肠的内壁。注意有无压痛及黏膜是否光滑,有无肿块及搏动感。男性还可触诊前列腺与精囊,女性则可检查宫颈、子宫、输卵管等。必要时配用双合诊。触诊对以上器官的疾病诊断有重要价值,对盆腔的其他疾病(如阑尾炎、髂窝脓肿)也有诊断意义。

直肠指诊时应注意有无以下异常改变:①直肠剧烈触痛,常因肛裂及感染引起;②触痛伴有波动感,见于肛门、直肠周围脓肿;③直肠内触及柔软、光滑而有弹性的包块,常为直肠息肉;④触及坚硬凹凸不平的包块,应考虑直肠癌;⑤指诊后指套表面带有黏液、脓液或血液,应取其涂片镜检或做细菌学检查,必要时应进一步做内镜检查,以明确诊断。

(孙汝智　董　静)

第七节　脊柱与四肢检查

一、脊柱检查

脊柱是支撑体重、维持躯体各种姿势的重要支柱,并作为躯体活动的枢纽。脊柱有病变时表现为局部疼痛、姿势或形态异常以及活动受限等。脊柱检查时被检者可取站立位和坐位,按视、触、叩的顺序进行。

(一)脊柱弯曲度

1. 生理性弯曲 正常人直立时,从侧面观察脊柱有四个生理性弯曲,即颈段稍向前凸、胸段稍向后凸、腰椎明显向前凸、骶椎明显向后凸。让被检者取站立位或坐位,从后面观察脊柱有无侧凸。轻度侧凸时需借助触诊确定,检查方法是检查者用示指、中指或拇指沿脊椎的棘突以适当的压力向下划压,划压后皮肤出现一条红色充血痕,以此痕为标准,观察脊柱有无侧凸。正常人脊柱无侧凸。

2. 病理性变形

(1)脊柱后凸:脊柱过度后弯称为脊柱后凸,也称驼背,多发生于胸段脊柱。胸段脊柱后凸常见于佝佝病、结核病、强直性脊柱炎、脊椎退行性变等。

(2)脊柱前凸:脊柱过度向前突出性弯曲,称为脊柱前凸。多发生于腰椎部位,患者腹部明显向前突出,臀部明显向后突出,多由晚期妊娠、大量腹水、腹腔内巨大肿瘤、第5腰椎向前滑脱、水平骶椎、髋关节结核及先天性髋关节后脱位等所致。

(3)脊柱侧凸:脊柱离开后正中线向左或右偏曲称为脊柱侧凸。根据侧凸的性状分为姿势性和器质性两种。姿势性侧凸:无脊柱结构的异常。姿势性侧凸的原因:①儿童发育期坐、立姿势不良;②代偿性侧凸可由一侧下肢明显短于另一侧导致;③坐骨神经性侧凸,多因椎间盘突出引起;④脊髓灰质炎后遗症等。器质性侧凸:脊柱器质性侧凸的特点是改变体位不能使侧凸得到纠正。其病因有先天性脊柱发育不全、肌肉麻痹、营养不良、慢性胸膜肥厚、胸膜粘连及肩部或胸廓的畸形等。

(二)脊柱活动度

1. 正常活动度 正常人脊柱有一定活动度,但各部位活动范围明显不同。颈椎段和腰椎段的活动度较大;胸椎段活动度最小;骶椎和尾椎已融合成骨块状,几乎无活动性。

检查脊柱的活动度时,应让被检者做前屈、后伸、侧弯、旋转等动作,以观察脊柱的活动情况及有无变形。已有脊柱外伤可疑骨折或关节脱位时,应避免活动脊柱,以防止损伤脊髓。正常人在直立、骨盆固定的条件下,颈椎、胸椎、腰椎的活动度参考值见表1-3-14。

表1-3-14 颈椎、胸椎、腰椎及全脊柱活动度

脊 柱	前 屈	后 伸	左 右 侧 弯	旋转(一侧)
颈椎	35°~45°	35°~45°	45°	60°~80°
胸椎	30°	20°	20°	35°
腰椎	75°~90°	30°	20°~35°	30°
全脊柱	128°	125°	73.5°	115°

注:由于年龄、活动训练以及脊柱结构差异等因素,脊柱活动度存在较大的个体差异。

2. 活动受限 检查脊柱颈椎段活动度时,检查者固定被检者肩部,嘱被检者做前屈后伸、侧弯及左右旋转,颈及软组织有病变时,活动常不能达以上范围,否则有疼痛感,严重时出现僵直。

(1)脊柱颈椎段活动受限常见于以下情况:①颈部肌纤维蜂窝织炎及韧带受损;②颈椎病;③结核或肿瘤浸润;④颈椎外伤、骨折或关节脱位。

(2)脊柱腰椎段活动受限常见于以下情况:①腰部肌纤维蜂窝织炎及韧带受损;②腰椎椎管狭窄;③椎间盘突出;④腰椎结核或肿瘤;⑤腰椎骨折或脱位。

(三)脊柱压痛与叩击痛

1. 压痛 脊柱压痛的检查方法是嘱被检者取端坐位,身体稍向前倾。检查者以右手拇指从被检者枕骨粗隆开始自上而下逐个按压脊椎棘突及椎旁肌肉,正常时每个棘突及椎旁肌肉均无压痛。如有压痛,提示压痛部位可能有病变,并以第7颈椎棘突为标志计数病变椎体的位置。除颈椎外,颈旁组织的压痛也提示相应病变,如落枕时斜方肌中点处有压痛;胸腰椎病变如结核病、椎间盘突出及外伤或骨折时,均在相应脊椎棘突有压痛,若椎旁肌肉有压痛,常为腰背肌纤维炎或劳损。

2. 叩击痛 常用的脊柱叩击方法有以下两种。

(1)直接叩击法:用中指或叩诊锤垂直叩击各椎体的棘突,多用于检查胸椎与腰椎。颈椎疾病,特别是颈椎骨关节损伤时,因颈椎位置深,一般不用此法检查。

(2)间接叩击法:嘱被检者取坐位,检查者将左手手掌置于其头部,右手半握拳以小鱼际肌部位叩击左手背,了解被检者脊柱各部位有无疼痛。如疼痛,见于脊柱结核、脊椎骨折及椎间盘突出等。叩击痛的部位多为病变部位。如有颈椎病或颈椎间盘脱出症,间接叩诊时可出现上肢的放射性疼痛。

二、四肢与关节检查

四肢及其关节的检查通常运用视诊与触诊,两者相互配合,特殊情况下采用叩诊和听诊。四肢检查除大体形态和长度外,应以关节检查为主。

(一)上肢

1. 长度 双上肢长度可用目测,嘱被检者双上肢向前、手掌并拢,比较其长度,也可用带尺测量肩峰至桡骨茎突或中指指尖的距离(全上肢长度)。上臂长度则为从肩峰至尺骨鹰嘴的距离。前臂长度是从鹰嘴突至尺骨茎突的距离。双上肢正常情况下等长,长度不一见于先天性短肢畸形、骨折重叠和关节脱位等。如肩关节脱位时,患侧上臂长于健侧,肱骨颈骨折者患侧短于健侧。

2. 肩关节

(1)外形:嘱被检者脱去上衣,取坐位,在良好照明的情况下,观察双肩姿势、外形及有无倾斜。正常双肩对称,双肩呈弧形,如肩关节弧形轮廓消失、肩峰突出,呈"方肩",见于肩关节脱位或三角肌萎缩。两侧肩关节一高一低,颈短耸肩,见于先天性肩胛高耸症及脊柱侧凸。锁骨骨折,远端下垂,使该侧肩下垂,肩部突出畸形如戴肩章状,由外伤性肩锁关节脱位,锁骨外端过度上翘所致。

(2)运动:嘱被检者做自主运动,观察有无活动受限,或检查者用一只手固定被检者肩胛骨,另一只手持其前臂进行多个方向的活动。肩关节周围炎时,关节各个方向的活动均受限,称冻结肩。肩关节外展开始时即痛,但仍可外展,见于肩关节炎。

(3)压痛点:肩关节周围不同部位的压痛点,对鉴别诊断很有帮助,肱骨结节间的压痛见于肱二头肌长头腱鞘炎,肱骨大结节压痛可见于冈上肌腱损伤。肩峰下内方有触痛,可见于肩峰下滑囊炎。

3. 肘关节

(1)形态:正常肘关节双侧对称,伸直时肘关节轻度外翻。肘部骨折、脱位可引起肘关节外形改变,如肱骨髁上骨折时,可见肘窝上方突出,为肱骨下端向前移位所致;桡骨头脱位时,肘窝外下方向桡侧突出。

(2)运动:肘关节活动正常时可屈 135°～150°,伸 10°,旋前(手背向上转动)80°～90°,旋后(手背向下转动)80°～90°。

(3)触诊:注意肘关节周围皮温,有无肿块、肱动脉搏动,桡骨小头是否有压痛,滑车淋巴结是否肿大。

4. 手与腕关节

(1)外形:手的功能位为腕背伸 30°并稍偏尺侧,拇指于外展时呈掌屈曲位,其余各指屈曲,呈握茶杯姿势。手的自然休息姿势呈半握拳状,腕关节稍背伸约 20°,向尺侧倾斜约 10°,拇指尖靠达示指关节的桡侧,其余四指呈半屈曲状,屈曲程度由示指向小指逐渐增大,且各指尖均指向舟骨结节处。

(2)局部肿胀与隆起:腕关节可因外伤、关节炎、关节结核而肿胀,腕关节背侧或旁侧局部隆起见于腱鞘囊肿,腕背侧肿胀见于腕肌腱腱鞘炎或软组织损伤。

(3)畸形:腕部手掌的神经、血管、肌腱及骨骼的损伤或先天性因素及外伤等均可引起畸形。①腕垂症:桡神经损伤所致。②猿掌:正中神经损伤所致。③爪形手:手指呈鸟爪样,见于尺神经损伤、进行性肌萎缩、脊髓空洞症和麻风等。④餐叉样畸形:见于 Colles 骨折。

(4)杵状指(趾):手指或足趾末端增生、肥厚、增宽、增厚,指甲从根部到末端拱形隆起,呈杵状(图 1-3-27)。其发生机制可能与肢体末端慢性缺氧、代谢障碍及中毒性损害有关。杵状指(趾)常见于:①呼吸系统疾病,如慢性肺脓肿、支气管扩张和支气管肺癌;②某些心血管疾病,如发绀型先天性心脏病、亚急性感染性心内膜炎;③营养障碍性疾病,如肝硬化。

(5)匙状甲:又称反甲,特点为指甲中央凹陷,边缘翘起,指甲变薄,表面粗糙有条纹(图 1-3-28),常见于缺铁性贫血和高原疾病,偶见于风湿热及甲癣。

(二)下肢

下肢包括臀、大腿、膝、小腿、踝和足。检查下肢时应充分暴露以上部位,双侧对比。先做一般外形检

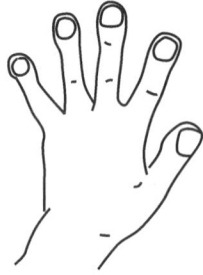

图 1-3-27　杵状指

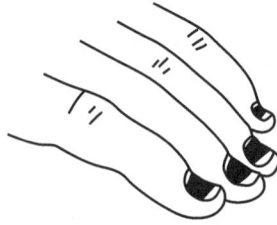

图 1-3-28　匙状甲

查,如双下肢长度是否一致,可用尺测量或双侧对比,一侧肢体缩短见于先天性短肢畸形、骨折或关节脱位。观察双下肢外形是否对称,有无静脉曲张和肿胀。一侧肢体肿胀见于深静脉血栓形成;肿胀并有皮肤灼热、发红,见于蜂窝织炎或血管炎。观察双下肢皮肤有无出血点、溃疡及色素沉着,下肢慢性溃疡时常有皮肤色素沉着,然后做下肢各关节的检查。

1. 髋关节

1)视诊

(1)跛行:①疼痛性跛行:因髋关节疼痛不敢负重行走,患肢膝部微屈,轻轻落下足尖着地,然后迅速改换健肢负重,步态短促不稳,见于髋关节结核、暂时性滑膜炎、股骨头无菌性坏死等。②短肢跛行:以足尖落地或健侧下肢屈膝跳跃状行走,一侧下肢缩短 3 cm 以上则可出现跛行,见于小儿麻痹后遗症。

(2)畸形:被检者取仰卧位,双下肢伸直,使患侧髂前上棘连线与躯干正中线保持垂直,腰部放松,腰椎放平贴于床面观察关节有无畸形,如果有,多为髋关节脱位、股骨干及股骨头骨折错位。

2)触诊

(1)压痛:髋关节位置深,只能触诊其体表位置。腹股沟韧带中点后下 1 cm,再向外 1 cm,触及此处有无压痛及波动感。髋关节有积液时有波动感。如此处硬韧饱满,可能为髋关节前脱位;若此处空虚,可能为后脱位。

(2)活动度:髋关节检查方法及活动度如表 1-3-15 所示。

表 1-3-15　髋关节检查方法及活动度

检查内容	检查方法	活动度
屈曲	被检者仰卧,检查者一只手按压髂嵴,另一只手将屈曲膝关节推向前胸	130°～140°
后伸	被检者俯卧,检查者一只手按压臀部,另一只手握小腿下端,屈膝 90°后上提	15°～30°
内收	被检者仰卧,双下肢伸直,固定骨盆,一侧下肢自中立位向对称下肢前面交叉内收	20°～30°
外展	被检者仰卧,双下肢伸直,固定骨盆,使一侧下肢自中立位外展	30°～45°
旋转	被检者仰卧,下肢伸直,髌骨及足尖向上,检查者双手放于被检者大腿下部和膝部,旋转大腿;也可让被检者屈髋屈膝 90°,检查者一只手扶被检者臀部,另一只手握踝部,向相反方向运动,小腿做外展、内收动作时,髋关节则为外旋、内旋	45°

3)叩诊　被检者下肢伸直,检查者以拳叩击其足跟,如髋部疼痛,则提示髋关节炎或骨折。

4)听诊　令被检者做屈髋和伸髋动作,可闻及大粗隆上方有明显的"咯噔"声,该声音系紧张肥厚的阔筋膜张肌与股骨大粗隆间的摩擦声。

2. 膝关节

1)视诊

(1)膝外翻:令被检者暴露双膝关节,处站立位及仰卧位进行检查。正常人直立时双腿并拢,双股骨内髁及双胫骨内踝可同时接触,如两踝距离增宽,小腿向外偏斜,双下肢呈"X"状,则称"X 形腿"(图 1-3-

29),见于佝偻病。

(2)膝内翻:直立时,被检者双股骨内髁间距增大,小腿向内偏斜,膝关节向内形成角度,双下肢形成"O"状,称"O形腿"(图1-3-30),见于小儿佝偻病。

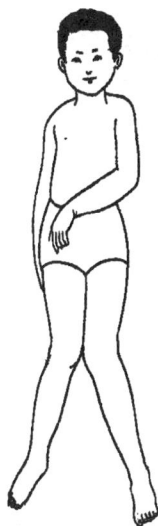

图1-3-29 膝外翻　　　图1-3-30 膝内翻

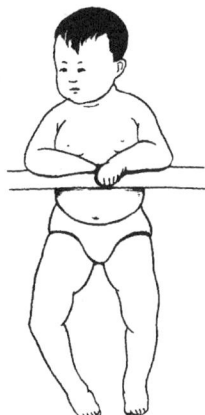

2)触诊

(1)压痛:膝关节发炎时,双膝外侧压痛;髌骨软骨炎时髌骨两侧有压痛;膝关节间隙压痛提示半月板损伤;侧副韧带损伤时,压痛点多在韧带上、下两端的附着处;胫骨结节骨骺炎时,压痛点位于髌韧带在胫骨的止点处。

(2)浮髌试验:被检者取仰卧位,下肢伸直放松,检查者一只手虎口卡于患膝髌骨上极,并加压压迫髌上囊,使关节液集中于髌骨底面,另一只手示指垂直按压髌骨并迅速抬起时髌骨与关节面有碰触感,松手时髌骨浮起,即为浮髌试验阳性,提示有中等量(50 mL)以上关节积液。

3．踝关节与足

1)视诊　踝关节与足部检查时一般让被检者取站立位或坐位,有时需被检者步行,通过步态观察正常与否。足部常见畸形有如下几种。

(1)扁平足:足纵弓塌陷,足跟外翻,前半足外展,形成足旋前畸形,横弓塌陷,前足增宽,足底前部形成胼胝。

(2)弓形足:足纵弓高起,横弓下陷,足背隆起,足趾分开。

(3)马蹄足:踝关节跖屈,前半足着地,常因跟腱挛缩或腓总神经麻痹引起。

(4)足内翻:跟骨内旋,前足内收,足纵弓高度增加,站立时足不能踏平,外侧着地,常见于小儿麻痹后遗症。

(5)足外翻:跟骨外旋,前足外展,足纵弓塌陷,舟骨突出,足底扁平,跟腱延长线落在跟骨内侧,见于胫前胫后肌麻痹。

2)触诊　内外踝骨折、跟骨骨折、韧带损伤时局部均可出现压痛。第二、三跖骨头处压痛,见于跖骨头无菌性坏死;第二、三跖骨干压痛,见于疲劳骨折;跟腱压痛,见于跟腱腱鞘炎;足跟内侧压痛,见于跟骨骨赘或跖筋膜炎。

(孙汝智　黄冬冬)

99

第八节　神经系统检查

掌握神经系统的基本检查方法，能获取对疾病的定位与定性诊断信息。在进行神经系统检查时，首先要确定被检者对外界刺激的反应状态，即意识状态，本节中的许多检查均要在被检者意识清醒状态下完成。完成神经系统检查常须具备的检查工具有叩诊锤、棉签、大头针、音叉、双规仪、试管、手电筒、检眼镜，以及嗅觉、味觉测试用具等。

一、脑神经检查

脑神经共 12 对，检查脑神经对颅脑病变的定位诊断极为重要。检查时应按序进行，以免遗漏，同时注意双侧对比。

（一）嗅神经

嗅神经系第 1 对脑神经。让被检者辨别嗅到的各种气味，根据检查结果判断被检者一侧或双侧嗅觉状态。

（二）视神经

视神经系第 2 对脑神经。检查包括视力检查、视野检查和眼底检查。

（三）动眼神经、滑车神经、展神经

动眼神经、滑车神经、展神经分别为第 3、4、6 对脑神经，共同支配眼球运动，合称眼球运动神经，可同时检查。检查时需注意眼裂外观、眼球运动、瞳孔及对光反射、调节反射等。

（四）三叉神经

三叉神经系第 5 对脑神经，是混合性神经，主要支配面部感觉和咀嚼肌运动，检查内容包括面部感觉、角膜反射、咀嚼肌运动功能。

（五）面神经

面神经系第 7 对脑神经，主要支配面部表情肌运动和舌前 2/3 的味觉功能。面神经损伤则舌前 2/3 的味觉丧失。

（六）位听神经

位听神经系第 8 对脑神经，包括前庭及耳蜗两种感觉神经。

（七）舌咽神经、迷走神经

舌咽神经、迷走神经系第 9、10 对脑神经，两者在解剖与功能上关系密切，常同时受损。

（八）副神经

副神经系第 11 对脑神经，支配胸锁乳突肌及斜方肌。副神经受损时，向对侧转头及同侧耸肩无力或不能，发现同侧胸锁乳突肌及斜方肌萎缩、垂肩和斜颈。

（九）舌下神经

舌下神经系第 12 对脑神经，支配舌肌运动。检查时嘱被检者伸舌，注意观察有无伸舌偏斜、舌肌萎缩及肌束颤动。单侧舌下神经麻痹时伸舌舌尖偏向患侧，双侧麻痹者则不能伸舌。

二、运动功能检查

运动包括随意运动和不随意运动，随意运动由锥体束司理，不随意运动（不自主运动）由锥体外系和小脑司理。运动功能检查内容包括肌力、肌张力、不自主运动、共济运动等。

（一）肌力

肌力是指肌肉运动时的最大收缩力。检查时令被检者做肢体伸屈动作,检查者从相反方向给予阻力,测试患者对阻力的克服力量,并注意两侧比较。

1. 肌力的记录 采用0～5级的六级分级法。

0级:完全瘫痪,测不到肌肉收缩。

1级:仅测到肌肉收缩,但不能产生动作。

2级:肢体在床面上能水平移动,但不能抵抗自身重力,即不能抬离床面。

3级:肢体能抬离床面,但不能抗阻力。

4级:能做抗阻力动作,但不完全。

5级:正常肌力。

2. 临床意义 不同程度的肌力减退可分别归类为完全性瘫痪和不完全性瘫痪(轻瘫)。瘫痪根据范围不同可分为以下几种。①单瘫:单一肢体的瘫痪,多见于脊髓灰质炎。②偏瘫:一侧肢体(上、下肢)瘫痪,常伴有同侧面瘫及舌瘫,多见于颅内病变或脑卒中。③交叉性偏瘫:一侧肢体瘫痪及对侧脑神经损害,多见于一侧脑干病变。④截瘫:双侧下肢瘫痪,是脊髓横贯性损伤的结果,见于脊髓外伤、炎症等。

（二）肌张力

肌张力是指静息状态下的肌肉紧张度和被动运动时遇到的阻力,其实质是一种牵张反射,即骨骼肌受到外力牵拉时产生的收缩反应,这种收缩是由反射中枢控制的。检查时嘱被检者肌肉放松,检查者根据触摸时肌肉的硬度以及伸屈其肢体时感知肌肉对被动伸屈的阻力做判断。

1. 肌张力增高 触诊时肌肉有坚实感,被检者被动伸屈肢体时阻力增加。①痉挛状态:被动伸屈肢体时,起始阻力大,终末阻力突然减弱,也称折刀现象,系锥体束损害表现。②铅管样强直:伸肌和屈肌的肌张力均增高,做被动运动时各个方向阻力的增加是均匀一致的,系锥体外系损害表现。

2. 肌张力减低 触诊时肌肉松软,被动伸屈患肢时阻力减低,也可以表现为关节过伸,见于下运动神经元病变(如周围神经炎、脊髓前角灰质炎等)、小脑病变和肌源性病变等。

（三）不自主运动

不自主运动是指被检者意识清楚的情况下,随意肌不自主收缩所产生的一些无目的的异常动作,多为锥体外系损害的表现。

1. 震颤 震颤为两组拮抗肌交替收缩引起的不自主动作,可有以下几种类型。①静止性震颤:静止时表现明显,而在运动时减轻,睡眠时消失,常伴肌张力增高,见于帕金森病。②意向性震颤:又称动作性震颤。震颤在休息时消失,做动作时发生,越接近目的物越明显,见于小脑疾病。③扑翼样震颤:被检者双臂平举时出现两手快落慢抬动作,与飞鸟扑翼相似,主要见于肝性脑病早期。④其他:小震颤又称细震颤。闭目平伸双臂时出现手指细微震颤,见于甲亢及神经衰弱。

2. 舞蹈样运动 舞蹈样运动为面部肌肉及肢体快速、不规则、无目的、不对称的不自主运动,表现为做鬼脸、转颈、耸肩、手指间断性伸曲、摆手和伸臂等舞蹈样动作,睡眠时可减轻或消失,多见于儿童期脑风湿性病变。

3. 手足徐动 手足徐动为手指或足趾的一种缓慢持续的伸展扭曲动作,见于脑性瘫痪、肝豆状核变性和脑基底节变性。

（四）共济运动

机体任一动作的完成均依赖于某组肌群协调一致的运动,称共济运动。这种协调主要靠小脑的功能以协调肌肉活动、维持平衡和帮助控制姿势;也需要运动系统的正常肌力,前庭神经系统的平衡功能,眼睛、头、身体动作的协调,以及感觉系统对位置的感觉共同参与作用。这些部位的任何损伤均可引起共济失调。

1. 指鼻试验 嘱被检者先以示指接触距其前方 0.5 m 的检查者的示指,再以示指触自己的鼻尖,由慢到快,先睁眼、后闭眼,重复进行。小脑半球病变时同侧指鼻不准;如睁眼时指鼻准确,闭眼时出现障碍则为感觉性共济失调。

2. 跟-膝-胫试验 嘱被检者仰卧,上抬一侧下肢,将足跟置于另一下肢膝盖下端,再沿胫骨前缘向下移动,先睁眼、后闭眼重复进行。小脑损害时,动作不稳;感觉性共济失调者闭眼时足跟难以寻到膝盖。

3. 其他 ①快速轮替动作:嘱被检者伸直手掌并以前臂做快速旋前旋后动作,或用一只手的手掌、手背连续交替拍打对侧手掌,共济失调者动作缓慢、不协调。②闭目难立征:嘱被检者足跟并拢站立,闭目,双手向前平伸,若出现身体摇晃或倾斜,则为阳性,提示小脑病变。如睁眼时能站稳而闭眼时站立不稳,则为感觉性共济失调。

三、感觉功能检查

检查时,被检者必须意识清晰,检查前让被检者了解检查的目的与方法,以取得充分合作。检查时要注意左、右侧和远、近端部位的差别。感觉功能检查主观性强,易产生误差。因此检查时必须注意嘱被检者闭眼,以避免主观或暗示作用。如果被检者无神经系统疾病的临床症状或其他体征,感觉功能的检查可用于简要地分析远端指、趾的正常感觉是否存在,检查内容仅仅选择触觉、痛觉和振动觉。否则,被检者需依次进行下列感觉功能检查。

(一)浅感觉检查

1. 痛觉 用别针的针尖均匀地轻刺被检者皮肤,询问被检者是否疼痛。为避免被检者将触觉与痛觉混淆,应交替使用别针的针尖和针帽进行检查比较。注意两侧对称比较,同时记录痛觉障碍类型(正常、过敏、减退或消失)与范围。痛觉障碍见于脊髓丘脑侧束损害。

2. 触觉 用棉签轻触被检者的皮肤或黏膜,询问有无感觉。触觉障碍见于脊髓丘脑前束和后索损害。

3. 温度觉 用盛有热水(40~50 ℃)或冷水(5~10 ℃)的玻璃试管交替接触被检者皮肤,嘱被检者辨别冷、热感。温度觉障碍见于脊髓丘脑侧束损害。

(二)深感觉检查

1. 运动觉 检查者轻轻夹住被检者的手指或足趾两侧,向上或下移动,令被检者根据感觉说出"向上"或"向下"。运动觉障碍见于后索病损。

2. 位置觉 检查者将被检者的肢体摆成某一姿势,请被检者描述该姿势或用对侧肢体模仿。位置觉障碍见于后索病损。

3. 振动觉 将振动的音叉(128 Hz)柄置于被检者骨突起处(如内、外踝,手指、桡尺骨茎突、胫骨、膝盖等),询问有无振动感觉,判断两侧有无差别。振动觉障碍见于后索病损。

(三)复合感觉检查

复合感觉是大脑综合分析的结果,也称皮质感觉。

1. 皮肤定位觉 检查者以手指或棉签轻触被检者皮肤某处,让被检者指出被触部位。该功能障碍见于皮质病变。

2. 两点辨别觉 以钝脚分规轻轻刺激被检者皮肤上的两点(小心不要造成疼痛),检测被检者辨别两点的能力,再逐渐缩小钝脚分规的双脚间距,直到被检者感觉为一点时,测其实际间距,两侧比较。正常情况下,手指的辨别间距是 2 mm,舌是 1 mm,足趾是 3~8 mm,手掌是 8~12 mm,后背是 40~60 mm。检查时应注意个体差异,必须两侧对照。当触觉正常而两点辨别觉障碍时,则为额叶病变。

3. 实体觉 嘱被检者用单手触摸熟悉的物体,如钢笔、钥匙、硬币等,并说出物体的名称。先测功能差的一侧,再测另一侧。该功能障碍见于皮质病变。

4. 体表图形觉 在被检者的皮肤上画图形(方形、圆形、三角形等)或写简单的字(一、二、十等),观察其能否识别，须双侧对照。如有障碍，常为丘脑水平以上病变。

四、神经反射检查

神经反射由反射弧完成，反射弧包括感受器、传入神经元、中枢、传出神经元和效应器等。反射弧中任一环节有病变都可影响反射，使其减弱或消失；反射受高级神经中枢控制，如锥体束以上病变，可使反射活动失去抑制而出现反射亢进。反射包括生理反射和病理反射，根据刺激的部位，又可将生理反射分为浅反射和深反射两部分。

（一）浅反射

浅反射系刺激皮肤、黏膜或角膜等引起的反应。

1. 角膜反射 嘱被检者睁眼向内侧注视，以捻成细束的棉絮从其视野外接近并轻触外侧角膜，避免触及睫毛。正常反应为被刺激侧迅速闭眼，这被称为直接角膜反射。如刺激一侧角膜，对侧也出现眼睑闭合反应，则称为间接角膜反射。直接角膜反射消失、间接角膜反射存在，见于患侧面神经麻痹；直接与间接角膜反射均消失见于三叉神经病变。

2. 腹壁反射 检查时，被检者仰卧，下肢稍屈曲，使腹壁松弛，然后用叩诊锤尾端或钝头竹签分别沿肋缘下（胸髓7～8节）、脐平（胸髓9～10节）及腹股沟上（胸髓11～12节）的方向，由外向内轻划被检者两侧腹壁皮肤，分别称为上、中、下腹壁反射（图1-3-31）。正常反应是上、中或下部局部腹肌收缩。反射消失分别见于上述不同平面的胸髓病损。双侧上、中、下部腹壁反射均消失也见于昏迷和急性腹膜炎患者。一侧上、中、下部腹壁反射均消失见于同侧锥体束病损。肥胖者、老年人及经产妇由于腹壁过于松弛，也会出现腹壁反射减弱或消失，应予以注意。

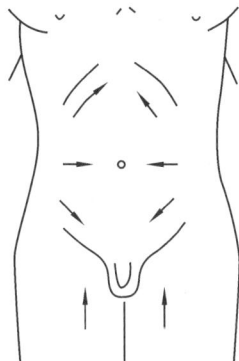

3. 提睾反射 用叩诊锤尾端或钝头竹签由下而上轻划被检者股内侧上方皮肤，可引起同侧提睾肌收缩，睾丸上提（图1-3-31）。双侧反射消失为腰髓1～2节病损。一侧反射减弱或消失见于锥体束损害。局部病变如腹股沟疝、阴囊水肿等也可影响提睾反射。

图 1-3-31 腹壁反射和提睾反射

4. 跖反射 被检者仰卧，下肢伸直，检查者手持被检者踝部，用叩诊锤尾端或钝头竹签划被检者足底外侧，由足跟向前至近小趾跖关节处转向足踇趾侧，正常反应为足跖屈曲（即 Babinski 征阴性）。跖反射消失为骶髓1～2节病损。

5. 肛门反射 用大头针轻划被检者肛门周围皮肤，可引起肛门外括约肌收缩。此反射障碍为骶髓4～5节或肛尾神经病损。

（二）深反射

刺激骨膜、肌腱经深部感受器完成的反射称深反射，又称腱反射。检查时被检者要合作，肢体肌肉应放松。检查者叩击力量要均等，并注意两侧对比。反射强度通常分为以下几级。

0级：反射消失。

1＋级：肌肉收缩存在，但无相应关节活动，为反射减弱。

2＋级：肌肉收缩并导致关节活动，为正常反射。

3＋级：反射增强，可为正常或病理状况。

4＋级：反射亢进并伴有阵挛，为病理状况。

1. 肱二头肌反射 被检者肘部半屈曲，前臂稍旋前，检查者以左手拇指置于被检者肘部肱二头肌腱上，其余四指托住肘关节，然后右手持叩诊锤叩击左手拇指，正常反应为肱二头肌收缩，前臂快速屈曲（图1-3-32）。反射中枢为颈髓5～6节。

2. 肱三头肌反射 被检者外展前臂,半屈肘关节,检查者用左手托住其前臂,右手用叩诊锤直接叩击鹰嘴上方的肱三头肌腱,正常反应为肱三头肌收缩,引起前臂伸展(图 1-3-33)。反射中枢为颈髓 6~7 节。

3. 桡骨膜反射 被检者前臂置于半屈半旋前位,检查者以左手托住其前臂,并使其腕关节自然下垂,随即以叩诊锤叩桡骨茎突,正常反应为肱桡肌收缩,发生屈肘和前臂旋前动作(图 1-3-34)。反射中枢在颈髓 5~6 节。

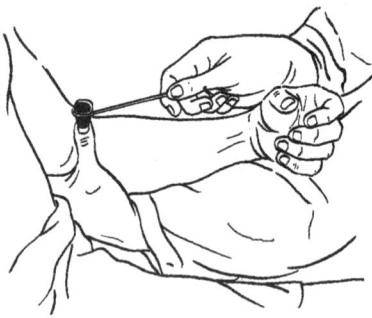

| 图 1-3-32 肱二头肌反射 | 图 1-3-33 肱三头肌反射 | 图 1-3-34 桡骨膜反射 |

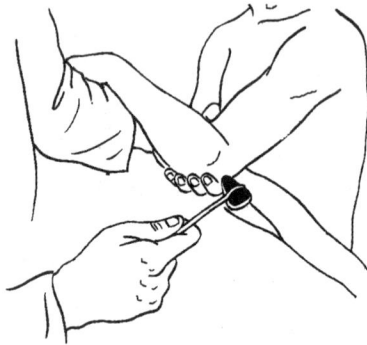

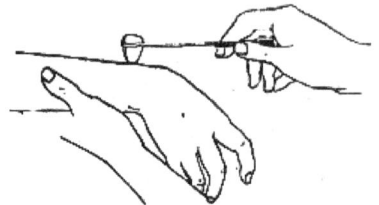

4. 膝反射 坐位检查时,被检者小腿完全松弛下垂,与大腿成直角;卧位检查则被检者仰卧,检查者以左手托起其膝关节使之屈曲约 120°,用右手持叩诊锤叩击其膝盖髌骨下方股四头肌腱,正常反应为小腿伸展(图 1-3-35)。反射中枢在腰髓 2~4 节。

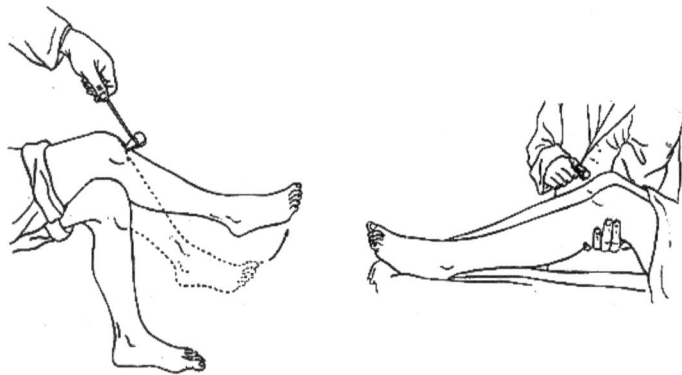

图 1-3-35 膝反射

图 1-3-36 跟腱反射

5. 跟腱反射 跟腱反射又称踝反射。被检者仰卧,髋关节及膝关节屈曲,下肢取外旋外展位。检查者以左手将被检者足部背屈成直角,右手用叩诊锤叩击其跟腱,正常反应为腓肠肌收缩,足向跖面屈曲(图 1-3-36)。反射中枢为骶髓 1~2 节。

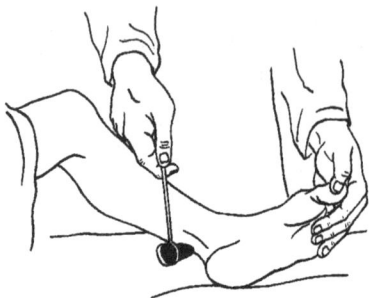

6. 阵挛 锥体束以上发生病变,深反射亢进时,用力使相关肌肉处于持续性紧张状态,则该组肌肉发生节律性收缩,称为阵挛,常见的有以下两种。

(1)踝阵挛:被检者仰卧,髋关节与膝关节稍屈,检查者一只手持被检者小腿,另一只手持被检者足掌前端,突然用力使其踝关节背屈并维持之。阳性表现为腓肠肌与比目鱼肌发生连续性节律性收缩,而致足部呈现交替性屈伸动作。

（2）髌阵挛：被检者仰卧，下肢伸直，检查者以拇指与示指控住其髌骨上缘，用力向远端快速连续推动数次后维持推力。阳性反应为股四头肌发生节律性收缩使髌骨上下移动，意义同上。

知识拓展

正常人也可出现深反射亢进，而老年人可出现跟腱反射的消失，因此检查神经反射时更应注重两侧的对称性。

（三）病理反射

病理反射指锥体束受损时，大脑失去了对脑干和脊髓的抑制作用而出现的异常反射。1岁半以内的婴幼儿由于神经系统发育未完善，也可出现这种反射，不属于病理性。

1. 巴宾斯基（Babinski）征 体位与检查跖反射一样，用叩诊锤尾端或钝头竹签沿被检者足底外侧缘，由后向前划至小趾近跟部并转向内侧。阳性反应为拇趾背伸，余趾呈扇形展开（图1-3-37）。

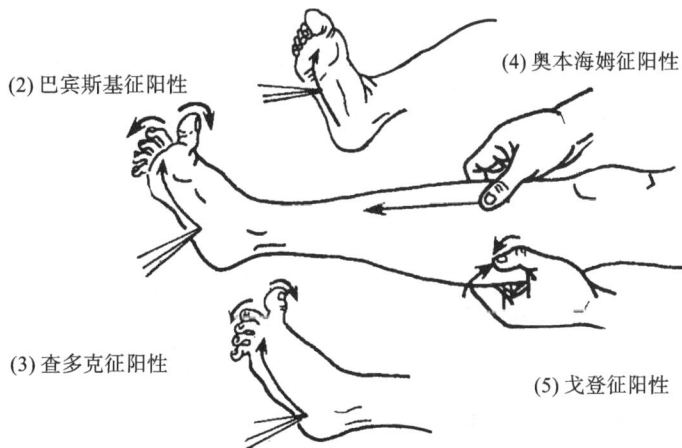

(1) 巴宾斯基征阴性
(2) 巴宾斯基征阳性
(3) 查多克征阳性
(4) 奥本海姆征阳性
(5) 戈登征阳性

图1-3-37 病理反射

2. 奥本海姆征 用拇指及示指沿被检者胫骨前缘用力由上向下滑压，阳性表现同巴宾斯基征。

3. 查多克征 用叩诊锤尾端或钝头竹签划被检者足背外侧缘，阳性表现同巴宾斯基征。

4. 戈登征 检查时拇指和其他四指分开以适当力量捏压腓肠肌，阳性表现同巴宾斯基征。

5. 霍夫曼征 通常认为是病理反射，但也有认为是深反射亢进的表现，反射中枢为颈髓7节～胸髓1节。检查者左手持被检者腕部，然后以右手中指与示指夹住被检者中指并稍向上提，使其腕部处于轻度过伸位，以拇指迅速弹刮被检者的中指指甲，引起其余四指掌屈反应则为阳性（图1-3-38）。

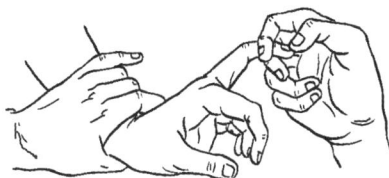

图1-3-38 霍夫曼征

课堂互动

患者，男，68岁，突发左侧肢体麻木、无力2h入院。既往高血压病史20余年。经急诊查头颅CT提示右侧基底节出血。请结合所学说一说该患者神经系统检查会出现哪些阳性体征。

(四)脑膜刺激征

脑膜刺激征为脑膜受激惹的体征,见于脑膜炎、蛛网膜下腔出血和颅内压增高等。

1. 颈强直 被检者去枕仰卧,双下肢伸直。检查者右手置于其前胸上部,左手托被检者枕部使之做被动屈颈动作以测试颈部抵抗力,若下颏不能贴近前胸且有阻力,则提示颈强直。在排除颈椎或颈部肌肉局部病变后,即可认为有脑膜刺激征。

2. 克尼格征 被检者仰卧,一侧下肢髋关节、膝关节屈曲成直角,检查者将被检者小腿抬高伸膝。正常人膝关节可伸达135°以上,如伸膝受阻且伴疼痛与屈肌痉挛,则为阳性(图1-3-39)。

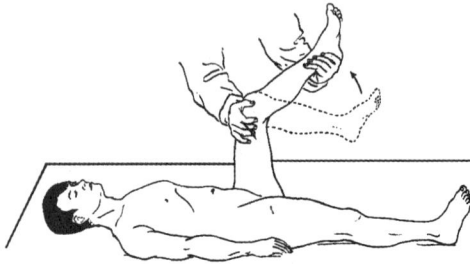

图1-3-39 克尼格征

3. 布鲁津斯基征 被检者仰卧,下肢伸直,检查者一只手托起被检者枕部,另一只手按于其胸前,当头部前屈时,双髋与膝关节同时屈曲则为阳性(图1-3-40)。

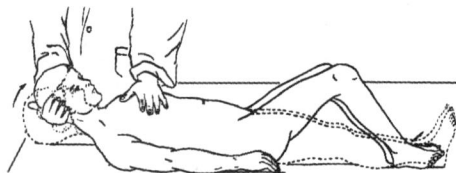

图1-3-40 布鲁津斯基征

(孙汝智 黄冬冬)

线上评测

扫码在线答题

第二篇

辅助检查及其他

FUZHUJIANCHAJIQITA

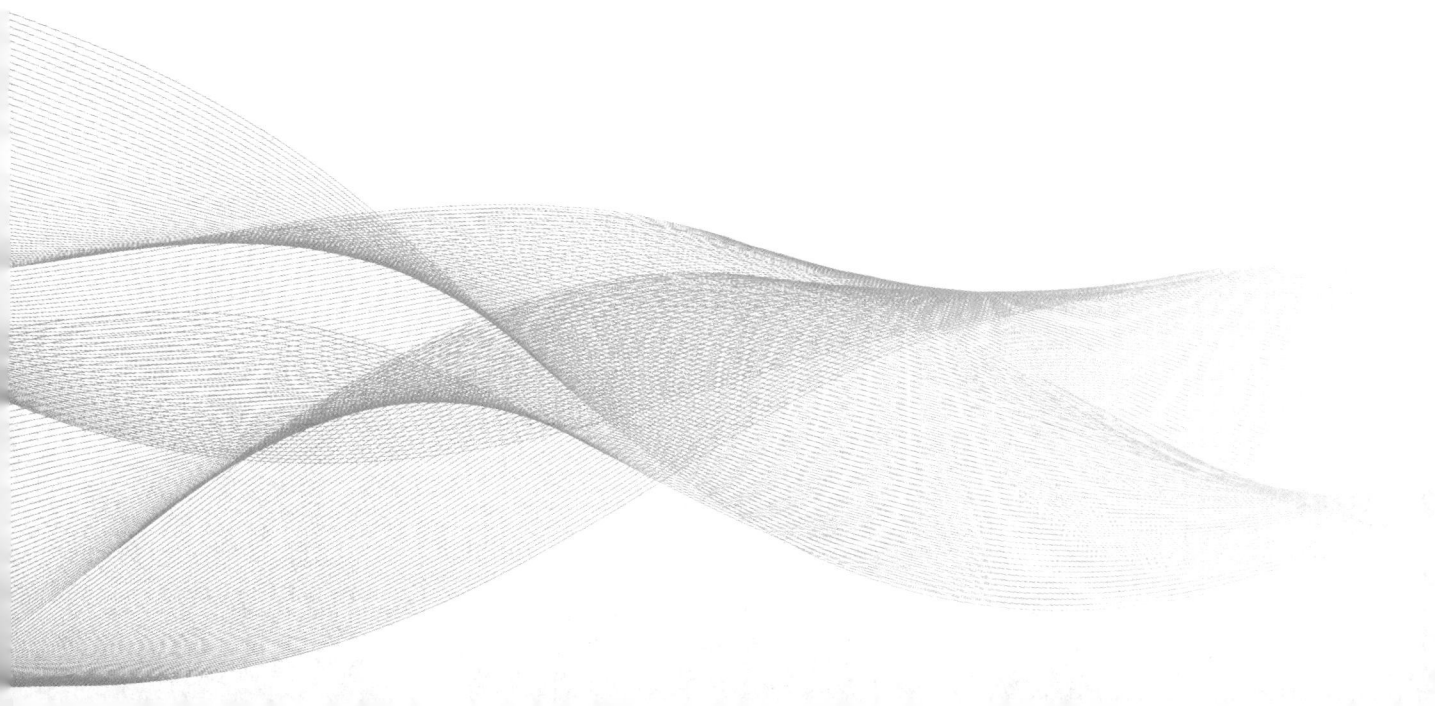

第一章

实验室检查

扫码看 PPT

学习目标

识记：

1. 能够准确说出血液、尿液、脑脊液、粪便以及临床常用生物化学检查的常规项目。

2. 能够简要描述各种检查项目的正常值。

3. 能够简要说出各种检查项目发生异常时常见的临床意义。

理解：

1. 能够用自己的语言描述血液一般检查不同变化的临床意义。

2. 明确典型病例的临床特点，并能分析其发生异常改变的原因。

应用：

1. 能够自觉将医疗规范与康复理念贯穿于疾病治疗的全过程。

2. 能够用所学知识与技能协助主治医师对患者的疾病康复进行指导。

第一节　血液一般检查

血液一般检查主要包括血液成分常规检测、红细胞沉降率(简称血沉)的检测。

一、红细胞检查

红细胞是血液中数量最多的有形成分，其主要生理功能是作为氧或二氧化碳的呼吸载体和维持酸碱平衡等。

健康人群红细胞和血红蛋白参考值见表 2-1-1。

表 2-1-1　健康人群红细胞和血红蛋白参考值

对　　象	红　细　胞	血红蛋白
成年男性	$(4.3\sim5.8)\times10^{12}/L$	$120\sim160$ g/L
成年女性	$(3.8\sim5.1)\times10^{12}/L$	$110\sim150$ g/L
新生儿	$(6.0\sim7.0)\times10^{12}/L$	$180\sim190$ g/L
儿童	$(4.2\sim5.2)\times10^{12}/L$	$120\sim140$ g/L

【临床意义】

1. 红细胞及血红蛋白增多　多次检测成年男性红细胞$>6.0\times10^{12}/L$、血红蛋白>170 g/L，成年女性红细胞$>5.5\times10^{12}/L$、血红蛋白>160 g/L 为红细胞及血红蛋白增多。

(1)生理性增多：红细胞数量受到许多生理因素影响，但与相同年龄、性别人群的参考值相比，一般在正常值±20%以内。主要见于机体缺氧，如新生儿(增 35%)、高山居民(增 14%)、登山运动员、剧烈运动和体力劳动者等。

（2）病理性增多：

①相对性增多：暂时性血液浓缩，如呕吐、高热、腹泻、多尿、多汗、大面积烧伤等。

②绝对性增多：包括继发性增多，见于促红细胞生成素代偿性增多，如严重慢性心肺疾病、发绀性先天性心脏病、异常血红蛋白病等；促红细胞生成素非代偿性增多，如与某些肿瘤和肾脏有关的疾病（如肾癌、肝细胞癌、子宫肌瘤、卵巢癌、肾胚胎瘤、肾积水、多囊肾和肾移植后等）。原发性增多见于真性红细胞增多症、良性家族性红细胞增多症等。

2. 红细胞及血红蛋白减少

（1）生理性减少：常见于婴幼儿及 15 岁以下的儿童、妊娠中晚期女性以及部分老年人。

（2）病理性减少：常见于各种类型的贫血。可根据血红蛋白（Hb）水平，对贫血进行分级（表 2-1-2）。

表 2-1-2　贫血分级

性　　别	轻度贫血	中度贫血	重度贫血	极重度贫血
男性	Hb<120 g/L	Hb<90 g/L	Hb<60 g/L	Hb<30 g/L
女性	Hb<110 g/L	Hb<90 g/L	Hb<60 g/L	Hb<30 g/L

3. 红细胞形态改变　正常红细胞形态为双凹圆盘形，大小基本一致。染色后中央呈淡染区，四周呈浅橘色，中央淡染区为细胞直径的 1/3～2/5。病理情况下，外周血中的红细胞异常包括大小、形态、结构和染色反应异常。

二、白细胞检查

（一）白细胞分类与计数

1. 白细胞分类　白细胞分类计数参考值见表 2-1-3。

表 2-1-3　白细胞分类计数参考值

细胞类型	比例/（%）	绝对值/（$\times 10^9$/L）
中性杆状核粒细胞（st）	0～5	0.04～0.05
中性分叶核粒细胞（sg）	50～70	2.0～7.0
嗜酸性粒细胞（E）	0.5～5	0.05～0.5
嗜碱性粒细胞（B）	0～1	0～0.1
淋巴细胞（L）	20～40	0.8～4.0
单核细胞（M）	3～8	0.12～0.8

2. 白细胞计数参考值　白细胞计数参考值见表 2-1-4。

表 2-1-4　白细胞计数参考值

人　　群	成　人	儿　童	新　生　儿
参考值/（$\times 10^9$/L）	4～10	5～12	15～20

【临床意义】

白细胞增多是指成人白细胞计数大于 10×10^9/L，低于 4×10^9/L 称为白细胞减少。白细胞数量的变化主要受中性粒细胞的影响，淋巴细胞等数量的改变也会引起白细胞数量的变化。

（二）中性粒细胞

在外周血，中性粒细胞可分为中性杆状核粒细胞和中性分叶核粒细胞两类。

【临床意义】

1. 中性粒细胞增多　生理情况下，中性粒细胞增多常可见于妊娠后期及分娩时、饱餐或淋浴后、剧烈运动后，严寒或酷暑也可以使其增高，一般情况下下午比早上高。病理性增多常见于：①急性感染，此为最常见的原因；②外伤、大面积烧伤、急性心肌梗死、较大手术等导致严重组织损伤；③急性中毒；④急性大出血；⑤白血病、骨髓异常增生性疾病、恶性肿瘤。

2. 中性粒细胞减少 中性粒细胞绝对值低于 $1.5\times10^9/L$ 称为中性粒细胞减少症,低于 $0.5\times10^9/L$ 称为中性粒细胞缺乏症。常见于:①感染,如伤寒、副伤寒杆菌等革兰阳性菌感染;②血液系统疾病;③理化因素损伤;④单核巨噬细胞系统功能亢进;⑤自身免疫性疾病。

3. 中性粒细胞核象变化

(1)核左移:周围血中出现杆状核粒细胞,晚、中、早幼粒细胞等不分叶粒细胞增多至超过 5% 时,称为核左移。常见于感染、急性失血、急性溶血或急性中毒等。

(2)核右移:周围血中细胞核出现 5 叶或更多叶的中性粒细胞,其比例超过 5%,称为核右移。主要见于造血功能衰退以及巨幼细胞贫血。

4. 中性粒细胞形态异常 ①中性粒细胞可发生细胞大小不均匀、中毒颗粒、空泡、杜勒小体、核变性等中毒性或退行性变化,见于中性粒细胞中毒性改变;②巨多分叶核中性粒细胞,多见于抗代谢类药物使用后以及巨幼细胞贫血;③棒状小体,见于急性白血病。

(三)嗜酸性粒细胞

嗜酸性粒细胞与免疫系统关系密切。嗜酸性粒细胞主要存在于骨髓和组织中,外周血中很少,仅占全身嗜酸性粒细胞总数的 1% 左右。

【临床意义】

1. 嗜酸性粒细胞增多 嗜酸性粒细胞增多指成人外周血嗜酸性粒细胞绝对值大于 $0.5\times10^9/L$。①轻度增多:$(0.5\sim1.5)\times10^9/L$。②中度增多:$(1.6\sim5.0)\times10^9/L$。③重度增多:$5.0\times10^9/L$ 以上。临床上常见于过敏性疾病及寄生虫感染,为 T 细胞介导的反应性嗜酸性粒细胞增多;亦常见于某些恶性肿瘤、骨髓增殖性疾病。

2. 嗜酸性粒细胞减少 嗜酸性粒细胞减少指成人外周血嗜酸性粒细胞绝对值低于 $0.05\times10^9/L$。主要见于伤寒、副伤寒初期,烧伤、大手术等应激反应期,长期应用肾上腺皮质激素后。

(四)嗜碱性粒细胞

嗜碱性粒细胞的形态和功能与肥大细胞相似,主要参与变态反应。嗜碱性粒细胞计数常用于慢性粒细胞白血病与类白血病反应的鉴别以及观察变态反应。其绝对值正常值为 $(0\sim0.1)\times10^9/L$。

【临床意义】

1. 嗜碱性粒细胞增多 常见于过敏性疾病、血液病、恶性肿瘤,以及糖尿病、水痘、流感、天花等。

2. 嗜碱性粒细胞减少 无明显临床意义。

(五)淋巴细胞

淋巴细胞主要分为 T 细胞、B 细胞和自然杀伤细胞三大类,是人体主要的免疫细胞。淋巴细胞绝对值正常值为 $(0.8\sim4.0)\times10^9/L$。

【临床意义】

1. 淋巴细胞增多 淋巴细胞增多指成人外周血淋巴细胞绝对值大于 $4.0\times10^9/L$,其数量受某些生理因素的影响,如午后和晚上比早晨高;出生 1 周后婴儿淋巴细胞比例可达 50% 以上,可持续至 6~7 岁,后逐渐降至成人水平。淋巴细胞病理性增多的原因和意义见表 2-1-5。

表 2-1-5 淋巴细胞病理性增多的原因和意义

原　因	意　义
感染性疾病	见于典型急性细菌感染的恢复期,某些病毒所致急性传染病,某些慢性感染,如结核病恢复期或慢性期等
肿瘤性疾病	原始及幼稚淋巴细胞增多为主,见于急性淋巴细胞白血病、慢性淋巴细胞白血病急性变;成熟淋巴细胞增多为主,见于慢性淋巴细胞白血病、淋巴细胞性淋巴肉瘤等
组织移植术后	排斥前期淋巴细胞绝对值即增高,可作为监测组织或器官移植排斥反应的诊断标准之一
其他	再生障碍性贫血、粒细胞减少症及粒细胞缺乏症时淋巴细胞相对增多

2. 淋巴细胞减少　淋巴细胞减少指成人外周血淋巴细胞绝对值低于 $0.8×10^9/L$。淋巴细胞减少的原因及意义见表 2-1-6。

表 2-1-6　淋巴细胞减少的原因及意义

原因或疾病	意　　义
流行性感冒	流行性感冒恢复期,出现典型的淋巴细胞减少
HIV 感染	可选择性地破坏 $CD4^+T$ 细胞,导致 $CD4^+T$ 细胞明显减少,$CD4^+/CD8^+$ 比例倒置
结核病	早期淋巴细胞减少,伴 $CD4^+T$ 细胞明显减少。若治疗有效,淋巴细胞可正常
药物治疗	烷化剂(环磷酰胺等)可引起白细胞重度减少,伴淋巴细胞明显减少。停止治疗后,淋巴细胞减少可持续数年
放疗	可破坏淋巴细胞,每天低剂量放疗比每周 2 次大剂量放疗产生的破坏力更强
免疫性疾病	系统性红斑狼疮、类风湿性关节炎、混合性结缔组织病、多发性肌炎患者,因机体产生抗淋巴细胞抗体,导致淋巴细胞破坏,淋巴细胞减少。减少程度与抗体滴度相关
先天性免疫缺陷症	各种类型的重症联合免疫缺陷病、运动性毛细血管扩张症、营养不良或锌缺乏,可引起不同程度的淋巴细胞减少

三、血小板检查

血小板具有维持血管内皮完整性的功能和黏附、聚集、释放、促凝和促血块收缩功能,是凝血检查常用的试验之一。血小板正常值为 $(100～300)×10^9/L$。

【临床意义】

1. 血小板减少　血小板少于 $100×10^9/L$ 称血小板减少。常见于血小板生成障碍(再生障碍性贫血、急性白血病、骨髓纤维化晚期等),血小板破坏或消耗过多(原发性血小板减少性紫癜、红斑狼疮、恶性淋巴瘤等),血小板分布异常(肝硬化、大量输入库存血等)。

2. 血小板增多　血小板多于 $300×10^9/L$ 称血小板增多。常见于骨髓增殖性疾病(真性红细胞增多症、原发性血小板增多症等),血小板反应性增多见于急性溶血、急性感染、某些恶性肿瘤等。

四、红细胞沉降率检查

红细胞沉降率简称血沉,是指红细胞在一定条件下沉降的速度。使用 Westergren 法检测,参考值:成年男性为 $0～15\ mm/h$,成年女性为 $0～20\ mm/h$。

【临床意义】

1. 生理性增快　见于女性月经期、妊娠 3 个月以上孕妇、60 岁以上的老年人。

2. 病理性增快　见于各种急慢性炎症、组织损伤和坏死、恶性肿瘤、各种原因导致的高球蛋白血症、贫血、高胆固醇血症等。

3. 减慢　见于红细胞相对性增多、真性红细胞增多症及 DIC 的晚期等。

(刘　颖)

第二节　尿液和肾功能检查

一、尿液检查

(一)尿液的一般检测

尿液的一般检测包括一般性状检测(尿量、气味、外观、比重、酸碱度等)、化学检测(尿蛋白、尿糖、尿酮体、尿胆红素、尿胆原等)、尿沉渣的检测(细胞、管型、结晶体等)。

（二）尿液标本的收集

尿液标本是否被正确收集直接关系着检验的可靠性。成年女性留尿时应避开经期。放置尿液标本的容器应注意清洁。取尿后半小时内送检。

（三）一般性状检测

1. 尿量 肾小球滤过与肾小管重吸收在尿的形成中起决定作用。因此每日排出的尿量可间接反映二者相应的功能。成人正常尿量为每日 1000～2000 mL。

【临床意义】

（1）尿量增多：每日尿量超过 2000 mL。见于：①应用利尿剂或水分摄入过多引起的暂时性多尿；②糖尿病、尿崩症；③慢性肾盂肾炎、慢性肾衰竭早期、慢性间质性肾炎等。

（2）尿量减少：每日尿量小于 400 mL，或每小时尿量小于 17 mL。若每日尿量小于 100 mL，则为无尿。①肾前性少尿：常见于心力衰竭、休克、脱水、血容量减少等。②肾性少尿：常见于肾实质性改变。③肾后性少尿：常见于结石、尿道狭窄、肿瘤压迫等。

2. 尿液外观 正常新鲜尿液外观清澈透明。病理性尿液外观可表现如下。

（1）血尿：每升尿液中含血量超过 1 mL 即可出现淡红色，称为肉眼血尿。镜检时每高倍镜视野红细胞平均个数＞3 个，称为镜下血尿。血尿多见于泌尿系统炎症、结石、肿瘤、外伤等，血液系统疾病如血友病、血小板减少性紫癜也可出现血尿。

（2）血红蛋白尿及肌红蛋白尿：当尿液中含有血红蛋白或肌红蛋白时，尿隐血试验呈浓茶色或酱油色。血红蛋白尿常见于严重的血管内溶血；肌红蛋白尿常见于挤压综合征，正常人剧烈运动后可偶见肌红蛋白尿。

（3）胆红素尿：尿液呈豆油样改变，振荡后出现不易消失的黄色泡沫。常见于黄疸患者。

（4）脓尿和菌尿：尿液呈白色浑浊状（脓尿）或云雾状（菌尿），加热加酸后不能消失。常见于泌尿系统感染。

（5）乳糜尿和脂肪尿：尿液呈牛奶状（乳糜尿）或混有脂肪小滴（脂肪尿）。乳糜尿可见于丝虫病或肾周围淋巴管梗阻。脂肪尿可见于脂肪挤压损伤、骨折、肾病综合征等。

3. 气味 新鲜尿液出现氨味，常见于尿潴留或慢性膀胱炎；出现蒜味，常见于有机磷农药中毒；出现烂苹果味，常为糖尿病酮症酸中毒；出现鼠臭味，常为苯丙酮尿症。

4. 酸碱度 正常尿液 pH 值保持在 4.5～8.5 之间，平均为 6.5。

【临床意义】

尿液的酸碱度受饮食结构影响较大，食肉者尿液多偏酸性，食素者尿液多偏碱性。

（1）尿液 pH 值降低：常见于高热、酸中毒、白血病、痛风及服用氯化铵、维生素 C 等药物者。

（2）尿液 pH 值增高：可见于剧烈呕吐、碱中毒、尿潴留、肾小管性酸中毒的患者。

（3）药物干预：氯化铵可以酸化尿液，促使碱性药物从尿液中排出；碳酸氢钠可以碱化尿液，促使酸性药物从尿液中排出。

5. 尿比重 成人尿比重在 1.015～1.025 之间。

【临床意义】

（1）尿比重升高：可见于肾前性少尿、肾病综合征、糖尿病等导致血容量不足的疾病。

（2）尿比重降低：可见于慢性肾衰竭、尿崩症、慢性肾小球肾炎或大量饮水等。

（四）化学检测

1. 尿蛋白 尿蛋白定性试验正常结果为阴性，定量试验正常值为每日 0～80 mg。当尿蛋白定性试验为阳性或定量试验每日大于 150 mg 时，称为蛋白尿。

【临床意义】

（1）生理性蛋白尿：见于剧烈运动、寒战、高热、精神紧张等。

（2）病理性蛋白尿：多见于肾脏及肾外的器质性病变,蛋白尿持续出现。①肾小球性蛋白尿：常见于肾病综合征、肾小球肾炎等原发性肾小球损害性疾病,以及糖尿病、高血压、系统性红斑狼疮等继发性肾小球损害性疾病。②肾小管性蛋白尿：常见于中毒或炎症的患者。③混合性蛋白尿：肾小球肾炎或肾盂肾炎后期,以及糖尿病等同时累及肾小球和肾小管的全身性疾病。④溢出性蛋白尿：见于溶血性贫血和挤压综合征引发血红蛋白尿、肌红蛋白尿时。⑤组织性蛋白尿：肾组织破坏或肾小管分泌蛋白质增多所致。⑥假性蛋白尿：见于膀胱炎、尿道炎、尿内掺入白带等情况。

2. 尿糖 正常人尿糖定性试验为阴性,定量试验为每日 0.56～5.0 mmol。

【临床意义】

（1）血糖增高性糖尿：常见于糖尿病患者,还可见于库欣综合征、甲亢、胰腺炎等。

（2）血糖正常性糖尿：又称肾性糖尿,见于慢性肾炎、肾病综合征等。

（3）暂时性糖尿：多为生理性糖尿,如大量摄入碳水化合物或大量使用葡萄糖。也见于脑出血、颅脑外伤、急性心肌梗死等应激反应后。

3. 尿酮体 正常情况下尿酮体检查呈阴性。

【临床意义】

（1）糖尿病性酮尿：糖尿病性昏迷前的重要指标,多伴有酮症酸中毒,血糖、尿糖均升高,应予以重视。

（2）非糖尿病性酮尿：可见于糖代谢障碍,如腹泻、严重呕吐、高热、过分节食、妊娠剧吐、肝硬化等。

4. 尿胆红素与尿胆原 正常人尿胆红素定性试验为阴性,定量试验为 2 mg/L 及以下;尿胆原定性试验为阴性或弱阳性,定量试验为 10 mg/L 及以下。

【临床意义】

（1）尿胆红素增加：多见于梗阻性黄疸、胆汁淤积、先天性高胆红素血症。

（2）尿胆原增加：多见于肝细胞性黄疸以及溶血性黄疸。

（3）尿胆原减少：主要见于梗阻性黄疸。

（五）尿沉渣的检测

管型是在肾小管、集合管中由蛋白质、细胞或细小碎片凝固而成的蛋白聚体。通过对管型的测定,可以反映肾小球滤过功能。常见管型及其临床意义如下。

1. 透明管型 透明管型为无色、透明的圆柱状体。老年人可于晨尿中见到;剧烈运动、重体力劳动、麻醉、利尿剂使用后可一过性增多。肾病综合征、心力衰竭、恶性高血压、慢性肾小球肾炎的患者可有增多。

2. 颗粒管型 颗粒管型可分为粗颗粒管型(见于慢性肾小球肾炎、肾盂肾炎、药物中毒等)和细颗粒管型(见于慢性肾小球肾炎与急性肾小球肾炎后期)。

3. 细胞管型 常见类型包括肾小管上皮细胞管型(于多种原因所致的肾小管损伤中出现)、红细胞管型(多提示肾小球出血)、白细胞管型(见于肾盂肾炎、间质性肾炎等)和混合细胞管型(可见于各种肾小球疾病)。

4. 蜡样管型 提示肾小管严重变形坏死,预后不良。

5. 脂肪管型 慢性肾小球肾炎急性发作、肾病综合征等肾小管损伤患者可见。

二、肾小球功能检查

（一）内生肌酐清除率(Ccr)

肌酐是肌酸的代谢产物,成人体内肌酐约 98% 存在于肌肉中,大部分肌酐通过肾小球滤过,不被肾小管重吸收,正常成人 Ccr 为 80～120 mL/min。老年人略减少。

【临床意义】

1. 判断肾小球损害程度 当 Ccr 测定值低于 50 mL/min 时,因肾脏强大的储备能力,血肌酐、尿素氮仍可在正常范围内,因此 Ccr 是反映肾小球滤过率的敏感指标。

2. 评估肾功能的损害程度 第一期(肾衰竭代偿期),Ccr 为 51~80 mL/min;第二期(肾衰竭失代偿期),Ccr 为 20~50 mL/min;第三期(肾衰竭期),Ccr 为 10~19 mL/min;第四期(尿毒症期),Ccr<10 mL/min。当 Ccr 为 30~40 mL/min 时,应开始限制蛋白质的摄入;当 Ccr<30 mL/min 时,利尿剂无效,不宜使用;当 Ccr<10 mL/min 时,应结合临床情况采取肾替代治疗。Ccr 还可作为肾衰竭时服用需经肾排出药物的使用指导,根据其程度随时调节药物剂量和用药时间间隔。

(二)血肌酐(Scr)

血中肌酐主要由肾小球滤过排出体外,肾小管基本不重吸收。因此在外源性肌酐摄入量稳定的情况下,Scr 浓度可以作为评估肾小球滤过率受损的指标,敏感性较血尿素氮好,但并非早期诊断指标。正常值:全血 Scr 为 88.4~176.8 μmol/L;血清或血浆 Scr,男性为 53~106 μmol/L,女性为 44~97 μmol/L。

【临床意义】

(1)Scr 升高:见于各种原因引起的肾小球滤过功能减退。①急性肾衰竭,Scr 的进行性升高可作为器质性损害的指标,可伴或不伴少尿。②慢性肾衰竭者 Scr 的升高程度可反映疾病的严重程度,肾衰竭代偿期 Scr<178 μmol/L,肾衰竭失代偿期 Scr>178 μmol/L,肾衰竭期 Scr>445 μmol/L。

(2)辅助鉴别肾前性少尿与肾实质性少尿:器质性肾衰竭 Scr>200 μmol/L;肾前性少尿 Scr 多小于 200 μmol/L,如心力衰竭、脱水、肾病综合征等。

(3)老年人、消瘦者 Scr 可能偏低,因此 Scr 一旦上升,需警惕肾功能减退。

(三)血尿素氮(BUN)测定

尿素氮是蛋白质代谢的终末产物,正常情况下 30%~40% 被肾小管重吸收,肾小管有少量排泌,因此当肾实质损伤时,肾小球滤过率降低,可使 BUN 增高,因此可通过其观察肾小球的滤过功能。BUN 参考值为 3.2~7.1 mmol/L。

【临床意义】

BUN 升高可见于下述情况。

(1)器质性功能损伤:如各种原发性肾小球肾炎、肾盂肾炎、肾肿瘤、多囊肾等所致的肾衰竭等。肾衰竭代偿期肾小球滤过率下降至 50~80 mL/min,BUN<9 mmol/L;肾衰竭失代偿期,BUN>9 mmol/L;肾衰竭期,BUN>20 mmol/L。

(2)肾前性少尿:严重的脱水、大量腹水、心力衰竭等疾病可导致血容量不足,影响肾血流灌注,从而出现少尿。此时,BUN 升高,但 Scr 升高不明显,BUN/Scr(mg/dL)>10:1,称肾前性氮质血症。经扩容后,BUN 可自行下降。

(3)蛋白质分解或摄入过多:常见于急性传染病、高热、上消化道出血、大手术、大面积烧伤等。一般 Scr 不升高,病情好转后,BUN 可下降。

BUN 还可以作为评估肾衰竭患者透析效果的指标。

(四)肾小球滤过率(GFR)测定

GFR 是评估肾小球功能的主要指标。参考值为 80~120 mL/min。

【临床意义】

年龄、性别、体重、妊娠均可影响 GFR,因此在诊断时需注意这些因素。可同时观察左、右肾的位置、形态与大小,也可结合临床初步提示肾血管有无栓塞。

(1)GFR 降低常见于甲状腺功能减退(简称甲减)、肾衰竭、肾小球功能不全、糖尿病与高血压晚期等。

(2)GFR 升高常见于糖尿病肾病早期、肢端肥大症、巨人症等。

(刘 洋)

第三节　粪便和脑脊液检查

一、粪便检测

粪便检测对于了解消化道及肝脏、胆囊、胰腺等器官的病变,以及胃肠、胰腺功能有重要的价值。

【标本采集】

(1) 盛放标本的容器要保持干燥、清洁。若做细菌学检测,需立即送检。

(2) 外观无异常的粪便应多点取样;混有脓血的粪便,应挑选脓血处做涂片检查。

(3) 对某些寄生虫的检查,需三送三检。

(4) 若检测阿米巴滋养体等寄生虫,需在收集标本后 30 min 内送检,并注意保暖。

(5) 做粪便隐血试验前,患者需禁服铁剂和维生素 C,并吃素食 3 日,防止假阳性出现。

(6) 无粪便又必须检查粪便时,可通过肛门指诊采样。

【检测项目】

(一) 一般性状检测

1. 量　正常人每日排便 1 次,粪便量与进食种类、进食量以及消化系统功能有关,每日 100～300 g。

2. 颜色与性状　正常粪便为黄褐色圆柱形软便,胎儿粪便为黄色或金黄色糊状。病理改变可见:①鲜血便:多见于下消化道出血,如直肠息肉、直肠癌、肛裂、痔疮等。②柏油样便:常见于上消化道出血,或摄入较多动物血、肝、口服铁剂等。③白陶土样便:见于胆管阻塞的患者。④脓性及脓血便:可见于痢疾、溃疡性结肠炎、结肠癌或直肠癌等。⑤米泔水样便:多见于重症霍乱、副霍乱。⑥稀糊状或水样便:见于各种感染性或非感染性腹泻。

3. 气味　正常粪便臭味来源于蛋白质的分解产物,肉食者味重,素食者味轻。恶臭可见于慢性肠炎、胰腺疾病、结肠直肠癌等。血腥臭味可见于阿米巴肠炎。酸臭味一般为消化不良引起。

(二) 显微镜检测

1. 白细胞　正常粪便中几乎看不到。常见于小肠炎、细菌性痢疾、过敏性肠炎等。

2. 红细胞　正常粪便中无红细胞,当消化道出血、痢疾、结肠直肠病变时可见。

3. 巨噬细胞　见于细菌性痢疾与溃疡性结肠炎患者粪便。

4. 肠黏膜上皮细胞　正常粪便中没有,结肠炎、假膜性结肠炎时可增多。

5. 肿瘤细胞　常见于乙状结肠癌、直肠癌患者粪便。

6. 食物残渣　腹泻、慢性胰腺炎、胰腺功能不全的患者粪便中可见淀粉颗粒;急慢性胰腺炎、胰头癌患者粪便中脂肪小滴增加。胃蛋白酶缺乏患者的粪便中多出现结缔组织。

7. 寄生虫与寄生虫卵　感染阿米巴、鞭毛虫、孢子虫、纤毛虫时可从粪便中看到相应病原体;吸虫、绦虫、线虫等感染时更多见虫体或虫卵。

(三) 化学检查

粪便隐血试验:在我国作为肠道系统的普查试验,常用免疫学方法检测,灵敏度高、特异性好。

【临床意义】

隐血试验对消化道出血的鉴别诊断有一定作用。消化性溃疡者隐血试验阳性率为 40％～70％,呈间歇阳性;消化道恶性肿瘤者隐血试验阳性率可达 95％,呈持续阳性;急性胃黏膜病变、克罗恩病、溃疡性结肠炎、流行性出血热等患者均为阳性。

(四) 细菌学检查

粪便中的大肠埃希菌、肠球菌、厌氧菌等为正常菌群;产气杆菌、铜绿假单胞菌、变形杆菌为路过菌;

此外还有少量芽孢杆菌和酵母菌。以上细菌出现均无临床意义。肠道致病菌检测主要通过粪便直接涂片和细菌培养两种方法进行。

二、脑脊液检查

生理状态下血脑屏障对一些物质具有选择通透性,可维持中枢神经系统内环境的相对稳定。脑脊液检查可以对神经系统疾病进行辅助诊断。

【标本采集】

(1)脑脊液标本一般通过腰椎穿刺术获得,穿刺后先做压力测定,了解蛛网膜下腔有无阻塞。

(2)将脑脊液标本收集于 3 支无菌试管中。如怀疑恶性肿瘤,可多取一支做脱落细胞学检查。

(3)标本取好后应立即送检。

【检测项目】

(一)一般性状检测

1. 颜色 正常脑脊液无色透明。

(1)红色:常因出血引起,见于穿刺损伤、蛛网膜下腔或脑室出血。

(2)黄色:称脑脊液黄变,可见于蛛网膜下腔出血、脑脊液中胆红素升高。

(3)乳白色:多见于化脓性脑膜炎,为脑脊液中白细胞增多所致。

(4)微绿色:见于铜绿假单胞菌感染。

2. 透明度 正常脑脊液清澈透明。轻度浑浊可见于流行性乙型脑膜炎、中枢神经系统梅毒、病毒性脑膜炎;毛玻璃样浑浊可见于结核性脑膜炎;乳白色浑浊多见于化脓性脑膜炎。

3. 凝固物 炎性渗出时,脑脊液中纤维蛋白原及细胞数量增多,可呈凝块状或薄膜状。

4. 压力 脑脊液压力升高见于过度紧张、脑膜炎、充血性心力衰竭等情况。压力降低可见于脱水、循环衰竭、脑脊液漏患者。

(二)化学检查

1. 蛋白质检查 病理状况下脑脊液中蛋白质增多,可通过蛋白质定性试验或蛋白质定量试验来测定,以辅助神经系统疾病的诊断。

【临床意义】

蛋白质增多:可见于神经系统病变使血脑屏障通透性增加,如脑膜炎(化脓性脑膜炎显著增加,结核性脑膜炎中度增加,病毒性脑膜炎轻度增加)、出血、内分泌或代谢性疾病、药物中毒等;也可见于脑部肿瘤等因素引起的脑脊液循环障碍,或鞘内免疫球蛋白合成增加伴血脑屏障的通透性增加。

2. 葡萄糖检测 脑脊液中的葡萄糖来自血液,正常值为 2.5～4.5 mmol/L。

【临床意义】

(1)化脓性脑膜炎,脑脊液中葡萄糖显著减少或缺如。

(2)结核性脑膜炎不如化脓性脑膜炎脑脊液中葡萄糖减少明显。

(3)累及脑膜的肿瘤、梅毒性脑膜炎、风湿性脑膜炎等疾病均可出现不同程度的葡萄糖减少。

3. 氯化物检查 正常情况下脑脊液中氯化物含量比血浆中氯化物含量约高 20%,其正常值为 120～130 mmol/L。

【临床意义】

(1)结核性脑膜炎时脑脊液中的氯化物明显减少。

(2)化脓性脑膜炎不如结核性脑膜炎变化明显。

(3)大量呕吐、腹泻、脱水等可导致血氯降低,脑脊液中的氯化物也可减少。

(刘 洋)

第四节　临床常用生物化学检查

一、血糖

空腹血糖是诊断糖代谢紊乱的最常用和最重要的指标,正常值为 3.9～6.1 mmol/L。

【临床意义】

血糖是目前诊断糖尿病的主要依据,也是判断糖尿病病情和控制程度的主要指标。分为以下两类。

1. 血糖增高　血糖增高而又未达到糖尿病诊断标准时,称为空腹血糖过高;血糖增高至超过 7.0 mmol/L 时称为高糖血症。

(1)生理性增高:见于餐后 1～2 h、高糖饮食、剧烈运动、情绪激动、倾倒综合征等。

(2)病理性增高:见于下述情况。①各型糖尿病。②内分泌疾病:如甲亢、巨人症、肢端肥大症、皮质醇增多症、嗜铬细胞瘤和胰高血糖素瘤等。③应激性因素:如颅内压增高、颅脑损伤、中枢神经系统感染、心肌梗死、大面积烧伤、急性脑血管病等。④药物影响:如噻嗪类利尿剂、口服避孕药、泼尼松等。⑤肝脏和胰腺疾病:如严重的肝脏疾病、坏死性胰腺炎、胰腺癌等。⑥其他:如高热、呕吐、腹泻、脱水、麻醉和缺氧等。

2. 血糖减低　血糖低于 3.9 mmol/L 时为血糖减低,当血糖低于 2.8 mmol/L 时称为低糖血症。①生理性减低,如饥饿、长期剧烈运动、妊娠期等。②胰岛素过多,如胰岛素用量过大、口服降糖药、胰岛 B 细胞增生或肿瘤等。③肾上腺皮质激素、生长激素缺乏。④肝糖原贮存缺乏,如急性重型肝炎、急性肝炎、肝癌、肝淤血等。⑤消耗性疾病,如严重营养不良、恶病质等。

二、血脂

血脂包括胆固醇、甘油三酯、磷脂、游离脂肪酸及各类脂蛋白。血脂除了可作为脂质代谢紊乱及有关疾病的诊断指标外,还可协助诊断原发性胆汁性肝硬化、肾病综合征、肝硬化及吸收不良综合征等。

(一)总胆固醇测定

总胆固醇检测的适应证:①早期识别动脉粥样硬化的危险性;②使用降脂药治疗后的监测。正常值 <5.2 mmol/L。

【临床意义】

1. 胆固醇增高　见于:①动脉粥样硬化所致的心、脑血管疾病。②各种高脂蛋白血症、梗阻性黄疸、甲减、类脂性肾病、肾病综合征、糖尿病等。③长期吸烟、饮酒、精神紧张和血液浓缩等。④应用某些药物,如环孢素、糖皮质激素、阿司匹林、口服避孕药等。

2. 胆固醇减低　见于:①甲亢。②严重的肝脏疾病,如肝硬化和急性重型肝炎。③贫血、营养不良和恶性肿瘤等。④应用某些药物,如雌激素、甲状腺激素、钙通道阻滞剂等。

(二)甘油三酯测定

甘油三酯检测的适应证:①早期识别动脉粥样硬化的危险性和高脂血症的分类;②对低脂饮食和药物治疗的监测。正常值为 0.56～1.70 mmol/L。

【临床意义】

1. 甘油三酯增高　见于冠心病、原发性高脂血症、动脉粥样硬化、肥胖等。

2. 甘油三酯减低　见于严重的肝脏疾病、吸收不良、甲亢、肾上腺皮质功能减退症等。

(三)血清脂蛋白检测

脂蛋白是血脂在血液中存在、转运及代谢的形式,利用超高速离心法和电泳法可将其分为不同的类型。超高速离心法根据密度不同将脂蛋白分为乳糜微粒、极低密度脂蛋白、低密度脂蛋白、高密度脂蛋白等。

1. 乳糜微粒　乳糜微粒是最大的脂蛋白。

2. 高密度脂蛋白　高密度脂蛋白是血清中颗粒密度最大的一组脂蛋白。高密度脂蛋白增高对防止动脉粥样硬化、预防冠心病的发生有重要作用,含量高的个体患冠心病的危险性小,故高密度脂蛋白可用于评价发生冠心病的危险性。高密度脂蛋白减低常见于动脉粥样硬化、急性感染、糖尿病、慢性衰竭、肾病综合征,以及应用雄激素、β受体阻滞剂和孕酮等药物。

3. 低密度脂蛋白 低密度脂蛋白是动脉粥样硬化的危险因素之一。低密度脂蛋增高与冠心病发病呈正相关。

4. 脂蛋白 脂蛋白是动脉粥样硬化和血栓形成的重要独立危险因子。检测脂蛋白对早期识别动脉粥样硬化的危险性具有重要价值。

三、甲状腺功能测定

(一)总三碘甲腺原氨酸(TT3)

TT3 是甲状腺激素对各种靶器官起作用的主要激素。血清 TT3 浓度反映甲状腺对周边组织的功能优于反映甲状腺分泌状态。TT3 是查明早期甲亢、监控复发性甲亢的重要指标。TT3 测定也可用于 T3 型甲亢的查明和假性甲状腺毒的诊断。正常参考值:0.45～1.37 ng/mL。

【临床意义】

TT3 增高:甲亢、高甲状腺结合球蛋白(TBG)血症,甲亢治疗中及甲减早期 TT3 呈相对性增高。

(二)总甲状腺素(TT4)

TT4 是甲状腺分泌的主要产物,也是构成下丘脑-垂体前叶-甲状腺调节系统不可缺少的成分。TT4 测定可用于甲亢、原发性和继发性甲减的诊断以及 TSH 抑制治疗的监测。正常参考值:4.5～12 μg/dL。

【临床意义】

TT4 增高:甲亢,高 TBG 血症,急性甲状腺炎,亚急性甲状腺炎,急性肝炎,肥胖等。

(三)游离三碘甲腺原氨酸(FT3)/游离甲状腺素(FT4)

FT3、FT4 分别是 T3、T4 的生理活性形式,是甲状腺代谢状态的真实反映。正常参考值:FT3 1.45～3.48 pg/mL;FT4 0.71～1.85 ng/dL。

【临床意义】

FT3 对于鉴别诊断甲状腺功能是否正常、亢进或低下有重要意义,对甲亢的诊断很敏感,是诊断 T3 型甲亢的特异性指标。

FT4 测定是临床常规诊断的重要部分,可作为 TSH 抑制治疗的监测手段。

(四)促甲状腺激素(TSH)

TSH 检测是查明甲状腺功能的初筛试验。TSH 是甲状腺癌手术后或放疗以后 TSH 抑制治疗监测的重要指标。正常参考值:0.49～4.67 mIU/L。

【临床意义】

①TSH 增高:原发性甲减,异位 TSH 分泌综合征(异位 TSH 瘤),垂体 TSH 瘤,亚急性甲状腺炎恢复期。②TSH 降低:继发性甲减,第三性(下丘脑性)甲减等。

(刘 颖)

▶ 线上评测

扫码在线答题

第二章

影像学检查

扫码看 PPT

学习目标

识记：

1. 熟悉常用 X 线检查技术。

2. 掌握常见病以及多发病的 X 线、CT 及 MRI 影像学表现。

理解：

1. 能够对呼吸系统、骨骼肌系统及神经系统的常见病和多发病进行诊断。

2. 明确典型病例的影像学特点，并能做鉴别诊断。

应用：

通过对本章的学习，学生在今后工作中应掌握各种影像学方法的合理选择，熟悉患者的基本病变影像分析的方法；本章应用启发式教学引导学生思考问题、分析问题，培养学生科学思维能力。

第一节　X 线成像

一、X 线成像的原理

（一）X 线的特性

X 线是不可见光，是一种波长很短的电磁波。在电磁辐射谱中，其居 γ 射线与紫外线之间，比可见光的波长要短得多，肉眼看不见。X 线具有穿透性、荧光效应、感光效应、电离效应等特性。X 线之所以能使人体组织结构形成影像，除了以上特性外，还因为人体组织之间密度和厚度具有差别。X 线图像是不同原子序数不同密度的叠加，在荧光屏或 X 线片上形成的黑白不同的影像。

（二）数字 X 线成像

数字 X 线成像分为计算机 X 线摄影（CR）、数字 X 线荧光成像（DF）与数字 X 线摄影（DR）。数字 X 线成像无论在使用上，还是在检查效果上，都优于传统 X 线成像。

（三）数字减影血管造影

数字减影血管造影（DSA）是通过计算机把血管造影片上的骨与软组织的影像消除，仅在影像片上突出血管的一种摄影技术。这种图像较以往所用的常规脑血管造影所显示的图像更清晰和直观，一些精细的血管结构亦能显示出来。

二、X 线图像特点

（1）X 线图像由从黑到白不同灰度的灰阶图像组成，通常用密度的高低来表达影像的白与黑；X 线图像是某一部位不同密度和厚度组织结构叠加的影像。X 线图像具有放大现象、失真和伴影。

（2）人体组织密度的差别是 X 线成像的基本条件。

用密度的高与低表达影像的白与黑。物质的密度高,吸收的 X 线量多,X 线片上呈白影;物质的密度低,吸收的 X 线量少,X 线片上呈黑影。X 线图像是 X 线束穿透某一部位不同密度和厚度组织后的投影总和,是该穿透路径上各层投影叠加在一起的影像。

三、X 线检查技术

1. 普通检查 包括透视和 X 线摄影。

2. 特殊检查 包括软 X 线摄影、体层摄影、放大摄影和高千伏摄影等。

3. 造影检查 应用于:①循环系统造影检查;②消化系统造影,如食管造影,胃、十二指肠常规造影,胃双重对比造影,小肠常规/双重对比造影,结肠钡灌肠造影,胆、胰管造影;③泌尿生殖系统造影,如静脉肾盂造影、膀胱造影、尿道造影等。

四、X 线图像的解读

应按一定顺序进行全面系统的观察;结合诊断需要,做重点观察。识别异常 X 线表现是做出疾病诊断的关键,前提是熟悉正常(包括变异的)X 线表现和异常 X 线表现(受检结构形态和密度的改变)。要点如下:①病变的位置与分布;②病变的数目和形态;③病变的边缘;④病变的密度,均匀或不均匀,高于或低于正常组织;⑤邻近器官的改变,受压或受侵袭;⑥器官功能的变化,如胃肠道的蠕动和横膈的运动等。

第二节 胸部影像学检查

一、气管及支气管疾病

(一)支气管扩张

1. X 线检查 以两下叶基底段,左肺舌叶和右肺中叶多见。柱状支气管扩张有轨道征,即两条平行的线状阴影。囊状支气管扩张形成多发囊腔阴影,多个囊状阴影呈蜂窝状。合并感染时囊腔内有液平面,病变区支气管周围有大片阴影。

2. CT 检查 柱状支气管扩张:表现为支气管内腔增宽,呈现“轨道征”。曲张型支气管扩张:支气管内腔不仅增宽,且凹凸不平,可呈念珠状。囊状支气管扩张:支气管远端呈囊状膨大,成簇的囊状扩张形成葡萄串状阴影,其内充满黏液时可见结节状影像。支气管的环形影像与伴行的肺动脉横断面相连形成“印戒征”。

(二)慢性支气管炎

1. X 线检查 肺纹理增多、增粗,支气管走行区可见互相平行的线状阴影,以两下肺为多。慢性支气管炎常合并肺气肿、肺大疱,肺大疱破裂后可形成气胸。

肺炎及支气管扩张征象:肺纹理边缘模糊及其周围不规则阴影、肺下野斑片状模糊阴影及大叶阴影,感染时支气管扩张管腔内存在液平面及管壁增厚。

2. CT 检查 支气管管壁增厚,常合并肺气肿、肺大疱。CT 检查的目的是鉴别肺间质性疾病和弥漫性疾病,以及排除肺癌。其影像学表现同 X 线检查。

二、肺部疾病

(一)大叶性肺炎

1. 实变期 X 线检查 表现为密度均匀的致密影,炎症累及肺段时表现为片状或三角形致密影,如病变仅累及肺叶,则表现为以叶间裂为界的大片致密影。有时实变的肺组织与含气的支气管相衬托,可见透明的支气管影,即支气管充气征。

2. 实变期 CT 检查 可见肺内叶全部或大部分实变,部分病灶内含支气管充气征。

(二) 肺结核

肺结核分为五个类型:①原发性肺结核(Ⅰ型);②血行播散型肺结核(Ⅱ型);③继发性肺结核(Ⅲ型);④结核性胸膜炎(Ⅳ型);⑤其他肺外结核(Ⅴ型)。

1. 原发性肺结核 X 线和 CT 检查典型表现呈哑铃状,称为原发综合征。

2. 血行播散型肺结核 分为急性粟粒型肺结核及慢性血行播散型肺结核。急性粟粒型肺结核 X 线表现为肺尖到肺底均匀分布的粟粒样结节影。慢性血行播散型肺结核 X 线表现为三不均,即大小不一、密度不均、分布不均的结节影,主要分布于两肺上中野。

3. 继发性肺结核 X 线和 CT 检查表现可多种多样,一般为陈旧性病灶周围炎,多分布于上肺锁骨上、下区以及下叶背段,表现为边缘模糊的斑片及云絮状阴影,症状的发展过程较为复杂。浸润性肺结核还包括结核球及干酪性肺炎两种特殊类型的病变。

4. 结核性胸膜炎 X 线和 CT 检查可见不同程度的液性密度区,位于厚壁与肺组织之间,胸腔积液可导致患侧肺组织受压。慢性者有胸膜广泛或局限性肥厚,可见胸膜钙化。CT 更有利于显示和诊断叶间、肺底积液或扁丘形和半月形包裹性积液。

第三节 骨与关节影像学检查

一、骨的基本病变影像学表现

1. 骨质疏松 骨质疏松指单位体积内正常钙化的骨组织减少,即骨组织的有机成分和钙盐成比例减少。X 线表现主要是骨密度减低,骨皮质出现变薄分层,骨小梁细少,但边界尚整。如骨折后患者、绝经后妇女、甲状旁腺功能亢进患者等。

2. 骨质软化 骨质软化指单位体积内骨组织有机成分正常,而钙盐含量减少。X 线表现有骨密度减低,但骨小梁和骨皮质边缘模糊,严重者出现骨骼变形,如佝偻病。

3. 骨质破坏 骨质破坏指正常骨质为病理组织所代替而造成的骨组织缺失的现象。X 线表现有骨质局限性密度减低,骨小梁消失(部分或者全部)、骨质破坏呈虫蚀状、筛网样密度减低影。在 CT 图像上,松质骨的破坏表现为斑片状骨小梁缺损区,骨皮质破坏表现为其内的筛孔样破坏和其内外表面的不规则虫蚀样改变。

4. 骨质增生硬化 骨质增生硬化指单位体积内骨量增多,常发生于长骨。这是由于成骨与破骨的平衡受到破坏所致,如:成骨增多、破骨减少;肿瘤成骨。X 线、CT 表现有骨密度增高,皮质增厚、小梁增粗、增多,骨髓腔变窄或消失。

5. 骨膜反应 正常骨膜于 X 线片不显影,骨膜受到刺激后,内层成骨细胞活动增加导致骨膜增生。

6. 骨与软骨内钙化 骨与软骨内钙化指骨松质内或软骨内发生钙化或骨化,分为生理性和病理性。X 线表现有颗粒状或小环状无结构的致密影,可数量不等,可广泛分布或局限于某一区域。

7. 骨质坏死 骨质坏死指局部骨组织代谢停止,常为血供中断。死骨在 X 线及 CT 图像上表现为低密度坏死区内局限性密度增高影。常见慢性化脓性骨髓炎、骨梗死等。

8. 骨骼变形 骨骼变形指骨骼变形与骨骼大小改变同时存在,如:肿瘤使骨局部增大;发育畸形使一侧骨骼增大;巨人症、佝偻病、骨软化症和成骨不全等使全身骨骼变形。

9. 周围软组织病变 周围软组织病变指在正常的影像学图像基础上,软组织内出现肿胀、萎缩、肿块、钙化、气体等影像学征象。

二、关节的基本病变影像学表现

1. 关节肿胀 关节肿胀由关节积液或关节囊及其周围软组织充血、水肿和炎症等所致。X 线表现是关节周围软组织肿胀、密度增高,层次不清,大量关节积液可导致关节间隙增宽。常见于炎症、外伤等。

2. 关节破坏 关节破坏指关节软骨及骨性关节面骨质为病理组织所代替。影像学表现是骨性关节面骨质破坏,关节软骨破坏可导致关节间隙变窄,严重时可引起关节半脱位和变形。如类风湿性关节炎等。

3. 关节退行性变 早期始于软骨,导致软骨变性、坏死和溶解,并逐渐为纤维组织或纤维软骨所代替。广泛软骨坏死可引起关节间隙狭窄,造成软骨下骨质囊变和骨性关节面骨质增生硬化,骨赘形成,关节囊肥厚、韧带骨化,一般不发生明显骨质破坏、无骨质疏松。常见于老年人、运动员等。

4. 关节强直 关节强直可分为骨性与纤维性两种。

(1)骨性关节强直是关节骨端由骨组织所连接。X线表现是关节间隙消失,并见骨小梁通过。多见于急性化脓性关节炎愈合后。

(2)纤维性关节强直在X线图像上可见狭窄的关节间隙,但无骨小梁通过。多见于关节结核。

5. 关节脱位 组成关节的骨骼脱离、错位。分为完全脱位和半脱位。多为外伤性,也有先天性或病理性。

第四节 中枢神经系统影像学检查

一、颅脑肿瘤

(一)星形细胞瘤

星形细胞瘤是脑胶质瘤中最常见者,可发生于脑内任何部位及任何年龄,以青壮年多见,成人多发生于幕上,以额、颞叶多见,并可沿胼胝体侵及对侧。儿童多发生于小脑。按细胞分化程度不同分为四级:Ⅰ级分化良好;Ⅱ级属交界性肿瘤;Ⅲ、Ⅳ级分化不良,属恶性肿瘤。

1. X线表现 头颅平片表现正常或只有颅内压增高改变。少数可出现钙化,帮助粗略定位。

2. CT表现

(1)Ⅰ、Ⅱ级星形细胞瘤:大多数表现为边界不清的脑内均匀的低密度灶,类似水肿;少数为混合低密度灶,常位于大脑一侧。增强扫描,Ⅰ级星形细胞瘤大多数无明显变化,肿瘤的CT值仅增加$2\sim3$Hu;少数肿瘤表现为囊壁和囊内间隔的轻微强化。Ⅱ级星形细胞瘤是一种交界性肿瘤,因此,既可以表现为Ⅰ级星形细胞瘤特征,也可以表现为Ⅲ、Ⅳ级星形细胞瘤的特征,可表现为不同程度强化。

(2)Ⅲ、Ⅳ级星形细胞瘤:CT平扫密度不均,常为两种甚至三种密度并存,可见出血,肿块形态不规则,边界不清,占位效应和瘤周水肿明显,多侵袭大脑深部。增强扫描可见边界清晰的不均匀明显强化,呈环状或花边状不规则强化。

(二)少突胶质细胞瘤

少突胶质细胞瘤为颅内较易发生钙化的脑肿瘤之一,男性发病率高于女性,绝大多数发生于幕上,极少数发生于幕下。

1. X线表现 显示肿瘤钙化。

2. CT表现 平扫示低密度、等密度、高密度或混杂密度肿块影,边界清晰,圆形或椭圆形,轮廓不规则,瘤周伴有轻度水肿。大部分肿块有钙化,呈特征性较强的条索状,部分肿块可有出血及囊变。增强扫描可无强化或仅轻度强化,恶性程度高者,水肿范围较大、增强较明显。

3. MRI表现 瘤体T1WI为低信号,T2WI为高信号。钙化区在T1WI和T2WI上均呈低信号。

(三)室管膜瘤

室管膜瘤起源于室管膜细胞,可发生于脑室系统的任何部分,以第四脑室最多见,发病高峰年龄为$1\sim5$岁。

1. X 线表现 平片显示颅内压增高征象,部分亦可见瘤体点状钙化灶。

2. CT 表现 肿瘤多位于第四脑室内,为边界清晰的分叶状肿块,呈等密度或稍高密度。瘤内可有散在高密度点状钙化和低密度囊变区出血,一般不伴瘤周水肿。肿瘤较大时,可使脑干前移,小脑蚓部及小脑幕上移。增强扫描示肿瘤呈轻度或中度强化。

3. MRI 表现 瘤体 T1WI 为低信号或等信号,T2WI 为高信号。增强扫描强化方式与 CT 相似。

(四) 脑膜瘤

脑膜瘤为常见的颅内肿瘤,仅次于神经上皮肿瘤,脑膜瘤起源于蛛网膜颗粒,多为良性,肿瘤发生于颅内任何部位,大部分位于幕上,以大脑凸面和矢状窦旁多见。

1. X 线表现 平片可显示颅内肿瘤钙化,有助于定位。脑血管造影可显示肿瘤供血动脉、瘤体内部血管及被肿瘤推挤移位的脑血管。

2. CT 表现 肿瘤呈类圆形或椭圆形等密度或高密度影,边界清楚;以广基底与颅板或硬脑膜相连,多具有脑外肿瘤常见征象,引起颅骨增生硬化;囊变、出血、坏死少见;瘤周水肿轻或无,静脉或静脉窦受压时可出现中度或重度水肿;增强扫描时肿瘤多呈明显均一强化,边缘锐利。

3. MRI 表现 肿瘤在 T1WI 上呈等或稍高信号,T2WI 呈等或高信号,内部信号不均匀,表现为颗粒状、斑点状,有时呈轮辐状。T1WI 上,脑膜瘤周围低信号环,介于肿瘤与水肿之间,称为肿瘤包膜。

(五) 垂体瘤

垂体瘤是鞍区最常见肿瘤,居颅内肿瘤发病率第三位。根据大小不同可以分为微腺瘤(直径≤10 mm)和大腺瘤(直径>10 mm)。根据有无激素分泌可分为功能性(占 75%)和无功能性(占 25%)两类。瘤体有包膜,呈圆形、椭圆形或分叶状,瘤内易发生囊变、出血,偶有钙化。

1. X 线表现 平片显示蝶鞍扩大,前后床突骨质吸收、破坏,鞍底下陷,偶见鞍内钙化。

2. CT 表现

(1) 垂体微腺瘤:①直接征象显示不佳。②间接征象包括鞍底局限性下限,或骨质吸收,垂体高度增加(垂体正常高度,男性<7 mm,女性<9 mm)且向上凸;垂体柄移位,垂体向外膨隆推压颈内动脉等。垂体腺瘤使垂体内毛细血管床受压、移位,称血管丛征。

(2) 垂体大腺瘤:肿瘤呈椭圆形或分叶状,边缘光滑,囊变、坏死区域呈低密度,出血区域呈高密度。肿瘤向上生长突破鞍膈,在冠状位上呈哑铃状,称为"束腰征";向下可突破鞍底;侧方生长可见海绵窦被推移、破坏或包绕。增强扫描示均匀显著强化。

3. MRI 表现

(1) 垂体微腺瘤:一般用冠状面和矢状面薄层扫描。微腺瘤 T1WI 呈稍低信号,伴有出血时呈高信号,T2WI 呈等或高信号,垂体高度增加,上缘膨隆,垂体柄偏移。用 Gd-DTPA 增强后肿瘤信号早期低于垂体,后期高于垂体。

(2) 垂体大腺瘤:T1WI 和 T2WI 显示鞍内肿瘤向鞍上生长,信号强度与脑灰质相似或略低。肿瘤出现坏死囊变,T1WI 上信号略高于脑脊液。肿瘤出血,T1WI 为高信号。

二、颅脑外伤

(一) 硬膜下血肿

颅内出血积聚于硬脑膜与蛛网膜之间,称为硬膜下血肿,占全部颅内血肿的 50%~60%。好发于额部、额颞部,由于蛛网膜无张力,且与硬脑膜结合不紧密,故血肿范围较广,呈新月形或半月形。根据血肿形成时间的长短可分为急性、亚急性和慢性硬膜下血肿三类。

1. X 线表现 脑血管造影可发现颅板下方的无血管区。

2. CT 表现 急性硬膜下血肿表现为颅骨与脑组织之间新月形均匀的高密度影,血肿范围广泛,不受颅缝限制,故占位效应显著;亚急性期,形状不变,凝血溶解,但多为高密度、混杂密度或等密度,有时可见液-液平面;慢性期血肿呈梭形,为高密度、混杂密度、等密度或低密度。

3. MRI 表现 血肿呈新月状,凹面朝向颅腔,血肿信号随期龄而异。急性者 T1WI 呈等信号,T2WI 呈低信号。随后 T1WI 及 T2WI 均可呈高信号。

(二)硬膜外血肿

硬膜外血肿是指外伤后积聚在颅骨与硬脑膜之间的血肿。绝大多数是由于颅骨骨折引起脑膜中动脉撕裂,形成急性硬膜外血肿。多位于颞部、额顶部和颞顶部,由于颅板与硬脑膜紧密相贴,血肿范围较局限。硬膜外血肿占全部颅内血肿的 25%~30%,仅次于硬膜下血肿。

1. X 线表现 平片可见骨折线通过脑血管沟或静脉窦。脑血管造影可见对比剂由血管破裂处外溢。

2. CT 表现 平扫血肿表现为颅骨内板下双凸形高密度区,边界锐利,血肿范围一般不超过颅缝。血肿密度多均匀,血肿完全液化时血肿为低密度。可见占位效应,中线结构移位,侧脑室受压移位,可伴有骨折。

3. MRI 表现 血肿呈梭形,边界锐利。急性期血肿,T1WI 呈等信号,T2WI 呈低信号;亚急性期和慢性期血肿呈高信号。

三、脑血管病

(一)脑出血

脑出血属于出血性脑血管疾病,多继发于高血压脑动脉硬化、脑血管畸形等。出血可发生在脑实质、脑室内和蛛网膜下腔,多见于基底节或(和)丘脑。

1. X 线表现 血肿较大时,脑血管造影可表现为血管移位、拉直等占位性征。

2. CT 表现 急性期(1 周内)表现为脑实质内类圆形或不规则形高密度影,边界清楚,密度均匀,CT 值为 50~80 Hu,周围出现水肿带,有占位效应,出血灶可突入脑室或蛛网膜下腔。吸收期(2 周~2 个月)血肿密度逐渐降低,从周边开始,边缘不清,约 4 周后血肿演变为等密度灶,占位效应逐渐减轻。囊变期(2 个月后)血肿区成为近似于脑脊液密度的边缘整齐的低密度囊腔。增强扫描示吸收期可呈环状强化。

(二)脑梗死

脑梗死是一种缺血性脑血管疾病,其发病率在脑血管疾病中居首位,好发于 50~60 岁及以上且患有动脉硬化、高脂血症、糖尿病者。

1. X 线表现 脑血管造影可显示闭塞血管,但不显示脑梗死区域。

2. CT 表现

(1)缺血性脑梗死:超急性期,CT 表现呈阴性,CT 灌注成像呈低灌注状态。急性期 CT 可出现动脉密度增高征,局部脑肿胀和脑实质密度减低征。亚急性期常规 CT 表现与急性期相同,可出现脑回状强化。慢性期 CT 呈低密度,与脑脊液相似。

(2)腔隙性脑梗死:好发于丘脑、内囊、半卵圆中心等。CT 平扫表现为边界清楚、直径小于 15 mm 的低密度灶。

(刘 洋)

→ 线上评测

扫码在线答题

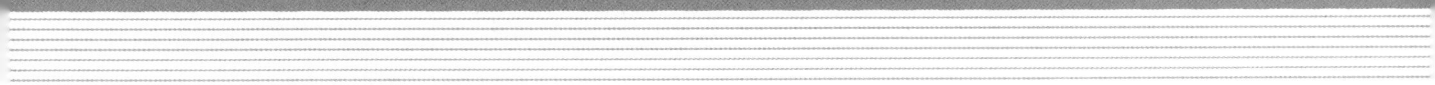

第三篇

外科疾病

WAIKEJIBING

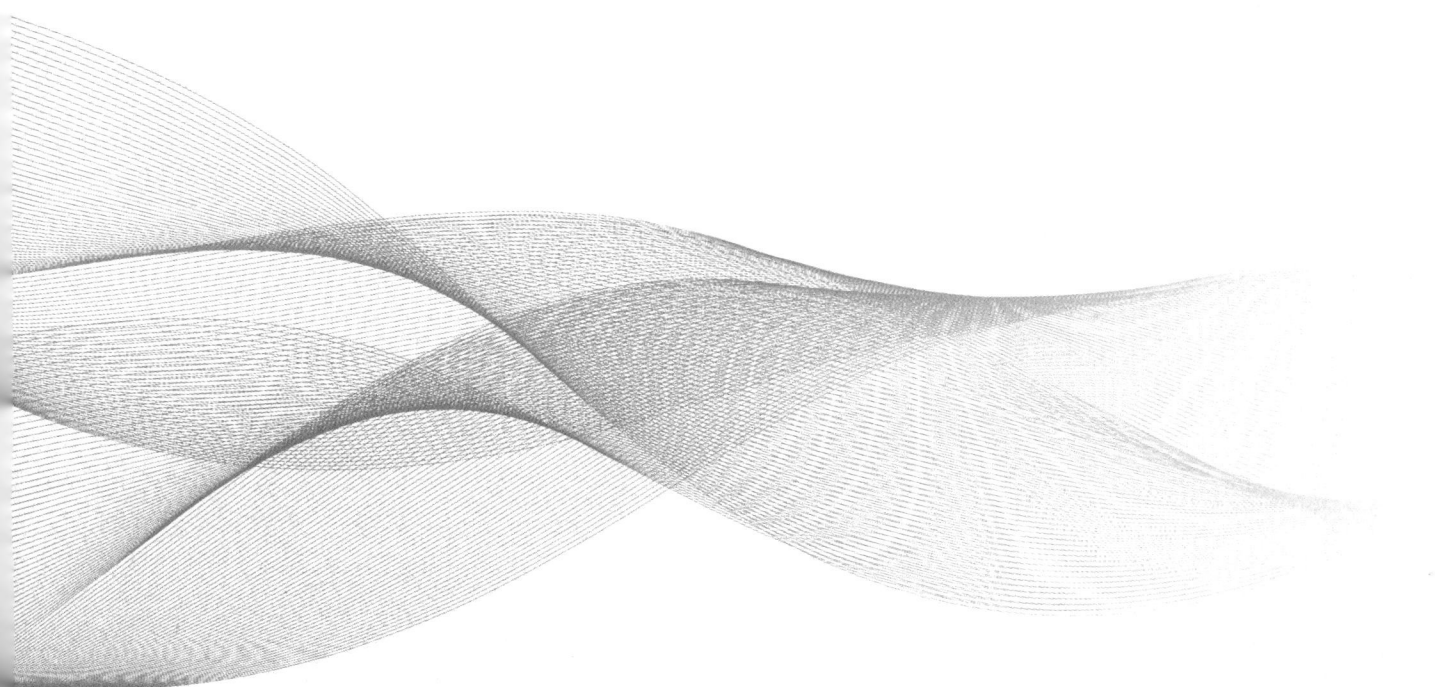

第一章

外科感染

扫码看 PPT

学习目标

识记:

1. 能够说出外科常见感染性疾病的主要临床表现。

2. 能够说出外科常见感染性疾病的治疗原则及治疗要点。

理解:

1. 知道外科感染发生的病因、分类及病理变化。

2. 明确乳腺炎、阑尾炎等典型病例的临床特点,并可分析其病情进展的原因。

应用:

1. 能够用所学知识判断常见外科感染的发生并能做出正确处理。

2. 能够对外科感染患者治疗后进行早期的康复指导。

第一节　概　　述

外科疾病(surgical disease)是指通过手术或手法整复处理才能获得最好治疗效果的疾病。按病因不同,外科疾病大致可以分为损伤、感染、肿瘤、畸形、内分泌功能失调、寄生虫病、其他等。

外科感染由致病性微生物侵入人体,导致组织器官的损害破坏,形成局限的感染病灶或脓肿,往往需要手术治疗,如化脓性阑尾炎、肝脓肿等。外科感染包括与创伤、烧伤、手术相关的感染。

一、外科感染的分类

外科感染常分为非特异性感染和特异性感染。非特异性感染又称为化脓性感染或一般性感染,常见的有疖、痈、丹毒、急性乳腺炎、急性阑尾炎等。常见致病菌包括金黄色葡萄球菌、大肠埃希菌、铜绿假单胞菌、链球菌等。特异性感染如结核病、破伤风、气性坏疽、念珠菌病等,因致病菌不同,可以有独特的表现。

根据病程长短,外科感染又可分为急性感染、亚急性感染与慢性感染。病程在 3 周之内为急性感染,超过 2 个月为慢性感染,介于两者之间为亚急性感染。

感染亦可按照发生条件分类,如条件性(机会性)感染、二重感染(菌群交替)、医院内感染等。条件性感染指平常为非致病或致病力低的病原菌,由于数量多和毒性增大,或人体抵抗力下降,趁机侵入而引起的感染。医院内感染一般是指在医院内因病原性微生物侵入人体所引起的感染,通常是指在医院内发生的创伤和烧伤感染,以及呼吸系统和泌尿系统的感染。医院内感染的主要致病菌是条件性致病菌。

二、病因

外科感染受多种因素影响,最直接的因素是病原微生物侵入人体。备皮至开展手术时间过长、手术进行当中耗时过长、没有充分的心理准备、体重偏高、患者年长等原因能够导致外科感染。手术进行的时间越长,就越会对组织造成大的伤害,机体的抵抗水平就越低。与此同时,患处在空气中暴露时间过长,也使得污染机会增加,是引发感染的主要因素。体重过高的患者,由于脂肪堆积使得切口愈合时间长,血液循环不畅;备皮至开展手术的时间越长,微生物越会乘虚而入,使得感染的可能性增大。患者没有做好充分的术前术后心理准备,会出现紧张、恐惧的心理,使得身体抵抗力降低,伤口愈合缓慢,感染概率增高。高龄患者常伴有基础疾病,易合并感染。

三、临床表现

局部红、肿、热、痛和功能障碍是化脓性感染的五个典型症状。但这些症状不一定全部出现,而是随病程迟早、病变范围和位置深浅而异。病变范围小或位置较深者,局部症状可不明显。这些症状的病理基础就是充血、渗出和坏死三个基本变化。

全身症状轻重不一。感染轻微者可无全身症状。感染较重者常有发热、头痛、全身不适、乏力、食欲减退等,一般均有白细胞计数增高和核左移。病程较长时,因代谢紊乱,包括水和电解质紊乱,血浆蛋白减少和肝糖的大量消耗,可出现营养不良、贫血、水肿等。全身性感染严重的患者可以发生感染性休克。

四、诊断

外科感染一般可以根据临床表现做出正确诊断。首先认真询问病史和做体格检查,得出初步判断,然后选择必要的辅助检查手段进一步确诊。

位置浅表的化脓性感染的诊断并不困难。波动感是诊断脓肿的主要依据。在浅部脓肿,用示指轻按脓肿一侧,同时在水平线的对侧,用另一示指稍用压力或轻轻叩击,则原来示指就感到有液体的波动感。在垂直方向再做一次,两个方向均有波动感者为阳性。

深部化脓性感染,尤其是位于筋膜以下者,波动感不明显,但脓肿表面组织常有水肿现象,局部有压痛,全身症状明显,是重要体征之一,往往可以凭此做出诊断,必要时可用穿刺帮助诊断。

对疑似有全身性感染者,应抽取血液做细菌培养检查,但一次阴性结果并不表示不存在全身性感染,应多做几次细菌培养检查,以明确诊断。

五、治疗原则及要点

(一) 治疗原则

治疗外科感染的原则:消除感染病因和毒性物质(脓液、坏死组织等),增强人体的抗感染和修复能力。感染较轻或范围较小的浅部感染可用外用药、热敷和手术等治疗;感染较重或范围较大者,同时内服或注射相应的药物。深部感染一般根据致病菌种类做治疗。全身性感染更需积极进行全身治疗,必要时做手术治疗。

(二) 治疗要点

1. 局部疗法　患部制动、休息可减轻疼痛,而且有利于炎症局限化和消肿。感染发生在肢体者,可抬高患肢。必要时,可用夹板或石膏夹板固定。

外用药有改善局部血液循环、散瘀消肿、加速感染局限化,以及促使肉芽生长等作用,大多适用于浅部感染,但有时也用于深部感染。

理疗有改善局部血液循环,增加局部抵抗力,促进吸收或局限化的作用,较深的感染,可用热敷或湿热敷。耳疖、鼻疖等可用超短波或红外线治疗。

手术治疗包括脓肿的切开引流和发炎脏器的切除。脓肿穿破后引流不畅者,可行扩大引流术。局部炎症剧烈,迅速扩展,或全身中毒症状明显者,亦可切开减压,引流渗出物,以减轻局部和全身症状,阻止感染继续扩展。

2. 全身疗法　主要用于感染较重,特别是全身性感染的患者,包括支持疗法和应用抗菌药物等。

(1) 支持疗法:目的是改善患者全身情况和增加抵抗力,使各种疗法可以通过人体防御功能而发挥作用。①保证患者有充分的休息和睡眠,必要时用镇静、镇痛药。②保证患者摄入高热量和易消化的饮食,补充多种维生素,尤其是 B 族维生素和维生素 C。③高热患者,宜用物理降温法(冷敷、冰袋敷、酒精擦浴)或针刺曲池穴降温,以减少身体的消耗。④高热和不能进食的患者,应经静脉输液,补充所需的液体和热量,并纠正水、电解质紊乱和酸碱平衡失调。⑤有贫血、低蛋白血症或全身性消耗疾病者,应予输血。特别是脓毒症时,多次适量地输入新鲜血,可补充抗体、补体和白细胞等,对增强抵抗力、恢复体质有很大帮助。⑥有条件时,严重感染的患者可给予胎盘球蛋白、丙种球蛋白或康复期肌内注射血清,以增强免疫力。⑦对严重感染的患者,可考虑应用肾上腺皮质激素,以改善患者的一般情况,减轻中毒症状。促肾上腺皮质激素有使感染扩散的危险,并能掩盖临床症状,使用时必须同时给予足量有效的抗生素并进行严密观察。

(2)应用抗菌药物:应用抗菌药物必须有一定的适应证。要正确应用抗菌药物。对较轻或较局限的感染,一般可不用抗菌药物。对较重、范围大或有扩展倾向的感染,才需全身用药。一般可根据细菌培养的结果来选用有效的磺胺类药物或抗生素;当无条件做细菌培养或细菌培养尚无明确结果时,可根据临床表现、脓液性状、感染来源和脓液涂片检查结果等来估计致病菌的种类,以选用适当的抗菌药物。

第二节 皮肤和软组织的急性化脓性感染

案例导学

患者,男,30 岁,因颈部擦伤 3 天、皮肤红肿、疼痛伴寒战、发热数小时就诊。

3 天前,患者颈部擦伤,以清水冲洗后未予特殊处理。今天下午出现寒战、发热、头痛,至医院急诊时,患者出现口唇肿胀,伴有声音嘶哑、呼吸困难。发病以来,患者食欲减退、睡眠差,大小便正常,体重无明显变化。患者无腹痛、腹泻、呕吐、咳嗽、咳痰、胸痛、口唇发绀等,活动自如,意识清晰。患者既往体健。

体格检查:T 39.4 ℃,P 86 次/分,BP 115/63 mmHg。神志清楚,精神萎靡,擦伤处周围皮肤剧痛、红肿、皮温升高,局部不适范围广,累及全颈部及下颌,擦伤处中心皮肤颜色较深、周围颜色较浅,无波动感。

实验室检查:WBC 13.4×10^9/L,N 90%,Hb 150 g/L,PLT 360×10^9/L。pH 值 7.30,PaO_2 为 82 mmHg,$PaCO_2$ 为 60 mmHg,HCO_3^- 浓度为 24.6 mmol/L。

其余检查结果均正常。

诊断:颈部急性蜂窝织炎、喉头水肿。

请完成以下任务:

1. 列出该患者的诊断依据。

2. 结合患者情况制订治疗方案。

3. 说出急性蜂窝织炎与丹毒局部表现的不同。

一、疖

疖是毛囊及其周围组织急性细菌性化脓性炎症,大多为金黄色葡萄球菌感染,偶可因表皮葡萄球菌或其他致病菌致病。

(一)病因和发病机制

疖只累及单个毛囊和周围组织,与局部皮肤不洁、擦伤、毛囊与皮脂腺分泌物排泄不畅或机体抵抗力降低有关。因金黄色葡萄球菌多能产生血浆凝固酶,可使感染部位的纤维蛋白原转变为纤维蛋白从而限制了细菌的扩散,故炎症多为局限性且有脓栓形成。

（二）临床表现

疖好发于头面、颈项和背部,初始局部皮肤有红肿、痛的小硬结(直径<2 cm),数日后肿痛范围扩大、小硬结中央组织坏死、软化,出现黄白色的脓栓,触之稍有波动;之后,大多数脓栓可自行脱落、破溃,待脓液流尽后炎症逐步消退愈合。有的疖无脓栓,称为无头疖,须经抗炎处理后消退。不同部位同时发生几处疖,或者在一段时间内反复发生,称为疖病,与患者抗感染能力较低(如有糖尿病)或皮肤不洁等有关。

（三）实验室检查和其他检查

1. 直接涂片检查　取脓液,直接涂片做革兰染色,观察细菌情况。

2. 细菌培养及药敏试验　留取脓液标本做细菌培养鉴定及药敏试验,明确细菌种类及指导临床用药。

3. 血常规检查　发热患者的血常规检查显示白细胞计数和中性粒细胞比例增高。

（四）诊断与鉴别诊断

1. 诊断　主要根据临床表现进行诊断。皮损处革兰染色和细菌培养结果可支持诊断。血中白细胞计数增高。

2. 鉴别诊断

（1）痤疮:痤疮可出现毛囊炎样皮损,但病变较小,也可出现疖损害。痤疮也可出现多种不同的皮损。

（2）痈:病变范围大,可有数个脓栓,形成蜂巢状,除有红、肿、疼痛外,全身症状也较重。

（3）汗腺炎:通常发生在腋窝、肛门周围、外阴及乳晕等部位。

（五）治疗原则及要点

1. 治疗原则　疖的治疗原则是尽早对症治疗,消退炎症。疖发生后,不同的阶段需要采取的治疗方法也不同,出现这种情况后,需要辨证论治。

2. 治疗要点　对早期炎症结节,可用热敷或理疗(透热、红外线或超短波),也可外敷抗生素软膏,如莫匹罗星软膏。已有脓头时,可在其顶部点涂苯酚。有波动时,应及早切开引流。对未成熟的疖,不应挤压,以免引起感染扩散。

以下四种情况应系统给予青霉素、头孢类、大环内酯类和克林霉素等对致病菌敏感的药物。①毛囊炎位于鼻周、鼻腔或外耳道内;②大的或复发性疖;③皮损周围有蜂窝织炎;④皮损局部治疗无反应。

二、痈

痈是毛囊及其周围组织急性细菌性化脓性炎症,大多为金黄色葡萄球菌感染,偶可因表皮葡萄球菌或其他病菌致病。

（一）病因、发病机制和病理

痈是多个相邻毛囊及其周围组织同时发生的急性化脓性炎症,或由多个相邻疖融合而成。炎症常从毛囊底部开始,并向阻力较小的皮下组织蔓延,再沿深筋膜浅层向外周扩散,进入毛囊群而形成多个脓头。痈的炎症范围比疖大,病变累及深层皮下结缔组织,表面皮肤血运障碍甚至坏死;自行破溃常较慢,全身反应较重,甚至发展为脓毒症。

（二）临床表现

痈发病以中、老年人居多,大部分患者合并有糖尿病,好发于皮肤较厚的项部和背部。初起表现为局部小片皮肤硬肿、热痛,肤色暗红,其中可有数个凸出点或脓点,有畏寒、发热、食欲减退和全身不适,但一般疼痛较轻。随着局部皮肤硬肿范围增大,周围呈现浸润性水肿,引流区域淋巴结肿大,局部疼痛加剧,全身症状加重。继而病变部位脓点增大、增多,中心处可坏死脱落、破溃流脓,使疮口呈蜂窝状。周围皮肤可因组织坏死呈紫褐色,但疮口肉芽增生比较少见,难以自行愈合。延误治疗时病变继续扩大加重,出现严重的全身反应。

颌面部疖痈十分危险,位于鼻、上唇及周围"危险三角区"者称为面疖和唇痈,临床症状明显、病情严重。特别是当处理不当,如被挤碰时,病菌可经内眦静脉、眼静脉进入颅内海绵状静脉窦,引起颅内化脓性海绵状静脉窦炎,出现颜面部进行性肿胀,寒战、高热、头痛、呕吐、昏迷甚至死亡。

(三)实验室检查和其他检查

1. 血常规检查 可见白细胞计数明显增高,中性粒细胞比例增高。

2. 组织细菌涂片 可见革兰阳性球菌,血液及组织的细菌培养示金黄色葡萄球菌阳性。

3. 组织病理 表现为多个相邻毛囊、毛囊周围组织及皮下组织密集的中性粒细胞浸润,可见组织坏死和脓肿形成。

(四)诊断与鉴别诊断

1. 诊断 除局部疼痛外,伴有寒战、发热、疲乏、食欲不振等全身症状。唇痈症状严重,更可并发颅内感染。先做血常规和尿常规检查,为了选择抗菌药物,可做脓和血的细菌培养、药敏试验。

2. 鉴别诊断 需要和蜂窝织炎、脓癣以及疥进行鉴别诊断。

(五)治疗原则及要点

1. 治疗原则 软组织发生急性化脓性感染时,理疗配合药物、手术等治疗能提高疗效,缩短病程。

2. 治疗要点

(1)紫外线照射:多用于较表浅炎症。一般采用红斑量照射,照射野应包括病灶周围 1～3 cm 的正常皮肤,具有镇痛、局限炎症的作用。炎症范围较大、感染严重时可采用中心重叠照射,即在病灶中心进行超红斑量照射,以加强对感染的控制,对病灶周围 3～5 cm 范围内的正常皮肤进行红斑量照射,以增强组织免疫力,控制炎症向周围发展,通常照射 1～2 次即可收到明显的效果。

(2)超短波治疗:常采用小剂量(无热量,5～8 min)治疗,可以促进血液循环,减轻组织水肿。剂量过大时往往使渗出增多,红肿加重。组织疏松、血管丰富部位的炎症(如睑腺炎、乳腺炎等)治疗时尤应注意防止剂量过大。

早期炎症经过适当治疗可能停止发展而逆转,完全吸收。如感染严重、体质较差及治疗不当,常致炎症发展,进入化脓坏死阶段。

三、蜂窝织炎

急性蜂窝织炎(acute cellulitis)是发生在皮下、筋膜下、肌间隙或深部蜂窝组织的急性、弥漫性、化脓性感染。

(一)病因、发病机制和病理

急性蜂窝织炎致病菌主要是溶血性链球菌,其次为金黄色葡萄球菌,以及大肠埃希菌或其他型链球菌。由于溶血性链球菌感染后可释放溶血素、链激酶和透明质酸酶等,炎症不易局限,与正常组织分界不清、扩散迅速,在短期内可引起广泛的皮下组织炎症、渗出、水肿,导致全身炎症反应综合征(SIRS)和内毒素血症,但血培养常为阴性。若是金黄色葡萄球菌引起,则因细菌产生的凝固酶作用而病变较为局限。

(二)临床表现

患处皮肤局部剧痛,呈弥漫性红肿,境界不清,可有显著的凹陷性水肿,初为硬块,后中央变软、破溃而形成溃疡,约 2 周形成瘢痕而愈。可有恶寒、发热等全身症状,部分患者可发生淋巴结炎、淋巴管炎、坏疽、败血症等。眼眶周围蜂窝织炎是一种严重的蜂窝织炎。

急性蜂窝织炎通常分表浅和深部两类。表浅者初起时患处红、肿、热、痛,继之炎症迅速沿皮下向四周扩散,肿胀明显,疼痛剧烈。此时局部皮肤发红、指压后可稍褪色,红肿边缘界限不清楚,可出现不同大小的水疱。病变部位的引流淋巴结常有肿痛。病变加重时,皮肤水疱破溃,流出水样液体,部分肤色变褐。深部的急性蜂窝织炎皮肤症状不明显,常因病变深在而影响诊治,多有寒战、高热、头痛、乏力等全身症状;严重时体温极高或过低,甚至有意识改变等严重中毒表现。

由于细菌种类与毒性、患者状况和感染部位的不同,可有如下几种特殊类型。

1. 产气性皮下蜂窝织炎 致病菌以厌氧菌为主,如肠球菌、兼性大肠埃希菌、变形杆菌、拟杆菌或产气荚膜梭菌。下腹与会阴部比较多见,常在皮肤受损伤且污染较重的情况下发生。病变主要局限于皮下结缔组织,不侵及肌层。初期表现类似一般性蜂窝织炎,但病变进展快且可触及皮下捻发音,破溃后可有臭味,全身状态较快恶化。

2. 新生儿皮下坏疽 亦称新生儿蜂窝织炎,其特点是起病急、发展快,病变不易局限,极易引发皮下组织广泛坏死。致病菌主要为金黄色葡萄球菌,病变多发生于背部与臀部,偶尔发生于枕部、肩、腿、腰和会阴等容易受压处。冬季易发,与皮肤不洁、擦伤、受压、受潮和粪便浸渍有关。初起时皮肤发红,触之稍硬。病变范围扩大时,中心部分变暗、变软,皮肤与皮下组织分离,触诊时有皮下浮动感,脓液多时也可出现波动感。皮肤坏死时肤色为灰褐色或黑色,并可破溃。严重时可有高热、拒乳、哭闹不安或昏睡、昏迷等全身感染症状。

3. 口底、颌下蜂窝织炎 小儿多见,感染多起源于口腔或面部。来自口腔感染时,炎症肿胀可迅速波及咽喉,导致喉头水肿、压迫气管而阻碍通气,病情甚为危急。体格检查可见颌下皮肤轻度发红、发热,但肿胀明显,伴有高热,呼吸急迫、吞咽困难、不能进食,口底肿胀。源于面部者,红、肿、热、痛,全身反应较重。感染常向颌下或颈深部蔓延,可累及颌下或颈阔肌后的结缔组织,甚至纵隔,引起吞咽和呼吸困难,甚至窒息。

(三)实验室检查和其他检查

1. 血常规检查 存在外周血白细胞计数增高和中性粒细胞比例升高。

2. 病理学检查 大量多形核白细胞浸润,有或无局灶性坏死。若有脓肿形成,则有极明显的坏死。

(四)诊断与鉴别诊断

1. 诊断 根据病史、体征、白细胞计数增高等表现,诊断多不困难。浆液性或脓性分泌物涂片可检出致病菌。血和脓液的细菌培养和药敏试验有助于诊断和治疗。

2. 鉴别诊断

(1)新生儿皮下坏疽初期有皮肤质地变硬时,应与硬皮病区别。后者皮肤不发红,体温不增高。

(2)小儿颌下蜂窝织炎引起呼吸急促、不能进食时,应与急性咽峡炎区别。后者颌下肿胀稍轻,而口咽内红肿明显。

(3)产气性皮下蜂窝织炎应与气性坏疽区别。后者发病前创伤常累及肌肉,病变以产气荚膜梭菌引起的坏死性肌炎为主,伤口常有某种腥味,X线检查肌肉间可见气体影。脓液涂片检查可大致区分病菌形态,细菌培养有助于确认致病菌。

(五)治疗原则及要点

1. 全身治疗 加强营养,给予多种维生素口服,必要时加用镇痛、退热药。必须及早应用大剂量抗生素。

2. 局部治疗 局部可热敷,患肢应减少活动,也可用紫外线或超短波理疗,当脓肿形成后,需切开引流及每日换药。

四、丹毒

丹毒是一种累及皮肤深部组织的感染性皮肤病,多由 A 组 B 群溶血性链球菌引起,好发于单侧下肢。

（一）病因、发病机制和病理

大多数丹毒是由乙型溶血性链球菌引起的,其次是 G、B、C 或 D 组金黄色葡萄球菌。发病后淋巴管网分布区域的皮肤出现炎症反应,病变蔓延较快,常累及引流区淋巴结,局部很少有组织坏死或化脓,但全身炎症反应明显,易治愈但常有复发。此外,肺炎链球菌、肺炎克雷伯杆菌、结肠耶尔森菌和 B 型流感嗜血杆菌等也会引起丹毒的症状。病原菌主要通过皮肤或黏膜处细微的损伤而侵入致病。此外,长期吸烟、酗酒也与丹毒的发病有关。

（二）临床表现

丹毒初起时表现为皮肤单个红斑,随后迅速蔓延成片,患处边界清楚,稍高出皮肤,附近淋巴结常肿大、有触痛,但皮肤和淋巴结少见化脓破溃,伴红、肿、热、痛,常合并恶寒、发热、头痛等全身症状。病情加重时可出现全身性脓毒血症。此外,丹毒经治疗好转后,可因病变复发而导致淋巴管阻塞、淋巴淤滞,最终形成淋巴水肿、肢体肿胀、局部皮肤粗厚,甚至发展成象皮肿。

（三）实验室检查和其他检查

1. 实验室检查

（1）血液检查:白细胞计数升高,以中性粒细胞为主,可出现核左移和中毒颗粒。

（2）细菌学检查:医生会从脓疱或大疱中取疱液,判断是否有细菌感染。

（3）其他血液检查:血沉（ESR）和 C 反应蛋白（CRP）升高。

2. 影像学检查 诊断丹毒通常不需要影像学检查,但是当怀疑有骨关节受累时,医生可能建议做磁共振成像（MRI）和骨影像学检查来明确诊断。

3. 病理检查 从患处取一小块组织进行活检,制成病理片放到显微镜下观察。病理检查可见真皮弥漫性水肿,有大量中性粒细胞浸润,淋巴管扩张,真皮灶性化脓性坏死以及真皮表皮分离。无原发性坏死性血管炎、血栓形成或白细胞破碎病变。

4. 特殊检查 ASO 和抗 DNA 酶 B 测定试验是链球菌感染的重要检查内容。直接免疫荧光和乳胶凝集试验也可用来检测皮损组织中的链球菌。

（四）诊断与鉴别诊断

1. 诊断 大多数丹毒是由乙型溶血性链球菌感染引起的皮肤和皮下组织、淋巴管及周围软组织的急性炎症,其特点为局部红、肿、热、痛,大多伴有发热、头痛、乏力等全身症状。

2. 鉴别诊断

（1）接触性皮炎:患者多有接触外界刺激物的病史,瘙痒病变区域常无灼热、疼痛和触痛。

（2）类丹毒:患者常有海鲜类食物接触史。常发生在手部,很少有显著的全身中毒症状。皮损处无发热、触痛,色泽不如丹毒鲜亮。

（3）蜂窝织炎:该病好发于四肢、面部、外阴和肛周等部位。皮损中央部位红肿最明显,与周围正常组织间的界限不清,严重时可形成深部化脓和组织坏死。

（五）治疗原则及要点

1. 治疗原则 疏风清热,凉血活血。

2. 治疗要点

（1）注意皮肤清洁,及时处理小创口;在接触丹毒患者或换药前后,应洗手消毒,防止交叉感染;与丹毒相关的足癣、溃疡、鼻窦炎等应积极治疗并避免复发。

（2）可用青霉素,或外用抗生素软膏,结合紫外线、红外线等理疗控制炎症,化脓者亦可通过手术切开排脓。

（3）微热量超短波、亚红斑量紫外线、氦氖激光等治疗:可促进创口肉芽组织形成及上皮细胞再生,加速修复愈合,缩短创口愈合过程,可避免或减轻纤维组织过度增生所致的功能障碍。

（4）白炽灯、红外线、微波等治疗：可改善组织血液循环，促使炎症完全消散、创面干燥愈合。

五、淋巴管炎和淋巴结炎

（一）病因、发病机制和病理

淋巴结炎和淋巴管炎是致病菌侵入淋巴所致，可以发生于人体各部位。急性淋巴管炎是发生在管状淋巴管的急性炎症，好发于四肢，尤以下肢多见，致病菌多为金黄色葡萄球菌和溶血性链球菌。细菌从损伤的皮肤或黏膜侵入，或从其他感染病灶，如疖、足癣等处扩散至病灶周围淋巴间隙，进入淋巴管内，从而引起淋巴管及其周围组织的急性炎症。淋巴管腔内有细菌、凝固的淋巴和脱落细胞。浅部的急性淋巴结炎好发部位为颌下、颈部、腋窝、肘内侧、腹股沟或腘窝，感染源于口咽炎症、足癣、皮损，各种皮肤、皮下化脓性感染和引流区域的淋巴管炎。

（二）临床表现

1. 淋巴管炎 由于炎症刺激，典型症状为淋巴结肿大，其病变加重时会形成肿块，难以分辨淋巴结的个数。同时伴有皮肤发红、发热，若形成脓肿，还可能有波动感，少数患者也可能发生破溃出脓。可引起明显的疼痛症状。如果用手按压，会出现条形压痛区，且疼痛会更加明显。大部分淋巴管炎患者除了以上症状以外，还可伴随全身症状，表现为发热、头痛、食欲不振、胃寒、乏力以及全身不适。

2. 急性淋巴结炎 轻者局部淋巴结肿大、疼痛，但表面皮肤正常，可清晰扪及肿大且触痛的淋巴结，大多能自行消肿痊愈；炎症加重时肿大淋巴结可粘连成团形成肿块，表面皮肤可发红、发热，疼痛加重；严重淋巴结炎可因坏死形成局部脓肿而有波动感，或溃破流脓，并有发热、白细胞增高等全身炎症反应。

（三）实验室检查和其他检查

1. 浅部急性淋巴结炎

（1）淋巴血管造影：急性淋巴结炎经常使用到的一种检查方法，能够快速确诊疾病，并可了解疾病的严重情况，从而采取针对性的治疗。

（2）实验室检查：最常见的是白细胞计数升高，随着病情变化，其他生化指标也发生改变。

2. 淋巴结穿刺活检 对于淋巴结上出现的急性发炎症状，还可以选择淋巴结穿刺活检。选择淋巴结穿刺活检，能够了解淋巴结上发炎的症状以及发炎的严重程度。

3. 浅部急性淋巴管炎

（1）血常规检查：若白细胞计数和中性粒细胞比例增高，表明有细菌感染可能。

（2）C反应蛋白：用于检查炎症的情况。

（3）血培养或脓液细菌培养：用于检查是否合并脓毒血症，有脓肿形成时，抽取脓液进行细菌培养及药敏试验，明确致病菌种类。

（四）诊断与鉴别诊断

1. 浅部急性淋巴管炎诊断

（1）临床表现：急性淋巴管炎多见于四肢，以下肢常见。浅部的病变组织在表皮下可见红线，有触痛，并且扩展时红线向近心端延伸。而皮下深层的淋巴管炎一般不出现红线，可有条状触痛带。网状淋巴管炎好发于面部和下肢，局部呈鲜红的片状红疹，中央较淡，边界清楚并略隆起。红肿范围扩散较快，中央红色可消退、脱屑，颜色转为棕黄色，可有水疱，局部还会伴有烧灼样疼痛。另外，还可见全身症状，如发热、畏寒、食欲不振等。

（2）实验室检查：急性淋巴管炎患者多存在细菌感染，通过实验室检查，可在血常规中发现白细胞计数、中性粒细胞比例明显升高。可以通过脓液细菌培养，来确定致病菌。

（3）急性淋巴管炎应着重治疗原发感染病灶，发现皮肤有红线时，可遵医嘱用呋喃西林湿敷。如果红线向近侧延长较快，可在皮肤消毒后，用较粗针头沿红线分别选取几个点，垂直刺入皮下，同时局部再湿敷以控制感染。

2. 浅部急性淋巴结炎诊断

（1）常继发于其他感染病灶。多见于颈部、腋窝及腹股沟部。

（2）受累淋巴结肿大、疼痛、压痛，可伴有皮肤潮红、局部温度高。可形成脓肿。

（3）重者可有发热、食欲差等全身症状。血白细胞及中性粒细胞增多。

3. 鉴别诊断

（1）淋巴瘤：淋巴瘤的部分临床表现与淋巴结炎相似，易误诊。淋巴瘤出现的肿大淋巴结压之不痛，且找不到原发的感染病灶。而急性非特异性淋巴结炎时，肿大的淋巴结有疼痛感，且可发现原发的感染病灶，如后脑勺和耳后的淋巴结炎由头皮感染引起，腹股沟的淋巴结炎由腿、足和外生殖器的感染引起，颌下淋巴结炎提示口和咽部的感染，根据上述特点可以鉴别。淋巴结活检是区别淋巴瘤和淋巴结炎的金标准。

（2）淋巴结核：常有低热、盗汗，淋巴结压痛较轻，发病年龄小，肿大淋巴结的数目多；病程较长，无急性感染病灶；血沉快、血常规不高；穿刺抽吸脓液或取瘘道口处脓液做抗酸染色，可发现抗酸杆菌。抗结核药物试验治疗可使病变缩小。必要时，可通过活检确诊。

（3）淋巴结癌转移：淋巴结肿大，质地坚硬、无压痛，推之不移动。

（五）治疗原则及要点

1. 治疗原则　积极处理原发感染病灶是治疗急性淋巴结炎和淋巴管炎的重要措施，可局部热敷，并全身应用抗生素。

2. 治疗要点

（1）急性淋巴管炎应着重治疗原发感染病灶。发现皮肤有红线时，可用50%硫酸镁湿敷。

（2）急性淋巴结炎的治疗主要是针对感染病灶的处理，及时应用抗生素治疗，经过消炎药物治疗后，一般可缓解。如果局部形成脓肿，需要切开切除或手术切开引流。慢性淋巴结炎不需要特殊治疗，但病情易反复。

（3）可采用白炽灯、红外线、激光、微波、电刺激、电磁疗法等治疗以加强局部血液循环，改善组织营养，提高免疫力，促进创面床准备，促进炎症完全吸收。

六、甲沟炎

（一）病因、发病机制和病理

甲沟炎多因指甲甲沟及其附近组织刺伤、擦伤、嵌甲或拔"倒皮刺"造成。甲下脓肿常由甲沟炎蔓延或甲下刺伤引起感染或指端挤压伤而致甲下血肿继发感染引起，致病菌主要是金黄色葡萄球菌。

（二）临床表现

初起时一侧甲沟发生红、肿、热、痛，短时间内可化脓感染，可扩散至指甲根部和对侧甲沟，形成指甲周围炎，也可扩散至甲下形成甲下脓肿。此时疼痛加剧，肿胀明显，在指甲下方可见到黄白色脓液使指甲漂起，如不及时处置，可发展成化脓性指头炎甚至引起指骨骨髓炎，也可变为慢性甲沟炎、经久不愈甲沟炎或甲下脓肿，因感染较浅，故全身症状往往不明显。

（三）实验室检查和其他检查

1. 细菌培养　医生可以采集患者口腔分泌物，进行细菌培养，以便确定甲沟炎的病原菌类型。

2. 白细胞计数　当甲沟炎的病因是细菌感染时，白细胞计数升高。

（四）诊断与鉴别诊断

1. 诊断

（1）指甲周围情况：如果指甲周围出现红肿、疼痛、化脓、渗出等，可能是得了甲沟炎。建议做血常规检查，根据甲沟炎的严重程度选择药物治疗、拔甲治疗等。如果甲沟炎不严重，可以用碘伏消毒，同时建议外擦莫匹罗星软膏。症状严重时需要通过拔甲治疗,然后配合红霉素、青霉素等抗生素治疗。

(2)修剪指甲的形状:如果修剪的指甲比较短、指甲修剪得不规整等,可能会刺入甲床内,导致局部红肿、疼痛等不适。平时需要合理修剪指甲,避免指甲过短。

(3)指甲生长情况:如果甲板的侧缘长入附近软组织内,可能会引起局部组织发炎,导致局部疼痛。如果出现这种情况,建议合理修剪指甲,症状严重时,可以切除甲板的侧缘。

2. 鉴别诊断 水疱:水疱内通常含有浆液性液体,但这些浆液性液体更浑浊,有时会被误认为化脓,从而与甲沟炎和甲下脓肿相混淆。但是水疱主要是因运动摩擦导致,易出现在脚底、指腹等部位,且发病前多有长时间运动史。

(五)治疗原则及要点

1. 治疗原则 甲沟炎和甲下脓肿的治疗原则是根据疾病发作的具体病因、病程、累及范围及严重程度,合理地选择药物、理疗或手术治疗,同时从饮食、运动、心理等方面做好指导,改善患者生活方式。

2. 治疗要点

(1)甲沟炎尚未化脓时,局部可给予鱼石脂软膏、金黄散等敷贴或超短波、红外线等理疗,并口服敏感抗菌药物。脓肿形成者应行手术,沿甲沟旁纵行切开引流。甲根脓肿则需要分离拔出部分甚至全部指甲,术中需注意避免损伤甲床,以利于指甲再生。不可在病变附近采用指神经阻滞麻醉,以免感染扩散。

(2)可用超短波治疗:常采用小剂量(无热量,5~8 min)治疗,可以促进血液循环,减轻组织水肿。剂量过大往往使渗出增多,红肿加重。组织疏松、血管丰富部位的炎症(如睑腺炎、乳腺炎等)治疗时尤应注意;以防止剂量过大。早期炎症经过适当治疗可能停止发展而逆转,完全吸收。如感染严重、患者体质较差及治疗不当,常致炎症发展,进入化脓坏死阶段。

第三节 乳 腺 炎

案 例 导 学

患者,女,25岁,初产妇,产后4周。右侧乳房胀痛1周,畏寒发热3天。

1周前右侧乳房胀痛,近3天畏寒发热,乳房疼痛加重,呈搏动性,服"退热药"后发热、胀痛无明显缓解,情绪烦躁。发病以来,患者的食欲减退,睡眠差,大小便均正常,体重无明显变化。既往体健,无肝肾病史,无结核病及疫水接触史,无药物过敏史。

体格检查:体温39 ℃,脉搏130次/分,呼吸20次/分,血压120/70 mmHg,右侧乳房肿大,外上象限可触及3 cm×4 cm×5 cm大小的包块,边界清,压痛明显,有波动感。

实验室检查:WBC $13×10^9$/L,N 90%。脓液细菌学培养提示金黄色葡萄球菌。

诊断:急性乳腺炎。

请完成以下任务:

1. 描述急性乳腺炎的好发人群及病因。

2. 列出该患者的诊断依据及治疗原则。

3. 说出急性乳腺炎的预防措施。

乳腺炎常见于哺乳期妇女(哺乳期乳腺炎),也可以发生于非哺乳期的女性和男性。根据发病时间的不同,乳腺炎可以分为哺乳期乳腺炎、非哺乳期乳腺炎,其中非哺乳期乳腺炎又可分为导管周围乳腺炎、特发性肉芽肿性乳腺炎;根据病因的不同,乳腺炎可以分为急性化脓性乳腺炎、急性单纯性乳腺炎等。

一、病因和病理

(一)病因

1.哺乳期乳腺炎

(1)乳汁淤积:乳汁淤积是发病的主要原因,是细菌感染的基础。乳汁过多,排乳不畅,乳汁可以淤积成块。淤积的乳汁为细菌的生长繁殖提供了丰富的营养。乳汁淤积的常见原因:①乳头过小或内陷,妨碍哺乳,孕妇产前未能及时矫正乳头内陷,婴儿吸乳时困难;②乳汁过多,排空不完全,产妇没有及时将乳房内多余乳汁排空;③乳管不通,乳管存在炎症、肿瘤及外在的压迫等情况,内衣脱落的纤维亦可堵塞乳管。

(2)细菌入侵:乳头破损或皲裂致细菌沿淋巴管侵入是感染的主要途径。细菌也可因感冒、咽炎经血行播散到淤积的乳汁内大量繁殖而引起感染。细菌也可以直接侵入乳管而致感染。致病菌以金黄色葡萄球菌最为常见,少数为溶血性链球菌。

2.非哺乳期乳腺炎

(1)导管周围乳腺炎:病因不明,发病的危险因素主要包括乳腺导管阻塞、细菌感染、乳头内陷、吸烟等。

(2)特发性肉芽肿性乳腺炎:病因不明,发病的危险因素主要包括泌乳因素、感染因素(尤其是棒状杆菌感染)、创伤、体内激素水平异常、口服避孕药等。

(二)病理

从单纯炎症开始,到严重的乳腺蜂窝织炎,最后形成乳腺脓肿。感染可以从不同乳管或皲裂处进入乳腺,引起2个或2个以上不同部位的脓肿;或脓肿先在1个乳腺小叶内形成,之后穿破小叶间纤维隔累及邻近乳腺小叶,2个脓肿间仅有1小孔相通。如手术仅切开浅在或较大的脓肿,则术后病情仍不能好转,必须再次手术;否则坏死组织和脓液引流不畅,病变可变成慢性乳腺脓瘘。

二、临床表现

(一)哺乳期乳腺炎

1.初期症状 初起时患者常有乳头皲裂情况,哺乳时感觉乳头刺痛,伴有乳汁淤积或结块,有时可有一两个乳管阻塞不通。继而乳房局部肿胀疼痛,结块或有或无,伴有压痛且边界不清,皮肤色不红或微红,皮肤不热或微热。全身症状不明显,或伴有恶寒发热、胸闷头痛、烦躁、食欲不振。

2.成脓阶段 患者乳房肿块不消或逐渐增大,局部疼痛加重,或有搏动性疼痛,甚至有持续性剧烈疼痛,伴有明显的触痛,皮肤色红、灼热,并有壮热不退、口渴思饮、恶心厌食,同侧腋窝淋巴结肿大压痛。至乳房红、肿、热、痛第10天左右,患者乳房肿块中央渐渐变软,按之应有波动感,局部红肿、发热,压痛明显,穿刺抽吸有脓液,有时脓液可从乳窍中流出,全身症状加剧。

3.溃后阶段 当急性脓肿成熟时,表浅脓肿可自行破溃流出脓液,深部脓肿除缓慢向外破溃外,还可形成乳房脓肿。若脓出通畅,则局部肿痛消减,发热、怕冷症状消失,创口逐渐愈合。若溃后脓出不畅,肿势不消,疼痛不减,身热不退,可能形成袋脓,或脓液波及其他乳络而形成传囊乳痈。亦有溃后乳汁从创口溢出,久治不愈,形成乳漏者。

(二)非哺乳期乳腺炎

急性期乳腺有红、肿、热、痛,乳头溢液,乳腺内可触及肿块,但全身反应轻,无明显发热。亚急性期可见炎症减轻,肿块体积缩小。慢性期可见炎症消失,伤口迁延不愈或形成乳管瘘。

1.导管周围乳腺炎 常表现为乳晕周围炎症。发炎的乳腺导管可出现继发感染,导致导管损伤和随后的导管破裂伴脓肿形成。这类脓肿常在乳晕边缘自发破溃流脓，也可导致反复脓肿和瘘管流脓。

2. 特发性肉芽肿性乳腺炎 表现为乳腺外周组织的炎症性肿块，也可表现为多个部位同时的外周炎症伴脓肿或皮肤表面炎症及溃疡。

（三）其他症状

可出现肌痛、寒战、乏力等症状。

（四）并发症

主要并发症为脓毒血症和菌血症。病情进入急性化脓性乳腺炎阶段，致病菌可进入血液循环，产生毒素而引发急性全身性感染。如未及时控制，可由原发感染部位向身体其他部位蔓延，引起转移性脓肿。

三、实验室检查及其他检查

（一）实验室检查

血常规检查示白细胞计数增高（以中性粒细胞增多为主）及核左移。C反应蛋白（CRP）高于正常值时，可以判定为细菌感染。

（二）超声检查

1. 乳汁淤积 病变区域腺体层增厚，回声增强，导管明显增粗，有时可见圆形、椭圆形、细管状等无回声区，边界清晰。如果积存的是稀薄的乳汁，则表现为单纯无回声；如果积存的是浓稠的乳汁，则在无回声区可见到细小点状回声或脂-液平面，甚至后方可见回声衰减。彩色多普勒血流成像示病变区域正常。

2. 哺乳期乳腺炎 病变区域皮肤增厚；皮下脂肪层回声增强、腺体厚度明显增加、腺体回声不均匀增强或减低，内部可见不规则液性暗区，病变边界不清、壁厚、形态多不规则，可位于皮下、腺体层、乳房后间隙。脓肿破溃者可见液性暗区延伸至破溃口。彩色多普勒血流成像可见病变区域血流信号丰富，呈高速低阻。哺乳期乳腺脓肿多伴有同侧腋窝淋巴结肿大。只有需要排除乳腺肿瘤时才需要做X线检查和病理检查。

（三）病理检查

病理检查适用于疑似非哺乳期乳腺炎的患者。非哺乳期乳腺炎显微镜下可见乳腺高度扩张，囊腔内充满粉红色颗粒状浓稠物质；扩张导管周围可见大量淋巴细胞、浆细胞和中性粒细胞浸润。肉芽肿性小叶乳腺炎最主要的特征表现为以乳腺小叶单位为中心的非干酪样肉芽肿，呈多灶状分布，大小不等，伴或不伴微脓。

（四）细菌培养

细菌培养是一种以人工方法使细菌生长繁殖的技术，主要用于指导后期抗生素的使用。穿刺或切开乳房取少量脓液做细菌培养。

（五）其他检查

穿刺或切开乳房取少量脓液做药敏试验；检查内分泌指标催乳素水平，有助于明确病因；检查免疫指标免疫球蛋白、抗核抗体谱等。

四、诊断

患者处于哺乳期，根据其临床表现结合乳房检查、实验室检查等可明确诊断。根据乳房红、肿、热、痛，体温高达39～40℃，血常规检查白细胞计数增高，即可做出诊断。如果脓肿位置较深，脓腔位于腺体后间隙，皮肤红肿往往不明显，需要穿刺抽出脓液，做细菌培养加药敏试验，才能证实。如果治疗不当，脓肿形成缓慢，局部肿块不消，皮肤红肿和全身症状不明显，形成慢性炎症，则需要与其他疾病鉴别。

五、治疗原则及要点

(一) 治疗原则

治疗原则即消除感染、排空乳汁。

(二) 哺乳期乳腺炎治疗要点

1. 临床治疗

(1) 早期呈蜂窝织炎表现而未形成脓肿时,应用抗生素可获得良好的效果。因主要致病菌为金黄色葡萄球菌,可不必等待细菌培养的结果,应用青霉素治疗,或者用耐青霉素酶的苯唑西林钠(新青霉素Ⅱ),或一代头孢菌素如头孢拉定。对青霉素过敏者,则应用红霉素。

(2) 脓肿形成后,主要治疗措施是及时做脓肿切开引流。脓腔较大时,可在脓腔的最底部另加切口做对口引流。

一般不停止哺乳,因为停止哺乳不仅影响婴儿,而且提供了乳汁淤积的机会。但患侧乳房应停止哺乳,并以吸乳器吸尽乳汁,促使乳汁通畅排出。若感染严重或脓肿引流后并发乳管瘘,应停止哺乳。

2. 康复治疗　康复治疗适用于急性乳腺炎的早期治疗,以促使炎症消退或局限。

(1) 冷敷疗法:冷敷能使局部温度下降,毛细血管渗出减少,周围神经传导冲动减缓,具有镇痛、消肿、抑制炎症扩散、减少乳汁分泌的作用。于急性炎症的早期(发病后的 24 h 内),在炎症尚未被控制的 48 h 内进行,48 h 后可改为热敷。在冷敷的同时可多饮水,以利于乳汁的排出。冷敷时须注意防止局部冻伤。如患病后 24 h 内用冷敷尚未能控制,可放弃冷敷而改为热敷,以利于炎症吸收。

(2) 热敷疗法:起病 3 天后,局部病灶呈现浸润和渗出改变。此时热敷可增加局部组织血流,促进白细胞趋化,提高白细胞的吞噬功能,促进炎性渗出物的吸收、局限和液化,具有镇痛、消炎的作用。水肿明显者可用 25% 硫酸镁湿热敷。

(3) 红外线、紫外线疗法:红外线热力穿透性强,可达乳房组织的深部,其效果比湿热敷更佳;紫外线通过光化学作用发挥治疗作用,具有较强的消炎、镇痛作用。

(4) 乳房按摩:适用于乳管闭塞、乳汁淤积,或小叶炎症初期的患者。若局部水肿明显,伴有发热,或脓肿已经形成者,则禁用此法。

(5) 乳房承托:减小乳房活动度,减轻乳房疼痛。有乳罩承托法和布带或三角巾带承托法两种。

第四节　阑　尾　炎

案 例 导 学

患者,女,26 岁,已婚。腹痛、腹泻、发热、呕吐 20 h。

1 天前在路边餐馆吃饭,后出现腹部不适,呈阵发性并伴有恶心,自服山莨菪碱等药物进行对症治疗,未见好转,并出现呕吐胃内容物,发热及腹泻数次,为稀便,无脓血,体温 37～38.5 ℃,急诊入院,按"急性胃肠炎"予颠茄、小檗碱等治疗,晚间腹痛加重,伴发热(38.6 ℃),腹痛由胃部移至右下腹部,仍有腹泻,查血常规示 WBC $21×10^9$/L。既往体健,无肝肾病史,无结核病及疫水接触史,无药物过敏史。月经史 13(3/27～29),末次月经 2 月 25 日。

体格检查:T 38.7 ℃,P 120 次/分,BP 100/70 mmHg,营养发育正常,全身皮肤无黄染,无出血点及皮疹,浅表淋巴结不大,眼睑无浮肿,结膜无苍白,巩膜无黄染,颈软,甲状腺不大,心界大小正常,律齐,未闻及杂音,双肺清,未闻及干、湿啰音,腹平,肝脾未及,无包块,全腹压痛以右下腹麦氏点周围为主,无明显肌紧张,肠鸣音 $10\sim15$ 次/分。

实验室检查:Hb 162 g/L,WBC 24.6×10^9/L,中性分叶核粒细胞 86%,中性杆状核粒细胞 8%;尿常规(一);大便常规:稀水样便,WBC $3\sim5$/HP,RBC $0\sim2$/HP;肝功能正常。

诊断:急性化脓性阑尾炎。

请完成以下任务:

1. 列出该患者的诊断依据及治疗原则。

2. 描述急性阑尾炎的病理分类及特点。

阑尾炎是指因各种原因导致阑尾管腔堵塞,或继发细菌感染而引发的炎症。阑尾炎分为急性阑尾炎、慢性阑尾炎。急性阑尾炎是常见的急腹症之一。

一、病因、发病机制和病理

(一)病因与发病机制

阑尾为一细长盲管,腔内富含微生物,肠壁内有丰富的淋巴组织,容易发生感染。一般认为阑尾炎由以下因素综合造成。

1. 阑尾管腔阻塞　阑尾管腔阻塞是急性阑尾炎最常见的病因。阑尾管阻塞的最常见原因是淋巴滤泡的明显增生,约占 60%,多见于年轻人。肠石也是阻塞的原因之一,约占 35%。异物、炎性狭窄、食物残渣、蛔虫、肿瘤等则是较少见的病因。阑尾管腔细,开口狭小,系膜短,故阑尾卷曲,这些都是造成阑尾管腔易于阻塞的因素。阑尾管腔阻塞后阑尾黏膜仍继续分泌黏液,腔内压力上升,血运发生障碍,使阑尾炎症加剧。

2. 细菌入侵　由于阑尾管腔阻塞,细菌繁殖,分泌内毒素和外毒素,损伤黏膜上皮并使黏膜形成溃疡,细菌穿过溃疡的黏膜进入阑尾肌层。阑尾壁间压力升高,妨碍动脉血流,造成阑尾缺血,最终造成梗死和坏疽。致病菌多为肠道内的各种革兰阴性杆菌和厌氧菌。

3. 其他原因　阑尾先天性畸形,如阑尾过长、过度扭曲、管腔细小、血运不佳等都是急性阑尾炎的病因。

(二)病理

1. 急性单纯性阑尾炎　急性单纯性阑尾炎属轻型阑尾炎或病变早期。病变多限于黏膜和黏膜下层。阑尾外观轻度肿胀,浆膜充血并失去正常光泽,表面有少量纤维素性渗出物。镜下,阑尾各层均有水肿和中性粒细胞浸润,黏膜表面有小溃疡和出血点。

2. 急性化脓性阑尾炎　急性化脓性阑尾炎亦称急性蜂窝织炎性阑尾炎,常由单纯性阑尾炎发展而来。阑尾肿胀明显,浆膜高度充血,表面覆以纤维素性(脓性)渗出物。镜下,阑尾黏膜的溃疡面加大并深达肌层和浆膜层,管壁各层有小脓肿形成,腔内亦有积脓。阑尾周围的腹腔内有稀薄脓液,形成局限性腹膜炎。

3. 坏疽性及穿孔性阑尾炎　坏疽性及穿孔性阑尾炎是一种重型阑尾炎。阑尾管壁坏死或部分坏死,呈暗紫色或黑色。阑尾腔内积脓,压力升高,阑尾壁血液循环障碍。穿孔部位多在阑尾根部和尖端。穿孔如未被包裹,感染继续扩散,则可引起急性弥漫性腹膜炎。

4. 阑尾周围脓肿　急性阑尾炎化脓坏疽或穿孔,如果此过程进展较慢,大网膜可移至右下腹部,将阑尾包裹并形成粘连,进而形成炎性肿块或阑尾周围脓肿。

5. 慢性阑尾炎　阑尾壁不同程度的纤维化及慢性炎症细胞浸润。黏膜层和浆肌层可见以淋巴细胞和嗜酸性粒细胞浸润为主,替代了急性炎症时的多形核白细胞,还可见到阑尾管壁中有异物巨细胞。多数慢性阑尾炎患者的阑尾腔内有肠石,或者阑尾粘连,淋巴滤泡过度增生,使管腔变窄。

二、临床表现

（一）急性阑尾炎

1. 腹痛 典型的腹痛发作始于上腹,逐渐移向脐部,数小时($6\sim8$ h)后转移并局限于右下腹。此过程的长短取决于病变发展的程度和阑尾位置。$70\%\sim80\%$的患者具有这种典型的转移性腹痛的特点。单纯性阑尾炎表现为轻度隐痛;化脓性阑尾炎呈阵发性胀痛和剧痛;坏疽性阑尾炎呈持续性剧烈腹痛;穿孔性阑尾炎因阑尾腔压力骤减,腹痛可暂时减轻,但出现腹膜炎后,腹痛又会持续加剧。不同位置的阑尾炎,其腹痛部位也有区别,如盲肠后位阑尾炎者疼痛部位在右侧腰部,盆位阑尾炎者腹痛部位在耻骨上区,肝下区阑尾炎可引起右上腹痛,极少数左下腹部阑尾炎者有左下腹痛。

2. 胃肠道症状 发病早期可能有厌食,恶心、呕吐也可发生,但程度较轻。盆位阑尾炎者,炎症刺激直肠和膀胱,引起排便、里急后重症状。引发弥漫性腹膜炎时可致麻痹性肠梗阻、腹胀、排气排便减少。

3. 全身症状 早期乏力。炎症重时出现中毒症状,心率增快,发热(体温达 38 ℃左右)。阑尾穿孔时体温会更高,达39 ℃或40 ℃。如发生门静脉炎可出现寒战、高热和轻度黄疸。当阑尾化脓坏疽穿孔并引发腹腔广泛感染时,并发弥漫性腹膜炎,可同时出现血容量不足及败血症表现,甚至合并其他脏器功能障碍。

（二）慢性阑尾炎

主要体征是阑尾部位的局限性压痛,位置较固定。左侧卧位体格检查时,少数患者在右下腹可扪及条索状肿物。钡剂灌肠 X 线检查时,如果出现阑尾变形、形态扭曲、边缘毛糙以及分节状改变,单个或多个充盈缺损等征象,可确诊为慢性阑尾炎。

三、实验室检查及其他检查

1. 血常规检查 多数急性阑尾炎患者的白细胞计数和中性粒细胞比例增高,慢性阑尾炎患者结果可正常,或白细胞计数轻度升高。

2. 尿常规检查 通常无阳性发现,如出现红细胞,说明炎性阑尾与输尿管或膀胱相近,存在明显血尿提示泌尿系统原发病变。

3. 血清 β-HCG 适用于在生育期有闭经史的女性,以排除产科情况,如妊娠、异位妊娠等。

4. 血清淀粉酶和脂肪酶检查 有助于排除急性胰腺炎。

四、诊断与鉴别诊断

（一）诊断

1. 转移性右下腹痛 转移性腹痛是急性阑尾炎的重要特点。临床上约 1/3 的患者开始就有右下腹痛,特别是慢性阑尾炎急性发作时,因此无转移性右下腹痛也不能完全排除急性阑尾炎的存在,必须结合其他症状和体征综合判断。

2. 右下腹痛 有固定的压痛区和不同程度的腹膜刺激征。特别是急性阑尾炎早期,腹痛尚不固定,右下腹有压痛,阑尾穿孔合并弥漫性腹膜炎时,尽管腹部压痛范围广泛,但仍可以有右下腹痛(最为明显),有时为了掌握压痛的确切部位,应仔细多次有对比地进行全腹检查,急性阑尾炎的压痛始终在右下腹部,并可伴有不同程度的腹肌紧张和反跳痛。

3. 辅助检查 白细胞计数和中性粒细胞比例可有轻度或中度增高。胸部 X 线检查可排除右侧胸腔疾病,减少对阑尾炎的误诊,右下腹 B 超检查可了解有无炎性包块,对判断病程和决定手术有一定的帮助。

4. 其他检查

(1) 结肠充气试验(Rovsing 征):被检者取仰卧位,检查者用右手压迫被检者左下腹,再用左手挤压近侧结肠,结肠内气体可传至盲肠和阑尾,引起右下腹痛者为阳性。

(2) 腰大肌试验(Psoas 征):被检者取左侧卧位,使右大腿后伸,引起右下腹痛者为阳性。这说明阑尾位于腰大肌前方,为盲肠后位或腹膜后位。

（3）闭孔内肌试验（Obturator 征）：被检者取仰卧位，使右髋和右大腿屈曲，然后被动向内旋转，引起右下腹痛者为阳性，提示阑尾位置靠近闭孔内肌。

（二）鉴别诊断

1. 消化性溃疡穿孔　穿孔溢出的胃肠内容物可沿升结肠旁沟流至右下腹部，容易被误认为急性阑尾炎的转移性腹痛。患者多有消化性溃疡病，表现为突然发作的剧烈腹痛。体征除右下腹压痛外，上腹仍具疼痛和压痛，腹壁板状强直等腹膜刺激症状也较明显。胸腹部 X 线或 CT 检查发现膈下游离气体，则有助于鉴别诊断。

2. 右侧输尿管结石　多为突然发生的右下腹阵发性剧烈绞痛，疼痛向会阴部、外生殖器放射。尿中查到多量红细胞。超声或 X 线检查在输尿管走行部位可见结石阴影。

3. 异位妊娠破裂　表现为突然下腹痛，常有急性失血症状和腹腔内出血的体征，有停经史及阴道不规则出血史；检查时宫颈举痛、附件有肿块、阴道后穹窿穿刺有血等。

4. 急性肠系膜淋巴结炎　多见于儿童。多以上呼吸道症状为首发，腹部压痛部位偏内侧，范围不固定且较广，并可随体位变更，超声或 CT 检查可发现腹腔淋巴结肿大。

五、治疗原则和要点

（一）治疗原则

急性阑尾炎一旦确诊，应尽早手术治疗。非手术治疗仅适用于单纯性阑尾炎、诊断不明确、发病超过 72 h 且已形成炎性包块及有其他手术禁忌证者。

（二）治疗要点

1. 非手术治疗　应给予患者足量补液、使用有效抗生素，临床多联合应用头孢菌素和甲硝唑。还应嘱患者卧床休息、禁食等。

2. 手术治疗　绝大多数急性阑尾炎一旦确诊，应早期施行阑尾切除术，此时手术操作较简单，术后并发症少。术后加强支持治疗，合理使用抗生素。

六、健康指导

平日应注意饮食卫生，避免暴饮暴食、生活不规律、过度疲劳和腹部受凉等因素。积极参加体育锻炼，增强体质，提高免疫力。如果有慢性阑尾炎病史，更应注意避免复发。

1. 日常护理　疾病发作疼痛时，患者以半卧位以及斜卧位的方式进行休息，能缓解局部痛感。如患者已手术治疗，也要注意局部伤口的清洁，保持局部清洁、干燥，避免伤口感染发炎。

2. 饮食调理　患病期间以流食为主，也可以半流食为主。少吃辛辣、海鲜类食物，以及避免坚果之类不易消化的硬质食物，可以适当食用新鲜的蔬菜、水果，来帮助病情好转。

（李柏林）

→ 线上评测

扫码在线答题

第二章

周围血管和淋巴管疾病

扫码看 PPT

学习目标

识记：

1. 能够说出常见周围血管和淋巴管疾病的主要临床表现。

2. 能够说出基本治疗原则及治疗要点。

理解：

1. 知道周围血管和淋巴管疾病的病因及病理变化。

2. 明确典型疾病的临床特点，并会分析其病情进展的原因。

应用：

1. 能够自觉将医疗规范与康复理念贯穿于疾病治疗的全过程。

2. 能用所学知识与技能协助医生对患者的疾病康复进行指导。

第一节 下肢深静脉血栓形成

深静脉血栓形成（deep venous thrombosis，DVT）是指血液在深静脉腔内不正常凝结，阻塞静脉腔，导致静脉回流障碍。如未予及时治疗，急性期可并发肺栓塞（致死性或非致死性），后期则因血栓形成后综合征，影响生活和工作能力。全身主干静脉均可发病，尤其多见于下肢。

一、病因、发病机制和病理

（一）病因与发病机制

19 世纪中期 Virchow 提出，静脉损伤、血流缓慢和血液高凝状态是造成深静脉血栓形成的三大因素。

1. 静脉损伤 可造成内皮脱落及内膜下层胶原裸露，或静脉内皮及其功能损害，引起多种具有生物活性的物质释放，启动内源性凝血系统，同时静脉壁电荷改变，导致血小板聚集、黏附，形成血栓。

2. 血流缓慢 久病卧床、术中、术后以及肢体制动状态及久坐不动等因素，导致静脉血流缓慢，在瓣窦内形成涡流，使瓣膜局部缺氧，引起白细胞黏附分子表达，白细胞黏附及迁移，促成血栓形成。

3. 血液高凝状态 见于妊娠、产后或术后、创伤、长期服用避孕药等，使血小板计数增高，凝血因子含量增高而抗凝血因子活性降低，导致血管内异常凝结而形成血栓。

（二）病理

1. 根据急性期血栓形成的解剖部位分型

（1）中央型：股静脉血栓形成。起病急骤，全下肢明显肿胀，病侧髂窝、股三角区有疼痛和压痛，浅静脉扩张，患肢皮温及体温均升高。左侧发病多于右侧。

（2）周围型：包括股静脉或小腿深静脉血栓形成。局限于股静脉的血栓形成，主要特征为大腿肿痛，由于股静脉通畅，下肢肿胀往往并不严重。局限在小腿部的深静脉血栓形成后，突然出现小腿剧痛，患足不能着地踏平，行走时症状加重，小腿肿胀且有深压痛，做踝关节过度背屈试验可致小腿剧痛（Homans征阳性）。

（3）混合型：全下肢深静脉血栓形成。主要临床表现为全下肢明显肿胀、剧痛，股三角区、腘窝、小腿肌层都可有压痛，常伴有体温升高和脉率加速（股白肿）。如病程继续进展，肢体极度肿胀，对下肢动脉造成压迫以及动脉痉挛，导致下肢动脉血供障碍，出现足背动脉和胫后动脉搏动消失，进而小腿和足背出现水疱，皮温明显降低并呈青紫色（股青肿），如不及时处理，可发生静脉性坏疽。

2．根据临床病程演变分型

（1）闭塞型：疾病早期，深静脉腔内阻塞，以下肢明显肿胀和胀痛为特点，伴有广泛的浅静脉扩张，一般无小腿营养障碍性改变。

（2）部分再通型：病程中期，深静脉部分再通。此时，肢体肿胀与胀痛减轻，但浅静脉扩张更明显，或曲张，可有小腿远端色素沉着出现。

（3）再通型：病程后期，深静脉大部分或完全再通。下肢肿胀减轻但在活动后加重，浅静脉曲张明显、小腿出现广泛色素沉着和慢性复发性溃疡。

（4）再发型：在已再通的深静脉腔内，再次发生急性深静脉血栓形成。

二、临床表现

最常见的临床表现是一侧肢体突然肿胀，局部感觉疼痛，行走时加剧。轻者局部仅感沉重，站立时症状加重，体格检查有以下几个特征：①患肢肿胀，肿胀严重时常致组织张力增高；②压痛，静脉血栓部位常有压痛，因此应检查小腿肌肉腘窝内收肌管及腹股沟下方股静脉；③小腿深静脉血栓形成时，将足向背侧急剧弯曲时，可引起小腿肌肉深部疼痛，称为 Homans 征阳性。这是由腓肠肌及比目鱼肌被动伸长时刺激小腿血栓静脉而引起；④浅静脉曲张，深静脉阻塞可引起浅静脉压力升高，发病12周后可见浅静脉曲张。

静脉血栓形成的部位不同，可出现各种不同的临床表现。

1．小腿深静脉血栓形成　小腿部疼痛及压痛，小腿轻度肿胀或肿胀不明显，Homans 征阳性，浅静脉压正常。

2．股静脉血栓形成　多继发于小腿深静脉血栓形成。内收肌管部位、腘窝部和小腿深部均有压痛。患侧小腿及踝部常出现轻度水肿，患肢静脉压力较健侧升高 2～3 倍，Homans 征阳性或阴性。

3．髂股静脉血栓形成　多继发于小腿深静脉血栓形成，也可原发于髂股静脉或髂静脉。产后妇女、骨盆骨折盆腔手术和晚期癌肿患者易发生病变。发生在左侧下肢深静脉者较右侧多 2～3 倍，这可能是由于左侧髂总静脉的行径较长，部分髂总静脉腔受右侧髂总动脉的压迫。本病偶尔也可能由左侧髂总静脉与下腔静脉交界处存在先天性网状畸形导致。

三、实验室及其他检查

若一侧肢体突然发生肿胀，伴有胀痛、浅静脉扩张，都应怀疑下肢深静脉血栓形成。根据不同部位深静脉血栓形成的临床表现，一般不难做出临床诊断。下列检查有助于确诊和了解病变的范围。

1．超声检查　采用多普勒超声检测仪，利用压力袖阻断肢体静脉，放开后记录静脉最大流出率，可以判断下肢主干静脉是否有阻塞。彩色多普勒超声可显示静脉腔内强回声、静脉不能压缩，或无血流等血栓形成的征象。

2．下肢静脉顺行造影　①闭塞或中断：出现深静脉主干被血栓完全堵塞而不显影的现象，或出现造影剂在静脉某一平面突然受阻的征象。常见于血栓形成的急性期。②充盈缺损：主干静脉腔内持久的、长短不一的圆柱状或类圆柱状造影剂密度降低区域的边缘可有线状造影剂显示形成的"轨道征"，这是静脉血栓的直接征象,为急性深静脉血栓形成的诊断依据。③再通:静脉管腔呈不规则狭窄或细小多分支状,部分可显示扩张,甚至扩张呈扭曲状,见于血栓形成的中、后期。④侧支循环形成:邻近阻塞静脉的周围,有排列不规则的侧支静脉显影。大、小隐静脉是重要的侧支,呈明显扩张。

四、诊断与鉴别诊断

(一)诊断

(1)起病较急,患肢肿胀发硬、疼痛,活动后加重,常伴有发热、脉快。

(2)血栓部位压痛,沿血管可扪及索状血栓,远侧肢体或全肢体肿胀,皮肤呈青紫色,皮温降低,足背胫后动脉搏动减弱或消失,或出现静脉性坏疽。血栓伸延至下腔静脉时,双侧下肢臀部、下腹和外生殖器均明显水肿。血栓发生在小腿肌肉静脉丛时 Homans 征和 Neuhof 征阳性。

(3)后期血栓吸收、机化后常遗留静脉功能不全,出现浅静脉曲张色素沉着,溃疡、肿胀等,称为深静脉血栓形成后综合征。①周围型:以血液倒灌为主。②中央型:以血液回流障碍为主。③混合型:既有血液倒灌,又有回流障碍。

(4)血栓脱落可致肺栓塞。

(5)放射性纤维蛋白原试验、多普勒超声及静脉血流图检查有助于诊断,静脉造影可确定诊断。

(二)鉴别诊断

1. 急性动脉栓塞 常表现为单侧下肢突发疼痛,与下肢静脉血栓有相似之处。但急性动脉栓塞时肢体无肿胀,主要表现为足及小腿皮温降低、剧痛、麻木,主动运动及皮肤感觉功能丧失,足背动脉、胫后动脉搏动消失,有时股、腘动脉搏动也消失。根据以上特点较易鉴别。

2. 急性下肢弥散性淋巴管炎 发病较快,肢体肿胀,常伴有寒战、高热,皮肤发红,皮温升高,浅静脉不曲张。

3. 淋巴水肿 与下肢静脉血栓慢性期有相似之处,鉴别要点见表 3-2-1。

表 3-2-1 下肢静脉血栓形成与淋巴水肿的鉴别

鉴别要点	下肢静脉血栓形成	淋巴水肿
病史	起病急,往往有手术分娩史或发热病史	起病缓慢,往往有几年以上的病史
疼痛	急性期疼痛,以后逐渐减轻	无或轻微钝痛,患肢有沉重感
皮肤	不增厚	晚期增厚
颜色	可能青紫	无变化
浅静脉	扩张	不扩张
溃疡与湿疹	晚期常发生	一般不发生
水肿	柔软;大腿、小腿部明显,踝、足背、足趾不明显	硬韧;大腿、小腿、踝、足背、足中趾均明显
抬高患肢水肿消退速度	快	慢

五、治疗原则和要点

(一)治疗原则

手术、制动、血液高凝状态是发病的高危因素。给予抗凝、祛聚药物,鼓励患者做四肢的主动运动和早期离床活动,是主要的预防措施。治疗方法可分为非手术治疗和手术取栓两类,应根据病变类型和实际病期而定。

(二)治疗要点

深静脉血栓形成急性期康复治疗具有活血化瘀、促进血管再通、防止血栓形成和脱落的作用;慢性期康复治疗可改善血液循环、消除肢体肿胀、促进侧支循环建立及改善肢体功能。

理疗适用于周围型及超过3天的中央型和混合型下肢静脉血栓形成。急性期消炎、镇痛、消肿及促进侧支循环建立;急性期过后(体温正常,肿痛基本消失,患者可下地活动时)及慢性期,可加强侧支循环,促进炎症进一步吸收及血栓机化。注意在血栓机化期,任何强烈的热疗和按摩治疗等均有促使血栓脱落、造成栓塞的危险。

1. 物理因子治疗　具有消炎、镇痛、改善局部组织血液循环和运动功能的作用。

(1)超短波/短波疗法:患区对置或并置,无热量,每次8~10 min,每日1次,共3~5次。应用于急性期。

(2)音频电疗法:用条状或板状电极,患区并置或对置,给予耐受量,每次20 min,每日1次,共15~20次。应用于恢复期及慢性期。

(3)直流电离子导入疗法:5%~10%碘化钾或碘化钠溶液阴极透入,患区并置或对置,电极大小依病变范围而定。电流0.05~0.1 mA,每次15~20 min,每日1次,共10~15次。应用于恢复期及慢性期。

(4)紫外线疗法:患区及受累静脉走行区照射,Ⅰ级红斑量,每次增加1~2 MED,每日或隔日1次,共3~5次。范围较大时可分区照射。对浅层静脉炎急性期有较好的消炎、镇痛和改善侧支循环的作用。

(5)红外线疗法:患区照射,距离30~40 cm,每次15~20 min,每日1~2次。多用于输液引起的浅静脉炎急性期。

(6)氦氖激光疗法:局部照射,每次5~10 min,每日1次。用于急性期。

(7)超声波疗法:声头置于硬化的静脉处,用接触移动法,输出功率0.75~1.25 W/cm^2,每次8~10 min,每日1次,8~10次为1个疗程。应用于恢复期及慢性期。

(8)磁疗法:敷磁法,每次10~15 min,每日1次,治疗次数酌情而定;脉冲电磁疗法,患区对置,磁场强度范围为0.4~0.8 T,每次20 min,每日1~2次。急性期应用。

2. 卧床休息和抬高患肢　急性期卧床休息1~2周,切忌按摩挤压肿胀的下肢,以免引起血栓脱落。垫高床脚20~25 cm,使下肢高于心脏平面,以改善静脉回流,减轻水肿和疼痛。多饮水,记录出入量,以防血液黏度增加。

3. 运动治疗　卧位患肢做等长收缩和等张运动,每日2~3次,每次10~20 min。恢复期鼓励患者下床活动,每日3~4次,每次10~20 min。活动量逐渐加大,避免久坐、久站和劳累。

4. 作业治疗　主要是压力治疗。外部压力可抵消各种原因所导致的静脉压力增高和淤血,达到控制和延缓病情发展、改善局部皮肤营养、减轻水肿、预防溃疡形成或促进溃疡愈合的目的。患者开始下床活动时,需穿弹力袜或用弹力绷带,使用时间因栓塞部位而异。小腿肌肉静脉丛血栓形成使用1~2周;腘静脉血栓形成,使用不超过6周;髂股深静脉血栓形成,可用3~6个月。

5. 心理治疗　患者常产生焦虑、无助、烦躁以及惊恐等心理障碍。主张对患者进行适当的心理治疗。康复医师与治疗师在治疗患者时,应鼓励患者,帮助患者树立信心。

6. 其他治疗　抗凝治疗适用于绝大多数急性静脉血栓栓塞症(VTE),是急性静脉血栓栓塞的基础治疗,目前普遍采用抗凝治疗3~6个月的方法。有焦虑和惊恐症状的患者可适当使用镇静剂及小剂量抗焦虑药。

第二节　血栓性浅静脉炎

血栓性浅静脉炎是位于人体体表的可视静脉的急性非化脓性炎症,常伴有血栓形成。其是一种血管血栓性疾病,病变主要累及四肢浅静脉。血栓与炎症互为因果。本病与感染、外伤、静脉内长期置管、注射高渗溶液和硬化剂、长期卧床、手术、血液凝固性增高等因素有关。位于小腿的浅静脉离心较远,壁较薄,静脉曲张严重,故血栓性浅静脉炎多见于下肢。

一、病因、发病机制和病理

(一)病因

血栓性浅静脉炎是由多种因素共同作用形成的浅静脉炎症性血栓性疾病。如导管插入、感染、直接鼓膜损伤、静脉曲张、血栓、凝血功能异常均为血栓性浅静脉炎的可能致病原因。如部分血栓性浅静脉炎患者,静脉虽无异常表现,但存在抗凝血酶、蛋白 S 或蛋白 C 异常。对于育龄期女性,妊娠、长期口服避孕药也是肢体血栓性浅静脉炎形成的危险因素。

(1)化学药物刺激引起的浅静脉炎:静脉内注射各种刺激性溶液,如高渗性葡萄糖溶液、各种抗生素、烃化剂、有机碘溶液等,均能刺激注射部位的浅静脉内膜,使内膜受到较为广泛的损伤,迅速发生血栓形成,继而出现明显的炎症反应。

(2)导管持续性输液常可使静脉壁遭受直接损伤而导致血栓形成,并迅速出现炎症反应。常见于大面积烧伤、严重创伤及行大手术等危重患者。

(3)下肢静脉曲张时,无论曲张的是大隐静脉的属支还是小隐静脉的属支,静脉血都会淤滞于足靴区皮肤,加之营养性变化、慢性感染等,可使曲张的静脉受缺氧和炎症性损害而发生血栓性浅静脉炎。

(二)发病机制

现代医学认为本病常为下肢静脉曲张的并发症,由于静脉壁改变,静脉淤滞,液体渗出,血液黏度增高,血小板聚集和黏附性增高,形成血栓,继而发生静脉炎和静脉周围炎。

血液高凝状态、血流缓慢、静脉壁损伤是血栓性浅静脉炎的三大致病因素。血液高凝状态下,抗凝物质减少,促凝物质增加,内皮细胞、成纤维细胞、上皮细胞表达的炎症细胞因子增多;血流缓慢使细胞坏死、缺氧,造成白细胞黏附,释放多种炎症细胞因子;静脉壁物理、化学、生物性损伤均可诱发炎症反应,使炎症细胞因子大量释放,继而促进血栓形成,同时炎症细胞因子可加剧血液高凝状态及静脉壁损伤。基于此,炎症细胞因子与血栓性浅静脉炎的发病相互影响。综上,炎症细胞因子与血栓之间存在错综复杂的关系:炎症细胞因子可促进凝血因子表达,使血液处在高凝状态,导致血栓形成;而凝血系统启动后,炎症细胞因子释放增加,可进一步加重炎症反应。炎症与血栓之间的相互作用是诸多血栓性疾病、动脉粥样硬化、弥散性血管内凝血等的主要发病机制。

(三)病理

静脉输入各种抗生素或高渗葡萄糖溶液等,会损害内膜,发生血栓形成。病变一开始就会导致广泛的浅静脉血栓形成,之后迅速导致整条浅静脉壁的炎症反应,甚至累及静脉周围组织,并有渗出液。局部表现有疼痛、肿胀,压痛呈条索状,往往伴有全身反应,但多不严重。一般经过 7～12 天后,随着炎症的消退和渗出液的吸收,遗留无痛性硬索,棕色色素沉着。有些病例经过一段过程,局部可以重新建立血液循环;甚至在间隔相当长时间后,受累浅静脉再通,又可作为输液途径。

血栓性浅静脉炎多不累及深静脉,因而不引起肢体静脉回流障碍。浅静脉内血栓形成以激发血管炎症为主,大多与血管壁紧密黏着,一般不会脱落而酿成肺栓塞。

二、临床表现

一般表现为浅静脉走行处突然发生红肿、灼热、疼痛或压痛,出现条索状物或硬结。急性期后,条索状物变硬,局部皮肤色素沉着。

血栓性浅静脉炎通常发生在下肢的浅静脉中,但也可能发生在手臂或颈部的浅静脉中,通常是由静脉内壁受损或静脉内血流减慢而引起。血栓性浅静脉炎的症状主要表现在腿部,症状包括局部疼痛、肿胀、发红和发热。症状严重时,患者会出现剧烈疼痛,甚至无法行走。如果血栓脱落并进入肺部,可能会引起肺栓塞,危及生命。

根据解剖部位,血栓性浅静脉炎可分为四肢血栓性浅静脉炎、胸腹壁血栓性浅静脉炎、游走性血栓性浅静脉炎。由于病因和病理以及临床特点的不同,肢体、胸腹壁血栓性浅静脉炎又称为良性血栓性浅静脉炎,而游走性血栓性浅静脉炎则为间歇性、复发性的血栓性浅静脉炎。根据病因,血栓性浅静脉炎分为创伤后血栓性浅静脉炎、化脓性血栓性浅静脉炎、肿瘤相关性血栓性浅静脉炎。

(一)游走性血栓性浅静脉炎

游走性血栓性浅静脉炎患者有反复静脉穿刺史,静脉内注射药物、高渗溶液史,或下肢静脉曲张病史。病变静脉区呈红肿、条索状,有明显疼痛和压痛,局部皮温升高。急性炎症消散后,条索状物硬度增加,皮肤留有色素沉着,一般无全身症状。游走性血栓性浅静脉炎会反复发作,以小腿和足部浅静脉炎多见,发生于大腿和上肢者少见。发作时的表现与一般血栓性浅静脉炎无明显不同。

(二)化脓性血栓性浅静脉炎

沿血管壁化脓的血栓性浅静脉炎,称为化脓性血栓性浅静脉炎,好发于大面积烧伤者和危重患者及免疫功能低下者。直接致病原因有革兰阴性菌、葡萄球菌感染等。化脓性病灶常位于静脉内导管顶端处。

(三)一般的血栓性浅静脉炎

临床表现是在肢体或躯干浅静脉附近的一个区域内,骤然出现多数散在红色结节,有疼痛和触痛,结节与周围有炎症的皮肤粘在一起;病变呈线状,较短,有病变的静脉段偶尔可长达30 cm左右;病变静脉触之坚硬似条索状物,可分批出现,有些部位病变可刚出现而其他部位已消退。本病的特征是结节消退快,大多数仅持续7~18天,条索状物逐渐不明显,最终消失,留下局部棕色色素沉着,结节无化脓、坏死,受累肢体也无水肿形成。全身可出现低热、白细胞计数增高、血沉加快等反应,每次结节消退后间歇数周或数年,身体其他部位的浅静脉又可同样发作,屡次反复。长期患病后,遗留的色素沉着和条索状物可布满全身。

体格检查患肢活动受限,病变局部存在以隆起条索状或粒状或结节状静脉为中心的皮肤肿胀,红热,有触痛,可触及质地硬韧的条状、柱状、结节状静脉肿区。急性期过后,肿胀渐消退,局部有暗红色色素沉着,条索状、粒状、结节状静脉隆起更明显,质地更硬。静脉曲张引起者,可见暗褐色团块状隆起区;置导管引起者,拔管时可带出脓汁。

三、实验室及其他检查

(一)实验室检查

白细胞计数可达20×10^9/L,对可疑患者行病理检查。

(二)其他检查

1. 静脉造影 可见患肢深静脉血管狭窄或堵塞。

2. 超声检查 局部静脉曲张,管径增宽明显,管壁不均匀增厚、回声增强,腔内可见低等回声团,探头加压管腔不变形,病变区域内无明显血流信号,有皮下组织水肿。

四、诊断与鉴别诊断

(一)诊断

(1)有反复静脉穿刺,静脉内注射药物、高渗溶液或下肢静脉曲张病史。

(2)病变静脉区呈红肿、条索状,有明显疼痛和压痛,局部皮温升高。急性炎症消散后,条索状物硬度增加,皮肤留有色素沉着,一般无全身症状。

(二)鉴别诊断

血栓性浅静脉炎需与急性细菌性蜂窝织炎、淋巴管炎和其他急性感染性炎症相鉴别,鉴别要点是本病的病变位于浅静脉行经处,抗生素治疗不理想。而感染性浅静脉炎应用抗生素治疗效果较佳。

五、治疗

（一）一般治疗

以预防为主,病后及术后尽早进行肢体活动;长期静脉输液者应定期更换注射静脉;已发生血栓性静脉炎者,需卧床,抬高肢体 30°至疼痛及水肿消失。

（二）药物治疗

（1）抗凝治疗。局限性浅静脉炎者一般不需要抗凝治疗,广泛或进行性浅静脉炎者应给予抗凝治疗。

（2）疼痛严重者,给予镇痛治疗。

（3）有炎症者可给予抗生素治疗,化脓性血栓性静脉炎者应给予大量抗生素治疗。

（4）中医药治疗。

（三）局部治疗

（1）给予局部热敷等热疗。

（2）慢性静脉淤滞引起水肿者可穿弹力袜。

（四）手术治疗

发生肺栓塞危险度较高者可行近端静脉结扎;出现肢体坏疽者需行截肢手术;四肢有残留结节状、条索状物而时常疼痛者,可以行手术切除。

第三节　血栓闭塞性脉管炎

血栓闭塞性脉管炎,俗称"脉管炎",主要发生在四肢远端中、小动静脉,是一种慢性、阶段性、周期性发作的血管炎性病变。大部分患者经治疗后病情稳定,部分严重者需要截肢或者截指/趾。

一、病因、发病机制和病理

（一）病因

1. 吸烟　长期主动或被动吸烟,是本病发生和发展的重要因素,烟碱能够使血管收缩。80%～95%的血栓闭塞性脉管炎患者有吸烟史。戒烟对于症状缓解具有重要帮助。如果继续吸烟,易导致疾病反复发作,病情逐渐加重。

2. 血管调节功能失调　感染、外伤可使机体抵抗力下降,血管内膜的损伤、神经系统及内分泌功能的紊乱和免疫功能异常等因素造成血管调节功能失调;性激素、前列腺素失调引起的血管舒张异常,导致患肢缺血疼痛,间歇性跛行,以及受累动脉搏动减弱或者消失,伴有游走性血栓性浅静脉炎,严重时可能会有肢端的溃疡或者坏死。

（二）发病机制

烟草中的尼古丁和血中碳氧血红蛋白可以导致内皮细胞功能障碍和结构损伤,其病理生理基础被认为是激活了自身免疫反应。研究发现,50%的患者和 38%的健康吸烟者可对烟草糖蛋白（TGP）产生淋巴细胞增殖反应,TGP 可以作为一种抗体物质刺激易感机体产生免疫应答而引起血管损伤。

（三）病理

首先,血管内膜增厚,随后有血栓形成,以致最后血管完全阻塞。病变首先出现于肢体远端动脉,如胫后、胫前、尺、桡、足弓、掌弓、趾、指等的动脉,病变进一步发展才累及股动脉和腘动脉等。病变节段和正常部分之间的界限非常分明,伴行静脉常同时受累,但一般损伤较轻。晚期,血管周围有纤维组织增生、硬化。

病理改变的特点是血管全层发生非化脓性炎症,管壁结构仍然完整。病变呈节段性,节段之间有内膜正常的管壁。病变血管有广泛内皮细胞增生和全层成纤维细胞增生及淋巴细胞浸润。早期即有血栓形成,血栓内含有许多内皮细胞和成纤维细胞。后期血栓机化并伴有细微的再血管化。病变后期,动脉周围广泛纤维化,常包绕静脉和神经形成纤维索条。受累静脉的病理变化与动脉相似。受累血管壁的交感神经损伤,可发生周围神经炎、神经退行性变和纤维化。血管闭塞的同时,虽可逐渐建立侧支循环,但常不足以代偿。

二、临床表现

患者几乎都为男性,年龄多为 25~45 岁,病程缓慢。典型症状有间歇性跛行,伴患肢怕冷、麻木、刺痛。足趾有持续性疼痛,尤其在夜间卧床时加剧(静止痛)。后期出现足部坏疽和溃疡。

1. 局部缺血期 患肢外观苍白、皮温降低、感觉酸胀乏力,部分伴有感觉异常,如麻木刺痛、出现烧灼感等,后续可出现典型的间歇性跛行,常伴有游走性血栓性浅静脉炎,且反复发作。

2. 营养障碍期 患肢出现静息痛,即在休息状态下出现持续疼痛;夜间疼痛更为明显,严重时患者无法入睡;患肢的皮温进一步下降,颜色苍白。此期可出现营养障碍性改变,如皮肤干燥、脱屑、脱毛、指甲增厚变形及肌萎缩。

3. 组织坏死期 患肢足趾或手指末端发黑、溃疡或坏疽;坏死组织与正常组织界限明显;最后坏疽的肢端常会自行脱落,干燥如"木乃伊"样。

三、实验室及其他检查

(一) 肢体抬高试验

患者平卧,患肢抬高 45°,3 min 后,观察足部皮肤色泽变化,然后让患者坐起,下肢垂于床旁,观察皮肤色泽变化。若抬高后足趾和足底皮肤呈苍白色或蜡黄色,下垂后足部皮肤潮红或出现斑块状发绀,称为阳性结果。

(二) 辅助检查

1. 皮温(皮肤温度)测定 在室温(15~25 ℃)条件下,患肢皮温较对侧相应部位下降 2 ℃以上,表示该侧肢体血供不足。

2. 红外线热像图 患肢缺血部位辉度较暗,出现异常的"冷区"。

3. 节段性测压和应激试验 节段性测压表现为患肢腘动脉或肱动脉以下血压降低。如病变仅限于下肢,踝/肱指数可反映患肢缺血的严重程度。节段性测压正常者,可采用应激试验,如运动试验、反应性充血试验等。早期血栓闭塞性脉管炎患者应激试验后踝压明显下降,踝压恢复时间延长。

4. 脉波描记 患肢远端动脉波形常表现为单向波,波幅低平,波峰低钝。病变严重时动脉波形呈一直线。

5. 动脉造影 动脉造影可明确动脉闭塞的部位、范围、性质和程度,并可了解患肢侧支循环建立情况。血栓闭塞性脉管炎动脉造影可见中小动脉节段性闭塞,而在病变的动脉之间,可见管壁光滑的正常动脉。由于动脉造影为创伤性检查方法,一般不作为本病的常规检查方法。

四、诊断与鉴别诊断

(一) 诊断

①绝大多数患者是青壮年男性,有长期吸烟史,无高血压、高脂血症、动脉硬化或糖尿病等病史;②足背和(或)胫后动脉搏动减弱或消失;③肢体有游走性血栓性浅静脉炎的病史或临床表现;④初发时多为单侧下肢,以后累及其他肢体。

(二) 鉴别诊断

1. 下肢动脉硬化闭塞症 患者多为年龄超过 50 岁的中老年人;常合并导致动脉硬化的其他危险因

素,如高血压、高血脂及糖尿病等。

2. 急性动脉栓塞 患者常常突然发病,大多伴有心房颤动病史;在短期内出现远端肢体"5P"征,即动脉搏动消失、剧烈疼痛、颜色苍白、感觉麻木、运动障碍。

3. 多发性大动脉炎 见于年轻女性,又称为"东方美女病";多发生在主动脉一级分支开口处,影响的是大血管,很少累及肢体中小动脉。

4. 糖尿病性足坏疽 患者年龄往往大于50岁,有多年糖尿病病史;化验提示血糖、尿糖升高;肢体坏死常发生在足趾末端。

5. 雷诺综合征 多见于中青年女性;多因寒冷刺激诱发起病,累及手、足末梢循环,表现为阵发性手、足末端发凉、皮肤发白,甚至出现疼痛,取暖或休息后缓解;足背动脉、胫后动脉、桡动脉和尺动脉搏动仍然良好;很少发生肢体坏疽。

五、治疗原则和要点

(一)治疗原则

严格戒烟是血栓闭塞性脉管炎最为重要的治疗,需要患者密切配合。其他治疗包括加强锻炼,使用抗血小板、扩血管、改善微循环的药物及手术治疗。

(二)治疗要点

1. 一般治疗 平时可抬高患肢休息、注意肢体保暖、清淡饮食、禁烟酒,并避免受伤或受压等,如果皮肤伤口出现溃疡,需要及时用碘伏溶液及双氧水等消毒伤口。

2. 药物治疗 可服用前列地尔等扩血管的药物,同时可服用硫酸氢氯吡格雷片、阿司匹林片等抗血小板药物进行治疗。伴有病原菌感染时,可注射青霉素等行抗感染治疗。若存在血栓,可使用注射用尿激酶等溶栓药物,疼痛明显者可服用布洛芬缓释胶囊、塞来昔布胶囊等镇痛药。

3. 急性期 以保守治疗为主。对于轻、中度缺血,在药物保守治疗的基础上加用抗凝剂;对于重度缺血、濒临坏疽的患者,行腔内微创、开放或复合手术,尽可能重建血流,挽救肢体,或者尽量降低截肢平面,最大限度地保留肢体。

4. 其他 可通过按摩、磁疗、电疗、针灸及艾灸等理疗方法改善血液循环。

(李柏林)

线上评测

扫码在线答题

第三章

骨和关节疾病

学习目标

识记：

1. 能够准确说出骨和关节疾病的主要临床表现。

2. 能简要描述骨和关节疾病的常规辅助检查。

3. 能简要说出骨和关节疾病的治疗方案。

理解：

1. 能够用自己的语言描述骨和关节疾病的主要临床表现。

2. 明确典型病例的临床特点，并可分析其异常改变的原因。

应用：

1. 能够自觉将医疗规范与康复理念贯穿于疾病治疗的全过程。

2. 能用所学知识与技能协助医生对患者进行疾病康复指导。

第一节　软组织损伤

一、概述

软组织损伤是指由牵拉、挤压或长期超负荷工作等原因造成的人体的骨骼肌、筋膜、韧带、关节囊、骨膜、脂肪组织等的病理损害。组织受创后出现微循环障碍、无菌性炎症，致使局部肿胀疼痛。

（一）分类

根据损伤的原因可将软组织损伤大致分为以下三类。

1. 疲劳性损伤　长时间超负荷工作造成的损伤。如长时间激烈的体育活动造成的损伤，四肢、躯干超负荷工作所造成的损伤，勉强搬抬重物所造成的损伤等，皆属于疲劳性损伤。

2. 积累性损伤　人体受到的较轻微的持续性反复牵拉、挤压而造成的软组织损伤，是软组织损伤的常见原因之一。

3. 隐蔽性损伤　活动中或偶然的较轻微的跌、打、碰、撞所造成的损伤，一般不易引起足够注意，发觉疼痛后往往因患者忽略损伤史，而容易被误诊为其他疾病。

（二）临床表现

软组织损伤的共性症状是损伤局部疼痛和活动障碍，急性期局部渗血、水肿，损伤部位皮下淤血或出血，疼痛剧烈；慢性期无明显疼痛或仅有活动时疼痛，可有瘢痕、挛缩与粘连、肌萎缩和肌力减退，关节稳定性下降，运动能力减退，甚至引起关节僵直等。

（三）治疗

1. 对症治疗　如患者发生休克，则首先治疗休克；如有出血，应立即止血；有筋膜间隙综合征和挤压综合征时,应及时处理。

2. 严重闭合性挫伤的治疗

(1)急性期治疗重点是镇痛、止血,防止肿胀。应用"RICE"(rest,ice,compression,elevation)常规处理原则,即局部休息、冰敷、加压包扎及抬高患肢进行处理。可口服药物消炎镇痛,如塞来昔布、布洛芬、吲哚美辛、双氯芬酸等。稳定期,即伤后48 h,治疗重点在于血肿及渗出液的吸收,可使用理疗、中药外敷等方法促进创伤恢复;使用支具进行保护,局部制动以使创伤愈合。恢复期,即局部肿痛消失后的时期,渐进地进行损伤部位的肌力、关节活动度、平衡及协调性的训练;辅以理疗,促进瘢痕软化,防止瘢痕挛缩。

(2)合理应用抗生素防治感染。

(3)严重水肿影响肢体血液循环,或小腿、前臂严重挤压伤,有肌肉功能障碍及动脉搏动减弱者,应早期切开减张。

3. 开放性创伤的治疗 除表浅的擦伤及小的刺伤外,应尽早行清创术并进行预防破伤风的常规处理。

(四)健康教育

(1)解除患者思想顾虑,增强其治疗的信心。

(2)纠正不良姿势,维持正确体位(如肌肉损伤,应置于拉长位或功能位制动;肌腱、韧带损伤,应行短缩位固定等)。

(3)注意劳逸结合,避免过度疲劳,改善工作环境,坚持科学运动方法。

二、肌筋膜炎

肌筋膜炎简称筋膜炎,是对所有筋膜炎病症的统称,是以疼痛为主的一系列肌肉功能失调的综合征,也称肌筋膜疼痛综合征或肌筋膜疼痛症候群。

(一)病因

慢性劳损是较多见的原因之一。肌肉、筋膜受损后发生纤维化改变,使软组织处于高张力状态,从而出现微小的撕裂性损伤,进而导致纤维样组织增多、收缩,挤压局部的毛细血管和末梢神经,出现疼痛。潮湿、寒冷的气候环境为另一个重要的发病因素。

(二)分类

按照疾病发生的部位不同,可以将肌筋膜炎分成以下几类。

1. 颈肩肌筋膜炎 亦称颈肩肌筋膜疼痛综合征,是指颈肩背部筋膜、肌肉、肌腱和韧带等软组织的无菌性炎症,可引起颈肩背部疼痛、僵硬、运动受限及软弱无力等症状。主要与轻微外伤、劳累及受寒等有关。

2. 腰肌筋膜炎 急性期患者腰部疼痛剧烈,有烧灼感,腰部活动时症状加重,局部压痛较显著。

3. 足底筋膜炎 由运动引起的慢性损伤,最常见的原因是经常长时间行走,多见于登山健身、徒步旅行者等。

(三)临床表现

1. 局部肌肉痛 一般为慢性持续性酸胀痛或钝痛,疼痛表现为紧束感或重物压迫感。

2. 缺血性疼痛 局部受凉或全身疲劳、天气变冷等常诱发疼痛。晨起有僵硬疼痛,活动后减轻。

3. 固定压痛点 患者一侧或局部肌肉紧张、痉挛、隆起、挛缩或僵硬。压痛点位置常固定在肌肉的起止点附近或两组不同方向的肌肉交接处,压痛点深部可摸到痛性硬结或痛性肌索。

(四)治疗

1. 去除病因 如抗类风湿、抗炎、松解瘢痕等。

2. 改善局部血供 锻炼、按摩、热疗(红外线、激光、磁热疗法等)、针灸等可有效改善局部血供。

3. 消炎镇痛 药物(布洛芬、塞来昔布等)治疗、理疗等能减轻患者症状和提高患者生活质量。

4. 治疗触痛点　急性期疼痛者可行神经阻滞,慢性期疼痛局限者可行小针刀分离、超声波及体外冲击波治疗等。在超声引导下应用射频热凝松解粘连的肌筋膜瘢痕或挛缩点,比以往使用的其他松解方法更有效和安全。射频技术结合超声引导技术,可弥补其他技术或单一技术不能辨别血管的不足,大大提高了射频镇痛的安全性和扩大了其应用范围。

(五)健康指导

(1)防潮防寒。

(2)积极治疗急性腰扭伤,防止转变成慢性。

(3)体育运动或剧烈活动时,要做好准备活动,同时避免活动过量。

(4)纠正不良的工作姿势,如弯腰过久或伏案过低等。

(5)使用硬板软垫床,在木板上加 1~10 cm 厚的软垫。

(6)防止过度劳累。在工作或劳动中注意劳逸结合。

(7)注意减肥,控制体重。

三、肱骨外上髁炎

肱骨外上髁炎是一种肱骨外上髁处伸肌总腱起点附近的慢性损伤性炎症,是前臂伸肌起点特别是桡侧腕屈短肌的慢性撕拉伤,这些肌肉反复收缩牵拉肌肉的起点,造成累积性损伤。早年发现网球运动员易发生此种损伤,故俗称网球肘。

(一)病因

本病的发病多与慢性劳损有关,多见于长期从事手工操作的人,或近期内从事过某种频繁的上肢活动者。由于应力超越机体的适应能力,特别是不协调的动作更易造成局部慢性损伤,出现无菌性炎症变化。除伸肌总腱的牵拉或撕裂伤外,炎症还可波及附近的韧带、骨膜、滑膜,也可造成桡神经关节支或肌皮神经血管束的卡压。

(二)临床表现

1. 发病　可急可缓,也可间歇发病,大多数呈缓慢发病,逐渐出现肘关节外侧痛,用力握拳、伸腕时加重直至不能持物,严重者拧毛巾、扫地等生活动作均感困难。前臂活动,尤其是前臂旋后运动时,疼痛加剧。握力减退,前臂无力,旋转活动受限,但屈伸活动正常。一般无明显外伤史,有明显的职业特点或近期上肢劳损史,多见于 35~50 岁中年男性,男多于女,右侧多见。

2. 体征　肱骨外上髁至桡骨小头范围内有局限性、极敏锐的压痛,肱骨外上髁处压痛最明显。有时在距离肱骨外上髁 4~5 cm 处可触及条索状变硬的肌腱。

3. Mills 征　伸肘屈腕握拳,然后前臂旋前,可引起肘外侧疼痛,即为 Mills 征阳性。

(三)治疗

(1)限制腕关节的活动,尤其是避免用力握拳伸腕动作,这是治疗和预防复发的基本原则。

(2)患肢适当休息。

(3)压痛点局部行糖皮质激素封闭治疗,可用 2% 普鲁卡因 4 mL 加入泼尼松龙 25 mg,每周 1 次,连续 3~4 次。

(4)针灸、按摩、外敷中药及物理因子疗法也有效。

经上述治疗效果不佳时,也可行手术治疗。术式可选用伸肌腱起点剥离松解术、环状韧带部分切除术或肌皮神经血管束切除术等。

四、跟腱炎

(一)病因

跟腱炎一般由运动过程中小腿腓肠肌和跟腱承受了太大的压力或突然增加锻炼的强度或频率所致。其他如扁平足、外伤或感染等因素也可导致跟腱炎。跟腱炎是一种创伤或变性疾病,而非炎症疾病,是由反复的张力荷载引起的腱纤维微撕裂或磨损,继发局部变性。

(二)临床表现

早期主要表现为足跟部上方、内部的酸痛、压痛和僵硬等,开始为间断性疼痛,以后可转为持续性疼痛,活动后加剧。痛感通常会在清晨或者剧烈运动后的休息期间发作。跟腱炎如果处理不当,可以进展为一种退化性疾病,即跟腱的结构出现异常,跟腱变得越来越脆弱和纤维化,称为跟腱退化变性。

(三)治疗

一般情况下,跟腱炎在经过一段时间的自我护理,如休息、冰敷、服用非甾体抗炎药等处理后可得到改善。若效果不佳,可采取以下治疗措施。

(1)使用支撑垫及局部固定支撑垫可以抬高脚踝,以减轻对跟腱的拉伸。还可在夜间睡眠时使用夹板,以保持跟腱固定。如果病情严重,建议穿步行靴或使用拐杖,以帮助跟腱愈合。

(2)局部注射类固醇因子、生长因子。慢性跟腱炎的发生机制目前尚不清楚,使用抗炎药物注射治疗有争议。可行超声引导下激素注射,避免注射至跟腱内。

(3)理疗:局部冷敷、红外线、激光、超声波、电刺激疗法及体外冲击波治疗等可消炎镇痛,改善局部血液循环。还可以进行小腿三头肌牵伸(在膝关节伸直的情况下让腓肠肌伸展,以及在膝关节略弯曲的情况下让比目鱼肌伸展)锻炼,以促进疾病康复。

(4)手术治疗:可手术切除跟腱周围的炎症组织。

(四)健康指导

(1)锻炼要循序渐进,逐渐增加活动的量和强度。避免长时间运动。

(2)如果在进行某种活动时感觉到疼痛,应该立即停止并休息。

(3)锻炼时穿的鞋子要合脚,对脚踝提供充分的缓冲,以帮助减轻跟腱的压力。

(4)每天进行伸展运动,以保持跟腱的坚韧。

(5)进行一些能增强腓肠肌肌力的运动,如踮脚运动等。

第二节 关节病变和损伤

案例导学

患者,女,52岁,农民。右肩臂酸痛已有3个多月,初起时,仅感到整个肩部似酸似重,活动后反见减轻。近半个月来,肩部及上臂酸痛,上下走窜,日益加重,至半夜常因疼痛而醒,次晨活动后又稍感轻快。经检查,肩关节无红肿,肩峰下有压痛点,举重活动时痛点也在该处,上肢不能平举至90°。前伸时,右手不能摸到对侧腋下。

请完成以下任务:

通过学习,归纳与总结各型关节病变和损伤的主要临床表现。

一、肩关节周围炎

肩关节周围炎简称肩周炎,曾称冻结肩、五十肩,是中老年人常见病之一,是指肩关节周围的肌肉、肌腱、韧带、滑囊、关节囊等软组织发生无菌性炎症,有充血、渗出、水肿、粘连等改变,导致肩关节疼痛及功能障碍。

（一）病因

1. 肩部原因 ①本病多见于中老年人，软组织发生退行性变，对各种外力的承受能力减弱是基本因素；②长期过度劳动、姿势不良等所产生的慢性致伤力是主要的激发因素；③上肢外伤后肩部固定过久，肩周组织继发萎缩、粘连；④肩部急性挫伤、牵拉后治疗不当等；⑤肩部受寒是本病的诱因，可加剧组织的炎性过程，促进肩关节囊的粘连。

2. 肩外因素 下列几类疾病并发肩关节周围炎的可能性大大提高，如糖尿病、颈椎间盘疾病、甲状腺功能亢进、胸部病变以及创伤等。其中糖尿病患者患肩关节周围炎的概率是正常人的 5 倍。

（二）临床表现

（1）发病年龄多在 40 岁以上，非体力劳动者好发。

（2）发病缓慢，病程较长，一般达半年以上。

（3）肩部隐痛或剧痛，疼痛可放射至颈部或上臂。夜间疼痛加重，甚至夜不能眠。起初为阵发性钝痛，以后逐渐表现为持续性酸痛或刀割样痛，昼轻夜重。

（4）检查见肩部肌萎缩，在结节间沟、大结节、肩峰下滑囊、肩胛骨内角、冈下窝处有压痛。肩关节主动与被动活动均受限，尤以外展、外旋受限明显，出现"扛肩"现象。

（三）诊断

根据临床表现诊断一般不难。值得注意的是，由于本病病变部位、病理变化因人而异，临床表现可有较大差异。本病需与颈椎病、颈肩部软组织劳损、肱骨外上髁炎相鉴别。

（四）治疗

肩关节周围炎的主要临床特点是肩关节疼痛和僵硬，所以治疗目的主要是缓解疼痛和恢复关节活动度。一般采用非手术治疗。

1. 一般治疗 全身休息，局部制动，肩部保暖。

2. 痛点封闭 用于压痛点明显的患者，采用 2% 普鲁卡因 4 mL 加入泼尼松龙 25 mg，每 5～7 天注射 1 次。痛点封闭操作时注意执行无菌操作技术。

3. 药物治疗 内服外用有舒筋活络、活血化瘀、消炎镇痛作用的中西药。

4. 理疗 用于疼痛部位广泛的患者，如超短波、超声波、蜡疗及中频电治疗等改善血液循环，消炎镇痛及解除痉挛。

5. 中医推拿 对于关节僵硬的患者，有学者主张在臂丛麻醉下进行推拿并增大关节活动度，以松解粘连。手法必须轻柔，避免韧带及关节囊的撕裂出血及肱骨外科颈骨折。

6. 运动疗法 疼痛缓解后，进行肩关节的主动活动、强化肌力训练及关节松动术。

7. 手术治疗 对个别非手术治疗无效、症状严重者，可于关节镜下行软组织松解术。

（五）健康教育

（1）本病为无菌性炎症，抗生素治疗无效，不可乱用抗生素。

（2）在进行自我活动时，应注意避免肩关节再次损伤，在无痛或轻痛范围内进行。

（3）要进行肩关节功能锻炼。本病病程较长，要树立战胜疾病的信心，积极采用综合性非手术治疗方法，症状基本消失后，也应进行必要的功能锻炼，避免肩部吹风受凉，以利于疾病痊愈和避免复发。

二、踝关节扭伤

踝关节扭伤是指踝关节韧带损伤或断裂的一种病症，为运动系统常见病、多发病，任何年龄均可发生，儿童因活动量较大而发病较多。

（一）病因

踝关节扭伤多因踝跖屈位，踝突然向外或向内翻，外侧或内侧副韧带受到强大的张力作用，致使踝关节失去平衡与协调而发生。以外踝损伤最为常见。

（二）临床表现

1. 外侧韧带损伤 多由足部强力内翻引起。外侧韧带部分撕裂时踝外侧疼痛、肿胀、走路跛行，有时可见皮下淤血，外侧韧带部位有压痛，足内翻时外侧韧带部位疼痛加剧。

2. 内侧韧带损伤 由足部强力外翻引起，较少发生。其临床表现与外侧韧带损伤相似，但位置和方向相反。

（三）治疗

外侧韧带损伤较轻、踝关节稳定性正常时，早期可休息、冰敷、适当加压、抬高患肢，以缓解疼痛和减少出血、肿胀。2天后可用理疗，封闭、外敷消肿镇痛化瘀药物，适当休息，并注意保护踝部。如外侧韧带损伤较重，可用绷带包扎固定，使足保持外翻位置，韧带松弛，以利于愈合。韧带完全断裂或有撕脱骨折的患者可用短腿石膏靴固定患足。若踝部骨折块较大，且复位不良，则应切开复位和内固定，以免引起反复扭伤、关节软骨损伤和创伤性关节炎。

陈旧性外侧韧带断裂或反复扭伤致外侧韧带过度松弛造成关节不稳者，可考虑用腓骨短肌腱重建外侧韧带。

（四）健康指导

（1）踝关节扭伤严重者，应及时到医院就诊并进行X线检查，以排除骨折和脱位，如发现骨折，应立即进行处理。

（2）扭伤早期，病情较重者宜制动，根据病情给予适当固定，1周后可解除固定，进行功能锻炼。

三、膝关节韧带损伤

（一）侧副韧带损伤

膝关节两侧有内外侧副韧带，内侧副韧带起自股骨内收肌结节，止于胫骨内髁内侧，外侧副韧带起自股骨外髁外侧，止于腓骨头。膝关节完全伸直时，内、外侧副韧带均紧张，以维持关节稳定性和控制向侧方的异常活动；膝关节屈曲时，内、外侧副韧带均松弛，关节不稳定，易受损伤。

1. 损伤原因及类型 膝处于伸直位时，膝或腿部外侧受强大暴力打击或重压，使膝过度外展时，内侧副韧带可发生部分断裂（图3-3-1）或完全断裂。膝或腿部内侧受暴力打击或重压，使膝过度内收时，外侧副韧带可发生部分或完全断裂，在严重创伤时，侧副韧带、十字韧带和半月板可同时损伤。

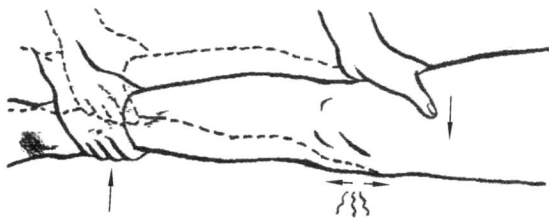

图 3-3-1 内侧副韧带部分断裂

2. 临床表现及诊断 一般有明显外伤史。膝部伤侧局部剧痛、肿胀，有时有瘀斑，膝关节不能完全伸直。韧带损伤处压痛明显。内侧副韧带损伤时，压痛点常在股骨内上髁或胫骨内髁的下缘处；外侧副韧带损伤时，压痛点在股骨外上髁或腓骨小头处。

X线检查：在局麻下，伸直膝关节，按上述检查方法，强力使膝内收或外展，拍正位X线片，如侧副韧带完全断裂，则伤侧关节间隙增宽。

3. 治疗

（1）新鲜侧副韧带断裂：①部分断裂：将膝置于150°～160°屈曲位，用长腿管型石膏固定（不包括足踝部），1周后可带石膏下地行走，4～6周后去除固定，练习膝关节屈伸活动，注意锻炼股四头肌。②完全断裂:应行急症手术修复断裂的韧带,术后用长腿管型石膏固定6周。如合并有十字韧带损伤,应先修复十字韧带,然后修复侧副韧带。如合并有半月板损伤,应先切除损伤的半月板,然后修复损伤的韧带。

(2)陈旧性侧副韧带断裂:应加强股四头肌锻炼,以增强膝关节的稳定性。

(二)十字韧带损伤

膝关节内有前、后十字韧带(又称交叉韧带)。膝关节不论伸直还是屈曲,前、后十字韧带均呈紧张状态,前十字韧带可防止胫骨向前移动,后十字韧带可防止胫骨向后移动。

1. 损伤原因及类型 暴力使膝关节过伸或过度外展可引起膝关节前十字韧带损伤。屈膝时,外力从前向后加于股骨,或外力从后向前撞击胫骨上端,均可引起前十字韧带断裂。膝关节前脱位常由过伸引起,必然伤及前十字韧带。如前十字韧带损伤为过度外展引起,可同时发生内侧副韧带断裂,前十字韧带损伤合并内侧半月板损伤也较常见。屈膝时,外力从前向后撞击胫骨上端,使胫骨过度向后移位,可引起后十字韧带损伤,甚至发生膝关节后脱位。

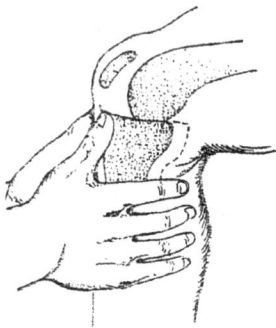

2. 临床表现及诊断 急性膝损伤时,关节内有组织撕裂感或撕裂声,随后产生疼痛及关节不稳,不能完成正在进行的动作和运动,继而出现关节肿胀。由于疼痛,关节会出现保护性痉挛,使膝关节处于固定体位。膝关节剧烈疼痛,明显肿胀,关节内积血,屈伸活动障碍,抽屉试验阳性(图3-3-2)。X线检查提示韧带止点撕脱骨折或提示骨软骨骨折有诊断意义。MRI检查可显示韧带是否断裂,是部分断裂还是完全断裂,对诊断有价值。

3. 治疗

(1)新鲜十字韧带断裂:应早期行手术修复断裂的韧带,或将撕脱骨折复位和内固定。术后用长腿石膏固定4～6周,并应加强股四头肌锻炼。

图3-3-2 抽屉试验

如胫骨棘骨折无移位,可在抽出关节内积血后,用长腿石膏伸膝位固定4～6周,之后加强股四头肌锻炼。

(2)陈旧性十字韧带断裂:加强股四头肌锻炼,以加强关节的稳定性。如关节很不稳定,可考虑用大腿阔筋膜,或髌韧带的内侧部分,或附近的肌腱做韧带重建术。

四、半月板损伤

(一)概述

在胫骨关节面上有内侧和外侧半月形骨,称为半月板,其边缘部较厚,与关节囊紧密连接,中心部薄,呈游离状态(图3-3-3)。内侧半月板呈"C"形,前角附着于前十字韧带附着点之前,后角附着于胫骨髁间隆起和后十字韧带附着点之间,其外缘中部与内侧副韧带紧密相连。外侧半月板呈"O"形,其前角附着于前十字韧带附着点之前,后角附着于内侧半月板后角之前,其外缘与外侧副韧带不相连,活动度较内侧半月板为大。半月板可随着膝关节运动而有一定的移动,伸膝时半月板向前移动,屈膝时半月板向后移动。

(二)致伤机制及分型

半月板损伤多由扭转外力引起,当一腿承重,小腿固定在半屈曲、外展位时,身体及股部猛然内旋,内侧半月板在股骨髁与胫骨之间受到旋转压力而致撕裂。扭伤时膝关节屈曲程度越大,则撕裂部位越靠后。外侧半月板损伤的机制与内侧相同,但作用力的方向相反。破裂的半月板如部分滑入关节之间,可使关节活动发生机械障碍,妨碍关节伸屈活动,形成"交锁"。

半月板损伤可发生在半月板的前角、后角、中部或边缘部。损伤的类型可为纵裂、横裂、水平裂或不规则裂(图3-3-4),甚至破碎成关节内游离体。

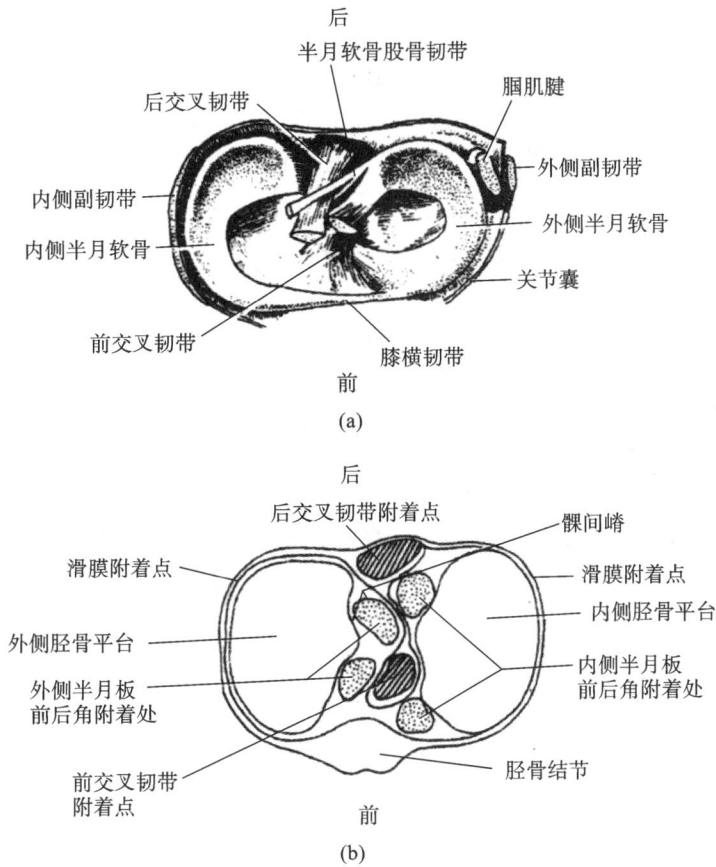

图 3-3-3　膝关节韧带及半月板结构

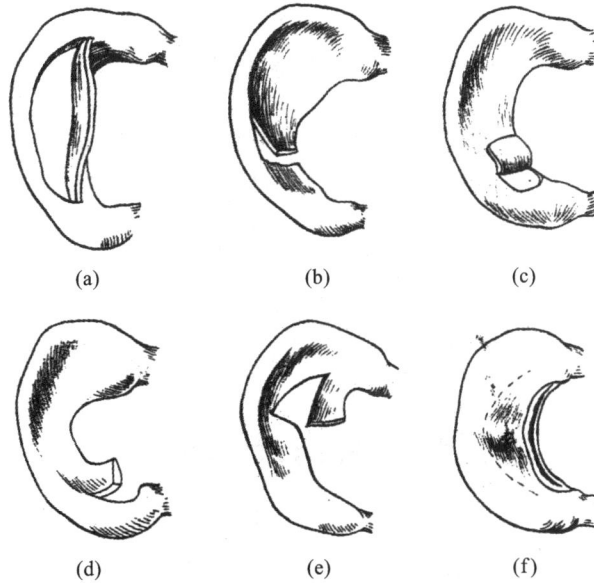

图 3-3-4　膝关节半月板损伤的各种类型

(a)纵裂；(b)横裂；(c)水平裂；(d)～(f)不规则裂

（三）临床表现

（1）多数有明显外伤史。

（2）疼痛：一般认为疼痛出现在恒定一侧是半月板损伤的特点。

（3）关节积液：受伤后出现创伤性滑膜炎，积液量与运动量和强度有关。

（4）弹响：膝关节活动时在损伤侧可听到弹响声，有时伴有该侧疼痛。

（5）膝关节交锁：运动中膝关节突然不能伸屈，常伴有酸痛，即"交锁"。有的患者再伸屈和扭转时可自行"解锁"。若"交锁"固定在一侧，对诊断有意义。

（四）检查方法及临床意义

1. 压痛部位 压痛部位一般就是病变部位。检查时将膝置于半屈曲位，在膝关节内侧和外侧间隙，沿胫骨髁的上缘（即半月板的边缘部），用拇指由前往后逐点按压，在半月板损伤处有固定压痛。如在按压的同时，将膝被动屈伸或内外旋转小腿，疼痛则更为显著，有时还可触及异常活动的半月板。

2. 麦氏试验（回旋挤压试验） 患者仰卧，检查者一手握住被检者小腿踝部，另一手扶住膝部，将髋与膝尽量屈曲，然后使小腿外展、外旋和外展、内旋，或内收、内旋和内收、外旋，逐渐伸直。出现疼痛或响声即为阳性，根据疼痛和响声的部位可确定损伤的部位。

3. 强力过伸或过屈试验 强力使膝关节被动过伸或过屈，如半月板前部损伤，过伸可引起疼痛；如半月板后部损伤，过屈可引起疼痛。

（五）辅助检查

1. X线检查 X线正侧位片，虽不能显示半月板损伤情况，但可排除其他骨关节疾病。

2. 膝关节镜检查 通过关节镜可以直接观察半月板损伤的部位、类型和关节内其他结构的情况，有助于疑难病例的诊断。

（六）诊断

对于半月板损伤的诊断，主要依据病史及临床检查，多数患者有外伤史，患侧关节间隙有固定性疼痛，结合各项检查综合分析，多数能做出正确诊断。

（七）治疗

1. 急性期 如关节有明显积液（或积血），应在严格无菌操作下抽出积液；如关节有"交锁"，应用手法解除"交锁"，然后用上自大腿上 1/3，下至踝上的管型石膏固定膝关节于伸直位 4 周。石膏要妥当塑形，使患者可带石膏下地行走。

2. 慢性期 如经非手术治疗无效，症状和体征明显，诊断明确者，应及早手术切除损伤的半月板，以防发生创伤性关节炎。术后伸膝位加压包扎，次日开始做股四头肌静止性收缩练习，2～3 天开始做直腿抬高运动，以防股四头肌萎缩，2 周后开始下地行走，一般在术后 2～3 个月可恢复正常功能。

3. 关节镜的应用 关节镜可用于半月板损伤的治疗，半月板边缘撕裂可行缝合修复，也可行半月板部分切除，保留未损伤的部分。对早期怀疑半月板损伤者可行急诊关节镜检查，早期处理半月板损伤，可缩短疗程，提高治疗效果，减少损伤性关节炎的发生。通过关节镜进行手术，创伤小，恢复快。

第三节　腱鞘及滑膜疾病

案 例 导 学

患者，男，26 岁。3 个月前出现腕部拇指一侧骨突（桡骨茎突）处及拇指周围疼痛，拇指活动受阻,在桡骨茎突处有压痛及摩擦感,有时在桡骨茎突处有轻微隆起的豌豆大小的结节。当把拇指紧握在其他四指内,并向腕的内侧(尺侧)做屈腕活动时,桡骨茎突处出现剧烈疼痛。检查可见腕桡侧疼痛,可向手及前臂放射。局部可见小的隆起,并能触及小的硬结,有压痛。握拳尺偏试验阳性。

请完成以下任务:

通过学习,归纳与总结腱鞘及滑膜疾病的主要临床表现。

一、狭窄性腱鞘炎

肌腱在跨越关节的部位,有骨纤维鞘管。鞘管内层为滑膜,可使肌腱在内滑动,外层为纤维鞘,两侧附着于骨面。关节活动时,鞘管有防止肌腱向外弹射及向两侧滑动的作用。在弹射力最大的部位,鞘管壁增厚形成韧带,起着滑车作用。

(一)病因

关节频繁活动,肌腱在鞘管内长期反复摩擦,滑膜及纤维鞘可能出现充血、渗出、水肿及增殖等无菌性炎症改变。肌腱与管壁可发生粘连,甚至发生肌腱菱形肿大和腱鞘狭窄,导致其滑动受阻。常见的发病部位有桡骨茎突腱鞘、手部指屈肌腱鞘等。

(二)临床表现

1. 桡骨茎突狭窄性腱鞘炎 本病多见于手工劳动妇女,临床上还可见到哺乳期妇女发病。症状为桡骨茎突部疼痛,疼痛可向前臂及拇指放射。检查见局部稍有肿胀和压痛,有时可触及小结节。腕及拇指活动稍受限。握拳尺偏试验阳性:屈拇指并以其余四指将其按于掌心,腕关节尺偏,可引起桡骨茎突部疼痛。

2. 手部指屈肌腱狭窄性腱鞘炎 本病多见于中年以上妇女,好发于拇、中、环指。症状为掌指关节掌侧酸痛和弹响性疼痛,手指屈伸活动不利。检查见局部有压痛及小结节。有时屈伸手指时,出现弹响或交锁,交锁发生后,若被动屈伸手指,可出现扳机样动作和弹响,故又称扳机指或弹响指。

(三)治疗

1. 一般性治疗 症状轻微的患者,采用夹板或绷带制动,局部外用双氯芬酸钠软膏。还可选用中医药治疗(中药外敷、针灸、熏洗)。

2. 局部注射 首选糖皮质激素鞘内注射,用1%普鲁卡因 2 mL 加入泼尼松龙 25 mg,每周 1 次,连续 3～4 次。

3. 冲击波治疗 适用于自觉局部疼痛症状重,病程超过 2 个月,影响正常工作和生活,经其他保守治疗无明显效果,不同意行手术治疗或有手术治疗禁忌证的患者。

4. 理疗 超短波、超声波、红外线、中频电治疗等。

二、腱鞘囊肿

腱鞘囊肿是关节部位腱鞘内黏液分泌增多,急性疝出所致。其发病与慢性劳损及黏液性变有关。囊肿壁由纤维外膜和灰色内皮层构成,内含无色透明胶状黏液。囊肿多为单房,也可为多房。

(一)临床表现

本病以女性居多,好发于腕背、足背及腕掌面桡侧等处。囊肿处一般无疼痛,偶可见因压迫邻近神经组织而出现的相应症状。检查见囊肿为豌豆至拇指头大小的半球状肿物,表面光滑、有弹性、与皮肤无粘连、基底固定。本病需与表皮样囊肿、皮脂腺瘤或脂肪瘤相鉴别。

(二)治疗

1. 压迫疗法 初发者,可用双手拇指挤压囊肿,使其囊壁破裂,溢出黏液并待其吸收。但此法治疗后较易复发。

2. 糖皮质激素囊内注射　先用粗针头吸尽囊内黏液,然后向囊内注入泼尼松龙 25 mg,加压包扎,1周后重复 1 次。

3. 手术治疗　将囊肿壁与基底部的腱膜组织一并切除,可避免复发。

三、髌前滑囊炎

滑囊又称滑膜囊,外层是致密结缔组织,内层是滑膜,内含少许滑液,能减少运动时的摩擦。在人体的骨骼与皮肤、肌肉与肌腱、肌腱与肌腱之间,凡摩擦力较大处,都有滑囊存在。滑囊分两种:一种是正常人皆有的恒定滑囊,另一种是后天为适应局部摩擦与压迫而继发的附加滑囊。

(一) 病因

滑囊炎可因损伤、化学性刺激、化脓性感染、结核病、类风湿性关节炎、痛风等引起。本部分只讨论损伤性滑囊炎。急性损伤所致者,滑囊内为血性和浆液性渗液。慢性损伤如长期摩擦与压迫所致者,滑膜充血、水肿、增生,滑液增多而充盈滑囊使其增大,滑囊壁增厚、纤维化。常见的慢性损伤性滑囊炎有腘窝滑囊炎(腘窝囊肿),老年女性久坐硬凳所致的坐骨结节滑囊炎(坐骨结节囊肿),穿鞋过紧所致的跟后滑囊炎、第一跖骨头内侧滑囊炎,肩峰下滑囊炎和髌前滑囊炎等。

(二) 临床表现

局部轻微胀痛,挤压时疼痛加重。滑囊呈圆形或椭圆形肿块,大小不一。表浅者,境界清楚,可有波动感;深部者,境界不清,可被误认为实质性肿块。合并感染时,局部红、热,有脓性积液。损伤性滑囊炎需与结核性、类风湿性滑囊炎相鉴别。

(三) 治疗

尽可能减少局部摩擦与压迫。非手术治疗多采用糖皮质激素囊内注射。糖皮质激素囊内注射时先抽尽囊内积液,注入泼尼松龙 25 mg,然后局部加压包扎。本法只适用于较小的囊肿。对于糖皮质激素囊内注射无效及囊肿较大者,应行囊肿切除术。

第四节　骨　　折

案 例 导 学

患者,男,26 岁。自诉于 1 h 前摔伤左小腿,当时感左小腿疼痛,患肢不能活动,未发现活动性出血和骨质外露,被急送至急诊科,行 X 线检查后见左胫骨中下段螺旋形骨折,未行特殊处理,行夹板固定后来骨科就诊。

体格检查:T 37.1 ℃,R 22 次/分,P 88 次/分,BP 120/70 mmHg。专科情况:左小腿中下段可见轻度肿胀,未见皮肤破损,无活动性出血;触之有疼痛,骨擦感为阳性,局部有叩击痛,纵叩击痛亦为阳性,足背皮温正常,足背动脉搏动正常;患肢血液循环、感觉正常;脊柱和余肢正常,余无特殊。

请完成以下任务:

1. 通过学习,归纳与总结骨折的特征性表现及不同部位骨折的特点。

2. 对该患者做出正确处理。

骨质发生完全或部分性中断称为骨折,骨折约占四肢伤的 60%,正确处理骨折,可以最大限度地恢复功能,若处理不当,可能导致残疾和死亡。

(一) 成因

1. 主因

(1) 直接暴力:骨折发生在暴力直接作用的部位,如打击伤、撞伤及火器伤等。多为开放性骨折,软组织损伤常较重。

(2) 间接暴力:骨折距暴力接触点较远。大多为闭合性骨折,软组织损伤较轻。例如,走路不慎滑倒时,以手掌撑地,根据跌倒时上肢与地面所成角度不同,可发生桡骨远端骨折、肱骨髁上骨折或锁骨骨折等。

2. 诱因 ①全身及局部病理因素,使骨结构变脆弱,较小的外力即可诱发骨折;②某些影响骨代谢的全身性疾病;③局部骨质病变;④积劳性损伤;⑤年龄因素。

(二) 分类

骨折分类的目的,在于明确骨折的部位和性质,利用临床上正确、完善的诊断选择合适的治疗方法。

(1) 依据骨折是否与外界相通分为开放性骨折和闭合性骨折。

(2) 依据骨折的程度分为完全性骨折和不完全性骨折。

(3) 依据骨折的形态分为横形骨折、斜形骨折、螺旋形骨折、粉碎性骨折、压缩骨折、星状骨折、凹陷骨折、嵌入骨折、裂纹骨折、骨骺分离等(图 3-3-5)。

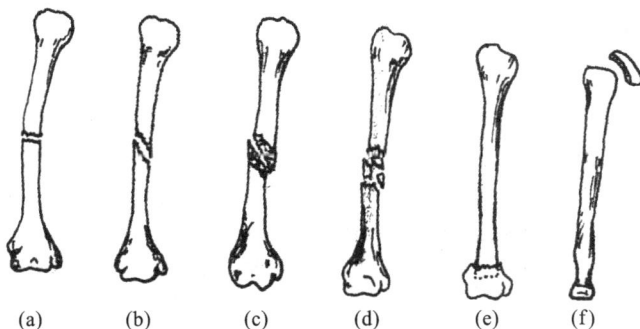

图 3-3-5 骨折类型

(a)横形骨折;(b)斜形骨折;(c)螺旋形骨折;(d)粉碎性骨折;(e)嵌入骨折;(f)骨骺分离

(4) 依据解剖部位分为脊柱的椎体骨折、附件骨折、长骨的骨干骨折、骨骺分离、干骺端骨折、关节内骨折等。

(5) 依据骨折前骨组织是否正常分为外伤性骨折和病理性骨折。

(6) 依据骨折稳定程度分为稳定性骨折和不稳定性骨折。

(7) 依据骨折后的时间分为新鲜骨折和陈旧性骨折。

(三) 骨折段移位

1. 骨折段移位的原因 大多与暴力的大小、作用方向和性质,肢体远侧段的重量,肌肉牵拉力,搬运或治疗不当有关。

2. 骨折段移位的类型 一般有五种不同的移位方式(图 3-3-6),临床上常合并存在。

(1) 侧方移位:远侧骨折端移向侧方。

(2) 缩短移位:骨折段互相重叠或嵌插,骨长度因而缩短。

(3) 分离移位:骨折段在同一纵轴上互相分离。

(4) 成角移位:两骨折段的轴线交叉成角,根据角的方向分别称为向前、向后、向内或向外成角。

(5) 旋转移位:骨折段围绕骨的纵轴旋转。

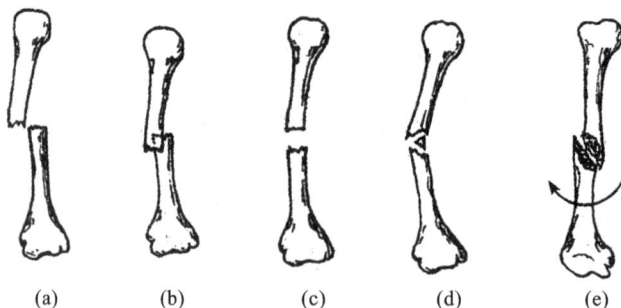

图 3-3-6　骨折段移位的类型
(a)侧方移位；(b)缩短移位；(c)分离移位；(d)成角移位；(e)旋转移位

（四）骨折修复

1. 骨折愈合　骨折愈合是一个连续不断的过程，是一边破坏清除，一边新生修复的过程。新生修复的过程是由膜内骨化与软骨化共同完成的。骨折愈合的过程也是暂时性的紧急连接到永久性的坚固连接的过程。其一般要经历三个阶段（图 3-3-7）。①血肿机化期：骨断裂后，髓腔内、骨膜下和周围软组织内出血，形成血肿，血肿于伤后 6～8 h 开始凝结成含有网状纤维的血凝块。②原始骨痂形成期：由骨内、外膜的骨样组织逐渐钙化而成新生骨，即膜内化骨。③骨痂改造塑形期：随着肢体的活动和负重，在应力轴线上的骨痂不断地得到加强和改造；在应力轴线以外的骨痂，逐步被清除，使原始骨痂逐渐被改造成为永久骨痂。

2. 影响骨折愈合的因素　骨折的愈合受多重因素影响，与年龄、全身健康情况、引起骨折的原因、骨折的类型、骨折部的血液循环情况、软组织损伤的程度、是否感染、神经供应的情况、组织是否嵌入、治疗方法等关系密切。

治疗是为了保证骨折正常愈合，但如果不了解骨折的愈合过程和愈合条件，不知道每项治疗步骤和治疗措施可能带来的影响，就不能针对骨折愈合的不同阶段和不同情况采取恰当的治疗措施，反而会变成人为干扰，带来不应发生的后果。

3. 骨折愈合的时间　常见骨折愈合时间如下：指骨(掌骨)4～8 周；骨盆 6～10 周；趾骨(跖骨)6～8 周；股骨颈 12～24 周；腕舟骨 10 周以上；股骨粗隆间 6～10 周；尺、桡骨干 8～12 周；股骨干 8～14 周；桡骨远端 3～4 周；肱骨髁上 3～4 周；胫骨上端 6～8 周；胫骨干 5～8 周；肱骨外科颈 4～6 周；跟骨 6 周；锁骨 5～7 周；脊柱 10～12 周。

4. 骨折愈合的标准

(1)临床愈合标准：①骨折部无压痛及沿肢体纵轴无叩击痛。②自行抬高患肢无不适感。③用适当力量扭转患肢，骨折处无反常活动。④X 线片显示骨折线模糊，有连续性骨痂通过骨折线。⑤外固定解除后患肢能满足以下要求：上肢能向前平举 1 kg 重量达 1 min；下肢能不扶拐在平地连续步行 3 min，并不少于 30 步。⑥连续观察 2 周骨折处不变形。

③⑤两项的测定必须慎重，可先练习数日，然后测定，以不损伤骨痂、不发生再骨折为原则。

(2)骨折愈合标准：①具备临床愈合标准；②X 线片显示骨折线消失或近似消失。

（五）临床表现

1. 全身表现

(1)休克：多见于多发性骨折、股骨骨折、骨盆骨折、脊柱骨折和严重的开放性骨折。患者常因广泛的软组织损伤、大量出血、剧烈疼痛或并发内脏损伤等引起休克。

(2)体温升高：一般骨折后体温正常，只有在严重损伤如股骨骨折、骨盆骨折有大量内出血，血肿吸收时，体温略有升高，通常不超过 38 ℃。开放性骨折患者体温升高时，应考虑感染。

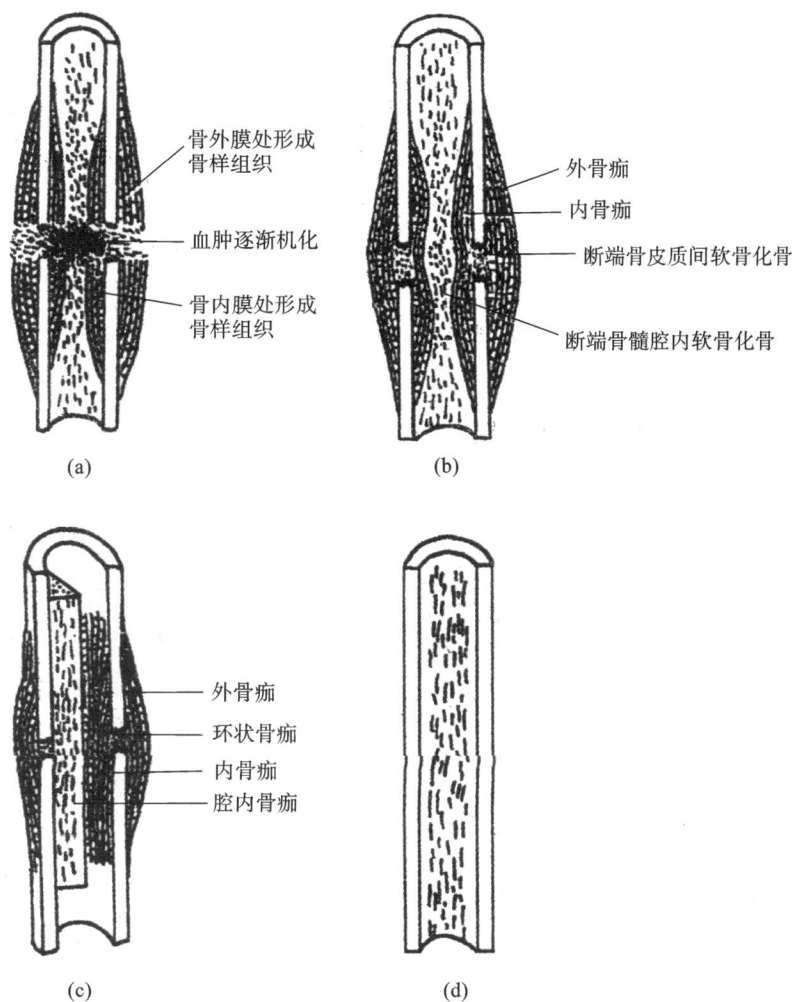

图 3-3-7　骨折愈合的过程

（a）血肿机化期；（b）原始骨痂形成期；（c）骨痂改造塑形期；（d）永久骨痂

2．局部表现

（1）骨折的专有体征：①畸形；②反常活动；③骨擦音或骨擦感。以上三种体征发现其中之一，即可确诊。

（2）骨折的其他体征：①疼痛与压痛；②肿胀及瘀斑；③功能障碍。可见于新鲜骨折，也可见于脱位、软组织损伤和炎症。

3．X线检查　对于诊断骨折一般要求是拍正侧位 X 线片，拍摄时须摄入一个邻近的关节，有些骨折还需加拍特殊的投照位置，如腕舟骨的 45°角位片。

（六）治疗

1．骨折急救　目的在于用简单而有效的方法抢救生命，保护肢体，预防感染和防止损伤增加，能安全而迅速地后送伤员，以便进行有效的治疗。

（1）急救步骤：一般原则是就地包扎、止血和固定。若伤者有心搏骤停、窒息、大出血、休克及开放性气胸等，应有针对性地进行急救，待情况平稳后再进行骨折的处理。

（2）出血处理：一般采用加压止血、止血带止血和钳夹或结扎止血。

（3）固定：将伤肢固定，有减轻疼痛、固定骨折位置及防止骨折端损伤血管及神经的作用。

（4）转运：开放性骨折患者应尽快送到医院进行外科处理，特别是上止血带的大动脉损伤患者，要争取时间做清创术及血管修复术。

（5）治疗休克：给氧、保暖、迅速输全血、恢复血液循环，必要时先给血浆、羧甲基淀粉钠溶液或其他液体。

（6）镇痛：剧痛可引起休克。因此，对有剧痛的患者应给予吗啡等镇痛药。

（7）预防感染：早期应用抗菌药物，但伤口内不要撒磺胺类、龙胆紫、红汞等药物。

2. 闭合性骨折的治疗　治疗原则为复位、固定、功能锻炼和药物治疗。

（1）骨折复位：①复位的时间：骨折复位越早越好。②复位标准：功能复位是手法复位的标准，解剖复位是手术复位的标准。③复位的方法：主要有手法复位（图3-3-8）、牵引复位（图3-3-9）、手术复位。

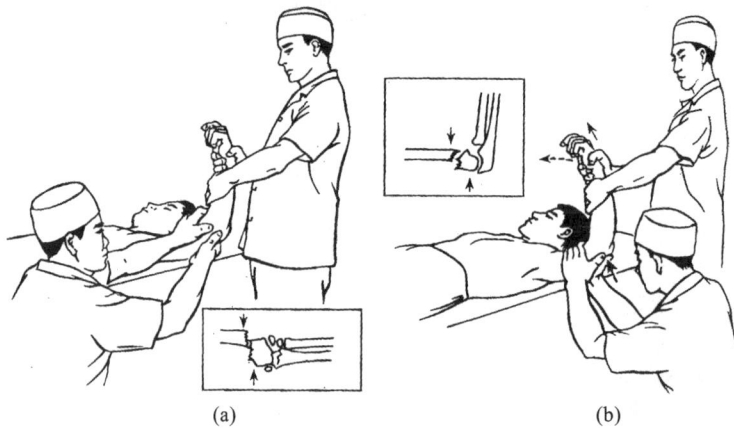

图 3-3-8　肱骨髁上骨折的手法复位

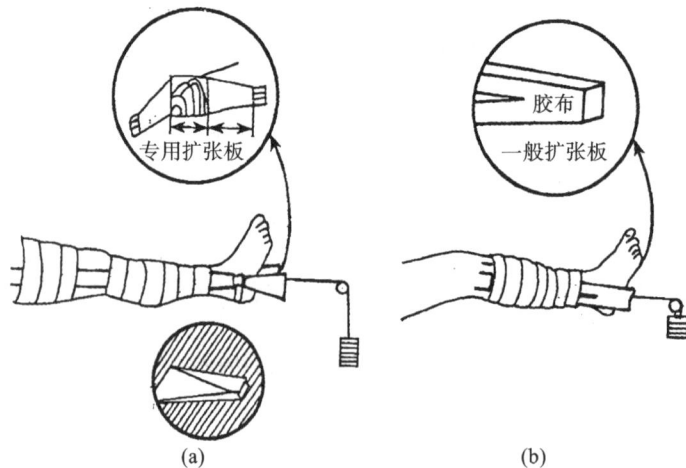

图 3-3-9　皮肤牵引(a)和骨牵引(b)

（2）骨折固定：目的是整复骨折使骨折端对位接触，这是愈合的开始，固定是指维持已整复的位置，是骨折愈合的必要条件。常用的固定方法有石膏外固定、小夹板固定（图3-3-10）、牵引固定、手术复位内固定（图3-3-11）、使用穿针外固定器和外展固定架。

（3）功能锻炼：功能的恢复必须通过患者的自主锻炼才能获得，任何治疗都无法代替。功能锻炼也有利于损伤后所出现的一系列病理反应的消退。

①骨折早期：伤后1～2周，患肢局部肿胀、疼痛，且容易再次发生移位，此期功能锻炼的主要形式是

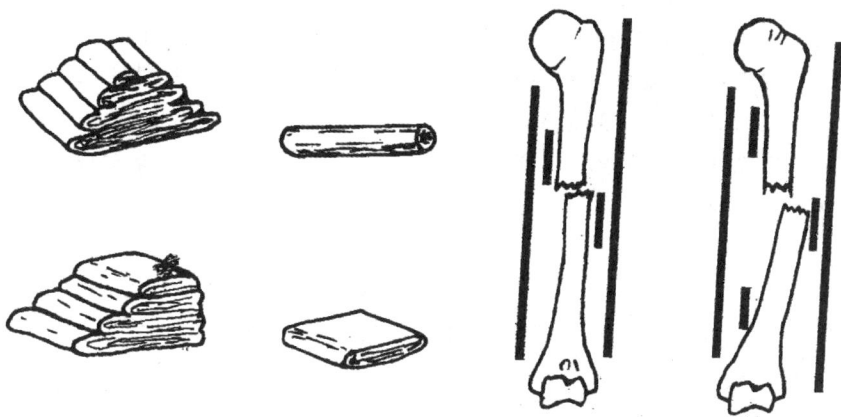

图 3-3-10　股骨骨折牵引加小夹板三点压垫法保持对位

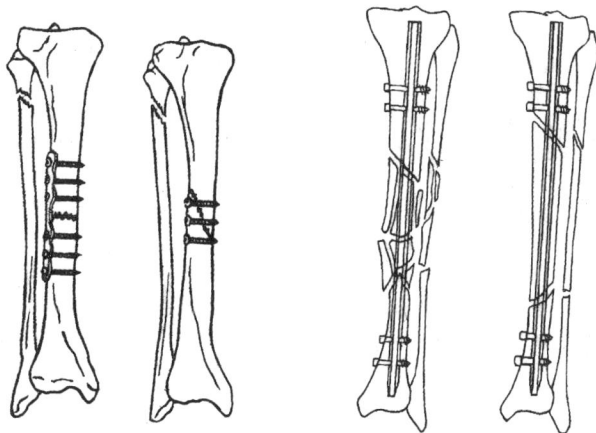

图 3-3-11　骨折手术复位内固定

使患肢肌肉做舒缩活动。

②骨折中期:2周以后患肢肿胀逐渐消退,骨折端已发生纤维连接,并逐渐形成骨痂,骨折部日趋稳定。在健肢或医护人员的帮助下逐步活动上、下关节,动作应缓慢,活动范围应由小到大,接近临床愈合时应增加活动次数,加大运动幅度和力量。

③骨折后期:骨折临床愈合后,功能锻炼的主要目的是加强患肢关节的主动活动,使各关节能迅速恢复正常活动范围。

3. 开放性骨折的治疗　在防止感染的基础上,最根本的措施是清创术,在此基础上采取可靠的手段固定骨折端,闭合伤口或清洁创面。

开放性骨折的治疗原则如下:①正确辨认开放性骨折的皮肤损伤。②彻底清创:治疗开放性骨折的关键,清创术必须从严要求。对于骨折、血管损伤、神经肌腱损伤和伤口内有异物等,应依据具体情况处理。③骨折的固定:伤口及骨折清创后,对污染轻的伤口可以采用内固定,污染重和不宜采用内固定的伤口可以用牵引、石膏以及外固定架等来处理。④闭合伤口,清除创面。⑤合理使用抗生素。

（七）骨折并发症及治疗

1. 血管损伤　邻近骨折的大血管可被刺破或压迫,引起肢体循环障碍(图 3-3-12)。重要的动脉损伤可危及生命,引起肢体坏死或缺血挛缩。重要的静脉损伤也可造成严重的后果。对重要的动脉损伤要及时发现和进行探查处理。

2. 神经损伤 对骨折患者,应检查患肢的运动和感觉功能,判断有无神经损伤。骨折合并神经损伤时,应根据不同情况,决定是直接探查神经还是观察一段时间无恢复时再做探查手术。

3. 内脏损伤 对内脏损伤,要优先紧急处理,待患者全身情况允许时及早处理骨折。

4. 关节损伤 应及时处理,做好功能复位。

5. 坠积性肺炎 年老体弱患者翻身困难,尤其是用大型石膏固定者,不能翻身,易发生坠积性肺炎。应嘱患者多翻身,鼓励患者咳嗽和做深呼吸运动。如已发生坠积性肺炎,应给予抗生素、氧气,行雾化吸入等。

6. 其他并发症 ①肾结石,应注意早期活动,多饮水;②压疮;③感染;④缺血性挛缩(图 3-3-13);⑤关节僵硬与骨质脱钙;⑥骨化性肌炎、骨无菌性坏死、创伤性关节炎、骨折延迟连接和不连接等。

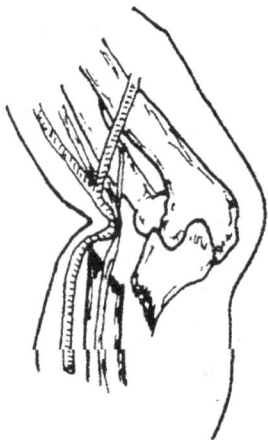

图 3-3-12 肱骨髁上骨折合并血管损伤

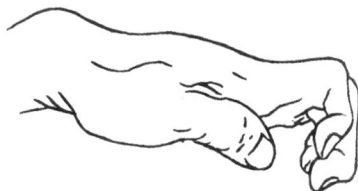

图 3-3-13 缺血性挛缩畸形

(八)健康指导

(1)早期适当复位及固定,经常进行功能锻炼,促进血液循环,加速骨愈合。循环不佳的骨折,如腕舟状骨骨折,固定的时间要足够长直至愈合。

(2)勿过度牵引,如股骨骨折,应随时检查肢体的长度,及时适当增减牵引的重量。

(3)骨折间嵌入软组织时,需要及时行手术治疗。

(4)预防和控制感染。

(5)不做不必要的手术复位,必须手术时,要尽量少剥离骨膜,术中不去除与软组织有联系的骨块和较大的游离骨块,避免发生骨缺损。

(6)注意全身健康情况。

第五节 关节脱位

案例导学

患者,男,15岁。骑自行车时不慎摔伤,右手着地,当即感到疼痛,右前臂远端畸形。体格检查见右前臂远端餐叉样畸形,肿胀,似尺桡骨远端双骨折。X线片示右腕关节脱位。未见骨折征。下尺桡关节分离,经治疗后,患者肢体可活动。

请完成以下任务：

1. 通过学习,归纳与总结常见关节脱位的临床表现。

2. 对该患者做出正确处理。

关节脱位是由于直接或间接暴力作用于关节,或关节有病理性改变,使骨与骨之间相对关节面正常关系破坏而发生移位的现象。外伤性关节脱位多发生于青壮年。四肢大关节中以肩、肘关节脱位较常见,髋关节次之,膝、腕关节脱位则少见。本节主要论述外伤性关节脱位。

(一) 分类

(1) 按原因不同可分为外伤性脱位、病理性脱位、先天性脱位及麻痹性脱位。

(2) 按脱位程度不同可分为全脱位及半脱位。

(3) 按远侧骨端的移位方向不同,可分为前脱位、后脱位、侧方脱位和中央脱位等。

(4) 按脱位时间和发生次数不同可分为急性脱位、陈旧性脱位(如脱位 3 周以上而未复位)和习惯性脱位(一个关节多次脱位)等。

(5) 按脱位是否有伤口与外界相通可分为闭合性脱位与开放性脱位。

(二) 临床表现与辅助检查

外伤性关节脱位只有当关节囊、韧带和肌腱等软组织撕裂或伴有骨折时方能发生,具有一般损伤的症状和脱位的特殊性表现。

1. 一般症状

(1) 疼痛明显,活动患肢时加重。

(2) 肿胀,因出血、水肿使关节明显肿胀。

(3) 功能障碍:关节脱位后结构失常,关节失去正常活动功能。

2. 特殊表现

(1) 畸形关节脱位后肢体出现旋转、内收或外展,以及外观变长或缩短等畸形,与健侧不对称。关节的正常骨性标志发生改变。

(2) 弹性固定关节脱位后,未撕裂的肌肉和韧带可将脱位的肢体保持在特殊的位置,被动活动时有一种抵抗和弹性的感觉。

(3) 关节盂空虚,最初的关节盂空虚较易被触知,但肿胀严重时则难以触知。

3. X 线检查 关节正侧位 X 线片可确定有无脱位、脱位的类型和有无合并骨折,防止漏诊和误诊。

(三) 并发症

早期全身可合并多发伤、内脏损伤和休克等,局部可合并骨折和神经、血管损伤,应详细检查、及时发现和处理。晚期可发生骨化性肌炎、骨缺血性坏死和创伤性关节炎等,应注意预防。

(1) 骨折多发生在骨端关节面或关节边缘部,少数可合并同侧骨干骨折。

(2) 神经损伤较常见,多因压迫或牵拉引起,如肩关节脱位可合并腋神经损伤,肘关节脱位可引起尺神经损伤等。

(3) 血管损伤多因压迫或牵拉引起,如肘关节脱位,可有肱动脉受压;膝关节脱位时腘动脉可受牵拉和压迫,其中少数可有断裂。

(4) 骨化性肌炎多见于肘关节和髋关节脱位后。

(5) 骨缺血性坏死:如髋关节脱位后可引起股骨头缺血性坏死,但多在受伤后 1~2 个月才能从 X 线片上看出。

(6) 创伤性关节炎:关节脱位合并关节内骨折、关节软骨损伤、陈旧性脱位、骨缺血性坏死等时,晚期容易发生创伤性关节炎。

（四）治疗原则

（1）伤后在麻醉下尽早手法复位，适当固定，以利于软组织修复；及时活动，以恢复关节功能。早期复位容易成功，功能恢复好；复位晚则困难大，效果差。复位中切忌粗暴，要注意防止附加损伤，如骨折、血管和神经损伤等。复位必须达到解剖复位，复位后及时正确地进行固定是保证软组织损伤修复和防止再脱位的重要措施。一般固定3周后，早期活动，以利于功能恢复。

（2）开放复位的适应证：对手法复位失败或陈旧性脱位，特别是合并大血管损伤者，应行开放复位，如合并有神经损伤，在手法复位后观察1~3个月，大多数可自行恢复，如神经功能未恢复，应立即行手术探查神经。

（3）开放性关节脱位的处理：应争取在伤后6~8 h进行清创术。彻底清创后，将脱位整复，缝合关节囊，修复软组织，缝合皮肤，置橡皮条引流48 h，外用石膏固定于功能位3~4周，并选用适当抗生素以防感染。

第六节　手　外　伤

案例导学

患者，男，25岁。因机器钢绳绞伤左手示指、中指、环指、小指，诊断为多处开放性骨折，于某市医院治疗1个月后，左手中指远节背侧韧带断裂，关节面外露下垂，多处骨折区有多发性骨髓炎，有明显臭味，环指末节干性坏疽，近掌端有骨质外露，肿胀明显。X线检查示左手四指均有多发性粉碎性骨折、骨缺损、骨质疏松，有炎性浸润。

请完成以下任务：

通过学习，掌握手外伤的主要临床表现。

一、手部肌腱损伤

肌腱（muscle tendon）是手部关节活动的传动装置，具有良好的滑动功能，肌腱损伤将导致手部功能活动严重障碍。肌腱损伤的治疗强调早期修复、无创操作及早期的功能锻炼。

（一）肌腱损伤检查

肌腱断裂表现为手的休息位发生改变，例如，指屈肌腱断裂时该手指伸直角度加大，指伸肌腱断裂则表现为该手指屈曲角度加大，而且该手指的主动屈指或伸指功能丧失，还会出现一些典型的畸形，如指深、浅屈肌腱断裂时，则该手指呈伸直状态。若掌指关节指伸肌腱或伸肌腱扩张部断裂，则该关节主动伸直受限或消失，掌指关节呈屈曲位；若近节指骨背侧伸肌腱损伤，则近侧指间关节呈屈曲位；若中节指骨背侧伸肌腱损伤，则手指末节屈曲，呈锤状指畸形。应该注意的是，同一关节功能有多条肌腱参与作用时，其中一条肌腱损伤可不表现出明显的功能障碍，如屈腕、伸腕等。手背、手掌、腕部及前臂等处的指屈、伸肌腱损伤，根据受伤部位、屈指及伸指功能障碍的情况不难做出诊断。

（二）指屈肌腱损伤检查

固定患指中节，让被检者主动屈曲远侧指间关节，若不能屈曲，则为指深屈肌腱断裂。固定被检查除患指外的其他四根手指，让被检者主动屈曲近侧指间关节，若不能屈曲，则为指浅屈肌腱断裂。当指深、浅屈肌腱均断裂时,则该指两指间关节均不能屈曲。检查拇长屈肌腱功能时要固定拇指近节,让被检者主动屈曲指间关节。由于蚓状肌和骨间肌具有屈曲手指掌指关节的功能,指屈肌腱断裂不影响掌指关节的屈曲,应予注意。

(三)肌腱损伤的处理

指屈、伸肌腱无论在何区域断裂,均应进行一期缝合。指伸肌腱无腱鞘,具有腱周组织,位于手背的疏松皮下组织中,术后粘连较轻,断裂后主张一期修复。指屈肌腱,特别是从指浅屈肌腱中节指骨的止点到掌指关节平面的屈肌腱鞘起点的指腱鞘区,即通常所称的"无人区",在此区内单纯指浅屈肌腱损伤可不予修复。对于指腱鞘区深、浅肌腱同时断裂,过去多主张切除指浅屈肌腱,仅缝合指深屈肌腱,认为可减少粘连。但近年来研究证明:指浅屈肌腱的短腱纽不但为指浅屈肌腱提供血供,而且还是指深屈肌腱长腱鞘血供的发源地,在鞘内肌腱的血供方面所起的作用最大,因而主张深、浅肌腱同时修复。临床上必须切除指浅屈肌腱时,应保留指浅屈肌腱的短腱鞘。随着对肌腱的营养机制、滑车及滑液对细胞营养作用的认识的提升,过去常规切除肌腱断端附近的腱鞘,仅保留中节、近节指骨及掌指关节上的部分腱鞘作滑车用的方法已被弃用,而是不切除腱鞘,尽可能予以一期修复,以恢复滑液对肌腱的营养作用。

肌腱损伤修复中遇到的主要困难是肌腱粘连问题,故肌腱修复最关键的环节就是减轻肌腱粘连。减轻肌腱粘连的方法有许多,如采用防粘连生物膜、生物油、生物凝胶等,但迄今尚无一种有效的方法能完全防止粘连发生。最关键的措施还是肌腱损伤后早期而正确的修复与在保护下尽早进行正规、系统的功能康复训练。手部肌腱修复后一般应固定3~4周,待肌腱愈合后,解除固定,进行功能锻炼并辅以理疗。若粘连发生,经过3个月左右的系统康复治疗仍未改善功能时,可行肌腱粘连松解术。

二、手部血管、神经损伤

(一)手部血管损伤

手部血管损伤及血液循环状况可通过手指的颜色、温度、毛细血管回流试验和血管搏动来判断。如皮色苍白、皮温降低、指腹瘪陷、毛细血管回流缓慢或消失、动脉搏动消失,提示为动脉损伤;如皮色青紫、肿胀、毛细血管回流加快、动脉搏动良好,则为静脉回流障碍。

手部血液循环十分丰富,除完全性和不完全性断指、断掌、断手及严重的压砸伤外,一般外伤很少引起手部坏死。常见的手部损伤多为复合组织损伤,很少发生单纯血管损伤。在手外伤早期处理时,如手部血液循环良好,除按手外伤的一般原则处理外,一般不需修复血管。对于腕部单一的尺动脉或桡动脉断裂,虽然不会影响手部血液循环,但亦应在处理伤口的同时予以一期修复,以增加手部血液供应。手外伤如有血液循环障碍时,应积极予以血管修复。血管缺损时可采用对侧指动脉交叉缝合、邻指指动脉转移或小静脉移植的方法予以修复。若外伤的手指远端肢体或皮肤动脉血液循环良好,而仅有静脉回流不足,一般通过相连软组织的侧支循环代偿足矣。

(二)手部神经损伤

手部的运动和感觉功能分别由来自臂丛神经根的正中神经、尺神经和桡神经支配。手腕和手指屈伸活动的肌肉及其支配神经的分支均位于前臂近端。手外伤时所致的神经损伤,主要表现为手部感觉功能和手内在肌功能障碍。①正中神经损伤:拇短展肌麻痹所致拇指对掌功能障碍及拇指、示指捏物功能障碍,手掌桡侧半、拇指、示指、中指和环指桡侧半掌面,拇指指间关节和示指、中指及环指桡侧半近侧指间关节以远的感觉障碍。②尺神经损伤:骨间肌和蚓状肌麻痹所致环指、小指爪形手畸形,骨间肌和拇收肌麻痹所致 Froment 征,即示指用力与拇指对指时,呈示指近侧指间关节明显屈曲、远侧指间关节过伸及拇指掌指关节过伸、指间关节屈曲,以及手部尺侧、环指尺侧和小指掌侧感觉障碍。③桡神经损伤:腕部以下无运动支,仅表现为手背桡侧及桡侧 3 个半手指近侧指间关节近端感觉障碍。

对于手部神经的缺损,可酌情选用废弃指神经、邻指神经及其他部位表浅神经支移植的方法予以修复。对于手部的感觉神经缺失或手指、手掌皮肤缺损修复后无感觉神经支配的皮肤,亦可采用感觉神经植入的方法予以感觉功能重建。近年来对于手部运动神经缺失的功能重建采用显微外科技术取得了良好的效果。如：采用带蒂骨间前神经转位移植重建鱼际肌支功能；应用吻合血管神经的伸指短肌重建拇内收功能或对掌功能；采用带神经血管蒂的外展小指肌移位重建拇指对掌及外展功能等。

四、手部骨与关节损伤

首先应对手部骨与关节损伤进行详细的检查。局部疼痛、肿胀及功能障碍者应疑有骨关节损伤。手指明显缩短、旋转、成角或侧偏畸形及异常活动者则可确诊为骨折。凡疑有骨折者应拍摄 X 线片，了解骨折的类型和移位情况。注意检查手部各关节的主动活动情况及关节活动度。在检查腕关节和手指各关节功能时，应以关节完全伸直位为 0°计算。

手部骨与关节损伤类型复杂，易于漏诊，复位固定困难，个别部位治疗效果差，临床处理应予以重视，特别要注重早期的正确处理。对于手部的开放性骨折应及时清创、内固定，变开放性骨折为闭合性骨折。注意早期准确进行解剖复位和牢固固定。固定时应注意手保持在功能位，未受伤的手指不应一并固定。手外伤术后应酌情进行早期的功能锻炼。手部骨折或脱位通常只需固定 3～4 周，应及时解除内固定，进行积极的康复治疗，以防止手部关节僵硬的发生。

（一）腕舟骨骨折

腕舟骨骨折多因跌倒时手部支撑地面、腕关节强烈背伸和桡偏引起。骨折线正处于桡骨茎突碰击处，若固定不良，易引起骨不连接。腕舟骨血液循环来自结节部及腰部，骨折后常影响近端血液循环，导致延迟连接甚至近端骨坏死。骨折后的表现为腕关节肿胀、鼻咽窝部明显压痛、活动受限。CT 检查有助于早期诊断。只要临床上鼻咽窝部有明显压痛、疑有腕舟骨骨折者，均须做短臂石膏固定，即采用管型石膏从肘下至远端掌横纹及拇指近节，固定拇指于对掌位、腕关节中立位或伴轻度桡偏位。制动 2 周后复查 X 线片做进一步诊断。骨折制动时间通常为 6～10 周。

（二）第 1 掌骨基底部骨折

第 1 掌骨基底部骨折多因直接外力引起，骨折段位于第 1 掌骨基底部 1 cm 处。伤后局部明显压痛。骨折近端受拇长展肌牵拉向桡背侧移位，远端受拇长屈肌及拇收肌牵拉向掌尺侧移位，使骨折段向桡背侧成角移位。治疗用手法复位，在外展位牵引拇指，同时在掌骨基底部向尺侧加压，将拇指外展便可复位。用短臂石膏固定，拇指末节不固定，可做拇指伸屈活动。制动 4～6 周，功能一般能恢复满意。

若拇指在内收位受纵向暴力打击，不是形成横形骨折而是形成通入关节的骨折。骨折近端形成一小块骨折片位于尺侧，骨折远端滑向掌侧及桡侧形成骨折脱位，又称为本内特（Bennett）骨折。手法复位不难，将拇指沿纵轴牵引，指压掌骨基底部桡侧，同时外展拇指即可复位。但复位后固定困难，且易再移位。复位后需及早进行 X 线检查以便观察复位情况，若复位后移位，应及时予以纠正。若反复移位，可经皮肤用克氏针行内固定术，钢针从第 1 掌骨穿入大多角骨，操作简单，效果良好。

（三）第 2～4 掌骨骨折

第 2～4 掌骨骨折多因直接外力或扭转、传导外力而形成横形或斜形、螺旋形骨折，常出现向背侧的成角移位。由于四周有软组织，起夹板固定作用，可用简单牵引手法及背部加压进行复位，用短臂石膏固定或加分骨垫后用小夹板固定，6 周可愈合。对于多发性骨折容易移位者，可酌情选用微型钢板、螺丝钉或克氏针行内固定术。

（四）掌骨颈骨折

掌骨颈骨折以第 5 掌骨多见，第 2 掌骨次之，多因传导外力或直接外力引起。骨折后因骨间肌牵引，掌骨头向掌侧屈曲，骨折段向背侧成角移位。手法复位时必须将掌指关节屈曲至 90°，使侧副韧带处于紧张状态，再沿近节指骨纵轴向上推，同时在背侧加压方能复位。将掌指关节和近指关节屈曲 90°，以石膏做外固定，制动 4 周即可解除，做功能锻炼。

（五）指骨骨折

指骨骨折多由直接外力引起，多发性居多。骨折后移位明显，3 节指骨移位方向不一。近节指骨骨折段多向掌侧成角移位。中节指骨骨折段若位于指浅屈肌附着处近侧，多向背侧成角移位；若位于其远侧，多向掌侧成角移位。一般可手法复位，尽量达到解剖复位。将伤指固定于功能位最为理想。一般将邻近两指一同固定，防止侧偏和旋转变形。对于不稳定性指骨骨折或功能位不能保持良好复位者，可考虑手术复位，用克氏针做内固定。至于末节指骨骨折，多无明显移位，诊断较易，宜拍摄 X 线片。可采用小铝板或硬纸板固定，维持 3 周即可。必要时可行 1 mm 克氏针或针头内固定，以使对位良好。

（六）月骨脱位

月骨脱位常见为月骨掌侧脱位。跌倒时上肢支撑地面，腕关节极度背伸，使月骨向掌侧脱出。此时月骨可旋转 $90°\sim270°$，背侧韧带撕断，掌侧韧带仍保存。月骨藏在腕管内压迫指屈肌腱及正中神经使手指不能完全伸直，正中神经支配的手部感觉区麻木。X 线检查可见月骨向掌侧脱位。若早期复位制动 3 周，可取得良好效果。陈旧性病例需行手术复位，月骨容易发生缺血性坏死，可将月骨予以切除。

第七节　骨性关节病

案例导学

患者，男，73 岁，退休工人，主因"双膝、双踝关节肿痛 3 个月"入院。患者入院时右膝、踝肿胀，右膝关节屈伸不利，局部灼热。体格检查：一般情况可，拄双拐行走。专科检查：右膝Ⅱ度肿胀，局部皮温高，屈 $85°$，伸 $30°$；右踝Ⅱ度肿胀，皮温高，活动尚可。余关节无肿胀，活动正常。入院化验 ESR 40 mm/h，ASO<200 IU/mL，RF（−），CRP<10 mg/L，AKA、APF、ANA、ENA 阴性。

请完成以下任务：

通过学习，归纳与总结骨性关节病的主要临床表现。

骨性关节病是常见的一种关节病变，其患病率随着年龄的增长而增高，女性较男性多发。骨性关节病以手的远端和近端指关节、膝关节、肘关节和肩关节以及脊柱关节容易受累，而腕关节、踝关节较少发病。骨性关节病的主要病理改变为软骨退变和消失，以及关节边缘韧带附着处和软骨下骨质反应性增生，形成骨赘。现代医学认为骨性关节病主要与年龄增大、内分泌紊乱有关，也可由外伤、姿势不正造成。遗传因素对本病也有一定影响。

（一）病因

1. 原发性骨性关节病　其发病原因至今尚不清楚。其发生、发展是一种长期、慢性、逐步渐进的病理过程，涉及全身及局部许多因素，可能由综合因素所导致。诸多因素中有软骨营养、代谢异常，生物力学方面的应力平衡失调，生物化学的改变，酶对软骨基质的异常降解作用及累积性微小创伤等。

2. 继发性骨性关节病　包括先天性畸形（如先天性髋关节脱位）、创伤（如关节内骨折）、关节面后天性不平整（如骨的缺血性坏死）、关节不稳定（如韧带关节囊松弛等）、关节畸形引起的关节面对合不良（如膝内翻、膝外翻等），以及医源性因素，如长期不恰当地使用皮质激素等引起的骨性关节病。

骨性关节病发展到晚期，以上两种类型的临床表现、病理改变均可相同。

（二）病理生理

最早期的病理变化发生在关节软骨。关节软骨局部发生软化、糜烂，然后软骨下骨外露，继发骨膜、关节囊及关节周围肌肉的改变，从而使关节面上应力平衡失调，病变不断加重。

1. 关节软骨 关节镜检查时，正常的关节软骨呈淡蓝白色、透明、表面光滑、有弹性、边缘规整。在骨性关节病的早期，软骨表面呈淡黄色，失去光泽，继而软骨表面粗糙，局部发生软化，失去弹性，胶原纤维变性。若在关节活动时发生磨损，软骨可碎裂、脱落，软骨下骨外露。显微镜下观，软骨基质失去均质性，胶原纤维显现，软骨细胞肿胀、崩解，软骨细胞的正常排列发生改变，软骨表面糜烂、剥脱，软骨变薄。

2. 软骨下骨 软骨磨损程度最大的中央部位骨质密度增加，骨小梁增粗，呈象牙质改变，外围部位承受的压力较小，软骨下骨骨质发生萎缩，出现囊性改变。由于骨小梁的吸收作用，囊腔扩大，周围发生成骨反应而形成硬化壁。在软骨的边缘或肌腱附着处，因血管增生，通过软骨内成骨形成骨赘，即所谓的"骨刺"。骨赘若破裂或关节软骨剥脱，可形成关节内游离体。

3. 滑膜炎 滑膜炎的病理改变有以下两种类型。

（1）增殖性滑膜炎：大量滑膜增殖、水肿，关节积液增多，肉眼观呈葡萄串珠样改变。

（2）纤维性滑膜炎：关节积液减少，葡萄串珠样改变大部分消失，被纤维组织所形成的条索状物代替。滑膜的改变不是原发病变，剥脱的软骨片及骨质增生刺激滑膜引起炎症，促进滑膜渗出。

4. 关节囊与周围的肌肉 关节囊可产生纤维变性和增厚，限制关节的活动；周围的肌肉因疼痛可产生保护性痉挛，使关节活动受到进一步限制，均可导致畸形发生（如屈曲型或脱位）。

（三）临床表现

骨性关节病的主要症状是疼痛，初期轻微钝痛，并不严重，以后逐步加剧。活动多时，疼痛加剧，休息后好转，有的患者在静止或晨起时感到疼痛，稍微活动后减轻，称为"休息痛"，为软骨下骨充血所致。如果活动过量，关节摩擦也可产生疼痛。疼痛有时与天气变化、潮湿受凉等因素有关。

患者常感到关节活动不灵活、僵硬，晨起或休息后不能立即活动，需经一定时间后才能解除僵硬状态，关节活动时有各种不同的响声如摩擦声等。有时可出现关节交锁。当关节炎发展到一定程度，关节肿胀明显，特别是伴有滑膜炎时，关节内可有积液，主动或被动活动都受限制。

体格检查显示关节肿胀，有中度渗液，膝关节浮髌试验阳性。髋关节增大内旋角度时，疼痛可加重，这是由于内旋可使髋关节囊容积减小。关节周围肌萎缩，主动或被动活动时，关节伴有吱嘎声，有不同程度的活动受限和肌痉挛，严重时可出现关节畸形，如膝内翻、髋关节 Thomas 征阳性，有时可触及关节内游离体。手指远侧指间关节侧方增粗，形成赫伯登（Heberden）结节。

（四）诊断

X 线检查显示关节间隙狭窄，关节边缘有骨赘形成，后期骨端变形，关节表面不平整，边缘骨质增生明显。软骨下骨有硬化和囊腔形成，伴滑膜炎时髌下脂肪垫模糊或消失。实验室检查结果一般都在正常范围内，关节积液检查可见白细胞计数增高，偶见红细胞。

（五）治疗

随着年龄的增长，结缔组织退变老化，疾病的病理变化一般不可逆转，但通过治疗，可阻断恶性循环，解除症状，增强关节稳定性，延缓病变发展的进程。

1. 一般疗法 注意休息，保护关节，避免过度活动或损伤，严重时应卧床休息，用器具固定，防止畸形，理疗可以缓解疼痛。

2. 药物治疗 非甾体抗炎药可以缓解疼痛。活血化瘀中药内服，以及外部热敷、熏洗、浸泡等可缓解症状，延缓病程。关节内注射透明质酸钠，是利用流变学特性将其作为黏弹性物质的补充，起到润滑关节、保护关节软骨的作用，不应在关节内注射皮质激素类药物，虽然它可在短期内缓解症状，但对软骨的损害反而随注射次数增加而加重，值得注意。

3. 手术治疗 骨性关节病的晚期出现畸形或持续性疼痛,患者生活不能自理时,可行手术治疗,如膝内翻畸形可行胫骨上端高位截骨术,髋关节炎晚期可行截骨术等。依年龄、职业及生活习惯等可选用膝关节置换术、髋关节置换术等。

第八节 颈 椎 病

案 例 导 学

患者,女,52岁,教师,因颈背部酸痛伴右肩关节酸痛2年入院。2年前,患者因长期伏案工作(每天10 h)致枕部、整个颈背部、双侧肩胛骨脊柱缘酸、痛、沉,头顶部发沉,记忆力减退,时有恶心、心悸、胸闷、双眼视物模糊、眼皮发紧、右肩关节痛。舌淡苔白,脉滑数。X线检查:颈椎棘突交错,连线略右偏,C2~C3椎间隙后缘略增宽,C5~C6椎间隙前缘增生,C3~C4、C4~C5、C5~C6椎间隙变窄。

请完成以下任务:
明确该患者的诊断及诊断依据。

颈椎病又称颈椎综合征,是由于颈椎间盘变性导致病变节段不稳定,或外伤等因素造成椎间盘突出、骨质增生,刺激或压迫邻近的神经与其他组织,引起的一系列临床症状。

（一）病因和病理

颈椎活动度较大且活动较多者,易发生慢性劳损,椎间盘及骨关节逐渐发生退行性变。此外,外伤后的继发性改变与年龄、内分泌因素也有关。病理改变主要如下:①椎间盘突出与骨质增生,致椎间孔与椎管狭窄,刺激与压迫神经根、脊髓、椎动脉。②椎间盘变性,导致相应节段不稳定、骨质增生或加上其他因素,刺激交感神经,引起血管痉挛,从而影响脊髓及椎动脉血供。③外伤后软组织无菌性炎症反应,也可对神经及脊髓产生刺激。

（二）临床表现

患者年龄多在中年以上,男性居多。好发部位依次为C5~C6、C6~C7、C4~C5,发病部位及病理变化不一,临床表现亦不同。根据受累组织和结构与临床表现的不同,本病可分为颈型、神经根型、脊髓型、椎动脉型、交感型。如果两种以上类型同时存在,则称为"混合型"。其中,神经根型最常见,脊髓型及椎动脉型次之。

1. 颈型 患者多较年轻,在颈部肌肉、韧带、关节囊的急、慢性损伤,椎间盘退化变性,椎体移位,小关节错位的基础上,机体受风寒侵袭、感冒、疲劳、睡眠姿势不当等刺激,使颈项部某些肌肉、韧带、神经受牵拉或压迫所致。主要表现为颈项僵直、疼痛,颈部活动受限或强迫体位。咳嗽或打喷嚏时症状加重。颈部活动时可闻及弹响声。

2. 神经根型 先有颈痛及颈部发僵,继而有肩痛及上肢放射痛。咳嗽、打喷嚏及颈部活动时,疼痛加剧。上肢有沉重感,握力减退,有时持物坠落。检查颈肩部有压痛,颈部活动受限。相应的神经根支配区出现感觉异常、肌力减退与腱反射改变。臂丛牵拉试验:检查者一手抵患侧头侧,另一手持患侧上肢外展,双手反向牵引,可诱发放射痛与麻木感。椎间孔压缩试验:患者头后仰及偏向患侧,检查者用手压迫头部,可诱发放射痛。颈椎正侧位X线片,可见颈椎生理前凸减小或消失、骨质增生、椎间隙变窄;斜位片可见椎间孔变形、缩小;过伸、过屈位片可见颈椎不稳。

3. 脊髓型 急性发病常由外伤性的椎间盘突出所致,可出现单瘫、截瘫或四肢瘫。多数起病缓慢,先有上肢症状,如手部发麻及活动不灵;或先有下肢症状,如发麻及步态不稳,躯干有紧束感。膀胱和直肠可见排尿无力、尿频、尿急、尿不尽、尿失禁或尿潴留等排尿障碍,大便秘结,性功能减退。体格检查:颈部多无体征。上肢或躯干出现节段性分布的浅感觉障碍区,深感觉多正常,肌力下降。四肢肌张力增高;反射障碍:肱二头肌反射、肱三头肌反射、膝反射和跟腱反射早期活跃,后期减弱和消失。病理反射阳性,以霍夫曼(Hoffmann)征阳性率较高,髌、踝阵挛试验及巴宾斯基(Babinski)征其次。X 线片示椎管有效矢状径减小、椎体后缘明显骨赘形成、后纵韧带骨化等征象。椎管造影与脑脊液动力试验可显示椎管梗阻征象。脑脊液蛋白定量稍高于正常值。

4. 椎动脉型 患者常主诉头昏、眩晕,甚至猝倒;有时出现恶心、呕吐、视物不清、耳鸣、耳聋。当头颈部处于某一位置时,常可诱发出上述表现。

5. 交感型 临床表现较复杂,常见的有偏头痛、枕后痛;视物不清、畏光、流泪、眼球发胀、眼睑下垂;耳鸣、听力障碍、面部发麻;皮肤易出汗或干燥;心律失常、心前区疼痛、血压增高等。

6. 混合型 常以某一类型为主,其他类型不同程度地合并出现,病变范围不同,其临床表现也各异。

(三)诊断

主要根据临床表现及 X 线改变进行诊断。仅有 X 线改变而无临床表现者,不能诊断为颈椎病,只可视为颈椎退行性变。少数诊断困难者,可做 CT 或 MRI 检查。

颈椎病应与颈部软组织损伤、胸廓出口综合征、肩周炎、脊髓肿瘤、脊髓空洞症、肌萎缩性侧索硬化、粘连性蛛网膜炎、后纵韧带骨化、神经官能症、心绞痛、胸动脉硬化、耳源性眩晕等疾病相鉴别。

(四)治疗

1. 非手术治疗 多数患者经非手术治疗效果良好,常用的方法如下。

(1)颌枕带牵引:取坐位或卧位,头微屈(前倾 10°～20°)。牵引重量从 3 kg 开始,可增至 12 kg。每次牵引 10～30 min,每天 1 次。15～20 次为一个疗程。牵引后若症状加重,则不宜再用。脊髓型颈椎病应慎用。

(2)颈围制动:此法对于病变节段不稳定患者,可使症状好转。脊髓型颈椎病也可采用。

(3)痛点及穴位封闭:可减轻症状,药物可选用当归、丹参注射液或 2%普鲁卡因 4 mL 加入泼尼松龙 25 mg,每 5～7 天 1 次。

(4)推拿:基本程序包括以下四个步骤。①局部用手按压;②手法颈椎牵引;③旋扳手法复位;④按、揉手法以活血化瘀。推拿需由有一定临床经验者进行。脊髓型颈椎病不宜采用。

(5)理疗:如低中频电疗法、高频电疗法、石蜡疗法、磁疗法、超声波疗法等可改善颈肩部血液循环,以减轻症状。

(6)针灸:疏通经络,调整经络脏腑气血,防治疾病。

(7)药物治疗:内服外用有舒筋活络、活血化瘀、消炎镇痛作用的中西药。以白芍、川芎、木瓜、甘草为主的方剂,对减轻疼痛有效。

2. 手术治疗 适应证:①各型颈椎病经严格非手术治疗无效,症状严重者;②神经根与脊髓压迫症状逐渐加重或反复发作者。

(五)健康指导

(1)正确认识颈椎病,树立战胜疾病的信心。

(2)卧床休息,适当进行颈椎保健操。

(3)改变生活方式,戒烟酒,纠正不良姿势,避免颈部受寒。

(4)选择合适的枕头,保持颈椎生理曲度。

第九节 腰椎间盘突出症

案例导学

患者,男,22岁,学生,腰痛并右下肢麻痛6个月。体格检查:跛行,右小腿肌萎缩,右小腿外侧、足背感觉减退,右直腿抬高试验(+)。影像学检查:腰椎侧弯,L4~L5椎间盘突向右后合并钙化,侧隐窝狭窄。

请完成以下任务:

通过学习,明确腰椎间盘突出症的主要临床表现及处理原则。

腰椎间盘突出症是指腰椎,尤其是L4~L5、L5~S1、L3~L4的纤维环破裂和髓核组织突出压迫和刺激相应水平的一侧或双侧坐骨神经所引起的一系列症状和体征。

(一)病因及病理

青春期后人体各种组织开始出现退行性变,其中椎间盘的变化发生较早,主要变化是髓核脱水,脱水后椎间盘失去其正常的弹性和张力,在此基础上由于较重的外伤或多次反复的不明显损伤,纤维环软弱或破裂,髓核即由该处突出。

髓核多从一侧(少数可同时在两侧)的侧后方突入椎管,压迫神经根而产生神经根受损征象;也可由中央向后突出,压迫马尾神经,造成大小便障碍。如纤维环完全破裂,破碎的髓核组织进入椎管,则可造成广泛的马尾神经损害。由于下腰部负重大,活动多,故突出多发生于L4~L5与L5~S1。

(二)临床表现

1. 腰痛和一侧下肢放射痛 此为该病的主要症状。腰痛常发生于下肢痛之前,二者也可同时发生;大多有外伤史,也可无明确的诱因。疼痛具有以下特点。

(1)沿坐骨神经传导,直达小腿内侧、后侧、外侧、足背或足趾。如为L3~L4椎间隙突出,因L4神经根受压迫,产生向大腿前方的放射痛。

(2)一切使脑脊液压力增高的动作,如咳嗽、打喷嚏和排便等,都可加重腰痛和放射痛。

(3)活动时疼痛加剧,休息后减轻。卧床体位:多数患者采用侧卧位,并屈曲患肢;个别严重病例在各种体位均疼痛,只能屈髋屈膝跪在床上以缓解症状。合并腰椎管狭窄者,常有间歇性跛行。

2. 脊柱侧弯畸形 主弯在下腰部,前屈时更为明显。侧弯的方向取决于突出髓核与神经根的关系:如突出位于神经根的前方,躯干一般向患侧弯曲。

3. 脊柱活动受限 髓核突出,压迫神经根,使腰肌呈保护性紧张,可发生于单侧或双侧。由于腰肌紧张,腰椎生理性前凸消失。脊柱前屈、后伸活动受限制,前屈或后伸时可出现向一侧下肢的放射痛。侧弯受限往往只有一侧,据此可与腰椎结核或肿瘤鉴别。

4. 腰部压痛伴放射痛 椎间盘突出部位的患侧棘突旁有局限的压痛点,并伴有向小腿或足部的放射痛,此点对诊断有重要意义。

5. 直腿抬高试验阳性 由于个人体质的差异,该试验阳性无统一的度数标准,应注意两侧对比。患侧抬腿受限,并感到向小腿或足的放射痛即为阳性。有时抬高健肢而患侧腿发生麻痛,系因患侧神经受牵拉引起,此点对诊断有较大价值。

6. 神经系统检查　L3～L4 椎间隙突出（L4 神经根受压）时，可有膝跳反射减退或消失，小腿内侧感觉减退。L4～L5 椎间隙突出（L5 神经根受压）时，小腿前外侧足背感觉减退，第 2 趾肌力常有减退。L5～S1 椎间隙突出（S1 神经根受压）时，小腿外后侧及足外侧感觉减退，第 3、4、5 趾肌力减退，跟腱反射减退或消失。神经压迫症状严重者患肢可有肌萎缩。

如突出较大，或为中央型突出，或纤维环破裂、髓核碎片突出至椎管者，可出现较广泛的神经根或马尾神经损害症状，患侧麻木区常较广泛，可包括髓核突出平面以下患侧臀部、股外侧、小腿及足部。中央型突出往往双下肢均有神经损伤症状，但一侧较重；应注意检查鞍区感觉功能，鞍区感觉功能常有一侧减退，有时两侧均有减退，常有小便失禁、大便秘结、性功能障碍，甚至两下肢部分或大部分瘫痪。

（三）影像学检查

腰骶椎的正侧位片显示脊柱侧弯，有时可见椎间隙变窄，椎体边缘唇状增生。X 线征象虽不能作为确诊腰椎间盘突出症的依据，但可借此排除一些疾病，如腰椎结核、骨性关节病、骨折、骨肿瘤和脊椎滑脱等。重症患者或不典型的病例，在诊断有困难时，可考虑做脊髓碘油造影、CT 和 MRI 等特殊检查，以明确诊断及突出部位。上述检查无明显异常的患者并不能完全排除腰椎间盘突出症。

（四）诊断

大多数腰椎间盘突出症患者，根据临床症状或体征即可做出正确的诊断。主要的症状和体征：①腰痛合并"坐骨神经痛"，放射至小腿或足部，直腿抬高试验阳性；②在 L4～L5 或 L5～S1 棘间韧带侧方有明显的压痛点，同时有至小腿或足部的放射痛；③小腿前外侧或后外侧皮肤感觉减退，趾肌力减退，患侧跟腱反射减退或消失。X 线片可排除其他骨性病变。

（五）治疗

1. 非手术治疗　卧硬板床休息，用腰围保护，一般须 20～30 天。急性发作期，神经根水肿和无菌性炎症明显，理疗禁用温热疗法；牵引力、时间应严格控制；治疗前不宜饱食，以免腹胀，治疗后须严格卧床。骶裂孔硬膜外注射适用于腰椎（L4～L5、L5～S1）的椎间盘突出。

2. 手术治疗　适应证：①非手术治疗无效或复发，症状较重影响工作和生活者。②神经损伤症状明显、广泛，甚至继续恶化，疑有椎间盘纤维环完全破裂，髓核碎片突出至椎管者。③中央型腰椎间盘突出，有大小便功能障碍者。④合并明显的腰椎管狭窄症者。

术前准备包括 X 线片定位，方法是在压痛、放射痛明显处用亚甲蓝（美蓝）画记号，用胶布在该处固定一金属标记，再拍腰椎正位 X 线片供术中参考。

手术在局部麻醉下进行。切除患部的黄韧带及上、下部分椎板，轻缓地牵开硬脊膜及神经根，显露突出的椎间盘，用长柄刀环切突出部的纤维环后取出，将垂体钳伸入椎间隙，去除残余的退化髓核组织，冲洗伤口，完全止血后缝合。操作必须细致，术中注意止血，防止神经损伤；术后椎管内注入庆大霉素预防椎间隙感染；闭合伤口前，放置橡皮管引流。

手术一般只显露一个椎间隙，但如术前诊断为两处髓核突出或一处显露未见异常，可再显露另一个椎间隙。合并腰椎管狭窄者，除做椎间盘髓核摘除术外，还应根据椎管狭窄情况做充分的减压，以使采用椎板开窗法或椎板切除法进行手术时，不影响脊柱的稳定性。术后 3 天下床活动，以使功能较快恢复，术后 2～3 个月即可恢复轻工作。术后半年内应避免重体力劳动。

（唐晓琳）

第十节 类风湿性关节炎

案 例 导 学

患者,女,51 岁,3 年前无明显诱因反复出现多处关节肿痛,活动时疼痛加剧,主要位于双侧肩关节、腕关节、掌指关节及膝关节。伴有间断发热,体温 37.2~38 ℃,自觉全身不适、乏力。无头痛、无皮疹、无恶心呕吐、无胸闷及呼吸困难、无腹痛及腹泻。3 年来患者症状反复,且逐渐加重,掌指关节出现屈曲畸形。多次到当地医院就诊,给予抗炎镇痛处理(不详),症状无明显改善。1 个月前起,患者再次出现上述症状,关节疼痛不能忍受,夜间尤甚,生活不能自理。发病以来精神尚好、食欲欠佳,大小便正常,近期体力下降、体重稍下降。

既往体健,无药物过敏史,否认肝炎、结核病史,否认高血压、糖尿病病史,否认消化性溃疡及消化道出血史。患者母亲患有"类风湿性关节炎"。

体格检查:T 37.2 ℃,P 90 次/分,R 18 次/分,BP 140/90 mmHg。神志清楚、痛苦面容、营养良好。无皮疹,浅淋巴结未触及,皮肤巩膜无黄染,双侧瞳孔等圆等大,对光反射灵敏。双侧甲状腺未肿大。双肺呼吸音稍粗,未闻及啰音。心律齐,各瓣膜听诊区未闻及杂音。腹部饱满,无压痛及反跳痛,肝脾肋下未及。双肾区无叩击痛。四肢肌力、肌张力正常,病理征未引出。

专科体格检查:侧肩关节外展及背伸受限,双侧腕关节肿胀、皮温稍高,关节压痛明显。双侧掌指关节屈曲畸形、肿胀、有压痛。双侧膝关节肿胀、压痛、屈曲及背伸受限。

化验:血 Hb 110 g/L,类风湿因子(+)。血 IgG、IgM、IgA 升高,补体 C3、C4 均升高,血沉 40 mm/h。

请完成以下任务:

1. 通过学习,归纳与总结类风湿性关节炎的主要临床表现。

2. 患者还需要完善哪些辅助检查?简单描述常规检查项目。

类风湿性关节炎(RA)是一种自身免疫炎性疾病,以慢性、对称性、多关节炎和关节外病变为主要临床表现。主要侵犯关节的滑膜,其次侵犯浆膜、心、肺及肾等。

一、病因、发病机制和病理

(一)病因

RA 具有家族遗传性。感染也被认为在 RA 的起病中发挥重要作用,包括细菌、支原体、衣原体、病毒等感染。RA 常与受寒、受潮、营养不良、性激素的改变、精神刺激等因素有关。

(二)发病机制

当致病抗原侵入关节后,在 RA 易感人群中可引发滑膜关节炎及关节外一系列病变,主要为免疫反应,包括细胞免疫反应和体液免疫反应。类风湿因子(RF)是关节及关节外损伤的重要因子。免疫反应最终引致结缔组织和关节软骨炎症、关节结构破坏及纤维结缔组织增生。

(三)病理

关节的基本病理改变是滑膜炎。早期,滑膜红肿,渗出大量组织液,关节明显肿胀。后期,软骨表面的血管翳纤维化,使上、下关节面融合,形成纤维性关节强直,甚至骨化,导致关节功能完全丧失。关节外病变常见类风湿小结和血管受累，后者表现为严重而广泛的大血管坏死性动脉炎、亚急性小动脉炎、末端动脉内膜增生和纤维化。肺损害常见慢性胸膜渗出以及间质性肺纤维化。

二、临床表现

RA 可发生在任何年龄，高峰期在 35～50 岁，女性与男性患本病的比例为（2～3）∶1。本病大多起病缓慢，多有几周到几个月的疲倦无力、体重减轻、胃纳较差等早期症状。

（一）关节表现

关节表现为对称性、多关节受累，且以小关节受累为主。

1. 晨僵　常为本病最早出现的症状，常在关节疼痛前出现。晨僵早晨明显、午后减轻，可出现在 95％以上的患者中，是疾病活动的指标之一。

2. 关节肿痛　常呈对称性，常累及双侧手关节，如腕关节、掌指关节、近端指间关节，其次是趾间关节、膝关节、踝关节、肘关节、肩关节等。受累关节周围呈梭形肿胀，疼痛明显，以清晨最为显著。

3. 关节畸形　常出现于病程的中晚期，关节出现尺侧偏斜、屈曲畸形、天鹅颈畸形、纽扣花畸形等。

4. 关节功能障碍　关节功能障碍按轻重程度可分为以下 4 级。

Ⅰ级：能照常进行日常生活和各项工作。

Ⅱ级：可进行一般的日常生活和某种职业工作，但参加其他项目活动受限。

Ⅲ级：可进行一般的日常生活，但参与某种职业工作受限，或参加其他项目活动受限。

Ⅳ级：日常生活自理受限和参加工作的能力受限。

（二）关节外表现

1. 类风湿结节　多位于关节隆突部及受压部位的皮下，如尺骨近端鹰嘴、足跟、枕部等，结节大小不一、质硬、无压痛，多呈对称性分布。

2. 血管炎　可累及大、中、小血管，导致多种临床表现，在同一个患者身上可呈现出不同类型，也可出现在不同部位。临床表现有发热、皮肤坏死、指端坏疽、腿部溃疡等。

3. 呼吸系统病变　RA 患者的肺纤维化发病率约为 11％。其临床表现与特发性肺纤维化相似，但症状稍轻，伴有杵状指。胸腔积液多见于 RF 阳性、有类风湿结节的患者。

4. 心脏病变　RA 心脏病变以心包受累最常见。急性心包炎可出现于病程的任何阶段，多见于关节炎活动期和 RF 阳性的患者。

5. 肾脏病变　以膜性及系膜增生性肾小球肾炎、间质性肾炎、局灶性肾小球硬化及淀粉样变性常见。肾功能受损的程度与 RA 的病程、活动性、类风湿结节、RF 阳性程度相关。

6. 血液系统病变　RA 患者常有轻中度贫血，贫血的程度与 RA 的活动性相关。活动期可见淋巴结肿大，淋巴细胞增多。

7. 眼部受累　RA 可直接累及结膜、角膜、巩膜和前葡萄膜导致病变。患者可有明显的眼干、异物感、泪少、畏光等表现。

8. 费尔蒂（Felty）综合征　RA 伴有脾大、中性粒细胞减少，有的甚至有贫血和血小板减少。血清 RF 阳性率高，抗核抗体（ANA）阳性。

三、实验室及其他检查

（一）实验室检查

1. 血沉和 C 反应蛋白（CRP）　RA 中常用来监测炎症或病情活动性的指标。RA 活动期常伴有血沉增快和 C 反应蛋白增多。

2. 血常规　有轻至中度贫血，淋巴细胞及血小板增多为活动期表现。血液黏度增高，可并发血栓栓塞。

3. RF　主要为 IgM 型 RF。但 RF 阴性并不意味着不存在本病。

4. 自身抗体和补体 大多数患者可出现抗角蛋白抗体(AKA)、抗环瓜氨酸多肽抗体、抗RA-33抗体及抗核抗体等。患者血清补体水平可能升高。

(二)影像学检查

早期X线检查可见受累软组织肿胀,关节周围脱钙,关节间隙均匀变窄。晚期关节软骨坏死可使关节间隙消失及关节融合。

四、诊断与鉴别诊断

(一)诊断

1. 晨僵 关节内或关节周围晨僵,每日持续至少1h,持续至少6周。

2. 3个或3个以上关节炎 14个关节区中至少有3个同时出现肿胀或积液(不是单纯的骨质增生),持续至少6周。这14个关节区是双侧近端指间关节、掌指关节、腕关节、肘关节、膝关节、踝关节和跖趾关节。

3. 手部关节炎 腕关节、掌指关节和近端指间关节有至少1处肿胀,持续至少6周。

4. 对称性关节炎 身体双侧相同关节区同时受累(近端指间关节、掌指关节、跖趾关节区受累时不是完全对称的)。

5. 类风湿结节 关节伸侧、关节周围或骨突部位的皮下结节。

6. RF 阳性。

7. 影像学改变 手及腕部前后位摄片有骨质侵蚀或骨质疏松。

符合以上7项中的4项者便可诊断为RA。

(二)鉴别诊断

1. 强直性脊柱炎 多见于男性青壮年,以非对称的下肢大关节炎为主,小关节很少受累。骶髂关节炎具有典型的X线改变:上、下相邻椎体之间连成骨桥,形成竹节样改变。RF阴性。

2. 骨关节炎 好发于50岁以上人群,女性多见,是一种软骨退变同时伴有新骨形成的疾病。关节痛较轻,以累及负重关节如膝、髋为主。手指则以远端指间关节出现骨性增生和结节为特点。患者没有典型的晨僵,RF阴性。

3. 系统性红斑狼疮 关节病变较RA轻,且关节外的系统性症状如蝶形红斑、脱发、蛋白尿等较突出。血清抗核抗体、抗Sm抗体多阳性,且有明显的低补体血症。

4. 风湿性关节炎 风湿热的临床表现之一,多见于儿童及青少年。可见四肢大关节游走性肿痛,很少出现关节畸形。常见的关节外症状包括发热、咽痛、心肌炎、皮下结节、环形红斑等。血清ASO滴度升高,RF阴性。

5. 痛风 一种由于嘌呤代谢紊乱产生的疾病。男性多见,起病急骤,数小时内出现关节红、肿、热、痛,皮下结节为尿酸结晶沉积。

(三)临床缓解

RA患者符合以下标准中的至少5条,并持续至少2个月才能判断为临床缓解:①晨僵不超过15min;②没有乏力;③没有关节疼痛;④没有关节触痛或运动时疼痛;⑤关节区及腱鞘没有软组织肿胀;⑥血沉女性小于30 mm/h,男性小于20 mm/h。须排除以下情况,即有临床活动性胸膜炎、血管炎、心包炎、肌炎、继发于RA的发热、不明原因体重减轻。若出现这些情况,则不能诊断为完全临床缓解。

五、治疗

目前尚无特异的有效疗法。治疗目的是缓解症状、控制病情进展、促进损伤关节的修复。主要治疗措施包括一般治疗、药物治疗、外科治疗及康复治疗。

(一)一般治疗

一般治疗包括休息、关节制动、关节功能锻炼等。

（二）药物治疗

1. 非甾体抗炎药（NSAID） 用于初发或轻症 RA，能迅速减轻炎症引起的症状和体征，常用水杨酸制剂、吲哚美辛、丙酸衍生物和特异性 COX-2 抑制剂。

2. 改变病情抗风湿药（DMARDs） 又称慢作用抗风湿药。目前鼓励 RA 患者尽早使用 DMARDs，包括甲氨蝶呤（MTX）、柳氮磺吡啶（SASP）、抗疟药、硫唑嘌呤（AZA）、环磷酰胺（CTX）、环孢素 A（CyA）、霉酚酸酯（MMF）、来氟米特（LEF）和雷公藤等。

3. 糖皮质激素 糖皮质激素具有强大的抗炎作用，一般与抗生素合并使用。

4. 生物治疗 主要采用干细胞治疗。

（三）外科治疗

1. 滑膜切除术 适用于膝关节无破溃、损害的年轻患者。

2. 软组织松解术 适用于 RA 多关节受累的幼年患者和有挛缩畸形倾向的患者。

3. 关节置换术 适用于上肢、下肢各关节受累者。

（四）康复治疗

1. 急性活动期 在药物治疗的同时进行康复治疗，重点是使关节休息，尽可能使关节处于或接近功能位，以减轻疼痛、控制炎症、避免关节负重。①卧床休息、局部关节制动；②给予受累关节适当、轻微的主动关节活动度训练，也可做关节被动运动训练和按摩周围软组织；③采取关节局部冷疗等理疗。

2. 慢性稳定期 在急性期药物治疗基础上，结合运动疗法、理疗、作业疗法、心理康复疗法进行综合康复治疗。

（1）运动疗法：①维持关节活动度的训练；②肌力训练；③有氧运动。

（2）理疗：包括全身热疗和局部热疗、中低频电疗、超短波疗法等。

（3）作业疗法及日常生活活动训练。

（4）矫形器的应用。

（5）心理康复疗法。

第十一节　强直性脊柱炎

案例导学

患者，男，41 岁，反复双肩、髋部、腰背部疼痛 8 年。8 年前受潮后开始出现双肩、髋部、腰背部疼痛，疼痛于活动后有所减轻，未予重视，之后逐渐出现足跟部、胸肋软骨疼痛及弯腰活动受限。自服"双氯灭痛片"，疼痛有所缓解。2 年前逐渐出现驼背畸形及颈背部活动受限；双肩、髋部、腰背部疼痛加重，严重时不能下床活动，于某医院诊断为"强直性脊柱炎"，口服镇痛药无明显效果。间断应用过甲氨蝶呤及沙利度胺，症状无明显改善且出现肝功能异常，故自行停药。今以"强直性脊柱炎"入院。

体格检查：T 36.5 ℃，P 70 次/分，R 19 次/分，BP 110/70 mmHg，跛行，驼背畸形，弯腰受限，枕墙距 15 cm，指地距约 20 cm，腰椎前屈、背伸、侧弯均受限，颈部活动受限，向左可旋转 30°，向右可旋转 20°，抬头、低头均受限，脊柱各椎体均有压痛，双下肢"4"字试验（＋），骨盆挤压试验（＋），骶髂关节压迫试验（＋）。

辅助检查：X 线片示心肺未见明显异常；双侧骶髂关节间隙消失，骨性融合；腰椎椎体排列整齐,各椎体小关节间隙模糊,部分消失,C12~L2双侧椎旁韧带可见骨化,腰椎生理曲度存在;诸椎骨骨质密度减低。心电图、肝胆胰脾双肾B超未见明显异常。血常规示 WBC 5.7×10^9/L,Hb 89 g/L,PLT 331×10^9/L;尿便常规、肝肾功能未见明显异常,ESR 75 mm/h,IgG 16.81 g/L,IgA 4.27 g/L,HLA-B27(+),RF 滴度<1:20。

请完成以下任务:

1. 通过学习,归纳强直性脊柱炎的主要临床表现。

2. 强直性脊柱炎的辅助检查项目有哪些?简单描述常规检查项目。

强直性脊柱炎(ankylosing spondylitis,AS)是血清阴性脊柱关节病中的一种,是以脊柱为主要病变的慢性病,病变主要累及骶髂关节,引起脊柱强直和纤维化,造成弯腰、行走活动受限,并可有不同程度的眼、肺、肌肉、骨骼的病变,也有自身免疫功能的紊乱。

一、病因和发病机制

(一)病因

本病与遗传、环境、感染(尤其是肠道感染)有关。有明显家族聚集现象,并与 HLA-B27 密切相关,强直性脊柱炎患者亲属的发病概率是正常人的 20~40 倍。此外,某些病原微生物如革兰阴性杆菌感染可致本病的发生。

(二)发病机制

发病机制主要与遗传易感性、感染和免疫因素等有关。

二、临床表现

强直性脊柱炎起病隐匿,进展缓慢,发病年龄多为 10~40 岁,高峰期为 15~30 岁,男性多见。早期常有下背部疼痛和晨起僵硬,活动后减轻,并可伴有低热、乏力、食欲减退、消瘦等症状。开始时疼痛为间歇性,数月或数年后发展为持续性,之后炎性疼痛消失,脊柱由下而上部分或全部强直,出现驼背畸形。90%的患者首发症状为腰痛或腰部不适。

(一)关节病变表现

1. 骶髂关节炎 先表现为骶髂关节炎,以后上行发展至颈椎,表现为反复发作的腰痛,腰骶部僵硬感,间歇性或两侧交替出现腰痛和臀部疼痛,可放射至大腿,无阳性体征,直腿抬高试验阴性。

2. 腰椎病变 多数表现为下背前和腰部活动受限。腰部前屈、侧弯和转动等均受限。体格检查时可发现腰椎脊突压痛,腰椎旁肌痉挛;后期可有腰肌萎缩。

3. 胸椎病变 表现为背痛、前胸痛和侧胸痛,最常见的为驼背畸形。

4. 颈椎病变 先有颈椎部疼痛,沿颈部向头部、臂部放射。颈部肌肉开始时痉挛,以后萎缩,病变可进展至颈胸椎后凸畸形。头部活动明显受限,常固定于前屈位,不能上仰、侧弯或转动。严重者仅能看到自己足尖前方的小块地面,不能抬头平视。

5. 周围关节病变 多发生于大关节,下肢多于上肢。如发生在髋关节、膝关节、踝关节、肩关节等,多为不对称性病变。

(二)关节外表现

1. 心脏病变 以主动脉瓣病变较为常见,可与主动脉瓣关闭不全同时存在。当病变累及冠状动脉口时可发生心绞痛。

2. 眼部病变 结膜炎、虹膜炎等,表现为眼痛、畏光、流泪和视物模糊。眼部疾病常为自限性,但有时需用糖皮质激素治疗,有的未经恰当治疗可致青光眼或失明。

3. 耳部病变 表现为慢性中耳炎。

4. 肺部病变 肺纤维化,表现为咳痰、气喘,甚至咯血。

5. 神经系统病变 引起脊髓压迫症、马尾综合征、骶神经分布区感觉丧失、跟腱反射减弱及膀胱和直肠等运动障碍等。

三、实验室及其他检查

(一)实验室检查

活动期可有血沉增快,C 反应蛋白和免疫球蛋白(尤其是 IgA)水平升高及轻度贫血(正细胞低色素性),RF 阴性。

(二)X 线检查

X 线检查是本病重要的诊断依据。早期 X 线表现为骶髂关节炎,斑点状或块状,髂骨侧明显。继而可侵犯整个关节,边缘呈锯齿状,软骨下有骨硬化,骨质增生,最后关节间隙消失,发生骨性强直(图 3-3-14)。

脊柱病变时腰椎是最早累及的部位,其 X 线表现,早期呈"方形椎"。腰椎的正常弧度消失而变直,可引起一个或多个椎体压缩性骨折。病变发展至胸椎和颈椎椎间小关节,椎间盘间隙发生钙化,纤维环和前纵韧带钙化、骨化,韧带骨赘形成,使相邻椎体连合,形成椎体间骨桥,呈现有特征的"竹节样脊柱"(图 3-3-15)。

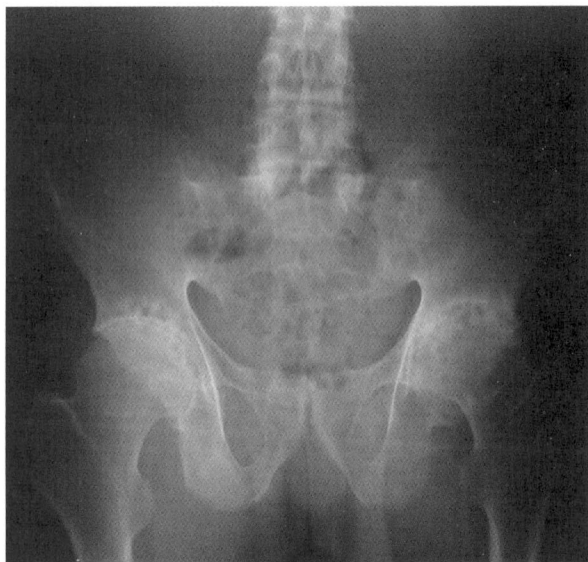

图 3-3-14 强直性脊柱炎晚期骶髂关节与髋关节 X 线表现

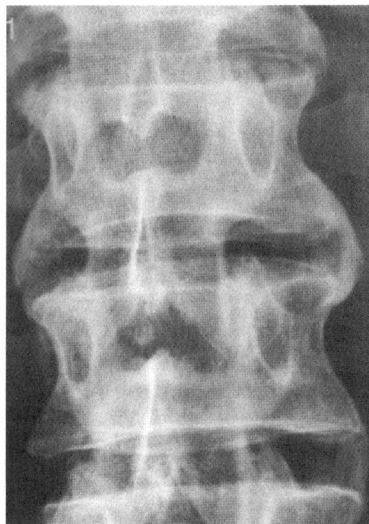

图 3-3-15 强直性脊柱炎晚期脊柱 X 线表现(骨桥)

四、诊断与鉴别诊断

(一)诊断

采用 1984 年纽约修订标准。临床标准:①下腰痛持续至少 3 个月,活动(而非休息)后可缓解;②腰椎在垂直和水平面的活动受限,即肖伯(Schober)试验阳性;③胸廓活动度低于同年龄、性别的正常人。具备单侧Ⅲ~Ⅳ级或双侧Ⅱ~Ⅳ级骶髂关节炎,加上以上临床标准中至少 1 条,即可诊断为强直性脊柱炎。

(二)鉴别诊断

1. 骨关节炎 本病患者年龄多在 50 岁以上,无全身疾病。关节局部无红肿现象,受损关节以负重的膝关节、脊柱关节等较常见,手指则以远端指间关节出现骨性增生和结节为特点,无游走现象,肌萎缩和关节畸形边缘呈唇样增生或骨赘形成。血沉正常或增快不明显。

2. 风湿性关节炎 一般起病急骤,有咽痛、发热和白细胞计数增高;以四肢大关节受累多见,为游走性关节肿痛,关节症状消失后无永久性损害;血清抗链球菌溶血素"O"抗体、抗链激酶抗体及抗透明质酸酶抗体均为阳性,水杨酸制剂疗效常迅速而显著。

3. 类风湿性关节炎 常见于腕关节、掌指关节、近端指间关节,其次是膝关节、趾关节、肘关节、颞下颌关节等,呈对称性,伴有压痛,反复发作,症状时轻时重。很少累及大关节及脊柱。

五、治疗原则和治疗要点

(一)治疗原则

治疗原则是缓解症状、减轻疼痛、减轻炎症反应,延缓病情进展。

(二)药物治疗

(1)非甾体抗炎药(NSAID):适用于疼痛严重及僵硬患者,常用阿司匹林、吲哚美辛等。

(2)改善病情抗风湿药:常用柳氮磺吡啶、甲氨蝶呤。

(3)糖皮质激素。

(4)生物制剂:常用英夫利昔单抗、依那西普等。

六、健康指导

(1)保持乐观的心态。

(2)合理使用抗风湿药,尤其是非甾体抗炎药:使用药物治疗时要注意观察不良反应。

(3)睡硬床垫,每天进行功能锻炼(如游泳、扩胸运动)等。每天做腰部运动(前屈、后仰、侧弯和左右旋转),使腰部脊柱保持正常的活动度。

(4)避免创伤(因为有脊柱骨质疏松)。

(5)严重脊柱畸形者待病情稳定后可做矫正手术,腰椎畸形者可行脊椎截骨术矫正。

(唐晓琳)

第十二节　骨质疏松症

案 例 导 学

患者,女,65岁,因腰背部疼痛、乏力5年余,摔倒后右髋部疼痛1h就诊。患者5年前逐渐出现腰背部疼痛,劳累或活动后乏力,未在意。1h前因路滑不慎摔伤,右髋部疼痛,下肢活动受限,不能站立和行走。病程中大小便正常,饮食欠佳,睡眠尚可。

既往体健。体格检查:BP 160/80 mmHg,双肺呼吸音正常,心率90次/分,律齐,无杂音,腹软,无压痛,右下肢出现外旋畸形,肢体缩短。辅助检查:X线片示右股骨颈骨折、部分移位。

请完成以下任务:

1. 该患者最可能的诊断是什么?诊断依据是什么?

2. 需要行哪些相关检查以明确诊断?

3. 治疗原则是什么?

骨质疏松症(osteoporosis,OP)是一种以骨量降低和骨组织微结构破坏为特征,导致骨脆性增加和易于骨折的代谢性骨病。骨质疏松症可分为以下几种。①原发性:又分为Ⅰ型(绝经后骨质疏松症)和Ⅱ型(老年性骨质疏松症)。②继发性:继发于其他疾病,如内分泌疾病、代谢病、血液病、胃肠道疾病,或继发于长期卧床、制动等。本节主要讨论原发性骨质疏松症。

一、病因

正常成熟骨的主要代谢形式是骨重建。凡使骨吸收增加和(或)骨形成减少的因素都会导致骨丢失和骨质下降,造成骨质疏松。

(一)骨吸收因素

1. 性激素缺乏　雌激素缺乏使破骨细胞功能增强,骨丢失加速,是绝经后骨质疏松症的主要原因。雌激素缺乏在老年性骨质疏松的发病中起重要作用。

2. 活性维生素 D 缺乏和甲状旁腺激素(PTH)增高　由于高龄和肾功能减退等原因,肠钙吸收和 $1,25-(OH)_2-D_3$ 生成减少,PTH 呈代偿性分泌增多,导致骨转换率增高和骨丢失。

3. 白介素(IL)-6 与其他细胞因子　IL-6 在破骨细胞形成的早期阶段起作用,能促进破骨细胞形成,刺激骨吸收。其他因子,如 IL-1、IL-11、肿瘤坏死因子等,均有明显促进骨吸收的功能。

(二)骨形成因素

1. 峰值骨量降低　峰值骨量主要由遗传因素决定,并与种族、骨折家族史,以及发育、营养和生活方式相关联。青春发育期是体骨量增加最快的时期,在 30 岁左右达到峰值骨量。达到峰值骨量后,骨质疏松症的发生主要取决于骨丢失的量和速度。

2. 骨重建功能衰退　这可能是老年性骨质疏松症的重要发病原因,成骨细胞的功能与活性缺陷导致骨形成不足和骨丢失。

二、临床表现

骨痛是最主要和最常见的症状,可表现为全身骨骼疼痛,尤以腰背痛最为常见,其次依次为膝关节痛、肩背部痛、手指痛、前臂痛和上臂痛。同时骨折也可引起疼痛,骨折是骨质疏松症的并发症,可见于任何部位,但多发生于受压较大的部位,如髋部、脊柱、桡骨下端等。其中髋部骨折危害最大,腰椎体骨折最常见,可引起驼背、身材缩短,有时出现突发性腰痛。驼背和胸廓畸形者常伴胸闷、气短、呼吸困难,甚至发绀等表现。

三、实验室检查

1. 骨量的测定　骨矿物质含量(BMC)和骨密度(BMD)测定是判断低骨量、确定骨质疏松的重要手段,是评价骨丢失率和疗效的主要客观指标。

2. 生化测定　检查空腹尿钙,血清碱性磷酸酶、骨钙素、钙、磷等。

3. 骨组织活检　针对疑难病例,可在髂嵴取骨组织进行活检。

四、诊断与鉴别诊断

(一)诊断

详细的病史和体格检查是临床诊断的基本依据,但确诊要参照 X 线检查或 BMD 测定的结果。骨质疏松性骨折的诊断主要根据年龄、外伤骨折史、临床表现以及影像学检查确定。

(二)鉴别诊断

1. 内分泌性骨质疏松症　原发性甲状腺功能亢进者的骨骼改变主要为纤维囊性骨炎,测定血 PTH、血钙和血磷一般可鉴别。其他内分泌性疾病所致骨质疏松症均因本身的原发病表现较明显,不难鉴别。

2. 结缔组织疾病　成骨不全的骨损害特征是骨脆性增加,临床表现依基因缺陷的类型和程序而异,可借助特殊影像学检查或Ⅰ型胶原基因突变分析进行鉴别。

3. 原发性或转移性骨肿瘤 早期表现酷似骨质疏松症,当临床高度怀疑骨肿瘤时,可借助骨扫描或MRI明确诊断。

4. 血液系统疾病 血液系统肿瘤的骨损害与骨质疏松症相似,可依赖血PTH、肿瘤特异性标志物等测定进行鉴别。

五、治疗

原发性骨质疏松症的预防比治疗更为重要,目前强调综合治疗、早期治疗和个体化治疗。

(一)预防措施

改善营养状况,补给足够的蛋白质,同时摄入足够钙、维生素D,多从事户外活动,加强负重锻炼,增强应变能力,少饮酒和咖啡,不吸烟,不滥服镇静剂,注意防止跌倒,减少骨折的发生。

(二)药物治疗

1. 钙剂和维生素D 补充维生素D的同时应补钙,增加钙摄入可以纠正负钙平衡,抑制骨吸收,以利于骨重建。

2. 性激素补充疗法 雌激素可抑制破骨细胞介导的骨吸收,增加骨量。常用制剂为微粒化17β-雌二醇、炔雌醇、替勃龙、尼尔雌醇等。雄激素主要用于男性骨质疏松症的治疗,天然的雄激素主要有睾酮、雄烯二酮等。

3. 抑制骨吸收的药物 双膦酸盐能抑制破骨细胞介导的骨吸收,增加骨密度,缓解骨痛,常用药有依替膦酸钠和阿仑膦酸钠。降钙素对骨质疏松症患者有镇痛作用,能抑制骨吸收,促进钙在骨基质中沉着。

（刘 洋）

线上评测

扫码在线答题

第四篇

内科疾病

NEIKEJIBING

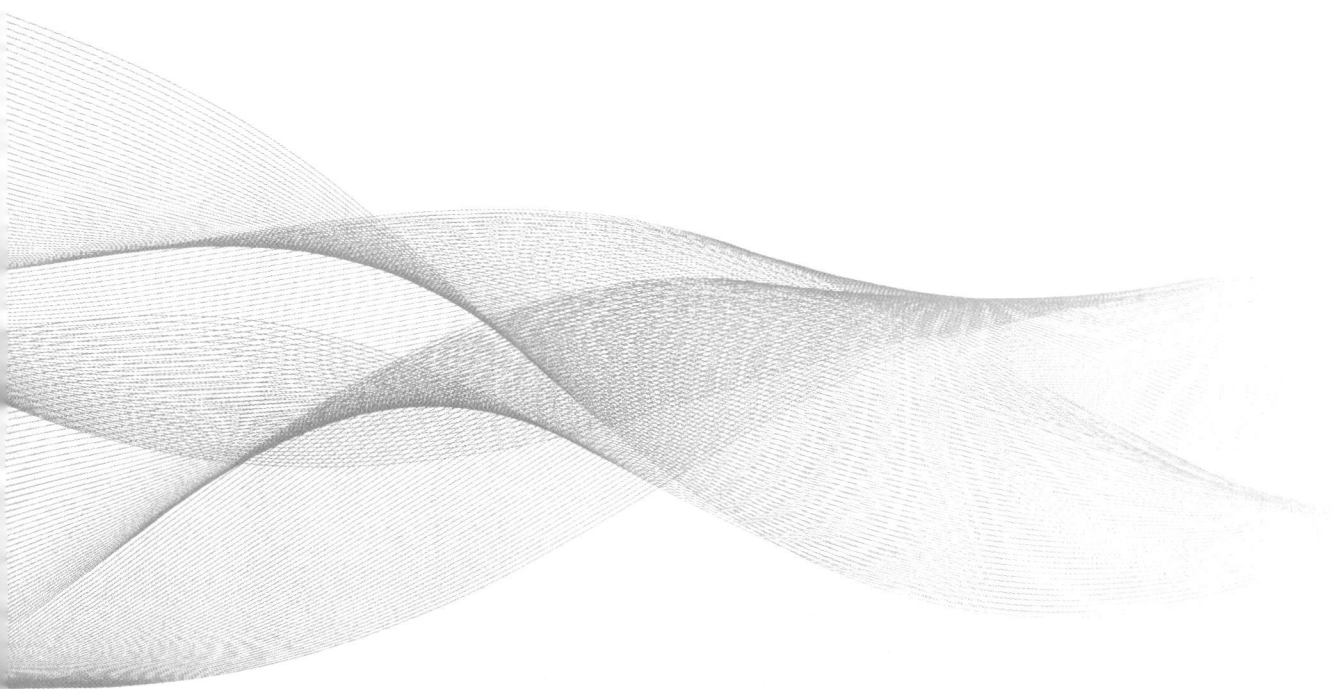

第一章

呼吸系统疾病

扫码看 PPT

学习目标

识记：

1. 能够准确说出呼吸系统疾病的主要临床表现。

2. 能简要描述呼吸系统疾病的常规辅助检查。

3. 能简要说出呼吸系统疾病的治疗方案。

理解：

1. 能够用自己的语言描述呼吸系统疾病的主要临床表现。

2. 明确典型病例的临床特点，并可分析其异常改变的原因。

应用：

1. 能够自觉将医疗规范与康复理念贯穿于疾病治疗的全过程。

2. 能用所学知识与技能协助主治医生对患者进行疾病康复指导。

第一节　慢性阻塞性肺疾病

案 例 导 学

患者，男，76 岁。反复咳嗽、咳痰 12 年，喘息、心累 2 年，加重 2 个月。

患者有慢性咳嗽、咳痰病史 12 年。2 年前，患者受凉后症状加重，出现活动后喘息、心累、气促等症状，偶有胸闷，无心前区压榨感，多次在当地卫生院住院治疗，诊断为"慢性阻塞性肺疾病"。2 个月前，患者受凉后出现阵发性频咳，咳大量黄白色黏液痰，活动后心累、气促明显，伴胸闷。无双下肢水肿，无心悸、无夜间端坐呼吸，无胸痛及心前区压榨感，今来我院，门诊收入我科（呼吸科）住院治疗。

患者既往有慢性支气管炎病史。否认肝炎、结核病等传染病史。喜嗜烟酒，现已戒。体格检查：T 36.2 ℃，P 101 次/分，R 25 次/分，BP 104/72 mmHg。精神萎靡，平车入病房，体格检查时可合作。端坐体位，咽充血，双侧扁桃体无肿大，无脓性分泌物。桶状胸，呼吸动度减弱，语颤减弱，叩诊呈过清音，双肺呼吸音粗糙，双肺可闻及中量哮鸣音和湿啰音，右下肺呼吸音减弱。心率 101 次/分，律齐，心音有力，各瓣膜听诊区未闻及病理性杂音。腹部检查无异常。

辅助检查：心电图：①窦性心动过速；②不完全性右束支传导阻滞；③左心房负荷过重；④显著心电轴右偏；⑤QT 间期延长。随机血糖：12.4 mmol/L。动脉血气分析：pH 7.365，PaCO$_2$

59.7 mmHg,PaO_2 70.5 mmHg。胸部 X 线片示：①慢性支气管炎并双下肺感染,肺气肿,肺心病征象；②双上肺陈旧性病灶；③右侧胸膜反应,建议结合临床。

请完成以下任务：

1. 通过学习,归纳与总结该病例的主要临床表现。
2. 该患者的临床诊断是什么？
3. 该病例做了哪些辅助检查？请简单描述本病的常规检查项目。
4. 假如你是该患者的主治医生,设计简单的医嘱。

慢性阻塞性肺疾病(chronic obstructive pulmonary disease,COPD)简称慢阻肺,是以持续气流受限为特征的可以预防和治疗的疾病,其气流受限多呈进行性发展,与气道和肺组织对香烟烟雾等有害气体或有害颗粒的异常慢性炎症反应有关。慢阻肺主要累及肺部,也可以引起肺外各器官的损害。

一、病因和病理

(一) 病因

本病的病因尚不完全清楚,可能是多种环境因素与机体自身因素长期相互作用的结果。

1. 吸烟　最重要的环境发病因素,吸烟者慢阻肺的患病率比不吸烟者高 2～8 倍。

2. 职业粉尘和化学物质　接触烟雾、变应原、工业废气等,浓度过高或时间过长时,均可能促进慢阻肺发病。

3. 空气污染　大气中的有害气体如二氧化硫、二氧化氮、氯气等可损伤气道黏膜上皮,使纤毛清除功能下降,黏液分泌增加,为细菌感染增加条件。

4. 感染因素　病毒、支原体、细菌等感染是慢阻肺发生、发展的重要原因之一。病毒感染以流感病毒、鼻病毒、腺病毒和呼吸道合胞病毒较为常见。细菌感染常继发于病毒感染,常见病原体为肺炎链球菌、流感嗜血杆菌、卡他莫拉菌和葡萄球菌等。

5. 其他因素　免疫功能紊乱、气道高反应性、年龄增大等机体因素和气候等环境因素均与慢阻肺的发生和发展有关。

(二) 病理

慢阻肺的病理改变主要表现为慢性支气管炎及肺气肿的病理变化。支气管上皮细胞变性坏死、脱落,后期出现鳞状上皮化生,纤毛变短、粘连、倒伏、脱失；各级支气管壁均有多种炎症细胞浸润,以中性粒细胞、淋巴细胞为主,急性发作期可见大量中性粒细胞,严重者发展为化脓性炎症,黏膜充血、水肿；杯状细胞和黏液腺肥大和增生、分泌旺盛,大量黏液潴留；病情继续发展,炎症由支气管壁向其周围组织扩散,黏膜下层平滑肌束可断裂萎缩,黏膜下和支气管周围纤维组织增生；支气管壁的损伤-修复过程反复发生,进而引起支气管结构重塑,胶原含量增加,瘢痕形成；进一步发展成阻塞性肺气肿时见肺泡腔扩大,肺泡弹力纤维断裂。这些病理改变是慢阻肺气流受限的主要病理基础之一。

肺气肿的病理改变为肺过度膨胀,弹性减退。肺外观呈灰白色或苍白色,表面可见多个大小不一的大疱。镜检见肺泡壁变薄,肺泡腔扩大、破裂或形成大疱,血液供应减少,弹力纤维网破坏。细支气管壁有炎症细胞浸润,管壁黏液腺及杯状细胞增生、肥大,纤毛上皮破损、纤毛减少。有的管腔纤细狭窄或扭曲扩张,管腔内有痰液存留。细支气管的血管内膜可增厚,管腔可闭塞。

二、临床表现

(一) 症状

起病缓慢,病程较长。主要症状如下所示。

1. 慢性咳嗽　随病程发展可终身不愈。常晨间咳嗽明显,夜间有阵咳或排痰。

2．咳痰 一般为白色黏液或浆液性泡沫状痰,偶可带血丝,清晨排痰较多。急性发作期痰量增多,可有脓性痰。

3．气短或呼吸困难 早期在较剧烈活动时出现,后逐渐加重,以致在日常活动甚至休息时也感到气短,这是慢阻肺的标志性症状。

4．喘息和胸闷 部分患者特别是重度患者或急性加重时出现喘息。

5．其他 晚期患者有体重下降、食欲减退等。

(二)体征

早期体征可无异常,随疾病进展出现以下体征。

1．视诊 胸廓前后径增大,肋间隙增宽,剑突下胸骨下角增宽,称为桶状胸。部分患者呼吸变浅、频率增快,严重者可有缩唇呼吸等。

2．触诊 双侧语颤减弱。

3．叩诊 肺部过清音,心浊音界缩小,肺下界和肝浊音界下降。

4．听诊 两肺呼吸音减弱,呼气期延长。部分患者可闻及湿啰音和(或)干啰音。

三、辅助检查

(一)肺功能检查

肺功能检查是判断持续气流受限的主要客观指标。使用支气管扩张剂后,第一秒用力呼气量(FEV1)/用力肺活量(FVC)<0.70可确定为持续气流受限。肺总量(TLC)、功能残气量(FRC)和残气量(RV)增高,肺活量(VC)减低,表明肺过度充气。

(二)胸部 X 线检查

慢阻肺早期胸部 X 线片可无异常变化,以后可出现肺纹埋增粗、紊乱等非特异性改变,也可出现肺气肿改变。胸部 X 线片改变对慢阻肺诊断的特异性不高,但对于与其他肺部疾病的鉴别具有非常重要的价值,对于明确自发性气胸、肺炎等常见并发症也十分有用。

(三)胸部 CT 检查

胸部 CT 检查可见慢阻肺小气道病变的表现、肺气肿的表现以及并发症的表现,但其主要临床意义在于排除其他具有相似症状的呼吸系统疾病。

(四)血气分析

血气分析对于确定发生低氧血症、高碳酸血症、酸碱平衡失调以及判断呼吸衰竭的类型有重要价值。

(五)其他

慢阻肺合并细菌感染时,外周血白细胞计数增高,核左移。痰培养可能查出病原菌。

四、诊断要点

(一)诊断

诊断主要依据吸烟史等高危因素、临床症状、体征及肺功能检查等,并排除可以引起类似症状和肺功能改变的其他疾病,综合分析确定。肺功能检查见持续气流受限是慢阻肺诊断的必备条件,吸入支气管扩张剂后 FEV1/FVC<0.70 为确定存在持续气流受限的标准。

(二)鉴别诊断

1．哮喘 哮喘多为早年(如儿童期)发病,每日症状变化快,夜间和清晨症状明显,也可有过敏史、鼻炎和(或)湿疹,可有哮喘家族史。大多数哮喘患者的气流受限具有显著的可逆性,合理使用吸入糖皮质激素等药物常能有效控制病情,这是其与慢阻肺相鉴别的一个关键特征。

📖 **课堂互动**

动脉血气分析中的二氧化碳分压（$PaCO_2$）：正常参考值为 $4.67 \sim 6.00$ kPa（$35 \sim 45$ mmHg）。

$PaCO_2$ 能较准确地反映呼吸功能状态。$PaCO_2 > 6.00$ kPa，为高碳酸血症，提示通气不足，示有 CO_2 潴留，为呼吸性酸中毒；$PaCO_2 < 4.66$ kPa，为低碳酸血症，提示通气过度，示 CO_2 排出过多，为呼吸性碱中毒；$PaCO_2 > 6.67$ kPa 提示可能呼吸衰竭，$PaCO_2 > 7.32$ kPa 是诊断呼吸衰竭的标志之一；当 $PaCO_2 > 10.64$ kPa 时，可出现中枢神经的抑制症状，首先表现为神经反应迟钝、头痛、定向力障碍，进而出现精神错乱、昏睡、半昏迷至昏迷，甚至发生抽搐。当 $PaCO_2 \geqslant 15.96$ kPa 时，几乎不可避免地出现昏迷，伴足底反射消失，瞳孔一般缩小，颅内压升高，危及生命。$PaCO_2$ 升高对病情的影响程度有明显个体差异性，与 CO_2 潴留产生的快慢有直接关系。当 CO_2 急剧潴留（急性呼吸衰竭）时，即使 $PaCO_2 \leqslant 10.64$ kPa，亦可出现昏迷。

2. 其他引起慢性咳嗽、咳痰症状的疾病　如支气管扩张、肺结核、肺癌、特发性肺纤维化等。

3. 其他引起劳力性气促的疾病　如冠心病、高血压心脏病等。

4. 其他原因所致的呼吸腔扩大　如代偿性肺气肿、老年性肺气肿，临床表现可以出现劳力性呼吸困难和肺气肿体征，需综合分析临床资料来进行鉴别。

五、治疗原则和治疗要点

（一）治疗原则

（1）减轻当前症状，包括缓解症状以阻止病情发展、延缓或阻止肺功能下降、改善运动耐量、改善健康状况和提高生活质量。

（2）降低未来风险，包括防止疾病进展、防止和治疗病情急性加重、降低住院率和死亡率。

（二）治疗要点

1. 慢阻肺稳定期的治疗

（1）教育和劝导患者戒烟，远离污染环境。

（2）支气管扩张剂：常用 β_2 受体激动剂、M胆碱受体拮抗剂以及茶碱类药物。

（3）糖皮质激素：消除气道的炎症，可减少重症患者急性加重次数，或减轻急性加重的程度，降低患者的死亡率。常将吸入糖皮质激素与 β_2 受体激动剂联合使用。

（4）氧疗：有低氧血症、肺心病者需要长期低流量鼻导管或面罩吸氧治疗（长期家庭氧疗（LTOT））。

（5）康复治疗：

①呼吸生理治疗：帮助患者咳嗽、用力呼气，使患者放松、进行缩唇呼吸。

②肌肉训练：全身运动和腹式呼吸锻炼。

（6）营养支持治疗：要求患者达到理想体重，降低患者死亡风险。

（7）预防呼吸系统感染：接种流感疫苗和（或）肺炎疫苗。

2. 慢阻肺急性加重期治疗

（1）病因治疗：针对引起慢阻肺加重常见的气管-支气管病毒、细菌感染进行治疗。

（2）氧疗：维持氧饱和度大于 90%（采用低流量吸氧）。

（3）机械通气治疗：根据病情和呼吸衰竭程度选用无创或者有创机械通气治疗。

（4）止咳祛痰：祛痰有助于保持气道通畅。

（5）抗菌药物：根据病情严重程度，选择敏感抗菌药物治疗。

（6）支气管扩张剂：可选用吸入短效 β_2 受体激动剂和（或）短效 M 胆碱受体拮抗剂，必要时可考虑加用茶碱类药物（经口服/静脉给药）。

（7）糖皮质激素：口服或静脉使用糖皮质激素可以用作消除气道炎症的辅助用药。

（8）营养支持对症治疗。

（9）并发症及合并症的治疗。

> **知识拓展**
>
> 使用长期家庭氧疗（LTOT）的指征：①$PaO_2 \leq 55$ mmHg 或 $SaO_2 \leq 88\%$，有或没有高碳酸血症。②PaO_2 55～60 mmHg，或 $SaO_2 < 89\%$，合并有肺动脉高压、心力衰竭所致水肿或红细胞增多症（血细胞比容 > 0.55）。一般用鼻导管吸氧，氧流量为 1.0～2.0 L/min，吸氧时间 10～15 h/d。目的是使患者在静息状态下，达到 $PaO_2 \geq 60$ mmHg 和（或）使 SaO_2 升至 90% 以上。

六、健康指导

1. 戒烟 尽量鼓励患者戒烟，戒烟是减少慢阻肺并发症最有效的方法，可明显改善患者症状。

2. 减少和避免可能加重下呼吸道炎症的因素 包括被动吸烟、室内外环境污染以及职业性气道刺激因素。

3. 加强患者教育 向患者进行慢阻肺有关知识宣教，让患者了解慢阻肺是一种气道的慢性炎症性、渐进性疾病，可能逐渐发展至影响患者的生活方式和肺功能；让患者了解一旦临床上出现脓性痰、痰量明显增加等感染征象，需尽早求医，及时治疗；告知患者勤洗手、流感季节避免去人多拥挤的地方，预防呼吸道病毒感染；鼓励患者规律运动，以提高患者的运动耐受程度，并使患者总体健康状况得到改善；指导患者掌握正确使用药物的技巧；强调遵医嘱用药和定期复诊的重要性。

第二节 支气管哮喘

案 例 导 学

患者，女，28 岁。阵发性气喘 9 年，发作 2 天。

患者 2 年前因装修新居接触油漆后感咽部不适，继而咳嗽、气喘，经治疗后缓解。此后，接触油漆、汽油、煤油等即诱发气喘。春秋季节易发作，使用支气管扩张剂后迅速缓解。非发作期心肺功能如常人。曾做支气管舒张试验，吸沙丁胺醇 200 μg，15 min 后 FEV1 增加 21%。2 天前曾患上呼吸道感染，继而咳嗽、咳黄痰，发热 38.5 ℃，并逐渐出现气喘，不能平卧，遂入院治疗。

既往史及家族史：年幼时有皮肤湿疹，无烟酒嗜好，母亲有哮喘，职业无特殊。

体格检查：神志清楚，T 37.5 ℃，P 104 次/分，R 30 次/分，BP 135/90 mmHg。端坐位，气促状，口唇、指甲无发绀，额部微汗，颈软，颈静脉无怒张。胸廓无畸形，叩诊呈过清音，两肺呼吸音低，闻及广泛哮鸣音、两肺底细湿啰音。心浊音界无扩大，HR 104 次/分，律齐，各瓣膜听诊区未闻及病理性杂音。腹软，肝脾肋下未触及，双下肢无水肿，无杵状指（趾）。

辅助检查：血常规示 Hb 126 g/L，RBC 4.02×10^{12}/L，WBC 11.6×10^9/L，中性粒细胞比例 0.86，淋巴细胞比例 0.14。胸部 X 线片：两肺纹理增多。ECG：正常。吸沙丁胺醇 200 μg 后，

峰流速为正常预计值的 62%。动脉血气分析:pH 7.53,$PaCO_2$ 43 mmHg,PaO_2 64 mmHg(吸空气)。

请完成以下任务:

1. 通过学习,归纳与总结该病例的主要临床表现。
2. 该患者的临床诊断是什么?
3. 该病例做了哪些辅助检查? 简单描述本病的常规检查项目。
4. 假如你是该患者的主治医生,设计简单的医嘱。

支气管哮喘(bronchial asthma)简称哮喘,是由多种细胞(如嗜酸性粒细胞、肥大细胞、T 细胞、中性粒细胞、平滑肌细胞、气道上皮细胞等)和细胞组分参与的气道慢性炎症性疾病。其主要特征包括气道慢性炎症,气道对多种刺激因素呈现的高反应性,广泛多变的可逆性气流受限以及随病程延长而导致的一系列气道结构的改变,即气道重构。临床表现为反复发作的喘息、气急、胸闷或咳嗽等症状,常在夜间及凌晨发作或加重,多数患者可自行缓解或经治疗后缓解。根据全球和我国哮喘防治指南提供的资料,经过长期规范化治疗和管理,80% 以上的哮喘患者可以达到临床控制。

一、病因和病理

(一) 病因

哮喘是一种复杂的、具有多基因遗传倾向的疾病,其发病具有家族聚集现象,亲缘关系越近,患病率越高。近年来,点阵单核苷酸多态性基因分型技术(也称全基因组关联研究(GWAS))的发展给哮喘的易感基因研究带来了革命性的突破。目前采用 GWAS 鉴定了多个哮喘易感基因位点,如 5q12、5q22、5q23、17q12~17q17、9q24 等。具有哮喘易感基因的人群发病与否受环境因素的影响较大,深入研究基因-环境相互作用将有助于揭示哮喘发病的遗传机制。

环境因素包括变应原性因素,如室内变应原(尘螨、家养宠物、蟑螂)、室外变应原(花粉、草粉)、职业性变应原(油漆、饲料、活性染料)、食物(鱼、虾、蛋类、牛奶)、药物(阿司匹林、抗生素)和非变应原性因素,如大气污染、吸烟、运动、肥胖等。

(二) 病理

气道慢性炎症作为哮喘的基本特征,存在于所有的哮喘患者中,表现为气道上皮下肥大细胞、嗜酸性粒细胞、巨噬细胞、淋巴细胞及中性粒细胞等的浸润,以及气道黏膜下组织水肿、微血管通透性增加、支气管平滑肌痉挛、纤毛上皮细胞脱落、杯状细胞增生及气道分泌物增加等病理改变。若哮喘长期反复发作,可见支气管平滑肌肥大/增生、气道上皮细胞黏液化生、上皮下胶原沉积和纤维化、血管增生以及基底膜增厚等气道重构的表现。

二、临床表现

(一) 症状

典型症状为发作性伴有哮鸣音的呼气性呼吸困难。症状可在数分钟内发生,并持续数小时至数天,可经平喘药物治疗后缓解或自行缓解。夜间及凌晨发作或加重是哮喘的重要临床特征。有些患者尤其是青少年,其哮喘症状在运动时出现,称为运动性哮喘。

(二) 体征

发作时典型的体征是双肺可闻及广泛的哮鸣音,呼气音延长。但非常严重的哮喘发作,哮鸣音反而减弱,甚至完全消失,表现为"沉默肺",这是病情危重的表现。非发作期体格检查可无异常发现,故未闻及哮鸣音也不能排除哮喘。

> **课堂互动**
>
> 临床上可根据患者呼吸困难的程度来评价病情严重性。患者休息状态下也存在呼吸困难,端坐呼吸或须卧床;说话受限,只能说字,不能成句;常有烦躁、焦虑、发绀、大汗淋漓,呼吸急促则提示重度病情。若患者不能讲话,嗜睡或意识模糊,呼吸浅快则提示病情危重。一般临床上可用简单的方法进行判断:如果患者能够不费力地以整句方式说话,表明其呼吸困难不严重;如果说话中间时常有停顿,则为中度呼吸困难;如果只能以单音节说话,则为重度呼吸困难;如果完全不能说话,则为危重呼吸困难。

三、辅助检查

(一)痰液检查

部分患者痰涂片显微镜下可见较多嗜酸性粒细胞。

(二)肺功能检查

1. 通气功能检测 哮喘发作时呈阻塞性通气功能障碍表现,用力肺活量(FVC)正常或下降,第 1 秒用力呼气量(FEV1)、FEV1/FVC 以及呼气流量峰值(PEF)均下降;残气量及残气量/肺总量值增大。其中以 FEV1/FVC<0.70 或 FEV1 低于正常预计值的 80% 为判断气流受限的重要标准。缓解期上述通气功能指标可逐渐恢复。病变迁延、反复发作者,其通气功能可逐渐下降。

2. 支气管激发试验(BPT) 用以测定气道反应性。常用吸入激发剂为醋甲胆碱和组胺,其他激发剂包括变应原、单磷酸腺苷、甘露醇、高渗盐水等,也有用物理激发因素如运动、冷空气等作为激发剂。观察指标包括 FEV1、PEF 等。结果判断与采用的激发剂有关,通常以使 FEV1 下降≥20% 所需吸入醋甲胆碱或组胺累积剂量(PD20-FEV1)或浓度(PC20-FEV1)来表示,如 FEV1 下降到基础值的 20%,判断结果为阳性,提示存在气道高反应性。BPT 适用于非哮喘发作期、FEV1 为正常预计值的 70% 以上者。

3. 支气管舒张试验(BOT) 用以测定气道的可逆性改变。常用的吸入支气管扩张剂有沙丁胺醇、特布他林。吸入支气管扩张剂 20 min 后重复测定肺功能,FEV1 较用药前增加 12% 及以上,且其绝对值增加 200 mL 及以上,判断结果为阳性,提示存在可逆性的气道阻塞。

4. PEF 及其变异率测定 哮喘发作时 PEF 下降。由于哮喘有通气功能时间节律变化的特点,监测 PEF 日间、周间变异率等有助于哮喘的诊断和病情评估。若昼夜 PEF 变异率≥20%,提示存在可逆性的气道改变。

(三)胸部 X 线/CT 检查

哮喘发作时胸部 X 线检查可见两肺透亮度增加,呈过度通气状态,缓解期多无明显异常。部分患者胸部 CT 检查可见支气管壁增厚、黏液阻塞。

(四)特异性变应原试验

外周血变应原特异性 IgE 水平增高,结合病史有助于病因诊断;血清总 IgE 测定对哮喘诊断价值不大,但其增高的程度可作为重症哮喘是否使用抗 IgE 抗体治疗及调整剂量的依据。体内变应原试验包括皮肤变应原试验和吸入变应原试验,前者可通过皮肤点刺等方法进行。

(五)动脉血气分析

严重哮喘发作时可出现缺氧。过度通气可使 $PaCO_2$ 下降,pH 增大,表现为呼吸性碱中毒。若病情进一步恶化,可同时出现缺氧和 CO_2 滞留,表现为呼吸性酸中毒。当 $PaCO_2$ 较前增高,即使在正常范围内也要警惕严重气道阻塞的发生。

四、诊断要点

(1)反复发作喘息、气急、胸闷或咳嗽,多与接触变应原、冷空气,物理、化学性刺激,病毒性上呼吸道感染、运动等有关。

(2)发作时在双肺可闻及散在或弥漫性、以呼气相为主的哮鸣音,呼气相延长。

(3)上述症状经平喘药物治疗后可缓解或自行缓解。

(4)排除其他疾病所引起的喘息、气急、胸闷或咳嗽。

(5)临床表现不典型(如无明显喘息或体征)者应下列三项中至少一项阳性:①支气管激发试验或运动试验阳性;②支气管舒张试验阳性;③昼夜 PEF 变异率≥20%。

符合(1)~(4)条或第(4)、(5)条者,可以诊断为哮喘。

五、治疗原则和治疗要点

(一)治疗原则

虽然目前哮喘不能根治,但长期规范化治疗可使大多数患者达到良好或完全的临床控制。哮喘治疗的目标是长期控制症状、预防未来风险的发生,即在使用最小有效剂量药物治疗或不用药物治疗的基础上,能使患者与正常人一样生活、学习和工作。

(二)治疗要点

1. 确定危险因素并减少与危险因素的接触 部分患者能找到引起哮喘发作的变应原或其他非特异性刺激因素,使患者脱离并长期避免接触这些危险因素是防治哮喘最有效的方法。

2. 药物治疗

(1)药物分类和作用特点:哮喘治疗药物分为控制性药物和缓解性药物。前者指需要长期使用的药物,主要用于治疗气道慢性炎症,使哮喘维持在临床控制状态,亦称抗炎药。后者指按需使用的药物,通过迅速解除支气管痉挛从而缓解哮喘症状,亦称解痉平喘药。

①糖皮质激素,简称激素,是目前控制哮喘最有效的药物,吸入糖皮质激素(ICS)治疗是目前推荐长期抗感染治疗哮喘的最常用方法。常用吸入药物有倍氯米松、布地奈德、氟替卡松、莫米松等;口服剂有泼尼松、泼尼松龙。

②β_2 受体激动剂,起到舒张支气管、缓解哮喘症状的作用,短效 β_2 受体激动剂(SABA,维持 4～6 h)为治疗哮喘急性发作的首选药物。首选吸入给药,常用药物有沙丁胺醇和特布他林。长效 β_2 受体激动剂(LABA,维持 10～12 h)与 ICS 联合是目前最常用的哮喘控制性药物。常用的 LABA 有沙美特罗和福莫特罗。

③白三烯调节剂,是目前除 ICS 外唯一可单独应用的哮喘控制性药物,可作为轻度哮喘 ICS 的替代治疗药物和中、重度哮喘的联合治疗用药,尤其适用于阿司匹林哮喘、运动性哮喘和伴有过敏性鼻炎哮喘患者的治疗。常用药物有孟鲁司特和扎鲁司特。

④茶碱类药物,起到舒张支气管和抗气道炎症的作用,是目前治疗哮喘的有效药物之一。常用口服茶碱类药物有氨茶碱和缓释茶碱。

⑤抗胆碱药,主要用于哮喘合并慢阻肺以及慢阻肺患者的长期治疗,分为短效抗胆碱药(SAMA,维持 4～6 h)和长效抗胆碱药(LAMA,维持 24 h)。常用的 SAMA 为异丙托溴铵,常用的 LAMA 为噻托溴铵。

(2)急性发作期的治疗:急性发作期的治疗目标是尽快缓解气道痉挛,纠正低氧血症,恢复肺功能,预防进一步恶化或再次发作,防治并发症。

(3)慢性持续期的治疗:慢性持续期的治疗应在评估和监测患者哮喘控制水平的基础上,定期根据长期治疗分级方案做出调整,以维持患者的哮喘控制水平。

3. 免疫疗法 分为特异性和非特异性两种,前者又称脱敏疗法。

知识拓展

> 　　咳嗽变异性哮喘的治疗原则与典型哮喘治疗相同。大多数患者吸入低剂量 ICS 联合支气管扩张剂(β_2 受体激动剂或缓释茶碱)即可,或用两者的联合制剂如布地奈德/福莫特罗、氟替卡松/沙美特罗,必要时可短期口服小剂量糖皮质激素治疗。疗程可以短于典型哮喘。咳嗽变异性哮喘治疗不及时可以发展为典型哮喘。
>
> 　　难治性哮喘,指采用 ICS 和 LABA 两种或更多种的控制药物,规范治疗至少 6 个月仍不能达到良好控制的哮喘。其治疗方法:①首先排除患者治疗依从性不佳,以及诱发加重或使哮喘难以控制的因素;②给予高剂量 ICS 联合/不联合口服激素,加用白三烯调节剂、抗 IgE 抗体联合治疗;③其他可选择的治疗包括使用免疫抑制剂、采用支气管热成形术等。

六、健康指导

　　哮喘患者的教育与管理是提高疗效,减少复发,提高患者生活质量的重要措施。在医生指导下患者要学会自我管理、学会控制病情。应为每名初诊哮喘患者制订防治计划,应使患者了解或掌握以下内容:①相信通过长期、适当、充分的治疗,完全可以有效地控制哮喘发作;②了解哮喘的激发因素,结合每个人具体情况,找出各自的激发因素,以及避免诱因的方法;③简单了解哮喘的本质和发病机制;④熟悉哮喘发作先兆表现及相应处理办法;⑤学会在家中自行监测病情变化,并进行评定,重点掌握峰流速仪的使用方法,有条件的应记哮喘日记;⑥学会哮喘发作时简单的紧急自我处理方法;⑦了解常用平喘药物的作用、正确用量和用法、不良反应;⑧掌握正确的吸入技术(定量吸入器(MDI)或储雾罐(spacer)用法);⑨知道什么情况下应去医院就诊;⑩与医生共同制订出防止复发,保持长期稳定的方案。

第三节　睡眠呼吸暂停低通气综合征

案例导学

　　患者,男,46 岁。体重 98 kg,吸烟 25 年,打鼾 20 年,近 3 年加重,晚上入睡后常憋气而醒,白天思睡,易疲劳、头昏、头痛及胸闷,工作效率低,近年患有高血压及早期冠心病。经多导睡眠图检查,夜间血氧饱和度最低为 65%,呼吸紊乱指数为 50,呼吸暂停最长间隔为 110 s,诊断为阻塞型睡眠呼吸暂停低通气综合征(OSAS)。耳鼻咽喉科检查软腭松弛,悬雍垂肥大,扁桃体 Ⅱ 度肿大,咽侧束肥大,咽部黏膜臃肿,鼻咽通道狭小,舌体大,舌根淋巴组织高度增生,婴儿型会厌,声门未能暴露。

　　请完成以下任务:

　　1. 通过学习,归纳与总结该病例的主要临床表现。

　　2. 该患者的临床诊断是什么?

　　3. 该病例做了哪些辅助检查?简单描述本病的常规检查项目。

　　4. 假如你是该患者的主治医生,设计简单的医嘱。

　　睡眠呼吸暂停低通气综合征(sleep apnea hypopnea syndrome,SAHS)是多种原因导致睡眠状态下反复出现低通气和(或)呼吸中断,引起间歇性低氧血症伴高碳酸血症以及睡眠结构紊乱,进而使机体发生一系列病理生理改变的临床综合征。其是指每夜7 h睡眠过程中呼吸暂停和(或)低通气反复发作30次以上或睡眠呼吸暂停低通气发作5次/时及以上并伴有白天嗜睡等临床症状。主要临床表现为睡眠打鼾伴呼吸暂停及日间嗜睡、疲乏等。随病情发展可导致高血压、冠心病、心律失常、脑血管意外、糖与脂类代谢紊乱及肺动脉高压等一系列并发症。由于低通气的临床后果及诊治与睡眠呼吸暂停相同,常常合称为SAHS。

一、定义和分型

睡眠呼吸暂停(sleep apnea)是指睡眠过程中口鼻呼吸气流停止10 s及以上。其类型:①中枢型睡眠呼吸暂停(CSA):无上气道阻塞,呼吸气流及胸腹部的呼吸运动均消失。②阻塞型睡眠呼吸暂停(OSA):上气道完全阻塞,呼吸气流消失但胸腹部的呼吸运动仍存在,常呈现出矛盾运动。③混合型睡眠呼吸暂停(MSA):兼有两者的特点,两种呼吸暂停发生在同一患者。相应的综合征分别称为中枢型睡眠呼吸暂停低通气综合征(CSAHS)、阻塞型睡眠呼吸暂停低通气综合征(OSAHS)和混合型睡眠呼吸暂停低通气综合征(MSAHS),临床上以OSAHS最为常见。

低通气(hypopnea)是指睡眠过程中口鼻气流较基础水平降低30%及以上伴动脉血氧饱和度(SaO_2)减低4%及以上;或口鼻气流较基础水平降低50%及以上伴SaO_2减低3%及以上或微觉醒。由于低通气的临床后果及诊治与睡眠呼吸暂停相同,常常合称为SAHS。

每小时呼吸暂停低通气的次数称为呼吸暂停低通气指数(apnea-hypopnea index,AHI),结合临床症状和并发症的发生情况,可用于评估病情的严重程度。

二、病因和发病机制

(一)中枢型睡眠呼吸暂停低通气综合征(CSAHS)

CSAHS一般不超过呼吸暂停患者的10%,原发性更为少见,继发性CSAHS的常见原因包括各种中枢神经系统疾病、充血性心力衰竭、麻醉和药物中毒等。神经系统病变主要有血管栓塞或变性疾病引起的脑干、脊髓病变,脊髓灰质炎,脑炎,枕骨大孔发育畸形和家族性自主神经功能异常等。一半以上的慢性充血性心力衰竭患者出现被称为陈-施(Cheyne-Stokes)呼吸模式的中枢型睡眠呼吸暂停。CSAHS的发生主要与呼吸中枢呼吸调控功能的不稳定性增强有关。

(二)阻塞型睡眠呼吸暂停低通气综合征(OSAHS)

OSAHS是最常见的睡眠呼吸疾病。其发病有家庭聚集性和遗传倾向,多数患者肥胖或超重,存在上气道包括鼻、咽部位的解剖狭窄,如变应性鼻炎、鼻息肉、扁桃体腺样体肥大、软腭下垂松弛、悬雍垂过长过粗、舌体肥大、舌根后坠、下颌后缩、颞下颌关节功能障碍和小颌畸形等。部分内分泌疾病如甲状腺功能减退、肢端肥大症常合并OSAHS。OSAHS的发生与上气道解剖学狭窄直接相关,呼吸中枢反应性降低及神经、体液、内分泌等因素亦与其发病有关。

三、临床表现

临床上最常见的SAHS是OSAHS,其临床特点主要包括睡眠时打鼾、他人可目击的呼吸暂停和日间嗜睡。患者多伴发不同器官的损害,生活质量受到严重影响。

(一)夜间临床表现

1. 打鼾　几乎所有的OSAHS患者均有打鼾表现。典型者表现为鼾声响亮且不规律,伴间歇性呼吸停顿,往往是鼾声—气流停止—喘气—鼾声交替出现。夜间或晨起口干是自我发现夜间打鼾的可靠征象。

2. 呼吸暂停　主要症状,多为同室或同床睡眠者发现患者有呼吸间歇停顿现象。一般气流中断的时间为数十秒,个别可中断2 min以上,多伴随大喘气、憋醒或响亮的鼾声而终止。患者多有胸腹呼吸的矛盾运动,严重者可出现发绀、昏迷。

3. 憋醒 多数患者只出现脑电图觉醒波,少数会突然憋醒而坐起,感觉心慌、胸闷、心前区不适,深快呼吸后胸闷可迅速缓解,有时伴胸痛,症状与不稳定型心绞痛极其相似。有食管反流可伴剧烈呛咳。

4. 多动不安 患者夜间睡眠时多动与不宁,频繁翻身,肢体舞动甚至因窒息而挣扎。

5. 夜尿增多 部分患者诉夜间小便次数增多,少数患者出现遗尿。以老年人和重症者表现较为突出。

6. 睡眠行为异常 表现为磨牙、惊恐、呓语、幻听和做噩梦等。

(二)白天临床表现

1. 嗜睡 主要症状,也是患者就诊最常见的主诉。轻者表现为开会时或看电视、报纸时困倦、打瞌睡,重者在吃饭、与人谈话时即可入睡。入睡快是较敏感的征象。

2. 疲倦乏力 患者常感睡觉不解乏,醒后没有清醒感。白天疲倦乏力,工作效率下降。

3. 认知行为功能障碍 注意力不集中,精细操作能力下降,记忆力、判断力和反应能力下降,症状严重时不能胜任工作,可加重老年痴呆症状。

4. 头痛、头晕 常在清晨或夜间出现,隐痛多见,不剧烈,可持续 $1\sim2$ h。与血压升高、高 CO_2 致脑血管扩张有关。

5. 个性变化 烦躁、易激动、焦虑和多疑等,家庭和社会生活均受一定影响,可表现出抑郁症状。

6. 性功能减退 约有 10% 的男性患者可出现性欲减退甚至阳痿。

(三)并发症及全身靶器官损害的表现

OSAHS 患者由于反复发作的夜间间歇性缺氧和睡眠结构破坏,可引起一系列靶器官功能受损,包括高血压、冠心病、心律失常、肺动脉高压和肺源性心脏病、缺血性或出血性脑卒中、代谢综合征、心理异常和情绪障碍等症状和体征。此外,OSAHS 也可引起左心衰竭、夜间反复发作哮喘,儿童患有 OSAHS 可导致发育迟缓、智力降低。

(四)体征

多数患者肥胖或超重,可见颈粗短、下颌短小、下颌后缩、鼻甲肥大和鼻息肉、鼻中隔偏曲,口咽部阻塞、软腭垂肥大下垂、扁桃体和腺样体肥大、舌体肥大等。

> **课堂互动**
>
> 请探讨 OSAHS 的解剖学基础。OSAHS 相关指南有哪些?

四、辅助检查

(一)血常规及动脉血气分析

病程长、低氧血症严重者,血红细胞计数和血红蛋白可有不同程度的增加。病情严重或已并发肺心病、呼吸衰竭者,可有低氧血症、高碳酸血症和呼吸性酸中毒。

(二)多导睡眠图

多导睡眠图(polysomnography,PSG)通过多导生理记录仪进行睡眠呼吸监测,是确诊 OSAHS 的主要手段,通过监测可确定病情严重程度并进行分型,以及与其他睡眠疾病相鉴别,评价各种治疗手段对 OSAHS 的疗效。

(三)胸部 X 线检查

并发肺动脉高压、高血压、冠心病时,可有心影增大、肺动脉段突出等相应表现。

(四)肺功能检查

患者可表现为限制性肺通气功能障碍,流速容量曲线的吸气部分平坦或出现凹陷。肺功能受损程度与血气改变不匹配提示有 OSAHS 的可能。

(五)心电图及超声心动图检查

有高血压、冠心病时,出现心肌肥厚、心肌缺血或心律失常等变化。动态心电图检查发现夜间心律失常提示 OSAHS 的可能。

(六)其他

头颅 X 线检查可以定量地了解颌面部异常的程度,鼻咽镜检查有助于评价上气道解剖异常的程度,对判断阻塞层面和程度,以及是否考虑手术治疗有帮助。

五、诊断与鉴别诊断

(一)诊断

根据典型临床症状和体征,诊断 SAHS 并不困难,确诊并了解病情的严重程度和类型,则需进行相应的检查。

根据患者睡眠时打鼾伴呼吸暂停、憋醒、嗜睡、肥胖、颈围粗、上气道狭窄及其他临床症状可做出 OSAHS 的初步临床诊断。PSG 监测 AHI≥5 次/时,伴有日间嗜睡等症状者可确定诊断。

(二)鉴别诊断

1. 单纯性鼾症 睡眠时有明显的鼾声,规律而均匀,可有日间嗜睡、疲劳。PSG 检查 AHI<5 次/时,睡眠时低氧血症不明显。

2. 上气道阻力综合征 上气道阻力增加,PSG 监测反复出现 α 觉醒波,夜间微觉醒次数>10 次/时,睡眠连续性中断,有疲倦及白天嗜睡,可有或无明显鼾声,无呼吸暂停和低氧血症。食管压力测定可反映胸腔内压力的变化及呼吸努力相关性微觉醒是否发生。试验性无创通气治疗常可缓解症状。

3. 发作性睡病 除 OSAHS 外引起白天犯困的第二大病因。主要表现为白天过度嗜睡、发作性猝倒、睡眠瘫痪和睡眠幻觉,多发生在青少年。除典型的猝倒症状外,主要诊断依据为多次小睡睡眠潜伏时间试验(MSLT)示平均睡眠潜伏时间<8 min 伴不少于 2 次的异常快速眼动睡眠。鉴别时应注意询问家族史、发病年龄、主要症状及 PSG 监测的结果,同时应注意该病与 OSAHS 合并发生的机会也很多,临床上不可漏诊。少数发作性睡病患者有家族史。

六、治疗原则和治疗要点

(一)治疗原则

SAHS 的治疗目的是消除睡眠低氧和睡眠结构紊乱,改善临床症状,防止并发症的发生,提高患者生活质量,改善预后。

(二)治疗要点

(1)一般治疗:①减肥:包括饮食控制、使用药物或进行手术。②睡眠体位改变:侧位睡眠,抬高床头。③戒烟酒,慎用镇静催眠药物。

(2)病因治疗:纠正引起 OSAHS 或使之加重的基础疾病,如应用甲状腺素治疗甲状腺功能减退等。

(3)药物治疗:因疗效不肯定,目前尚无有效的药物治疗方法。

(4)无创气道正压通气治疗。

知识拓展

双水平气道正压通气(BiPAP)治疗

使用鼻(面)罩呼吸机时,在吸气相和呼气相分别给予不同的送气压力,当患者自然吸气时,送气压力较高;而自然呼气时,送气压力较低。因而本法既保证了上气道开放,又更符合呼吸生理过程,有利于CO_2排出,增加了治疗依从性。本法适用于连续气道正压通气(CPAP)压力需求较高者,不耐受CPAP者,以及OSAHS合并COPD(即重叠综合征)的CO_2潴留患者。

(5) 口腔矫治器(oral appliance,OA)治疗。

(6) 手术治疗:包括耳鼻喉科手术和口腔颌面外科手术两大类。

七、健康指导

(1) 增强体育锻炼,保持良好的生活习惯。

(2) 避免烟酒嗜好,因为吸烟能引起气道症状加重,饮酒加重打鼾、夜间呼吸紊乱及引起低氧血症。尤其是睡前饮酒影响更大。

(3) 肥胖者要积极减轻体重,加强运动。经验是减轻体重的5%～10%为宜。

(4) 患者多有血氧含量下降,故常伴有高血压、心律失常、血液黏度增高,心脏负担加重,容易导致心脑血管疾病的发生,所以要重视对血压的监测,按时服用降压药。

(5) 睡前禁止服用镇静催眠药,以免加重对呼吸中枢调节的抑制。

(6) 采取侧卧位睡眠姿势,尤以右侧卧位为宜,避免在睡眠时舌、软腭、悬雍垂松弛后坠,加重上气道堵塞。可在睡眠时背部褙一个小皮球,以强制性保持侧卧位睡眠。

(7) 手术后的患者要以软食为主,勿食过烫的食物。避免剧烈活动。

第四节　社区获得性肺炎

案例导学

患者,男,27岁。发热、咳嗽3天。

现病史:3天前淋雨受凉后突发寒战、高热、咳嗽、咳黄痰,伴有右侧胸痛,并出现疲乏、头痛、全身肌肉酸痛,遂收治入院。

既往史无特殊。

体格检查:神志清楚,稍气促,T 39.5 ℃,P 110次/分,R 26次/分,BP 105/60 mmHg。口唇可见疱疹,咽部充血,颈软,胸廓无畸形,胸壁无压痛,右下肺叩诊稍浊,触觉语颤增强,右下肺可闻及湿啰音和支气管呼吸音,语音传导增强,未闻及胸膜摩擦音。心浊音界未扩大,心率110次/分,律齐,各瓣膜听诊区未闻及病理性杂音。腹软,全腹无压痛,肝脾肋下未触及。无杵状指(趾)。

辅助检查:血常规示血红蛋白(Hb)136 g/L,红细胞(RBC)$4.5×10^9$/L,白细胞(WBC)$18×10^9$/L,中性粒细胞比例0.92,淋巴细胞比例0.08。胸部X线片:肺纹理增多,右下肺可见大片均匀致密阴影。痰直接涂片:革兰阳性成对球菌。动脉血气分析:pH 7.36,$PaCO_2$ 40 mmHg,PaO_2 53 mmHg(吸空气)。

请完成以下任务：

1. 通过学习,归纳与总结该病例的主要临床表现。

2. 该患者的临床诊断是什么?

3. 该病例做了哪些辅助检查? 简单描述本病的常规检查项目。

4. 假如你是该患者的主治医生,设计简单的医嘱。

社区获得性肺炎(community acquired pneumonia,CAP)是指在医院外罹患的感染性肺实质炎症,包括具有明确潜伏期的病原体感染而在入院后平均潜伏期内发病的肺炎。社区获得性肺炎常见病原体为肺炎链球菌、支原体、衣原体、流感嗜血杆菌和呼吸道病毒(甲、乙型流感病毒,腺病毒,呼吸道合胞病毒和副流感病毒)等。主要临床症状是咳嗽、伴或不伴咳痰和胸痛,前驱症状主要有鼻炎样症状或上呼吸道感染的症状。目前其发病率呈快速上升的趋势,也是研究的热点。

一、病因、发病机制和病理

(一)病因

1. 病原体　社区获得性肺炎的病原体主要涉及细菌、支原体、衣原体和病毒4大类。就细菌来说,社会获得性肺炎除由结核分枝杆菌和军团菌直接通过飞沫被吸入肺实质、假单胞菌直接定居于气管所致外,其余均为通过吸入来自自体咽喉部的感染因子而获得的。临床较为常见的引起社区获得性肺炎的细菌是肺炎链球菌、结核分枝杆菌、流感嗜血杆菌、金黄色葡萄球菌、军团菌、克雷伯杆菌和卡他莫拉克菌等。引起社区获得性肺炎的病毒有甲、乙型流感病毒,1、2、3型类流感病毒,呼吸道合胞病毒和腺病毒等。其他病原体有肺炎支原体、肺炎衣原体和鹦鹉热衣原体等。

2. 病原学分析

(1)社区获得性肺炎主要由革兰阳性菌所致,其中以肺炎链球菌最为常见,其阳性率占已知病原体的40%～60%,其次为结核分枝杆菌及金黄色葡萄球菌。

(2)80%的病原体为单一致病菌,20%存在两种或两种以上病原体。一些结核病患者可检测到多种病原体,这可能表明原来的共生菌在结核病患者中可能成为病原体。

(3)重型社区获得性肺炎患者多为60岁以上且具有某些基础疾病如糖尿病、慢性阻塞性肺疾病的患者,这些患者中有较大比例(20%～30%)感染的病原体为革兰阴性杆菌。而在青年人群中,院外细菌性肺炎的致病菌则不同,以革兰阳性菌为主。

(4)在住院治疗的社区获得性肺炎患者中无病原学依据的患者占30%～50%,其原因可能是患者在入院前使用过抗生素治疗或所用检测手段不完备。

(二)发病机制

正常的呼吸道免疫防御机制(完整的支气管内黏液-纤毛运载系统、肺泡巨噬细胞等细胞防御系统等)使气管隆嵴以下的呼吸道保持无菌。是否发生肺炎取决于两个因素,即病原体和宿主因素。如果病原体数量多、毒力强和(或)宿主呼吸道局部和全身免疫防御系统损害,即可发生肺炎。病原体可通过下列途径引起社区获得性肺炎:①空气吸入;②血行播散;③邻近感染部位蔓延;④上呼吸道定植菌的误吸。

(三)病理

病原体抵达下呼吸道后,滋生繁殖,引起肺泡毛细血管充血、水肿,肺泡内纤维蛋白渗出及细胞浸润。除了金黄色葡萄球菌、铜绿假单胞菌和克雷伯杆菌等可引起肺组织的坏死性病变易而形成空洞外,其他病原体所致肺炎治愈后多不遗留瘢痕,肺的结构与功能均可恢复。

二、临床表现

(一)前驱症状

社区获得性肺炎的前驱症状较医院获得性肺炎发生率高,常出现在肺炎发病初期,相当一部分患者有明确的受凉或过度疲劳的诱因,其前驱症状主要有鼻炎样症状或上呼吸道感染的症状,如鼻塞、流清涕、打喷嚏、咽干、咽痛、咽部异物感、声音嘶哑、头痛、头昏、眼睛热胀、流泪及轻度咳嗽等。并非每一名社区获得性肺炎患者都会有前驱症状,依病原体不同,前驱症状发生率一般为 30%～65%。

（二）全身毒血症

绝大多数社区获得性肺炎患者会不同程度地出现全身毒血症样症状,如畏寒、寒战、发热、头昏、头痛、全身肌肉和关节酸痛、体乏、饮食不佳、恶心、呕吐;重症患者还可出现神志障碍或精神症状。

（三）呼吸系统症状

呼吸系统症状包括咳嗽、咳痰、咯血、胸痛、呼吸困难五大症状。不同的病原体感染和不同的患者,以上五大症状的发生率及特征各不相同,并非每一名患者或每一种病原体所致的肺炎都会同时出现以上五大症状。例如,支原体肺炎常表现为干性呛咳,重者伴胸骨后疼痛。又如,病毒性和浆细胞性肺炎咳嗽可逐渐加重,但胸痛和气促较少见,年轻人发作时常表现为典型的急性症状,而老年或重症患者咳嗽、咳痰较少,甚至常无明显呼吸道症状;免疫缺陷患者肺炎发病早期可仅表现为呼吸频率增快、发热、不安,也可无明显呼吸道症状。典型的肺炎链球菌肺炎患者可咳铁锈色痰,葡萄球菌肺炎患者时有咳脓血痰,克雷伯杆菌肺炎患者咳的痰可呈砖红色,铜绿假单胞菌肺炎患者脓痰中可带淡绿色,厌氧菌肺炎患者可咳脓性恶臭痰。由于抗生素的广泛应用,临床上所见的社区获得性肺炎患者在呼吸道症状表现上以轻型或不典型者为多。

（四）肺外症状

肺炎除直接导致呼吸道症状外,还可出现肺外症状,如肺尖部病变可反射性引起肩臂痛,后部病灶可刺激后胸膜表现为腰背部疼痛,少数下叶肺感染刺激横膈可出现上腹部疼痛并向肩部放射,可同时有嗳气和呃逆。全身毒血症可在某一个系统表现得更为突出,如剧烈头痛、恶心、呕吐频繁及重症患者的神志障碍和精神症状显著等。以上肺外症状发生率虽不高,但容易转移人们的注意力而导致误诊,在诊断及鉴别诊断中应给予重视。

（五）并发症症状

社区获得性肺炎的并发症不多见,随着大量强有力广谱抗生素的应用,出现并发症的频率还在继续下降,但也并未完全消失。临床上仍可见胸膜炎或脓胸、脑膜炎、心包膜炎、心内膜炎、腹膜炎,经血行早期播散还可引起关节炎、乳突炎、中耳炎、鼻窦炎,重症或败血症患者还可合并休克及多脏器功能衰竭。对此临床医生不可忽视。另外,由于大量广谱抗生素的应用,还产生了一些过去少见的并发症,如继发病毒感染、弱毒力机会致病菌感染,以及菌群失调性二重感染和耐药菌株感染等,这些都是我们必须面对的新问题。因此,注重肺炎本身症状表现的同时,也不可遗漏其并发症的存在,尤其是在经过正规的符合病原体特性的抗感染治疗后,如体温不降,或热退后又复升,或伴症状加重、白细胞计数升高等情况时,应考虑到有发生并发症的可能性。

（六）肺部体征

社区获得性肺炎的临床体征随病变的部位、大小及病程的不同和是否存在并发症而表现不一。常见体征表现为以下 4 个方面。

（1）一般体征:如体温高、急性热病容、呼吸急促或呼吸困难,重症患者可有神志改变。

（2）肺部实变体征:如患侧胸部呼吸运动减弱、语颤增强、叩诊呈浊音、呼吸音减低、语音传导增强、病灶部位出现管性呼吸音及吸气相湿啰音等。

（3）肺外体征:如发绀、轻度黄疸、腹胀、上腹压痛、单纯疱疹等。此类体征临床上相对少见。

（4）并发症体征:视具体的并发症种类而异。

> **课堂互动**
>
> 　　医院获得性肺炎(hospital acquired pneumonia,HAP)亦称医院内肺炎(nosocomial pneumonia),是指患者入院时不存在,也不处于潜伏期,而于入院48 h后在医院(包括老年护理院、康复院等)内发生的肺炎。HAP还包括呼吸机相关性肺炎(ventilator associated pneumonia,VAP)和卫生保健相关性肺炎(healthcare associated pneumonia,HCAP)。其临床诊断依据是X线检查出现新的或进展性的肺部浸润影加上下列3个临床症候中的2个或3个以上:①发热超过38 ℃;②血白细胞增多或减少;③脓性气道分泌物。但HAP的临床表现、实验室和影像学检查特异性低,应注意与肺不张、心力衰竭和肺水肿、基础疾病肺侵犯、药物性肺损伤、肺栓塞和急性呼吸窘迫综合征等相鉴别。无感染高危因素患者的常见病原体依次为肺炎链球菌、流感嗜血杆菌、金黄色葡萄球菌、大肠埃希菌、克雷伯杆菌等;有感染高危因素患者的常见病原体为金黄色葡萄球菌、铜绿假单胞菌、肠杆菌属、克雷伯杆菌等。目前多重耐药(MDR)所致的HAP发病率有升高的趋势,如耐甲氧西林金黄色葡萄球菌(methicillin resistant *Staphylococcus aureus*,MRSA)、铜绿假单胞菌和鲍曼不动杆菌等。

三、辅助检查

(一) 实验室检查

1. 痰液　取深部痰液做革兰染色,若有革兰阴性杆菌,则可能是流感嗜血杆菌,若为革兰阳性球菌,则可能是肺炎链球菌或金黄色葡萄球菌。判断不清时,则需对痰液做相应的可疑菌的对流免疫电泳。

2. 血标本　一般取早、晚期双份血标本,对早期血标本进行细菌培养,分离鉴定病原菌,常用血清凝集试验法确定。凡酶联免疫吸附试验(ELISA)IgM阳性或IgM双份血清有4倍及以上升高者即可做出病原学诊断。聚合酶链反应(PCR法)可直接快速检测病原体的特异性核酸序列,快速、准确地做出诊断。尿标本:常用乳胶凝集试验法测定病原菌抗原(如肺炎链球菌抗原和流感嗜血杆菌B型抗原等)。

3. 下呼吸道分泌物　获取分泌物的较好方法是支气管肺泡灌洗(BAL)法、带塞导管(TPC)法或经皮肺穿刺抽吸法。用这些方法中的一种获取标本后可进行病原体分离培养。DNA探针测定法是特异性且敏感性较高的方法,可在数小时内完成对标本的检测。

(二) X线检查

在肺炎的诊断中有两个主要的目的:一是证实有无肺炎存在,二是明确病变部位。高质量的胸部后前位X线片有助于显示左侧心脏后区的病变,即便如此,凡是肺炎患者都应该拍胸部侧位X线片,以助病变的定位。肺炎的X线表现取决于病变部位(肺泡或肺间质)、病变范围(肺泡、小叶、肺段或大叶)、病变性质(化脓性、非化脓性),以及病变的感染途径(如血源性或气源性),同时还与病因及病原体种类密切相关。因此,分析病变部位、范围、形态及分布特点等,有时对推测病因及病原体种类有帮助。肺炎阴影的动态改变对于其与其他阴影的鉴别诊断有重要意义。

四、诊断要点

(一) 诊断

社区获得性肺炎的诊断并不困难,一般认为和其他肺炎一样,患者有发热、咳嗽、咳脓痰、白细胞增多或减少等表现;胸部X线片表现有片状、叶状、肺泡高密度浸润性病变等,半数以上大于65岁的患者有呼吸道以外的症状,1/3以上的患者无全身感染体征。在发病期间通过检查体温、脉搏、呼吸音及啰音等,多数能从临床上做出初步诊断。但从临床症状和体征不能做出病原学诊断,病原学诊断应结合患者的患病背景和与微生物的关系(即流行病学依据)做出。

（二）鉴别诊断

1. 肺结核 多有全身中毒症状，如午后低热、盗汗、疲乏无力、体重减轻、失眠、心悸，女性患者还可有月经失调或闭经等。胸部 X 线片见病变多在肺尖或锁骨上下，密度不匀，消散缓慢，且可形成空洞或肺内播散。痰中可找到结核分枝杆菌。一般抗菌治疗无效。

2. 肺癌 多无急性感染中毒症状，有时痰中带血丝，血白细胞计数不高。但肺癌可伴发阻塞性肺炎，经抗生素治疗炎症消退后肿瘤阴影渐趋明显，或可见肺门淋巴结肿大，有时出现肺不张。若抗生素治疗后肺部炎症不见消散，或消散后于同一部位再次出现肺炎，应密切随访。对有吸烟史及年龄较大的患者，必要时做 CT、MRI、纤维支气管镜和痰液脱落细胞学检查等，以免贻误诊断。

3. 肺血栓栓塞症 多有静脉血栓的危险因素，如血栓性静脉炎、心肺疾病、创伤和肿瘤等病史和手术史，可发生咯血、晕厥，呼吸困难较明显。胸部 X 线片示区域性肺血管纹理减少，有时可见尖端指向肺门的楔形阴影。动脉血气分析常见低氧血症及低碳酸血症。D-二聚体、CT 肺动脉造影、放射性核素肺通气/灌注扫描和 MRI 等检查可帮助鉴别。

4. 非感染性肺部浸润 需排除非感染性肺部疾病，如间质性肺炎、肺水肿、肺不张和肺血管炎等。

五、治疗原则和治疗要点

（一）治疗原则

抗感染治疗是肺炎治疗的关键环节，包括经验性治疗和抗病原体治疗。此外，还应该根据患者的年龄、有无基础疾病、是否有误吸、住普通病房还是重症监护病房、住院时间长短和肺炎的严重程度等，选择抗生素和给药途径。

（二）治疗要点

青壮年和无基础疾病的社区获得性肺炎患者，常用青霉素类、第一代头孢菌素等。对耐药肺炎链球菌感染可使用呼吸氟喹诺酮类药物（莫西沙星、吉米沙星和左氧氟沙星）。老年、有基础疾病或住院的社区获得性肺炎患者，常用呼吸氟喹诺酮类药物，第二、三代头孢菌素，β内酰胺类/β-内酰胺酶抑制剂或厄他培南，可联合使用大环内酯类药物。医院获得性肺炎常用第二、三代头孢菌素，β内酰胺类/β-内酰胺酶抑制剂、氟喹诺酮类或碳青霉烯类药物。

重症肺炎首先应选择广谱的强力抗生素，并应足量、联合用药。重症社区获得性肺炎常用内酰胺类联合大环内酯类或氟喹诺酮类药物；青霉素过敏者用呼吸氟喹诺酮类药物和氨曲南。

抗生素治疗应尽早进行，病情稳定后可从静脉途径转为口服治疗。抗生素疗程为 7～10 天或更长时间，如体温正常 48～72 h，肺炎临床稳定可停用抗生素，停用标准如下：①体温≤37.8 ℃；②心率≤100 次/分；③呼吸频率≤24 次/分；④收缩压≥90 mmHg；⑤呼吸室内空气条件下 SaO_2≥90% 或 PaO_2≥60 mmHg；⑥能够口服进食；⑦精神状态正常。任何一项未达到则继续使用。

> **知识拓展**
>
> 　　如果肺炎患者需要通气支持（急性呼吸衰竭、气体交换严重障碍伴高碳酸血症或持续低氧血症）、循环支持（血流动力学障碍、外周灌注不足）和需要加强监护与治疗可认为是重症肺炎。美国感染疾病学会/美国胸科学会几经修订，2007 年发表的成人社区获得性肺炎处理共识指南中重症肺炎标准如下：①主要标准：a. 需要有创机械通气；b. 感染性休克需要用血管收缩剂治疗。②次要标准：a. 呼吸频率≥30 次/分；b. 氧合指数（PaO_2/FiO_2）≤250 mmHg；c. 多肺叶浸润；d. 意识障碍/定向障碍；e. 氮质血症（BUN≥7 mmol/L）；f. 白细胞减少（WBC<$4.0×10^9$/L）；g. 血小板减少（血小板<$10.0×10^9$/L）；h. 低体温（T<36 ℃）；i. 低血压，需要强力的液体复苏。符合 1 项主要标准或 3 项及以上次要标准者可诊断为重症肺炎，考虑收入 ICU 进行治疗。

六、健康指导

对社区获得性肺炎采取综合预防措施是很重要的。应加强体育锻炼,增强体质。减少危险因素如吸烟、酗酒。年龄大于 65 岁者可注射流感疫苗。对年龄大于 65 岁或不足 65 岁,但有心血管疾病、肺疾病、糖尿病、肝硬化和酗酒、使用免疫抑制者可注射肺炎疫苗。总之,接种疫苗是预防社区获得性肺炎的重要且有效的方法。

(刘 洋)

→ 线上评测

扫码在线答题

第二章

循环系统疾病

扫码看 PPT

学习目标

识记：

1. 能准确说出循环系统疾病的主要临床表现。

2. 能简要描述循环系统疾病的常规辅助检查。

3. 能简要说出循环系统疾病的治疗方案。

理解：

1. 能够用自己的语言描述循环系统疾病的主要临床表现。

2. 明确典型病例的临床特点，并可分析其异常改变的原因。

应用：

1. 能够自觉将医疗规范与康复理念贯穿于疾病治疗的全过程。

2. 能用所学知识与技能协助医生对患者进行疾病康复指导。

第一节　慢性心力衰竭

案例导学

患者，男，63 岁，因胸闷气短，双下肢水肿，反复发作 8 年，加重伴不能平卧 6 天入院。

入院体格检查：T 36.0 ℃，P 98 次/分，R 26 次/分，BP 100/80 mmHg。平卧时受限，双肺呼吸音粗，右下肺可闻及细小湿啰音。心尖搏动在左侧第 5 肋间腋前线，心界明显扩大，肺动脉瓣第二心音强于主动脉瓣第二心音（P2＞A2），肝肋下 6 cm，剑突下 8 cm，双下肢轻度凹陷性水肿。心电图示窦性心律。心脏彩超：左心房（LA）49 mm，左心室（LV）83 mm，右心房（RA）42 mm，右心室（RV）40 mm，射血分数（EF）32％。

请完成以下任务：

1. 给本病例做出正确诊断。

2. 拟出最佳治疗方案。

心力衰竭简称心衰，是指各种病因所致的心脏收缩功能和（或）舒张功能异常，心排血量减少以致不能满足机体代谢的需要，组织、器官血液灌注不足，同时出现肺循环和（或）体循环淤血表现的一组临床综合征。主要临床表现是活动受限、呼吸困难、疲乏和液体潴留。

心力衰竭的临床类型按其发展速度可分为急性心力衰竭和慢性心力衰竭两种,临床上通常以慢性心力衰竭更为常见;按其发生的部位可分为左心衰竭、右心衰竭和全心衰竭;按发病机制分为收缩性心力衰竭和舒张性心力衰竭;按心排血量的绝对或相对下降,可分为低排血量性心力衰竭和高排血量性心力衰竭。

慢性心力衰竭是由于慢性原发性心肌病和心室长期压力或容量负荷过重,引起的原发性或继发性心肌舒缩功能受损。在失代偿期,慢性心力衰竭多有器官充血的表现,因而通常称为充血性心力衰竭,是大多数心血管疾病的终末阶段,也是心血管疾病最主要的死亡原因。

一、病因、发病机制和病理

(一)基本病因

1. 原发性心肌损害

(1)缺血性心肌损害:冠心病、心肌缺血、心肌梗死是引起心力衰竭常见的原因,一般预后较差。

(2)心肌炎和心肌病:各种类型的心肌炎和心肌病均可引起心力衰竭,如弥漫性心肌炎、扩张型心肌病、肥厚型心肌病及结缔组织病的心肌损害等。

(3)心肌代谢障碍:以糖尿病性心肌病多见,少见严重的维生素 B_1 缺乏、心肌淀粉样变性等。

2. 心脏负荷过重

(1)压力负荷(后负荷)过重:收缩期负荷过重,是指心脏在收缩时所承受的阻抗负荷过大。①左心室后负荷过重,见于高血压、主动脉瓣狭窄等。②右心室后负荷过重,见于二尖瓣狭窄、慢性阻塞性肺气肿导致的肺动脉高压、肺栓塞等。心脏为克服增高的阻力,心室肌代偿性肥厚以保证射血量,持续负荷过重,心肌必然发生结构及功能的改变,由代偿终至失代偿。

(2)容量负荷(前负荷)过重:舒张期负荷过重,是指心脏在舒张期所承受的容量负荷过大。①左心室负荷过重,见于心脏瓣膜关闭不全造成的血液反流,如主动脉瓣关闭不全、二尖瓣关闭不全。②右心室负荷过重,见于心脏及动、静脉分流性疾病,如房间隔缺损、室间隔缺损、动脉导管未闭等。此外,可见于伴有全身血容量增多或循环血量增多的疾病,如慢性贫血、甲状腺功能亢进等。

(3)心室舒张期充盈受限(心室前负荷不足):常见于心室舒张期顺应性降低如高血压心肌肥厚、心包缩窄或填塞、限制性心肌病等,心室充盈受限,使前负荷不足,体循环与肺循环淤血出现心力衰竭。

(二)诱因

有基础心脏病的患者,多数发生心力衰竭时有明显的诱因,常见的诱因如下。

1. 感染 最重要的诱因,其中呼吸道感染最常见,其次为风湿热、感染性心内膜炎等,都可直接或间接使心肌收缩力减退或诱发心力衰竭,心力衰竭时会出现肺淤血,也更容易发生呼吸道感染。

2. 心律失常 特别是快速性心律失常,如伴有快速心室率的心房颤动、心房扑动。其他各种类型的快速性心律失常以及严重的缓慢性心律失常亦可诱发心力衰竭。

3. 血容量增加 水、电解质紊乱如钠盐摄入过多,静脉输入液体过多、过快等。

4. 生理或心理压力过大 如妊娠、分娩、过度劳累、暴怒等可加重心脏负荷。

5. 治疗不当 不适当的药物治疗,如洋地黄过量或停药不当,某些抗心律失常药物及抑制心肌收缩的药物使用不当,利尿剂和降压药的不合理使用等。

6. 其他 出血、贫血、肺梗死、心室壁瘤、心肌收缩不协调、乳头肌功能失调、原有心脏病变加重或并发其他疾病如冠心病发生心肌梗死等。

(三)发病机制

心力衰竭的发病机制比较复杂,迄今尚未完全阐明。不同原因所致的心力衰竭,以及心力衰竭的不同阶段,其机制都有所不同,但其基本机制是心肌舒缩功能障碍。各种原因导致的心肌结构破坏、心肌能量代谢障碍及兴奋-收缩耦联障碍均会使心肌收缩性减弱。心脏舒张不仅取决于心肌的舒张能力,而且与心室的顺应性有关。若心肌的舒张能力或心室的顺应性降低,均可影响心室舒张期充盈,导致心排血量减少,还可减少冠状动脉的灌流。心肌收缩性减弱、心室舒张功能障碍和顺应性降低、心室舒缩活动不协调等均会使心排血量减少,心脏排出的血液不能满足机体代谢的需要。所以心力衰竭的发生与发展是多种机制共同作用的结果。

（四）病理

心力衰竭时,由于心脏舒缩功能下降,导致心排血量减少,动脉压降低,组织灌流不足,肺循环或体循环淤血,从而引起器官功能障碍和代谢异常。

1. 心功能及血流动力学的变化 心力衰竭时最基本的问题是心泵功能降低,由此引起一系列血流动力学变化,主要表现为心排血量降低和动脉压变化。

2. 心排血量不足引起的变化 心排血量不足及交感神经兴奋所导致的组织缺血、缺氧,机体主要表现有皮肤苍白、发绀,疲乏无力,失眠,嗜睡,尿量减少,严重时发生心源性休克。

3. 肺循环淤血引起的变化 当左心衰竭时,可出现不同程度的肺循环淤血,主要表现为各种形式的呼吸困难和肺水肿。

4. 体循环淤血引起的变化 体循环淤血是全心衰竭或右心衰竭的结果。体循环严重淤血,可引起静脉压升高和血流缓慢。

5. 电解质及酸碱平衡紊乱 心力衰竭时,除有水钠潴留外,还可出现低钠血症、低钾血症和代谢性酸中毒。

二、临床表现

临床上左心衰竭较常见,单纯右心衰竭较少见。一般左心衰竭后继发右心衰竭,称为全心衰竭,全心衰竭临床上更多见。

（一）左心衰竭

主要表现为肺淤血及心排血量降低所致的临床综合征。

1. 症状

（1）呼吸困难:左心衰竭较早出现的主要症状。其表现形式:①劳力性呼吸困难:左心衰竭最早出现的症状,开始仅发生在较重的体力活动时,休息后可缓解,随着病情进展,在轻体力活动时,甚至在休息状态下也出现呼吸困难,呈进行性加重。这是因为运动使回心血量增加,左心房压力增高使肺淤血加重。②夜间阵发性呼吸困难:多发生在夜间熟睡 1~2 h,患者突然憋醒,被迫采取坐位,轻者取坐位后可缓解。重者反复发作甚至不能平卧,呼吸深快,可有哮鸣音、咳嗽、咳泡沫样痰,称为心源性哮喘。③端坐呼吸:肺淤血达到一定程度时,患者因呼吸困难不能平卧而被迫采用高枕、半卧或坐位以减轻或缓解呼吸困难。更严重的患者坐于床边或椅子上,两足下垂,上身前倾,双手紧握床或椅子边缘,以辅助呼吸、减轻症状。其发生机制为端坐位时,上半身的血液由于重力作用部分(可达 15%)转移至腹腔及下肢,使回心血量减少,肺淤血减轻。同时,端坐位时横膈下降,肺活量较平卧位增加。④急性肺水肿:左心衰竭呼吸困难最严重的形式。

> **课堂互动**
>
> 正常人和心力衰竭患者劳力性呼吸困难之间的主要差别是什么? 如何鉴别心源性哮喘与支气管哮喘?

（2）咳嗽、咳痰、咯血:支气管黏膜和肺泡淤血所致,咳嗽是较早发生的症状,多在体力活动或夜间平卧时出现或加重,立位或坐位减轻,咳白色浆液性泡沫样痰,痰中偶见血丝,部分患者可有咯血。长期慢性肺淤血、肺静脉压升高,导致肺循环和支气管血液循环之间在支气管黏膜下形成侧支,此段血管一旦破裂会引起大咯血。

（3）疲乏、无力、头昏、心悸:因心排血量减少,组织、器官灌注不足以及反射性交感神经兴奋、心率代偿性增快所致。

（4）少尿及肾功能损害:严重的左心衰竭血液进行再分配时,首先是肾血流量明显减少,患者出现少尿;长期慢性肾血流量减少则出现血尿素氮、肌酐水平升高,同时伴有肾功能不全的相应症状。

2. 体征

（1）肺部湿啰音:由于肺毛细血管压增高,液体可漏出到肺泡而出现湿啰音。以双肺底部多见,随着病情的由轻到重,肺部湿啰音可从局限于肺底部发展至全肺,并伴有哮鸣音。患者如取侧卧位,则下垂的一侧湿啰音较多。

（2）心脏体征:除基础心脏病的固有体征外,常有左心室增大,心尖搏动向左下移位,心率增快,心尖部有舒张期奔马律,肺动脉瓣区第二心音(P2)亢进,其中舒张期奔马律最有诊断价值,在患者心率增快或左侧卧位并做深呼气时更容易听到。左心室扩大还可形成相对性二尖瓣关闭不全,在心尖部可闻及收缩期杂音。

（3）交替脉:脉搏强弱交替,轻度交替脉仅在测血压时发现。

（4）胸腔积液:左心衰竭患者中25%有胸腔积液。胸腔积液可局限于肺叶间,也可呈单侧或双侧胸腔积液,胸腔积液中蛋白质含量高,心力衰竭好转后消退。

（二）右心衰竭

以体静脉淤血为主要表现。

1. 症状

（1）消化道症状:长期消化道淤血引起恶心、呕吐、便秘及上腹隐痛症状。

（2）肾淤血:引起少尿,夜尿增多,蛋白尿和不同程度肾功能减退。

（3）肝淤血:早期引起上腹饱胀不适,后期可出现上腹及右季肋部疼痛。

（4）持续慢性右心衰竭可致黄疸及心源性肝硬化。

2. 体征

（1）心脏体征:除原有心脏病体征之外,右心衰竭时可因右心室显著扩大而出现三尖瓣关闭不全的反流性杂音,吸气时杂音增强。心脏增大在单纯的右心衰竭中较少见,多因左心衰竭引起,表现为全心增大,其右心增大较明显,右心室显著增大时,剑突下常可见明显搏动,并且可引起三尖瓣相对关闭不全,在三尖瓣听诊区可闻及收缩期吹风样杂音。部分患者可在胸骨右缘第5肋间或剑突下闻及舒张期奔马律。

（2）颈静脉充盈或怒张:右心衰竭的早期表现。患者取30°~45°半卧位时静脉充盈度超过正常水平或在锁骨上方见到充盈怒张的颈外静脉,提示静脉压增高,同时压迫肿大的肝时,见颈静脉充盈加剧,称为肝颈静脉反流征阳性。

（3）水肿:体静脉压力升高使皮肤等软组织出现水肿,为右心衰竭的重要体征。早期右侧心力衰竭时水肿常不明显,多在颈静脉充盈和肝大较明显后才出现。其特征为首先出现于身体最低垂的部位,非卧床患者以脚、踝内侧和胫前较明显,仰卧位时腰、骶部水肿,常呈对称性、可压陷性。病情严重者可发展到全身水肿甚至胸腔积液。

（4）肝大和压痛:右心衰竭较早出现的体征之一。肝大在剑突下较肋缘下明显,早期质地柔软,压痛明显。持续慢性右心衰竭可致心源性肝硬化,此时肝质地变硬,压痛不明显,常伴有黄疸、大量腹水及慢性肝功能损害。

（5）胸腔积液、腹水和心包积液:右心衰竭时,静脉压增高,可出现双侧或单侧胸腔积液,单侧以右侧多见。腹水多为漏出液,晚期出现,常顽固并显著。少量心包积液常见于右心衰竭或全心衰竭,超声心动图检查可发现,但并不引起心脏压塞(心包填塞)症状。

（6）发绀：长期右心衰竭患者大多有发绀，可表现为面部毛细血管扩张、青紫和色素沉着。发绀是血供不足时组织摄取氧相对增多，静脉血氧低下所致。

（7）晚期可出现营养不良、消瘦甚至恶病质。

（三）全心衰竭

右心衰竭继发于左心衰竭而形成的全心衰竭，常见的全心衰竭疾病有原发性扩张型心肌病、急性弥漫性心肌炎、各种心脏病发生心力衰竭的晚期阶段，病情危重。当右心衰竭出现之后，心排血量减少，因此阵发性呼吸困难等左心衰竭的肺淤血症状反而有所减轻。

（四）心功能分级

目前通用的是美国纽约心脏病学会 1982 年提出的分级方案，根据患者自觉活动能力，将心脏病患者按心功能状况划分为四级。该分级大体可以反映病情严重程度，有助于治疗措施的选择、劳动能力的评定、预后的判断等。

Ⅰ级：患者有心脏病但活动量不受限制，平时一般活动不引起疲乏、心悸、呼吸困难或心绞痛。

Ⅱ级：患者有心脏病，体力活动轻度受限，休息时无自觉症状，但平时一般活动可出现疲乏、心悸、呼吸困难或心绞痛。

Ⅲ级：患者有心脏病，体力活动明显受限，轻度活动即可出现心悸、气短及心绞痛。

Ⅳ级：患者不能从事任何体力活动，即使平卧休息时也可出现心悸、气短等心力衰竭症状，稍活动后症状可加重。

三、实验室及其他检查

（一）静脉压检查

肘静脉压超过 1.4 kPa，提示右心衰竭。

（二）尿常规及肾功能检查

全心衰竭患者可有轻度蛋白尿，尿中可有少量透明或颗粒管型和少量的红细胞，可有轻度的氮质血症。尿常规及肾功能检查有助于肾脏疾病所致的呼吸困难与肾病性水肿的鉴别。

（三）X 线检查

1. 心脏 心影大小及外形可为心脏病的病因诊断提供参考资料，根据心脏扩大的程度和动态改变也可间接反映出心脏功能状态。

2. 肺 根据肺淤血的程度可判断左心衰竭的严重程度。早期肺静脉压增高时，主要表现为肺门血管影增强，上肺血管影增多，与下肺纹理密度相仿，甚至多于下肺。肺动脉压力增高，可见右下肺动脉增宽，进一步出现间质性肺水肿，可使肺野模糊。克利 B 线（Kerley B 线）是在肺野外侧清晰可见的水平线状影，是肺小叶间隔内积液的表现，是慢性肺淤血的特征性表现。急性肺泡性肺水肿时肺门呈蝴蝶状，肺野可见大片融合的阴影。

（四）超声心动图检查

超声心动图检查能准确显示各心腔大小变化及心瓣膜结构和室壁运动情况，有助于对心脏的收缩和舒张功能进行评估。

1. 收缩功能 以收缩末及舒张末的容量差计算左心室射血分数（LVEF），虽不够精确，但方便实用。正常 LVEF>50%，LVEF≤40% 为收缩期心力衰竭的诊断标准。

2. 舒张功能 多普勒超声是临床上最实用的判断舒张功能的方法，心动周期中舒张早期心室充盈速度最大值为 E 峰，舒张晚期（心房收缩）心室充盈速度最大值为 A 峰，E/A 为两者之比值。正常人 E/A 应不小于 1.2，中青年应更大。舒张功能不全时，E 峰下降，A 峰增高，E/A 减小，甚至小于 1。

（五）有创性血流动力学检查

可在床边进行检查,采用漂浮导管经静脉插管直至肺小动脉,可测定各部位的压力及血氧含量,计算心脏指数及肺小动脉楔压,直接反映左心功能。

（六）放射性核素检查

通过收缩末期和舒张末期的心室影像的差别计算 EF 值以判断心室腔大小;通过记录放射活性-时间曲线计算左心室最大充盈速度来反映心脏舒张功能。

（七）生物学标志物检测

血浆利尿钠肽测定用于因呼吸困难而疑为心力衰竭患者的诊断和鉴别诊断;心肌肌钙蛋白测定用于诊断原发病如急性心肌梗死。

（八）6 min 步行试验

测定患者在平直走廊里快速步行 6 min 的距离来评价心力衰竭的严重程度和治疗效果。

四、诊断与鉴别诊断

（一）诊断

典型的心力衰竭的诊断并不难以做出。左心衰竭可依据原有心脏病的体征及肺淤血引起的不同程度呼吸困难等进行诊断,右心衰竭可依据原有心脏病的体征及体循环淤血引起的颈静脉怒张、肝大、水肿等进行诊断,全心衰竭可依据原有心脏病的体征及左、右心衰竭表现而诊断。临床上出现以下有关表现时也可考虑早期心力衰竭。

1. 症状 早期症状多不明显或未引起重视。①疲乏无力;②窦性心动过速、面色苍白、出汗;③劳力性气短和夜间阵发性呼吸困难。

2. 体征 肺底部呼吸音减弱和(或)细小湿啰音为肺淤血的早期征象。交替脉是左心衰竭的早期体征,颈静脉充盈为右心衰竭早期体征。

3. 辅助检查 胸部 X 线片显示两肺中上野肺静脉纹理增粗或看到 Kerley B 线,对早期心力衰竭的诊断有重要意义。

（二）鉴别诊断

1. 支气管哮喘 左心衰竭患者夜间有阵发性呼吸困难,常称为心源性哮喘,应与支气管哮喘相鉴别。心源性哮喘多见于器质性心脏病患者,发作时患者必须坐起,重症者肺部有干、湿啰音,甚至咳粉红色泡沫样痰;支气管哮喘多见于有过敏史的青少年,发作时双肺可闻及典型哮鸣音,咳出白色黏痰后呼吸困难常可缓解。测定血浆脑利尿钠肽(BNP)水平对鉴别心源性哮喘和支气管性哮喘有较大的参考价值。

2. 缩窄性心包炎、心包积液 由于上腔静脉回流受阻同样可以引起颈静脉怒张、肝大、下肢水肿等表现,应根据心脏病史、体征等与右心衰竭进行鉴别(表 4-2-1)。

表 4-2-1 右心衰竭与缩窄性心包炎、心包积液的鉴别

鉴别点	右心衰竭	缩窄性心包炎	心包积液
心脏病史	有	无	无
体征	心界向左侧扩大,三尖瓣区有收缩期杂音	心界正常,心音减轻,心包叩击音,多有奇脉	心界向两侧扩大,心音遥远,有奇脉
X 线检查	心影向左扩大,心尖搏动与心浊音界左缘一致	心影大小正常,左、右心缘变直,常见心包钙化	心影向两侧扩大,心尖搏动在心浊音界左缘内侧,无肺淤血
心包 B 超液性暗区	无	无	有

3. 肝硬化腹水伴下肢水肿 应与慢性右心衰竭相鉴别,除基础心脏病体征有助于两者鉴别外,非心源性肝硬化不会出现颈静脉怒张等上腔静脉回流受阻的体征也有助于鉴别。

五、治疗原则和要点

（一）治疗原则

缓解临床症状,针对心室重构的机制采取综合治疗措施,降低致残率,提高运动耐量,改善患者生活质量,防止和延缓患者心力衰竭的发生和发展,避免诱因,预防并发症,降低死亡率,延长患者的寿命。

（二）治疗要点

采取个体化综合治疗措施,包括病因治疗、调节心力衰竭的代偿机制、减少负面效应如阻滞神经体液因子的过分激活等。

1. 病因治疗

（1）基本病因的治疗:对所有可能导致心脏功能受损的常见疾病如高血压、冠心病、糖尿病、代谢综合征等,在造成心脏器质性改变前即应早期进行有效的治疗。对于少数病因未明的疾病如原发性扩张型心肌病等,亦应早期干预。

（2）消除诱因:常见的诱因为感染,特别是呼吸道感染,应积极选用适当的抗菌药物治疗。对于发热持续1周以上者应警惕感染性心内膜炎的可能性。避免劳累、剧烈运动和情绪波动。及时纠正各种心律失常,特别是心房颤动,因其也是诱发心力衰竭的常见原因。对心室率很快的心房颤动,应尽快控制心室率,如有可能,应及时复律。

2. 一般治疗

（1）休息:控制体力活动,避免精神刺激。应鼓励心力衰竭患者主动运动,因长期卧床易发生静脉血栓形成甚至肺栓塞,同时也易使消化功能降低,肌萎缩。应从床边小坐开始逐步增加症状限制性有氧运动。

（2）改善生活方式:如戒烟酒;肥胖症患者控制体重;适当进行运动锻炼,合理膳食,保证营养,控制钠盐摄入(减少钠盐的摄入有利于减轻水肿等症状,但应注意在应用强效排钠利尿剂时,过分严格限制钠盐可导致低钠血症);自我监测心率、血压、体重等。

3. 药物治疗

（1）利尿剂的应用:利尿剂是心力衰竭治疗中最常用的药物,通过排钠排水减轻心脏的容量负荷。常用的利尿剂:①噻嗪类利尿剂:以氢氯噻嗪(双氢克尿塞)为代表。②袢利尿剂:以呋塞米(速尿)为代表。③保钾利尿剂:常用的有螺内酯(安体舒通)、氨苯蝶啶。所有心力衰竭患者,有液体潴留的证据或原先有过液体潴留者,均应给予利尿剂。对慢性心力衰竭患者原则上利尿剂应长期维持,水肿消失后,也应以最小剂量长期使用,但是不能将利尿剂用于单一治疗,使用中要注意防止低血钾和循环血量骤减。

（2）肾素-血管紧张素-醛固酮系统抑制剂:①血管紧张素转换酶抑制剂(ACEI):作为首选药物在心力衰竭的临床治疗中广泛使用。此药物除了可发挥扩血管作用以改善心力衰竭时的血流动力学指标、减轻淤血症状外,更重要的是可降低心力衰竭患者代偿性神经-体液的不利影响,限制心肌、小血管的重塑,以达到维护心肌的功能、推迟充血性心力衰竭的进展、降低远期死亡率的目的。长效制剂包括卡托普利、贝那普利等。血管神经性水肿、无尿性肾衰竭、妊娠哺乳期妇女及对本药物过敏者禁用本类药物。双侧肾动脉狭窄、血肌酐水平明显升高、高钾血症及低血压者应慎用本类药物。②血管紧张素Ⅱ受体拮抗剂(ARB):不能耐受 ACEI 引起的干咳的心力衰竭患者可改用 ARB,常用药物有氯沙坦、缬沙坦等。③醛固酮拮抗剂:螺内酯是应用最广泛的醛固酮拮抗剂,对抑制心血管重塑、改善慢性心力衰竭的远期预后有很好的作用。

（3）β受体阻滞剂:心力衰竭治疗中的常规用药。其主要作用机制是抑制交感神经活性;使心肌β受体密度上调;通过减慢心室率提高心肌收缩力;改善心肌松弛程度,增加心室充盈量;提高心肌电稳定性,防止心律失常发生。常用美托洛尔、比索洛尔、卡维地洛等。禁忌证为支气管痉挛性疾病、心动过缓、Ⅱ度及Ⅱ度以上房室传导阻滞。

（4）正性肌力药：包括洋地黄类和非洋地黄类。

①洋地黄类药物：可增强心肌收缩力、减慢房室传导速度和心率。常用的洋地黄类药物为地高辛、毛花苷C及毒毛花苷K等。应用洋地黄类药物的适应证和禁忌证：各种充血性心力衰竭无疑是应用洋地黄类药物的主要适应证。在使用利尿剂、ACEI(或ARB)和β受体阻滞剂治疗过程中持续有心力衰竭症状的患者，可考虑加用地高辛。肺源性心脏病导致右心衰竭，常伴低氧血症者使用洋地黄效果不好且易于中毒，应慎用。肥厚型心肌病、预激综合征、高度或Ⅲ度房室传导阻滞、病态窦房结综合征者禁用洋地黄类药物。

②洋地黄中毒表现：最重要的反应是各类心律失常，最常见的心律失常为室性期前收缩。快速性房性心律失常伴有房室传导阻滞是洋地黄中毒的特征性表现。胃肠道反应有恶心、呕吐，中枢神经系统表现为视物模糊、黄视、倦怠等。

③洋地黄中毒的处理：发生洋地黄中毒后应立即停药并避免再次摄入洋地黄类药物，应在第一时间给予催吐、洗胃、补液、导泻、灌肠、利尿等对症支持治疗。给予抗心律失常的治疗，比如患者出现房室传导阻滞或者心动过速时，应给予对应的抗心律失常药物来治疗；如果出现房室传导阻滞及缓慢性心律失常，应给予阿托品对症治疗，必要时安装临时起搏器。注意患者是否有电解质紊乱，及时纠正低钾血症或者是高钾血症，血钾浓度低则可静脉补钾，血钾浓度不低可用利多卡因或苯妥英钠，条件允许时尽早行血液净化治疗，这往往是尽快清除洋地黄类药物特别有效的方法。

④非洋地黄类药物：常用多巴胺、多巴酚丁胺，应从小剂量开始应用。

4. 其他治疗

（1）心脏再同步化治疗（CRT）：一种介入性的治疗方法，通过植入心脏起搏器来治疗心力衰竭。CRT可以通过双心室起搏的方式，恢复心脏的同步收缩，提高心脏排血效率，从而缓解心力衰竭症状，提高患者生活质量。

（2）左心室辅助装置：一种机械性的心力衰竭治疗方法，适用于严重心脏事件后准备进行心脏移植手术的短期过度治疗和急性心力衰竭的辅助治疗。

（3）心脏移植：慢性心力衰竭的最终治疗方法，适用于顽固性心力衰竭患者，但供体来源有限，手术风险也较高。

六、健康指导

（1）慢性心力衰竭患者需要长期坚持服用药物，以维持病情稳定。患者应遵医嘱按时服药，不能自行改变药物种类或剂量。

（2）慢性心力衰竭患者容易发生呼吸道感染，应尽量避免去人群密集的公共场所，注意保暖，预防感染，保持居室通风。

（3）体液潴留是导致慢性心力衰竭患者病情加重的重要原因之一。患者应定期监测体重，如果发现体重增加过快，应及时就医。

（4）慢性心力衰竭患者应避免使用可引起心力衰竭加重的药物，如负性肌力药物（地尔硫䓬、维拉帕米）、非甾体抗炎药、部分降糖药（沙格列汀、噻唑烷二酮类）、口服糖皮质激素、部分抗肿瘤药物（蒽环类等）、部分生物制剂（贝伐珠单抗、拉帕替尼等）、部分抗心律失常药物（氟卡尼、丙吡胺、索他洛尔、决奈达隆）。

（5）慢性心力衰竭患者需要合理饮食，限制盐分摄入，采用低脂饮食，防止水分停留在体内，加重心脏负担。饮食应以高蛋白质、高热量、多维生素为主，采用少食多餐的方式，严禁吃得过饱，每天食物可分3～4次食用，避免暴食暴饮，减轻心脏负担。

（6）慢性心力衰竭患者容易产生焦虑、抑郁等情绪，应保持情绪稳定，积极面对疾病，避免过度劳累和情绪波动。

（7）适宜的运动训练对于改善慢性心力衰竭患者的生活质量和预后非常重要。患者可根据自己的心功能等级和医生建议选择合适的运动方式，如步行、骑自行车、打太极拳等。运动量应逐渐增加，以不诱发心慌、气短、胸闷等不适症状为宜。

> **知识拓展**
>
> 急性心力衰竭是指由心脏急性病变引起心肌收缩力明显降低，或心室负荷加重而导致急性心排血量显著、急剧下降，甚至丧失排血功能，组织器官灌注不足和急性肺淤血的一种综合征。临床上最常见的是急性左心衰竭，表现为急性肺水肿（急性肺淤血），如抢救不及时，可发生心源性休克或心脏停搏，是内科急危重症。
>
> 本病起病急骤，以急性肺水肿为主要表现。患者突然出现严重呼吸困难、端坐呼吸、烦躁不安并伴有恐惧感、窒息感。面色青灰、口唇发绀、大汗淋漓、频频咳嗽，常咳出泡沫样痰，严重时咳出粉红色泡沫样痰，有时痰量很多，可从口腔、鼻腔涌出，发作时心率和脉搏增快，血压开始时可升高，以后降至正常或者低于正常，两肺满布大、中水泡音和哮鸣音，心尖部可闻及奔马律及肺动脉瓣第二心音亢进，但常被肺部啰音掩盖。若病情继续加重，则出现血压下降、脉搏细弱，最后出现神志模糊甚至昏迷，终可因休克或窒息而死亡。
>
> 急性左心衰竭典型者，依据突然严重的呼吸困难、端坐呼吸、咳粉红色泡沫样痰，以及两肺满布湿啰音、心尖部奔马律、X线典型表现，结合病因，一般不难诊断。急性肺水肿是内科急危重症之一，治疗必须早期、及时、速效。治疗原则：①降低左心房压和（或）左心室充盈压；②增加左心室搏出量；③减少循环血量；④减少肺泡内液体渗入，改善呼吸时气体交换功能。

第二节 心 律 失 常

正常心脏激动起源于窦房结，经结间束、房室结、房室束、左右束支及浦肯野纤维网传导到心房与心室，以一定范围的频率，产生有规律的收缩。正常情况下，窦房结的自律性最高，整个心脏受窦房结控制，其他部位的自律性不能表现出来，成为潜在的起搏点。心律失常是指心脏冲动的起源、频率、节律、传导速度与传导顺序的异常，使心脏的活动规律发生紊乱。心电图检查是诊断心律失常最有效的方法。

一、心电图基本原理

心电图（ECG）技术是一种利用心电图机从体表记录心脏每一心动周期所产生的电活动变化的连续性曲线图形的技术。心电图技术是一种重要的医学检查技术，可以提供心脏电活动的详细信息，反映心脏兴奋的电活动，从而帮助诊断各种心律失常、心肌缺血、心肌梗死等病症。心电图检查是一种无创检查，广泛用于心电监护、重症监护、手术麻醉、运动医学等方面。

（一）心电图导联

心电图导联是在人体不同部位放置电极，通过导联线与心电图机电流计的正负极相连，用于记录心电图的电路连接方法。

广泛采纳的国际通用导联体系称为常规 12 导联体系，包括与肢体相连的 6 个肢体导联和与胸部相连的 6 个胸导联。具体来说，肢体导联包括标准肢体导联 Ⅰ、Ⅱ、Ⅲ 以及加压单极肢体导联 aVR、aVL、aVF；胸导联包括 V_1、V_2、V_3、V_4、V_5 和 V_6。

1. 标准肢体导联 标准肢体导联是最早使用的一种双极肢体导联（limb lead），反映两个肢体导联的电位差（表4-2-2、图4-2-1）。

（1）Ⅰ导联：左上肢连接正极，右上肢连接负极。

（2）Ⅱ导联：左下肢连接正极，右上肢连接负极。

（3）Ⅲ导联：左下肢连接正极，左上肢连接负极。

表4-2-2　标准肢体导联正负电极的位置

标准导联	正电极位置	负电极位置
Ⅰ	左上肢	右上肢
Ⅱ	左下肢	右上肢
Ⅲ	左下肢	左上肢

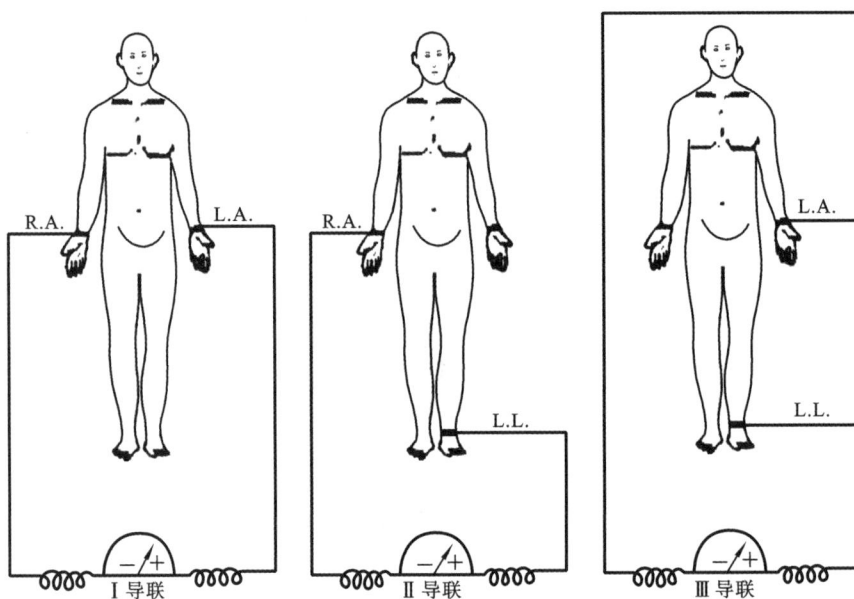

图4-2-1　标准肢体导联的电极位置及电极连接方式

2. 加压单极肢体导联　将心电图机负极与中心电端连接，正极与探查电极连接，再将中心电端与探查电极所在肢体的连线切断，便是加压单极肢体导联（表4-2-3、图4-2-2）。

（1）加压单极右上肢导联（aVR）：右上肢连接正极，左上肢、左下肢连接负极。

（2）加压单极左上肢导联（aVL）：左上肢连接正极，右上肢、左下肢连接负极。

（3）加压单极左下肢导联（aVF）：左下肢连接正极，左上肢、右上肢连接负极。

表4-2-3　aVR、aVL、aVF导联正负极的位置

加压单极肢体导联	正电极位置	负电极位置
aVR	右上肢	左上肢＋左下肢
aVL	左上肢	右上肢＋左下肢
aVF	左下肢	左上肢＋右上肢

3. 胸导联　胸导联（chest lead）是将探查电极置于胸壁不同部位，与中心电端构成闭合回路，从而记录心电活动的变化。$V_1 \sim V_6$胸导联连接心电图正极，左上肢、左下肢、右上肢导线连接心电图负极（表4-2-4）。

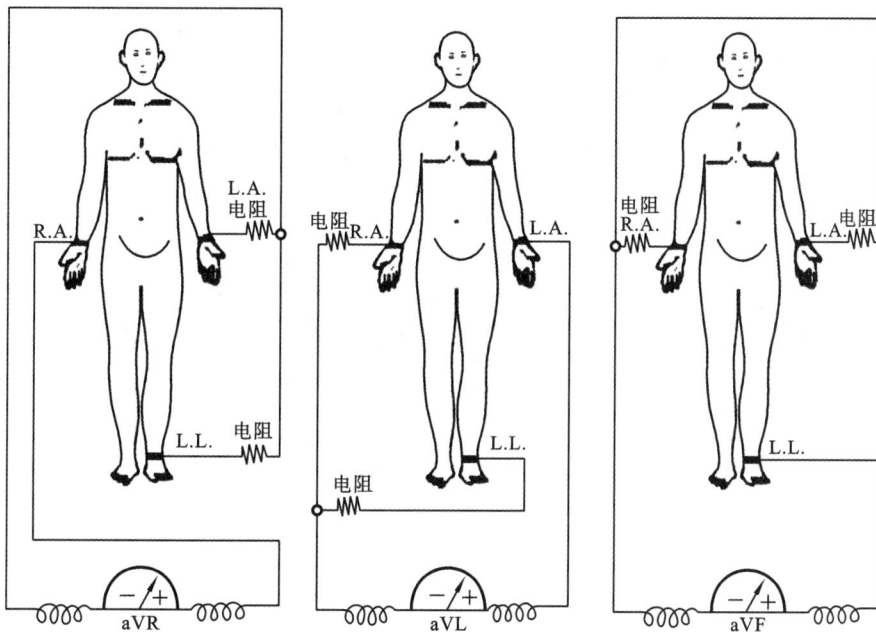

图 4-2-2　加压单极肢体导联的电极位置及电极连接方式

表 4-2-4　胸导联正负电极位置

胸导联	正电极位置	负电极位置
V_1	胸骨右缘第 4 肋间	左上肢＋右上肢＋左下肢
V_2	胸骨左缘第 4 肋间	左上肢＋右上肢＋左下肢
V_3	V_2 与 V_4 连线的中点	左上肢＋右上肢＋左下肢
V_4	左第 5 肋间与锁骨中线相交处	左上肢＋右上肢＋左下肢
V_5	左腋前线与 V_4 水平线相交处	左上肢＋右上肢＋左下肢
V_6	左腋中线与 V_4 水平线相交处	左上肢＋右上肢＋左下肢

（二）心电图的测量方法

1. 心电记录纸的特点　心电记录纸上有纵横交错的小方格，小方格边长为 1 mm。每 25 个小方格被划分为一个大方格，大方格边长为 5 mm（图 4-2-3）。

（1）纵向距离：代表电压。当定准电压 1 mV＝1 cm，则每小格＝0.1 mV，每大格＝0.5 mV。

（2）横向距离：代表时间。当走纸速度＝25 mm/s，则每小格＝0.04 s，每大格＝0.2 s。

2. 心率计算

（1）心律规则时：心率＝60/R-R（或 P-P）间期，例如，R-R 间期为 0.8 s，则心率为 60/0.8＝75 次/分。正常人心率范围一般在 60～100 次/分。

（2）心律不规则时：需测量同一导联 5 个以上 R-R（或 P-P）间期，取其平均值，代入上述公式，计算出心率。

3. 心电轴　心脏电击过程中产生的心电向量综合成一个总向量，这个总向量称为心电轴或平均心电轴。一般通过观察 I 与 III 导联 QRS 波群的主波方向，可以大致估计心电轴的偏移情况。如 I 和 III 导联的主波都向上，心电轴为 0°～90°，表示电轴不偏；如 I 导联的主波向上，III 导联的主波向下，为电轴左偏；如 I 导联的主波向下，III 导联的主波向上，则为电轴右偏（图 4-2-4）。

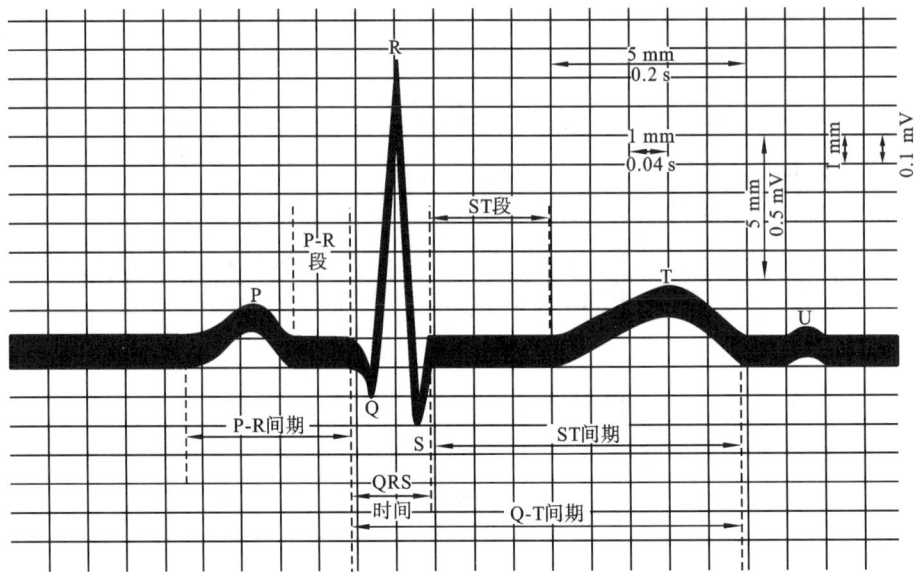

图 4-2-3　心电图纸的记录单位

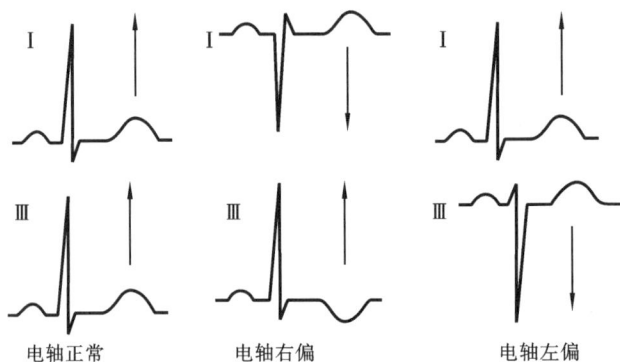

电轴正常　　　　　电轴右偏　　　　　电轴左偏

图 4-2-4　心电轴目测法示意图

4. 心脏转位方向

(1) 顺钟向转位:心脏沿其长轴(自心底部至心尖)做顺钟向(自心尖观察)旋转时,使右心室向左移,左心室则相应地被转向后,故自 V_1 至 V_4,甚至 V_5、V_6 均示右心室外膜 rs 波形,明显的顺钟向转位多见于右心室肥厚。

(2) 逆钟向转位:心脏绕其长轴做逆钟向旋转时,使左心室向前向右移,右心室被转向后,故 V_3、V_4 呈现左心室外膜 qr 波型。显著逆钟向转位时,V_2 也呈现 qr 波型,需加做 V_2r 或 V_4R 才能显示出右心室外膜的波型,显著逆钟向转位多见于左心室肥厚。

(三) 心电图各波段的特点及正常值

正常心电图见图 4-2-5。

1. P 波　P 波为心房除极波,前半部分代表右心房的除极,后半部分代表左心房的除极,可代表整个心房的除极过程。

(1) 形态:正常 P 波形态在大部分导联上呈圆钝形,有时可有轻度切迹。P 波方向在Ⅰ、Ⅱ、aVF、V_4～V_6 导联呈直立向上,aVR 导联呈倒置向下,其余导联可呈双向、倒置或低平。

(2) 时间:0.06～0.11 s。

(3) 电压:肢体导联一般小于 0.25 mV,胸导联一般小于 0.2 mV。

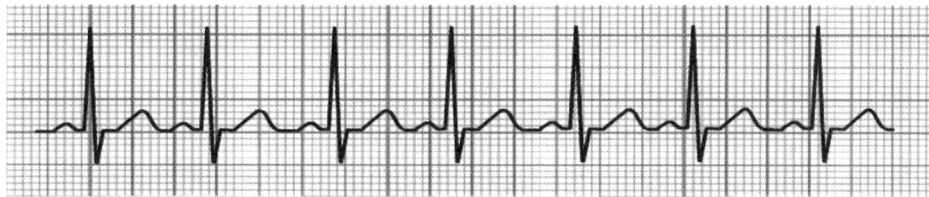

图 4-2-5 正常心电图

（4）临床意义：P 波的振幅和宽度超过上述范围即为异常，常提示心房肥大。P 波在 aVR 导联直立，Ⅱ、Ⅲ、aVF 导联倒置者称为逆行 P 波，表示激动自房室交界区向心房逆行传导，常见于房室交界性心律，这是一种异位心律。

2. P-R 间期 P-R 间期为 P 波起点至 QRS 波群起点间的波段，代表自心房开始除极至心室开始除极的时间，反映了激动经心房、房室结、房室束到达心室所需的时间。

（1）正常范围：正常成人一般为 0.12～0.20 s。P-R 间期随心率与年龄而变化，年龄越大或心率越慢，P-R 间期越长；年龄越小或心率越快，P-R 间期越短。

（2）临床意义：P-R 间期延长常表示激动通过房室交界区的时间延长，说明存在房室传导障碍，常见于房室传导阻滞等。

3. QRS 波群 QRS 波群为心室除极波，代表全部心室肌除极的电位变化。在 QRS 波群中，第一个向上的波称为 R 波，R 波之前向下的波称为 Q 波，R 波之后向下的波称为 S 波，整个 QRS 波群全部向下称为 QS 波。根据 QRS 波群中各波振幅的相对大小，振幅较大的波用大写英文字母表示，振幅较小的波用小写英文字母表示。

（1）QRS 波群时间：正常成人为 0.06～0.10 s，儿童为 0.04～0.08 s。V_1、V_2 导联的室壁激动时间短于 0.03 s，V_5、V_6 导联的室壁激动时间短于 0.05 s。QRS 波群时间或室壁激动时间延长常见于心室肥大或心室内传导阻滞等。

（2）QRS 波群振幅：

加压单极肢体导联：aVL 不超过 1.2 mV，aVF 不超过 2.0 mV，如超过此值，可能为左心室肥大。aVR 不应超过 0.5 mV，如超过此值，可能为右心室肥大。

胸导联：V_1、V_2 导联呈 rS 型，R/S<1，V_1 的 R 波一般不超过 1.0 mV。V_5、V_6 导联主波向上，呈 qR、qRS、Rs 或 R 型，R 波不超过 2.5 mV，R/S>1。在 V_3 导联，R 波与 S 波的振幅大致相等。正常人，自 V_1～V_5，R 波逐渐增高，S 波逐渐降低。

4. Q 波 除 aVR 导联可呈 QS 或 Qr 型外，其他导联 Q 波的振幅不超过同导联 R 波的 1/4，时间不超过 0.04 s，而且无切迹。正常 V_1、V_2 导联不应有 Q 波，但可呈 QS 波型。超过正常范围的 Q 波称为异常 Q 波，常见于心肌梗死等。

5. ST 段 QRS 波群终点至 T 波起点之间的一段等电位线，代表心室除极结束到复极开始的一段时间。

正常范围与意义：正常任一导联向下偏移都不应超过 0.05 mV。超过正常范围常见于心肌缺血或劳损。正常向上偏移，在肢体导联及 V_4～V_6 导联不超过 0.1 mV，V_1～V_2 导联不超过 0.3 mV，V_3 导联不超过 0.5 mV，超过正常范围多见于急性心肌梗死、急性心包炎等。

6. T 波 T 波为心室复极波，ST 段后从基线开始缓慢上升，然后较快下降，为一段不对称的较宽大的圆钝波形，反映心室复极过程的电位变化。

T 波在 Ⅰ、Ⅱ、V_4～V_6 导联直立，aVR 导联倒置。其他导联可直立、双向或倒置。在以 R 波为主的导联中，T 波的振幅不应低于同导联 R 波的 1/10，心前区导联的 T 波可高达 1.2～1.5 mV。在 QRS 主波向上的导联中，T 波低平或倒置，常见于心肌缺血、低血钾等。T 波显著增高时见于心肌梗死超急性期及高钾血症。

7. Q-T 间期　Q-T 间期为 QRS 波群起点至 T 波终点的一段距离,代表心室除极和复极所需要的总时间。

(1)正常范围:与心率的快慢密切相关。心率越快,Q-T 间期越短。心率为 60~100 次/分时,Q-T 间期为 0.32~0.44 s。凡 Q-T 间期超过正常最高值 0.03 s 以上者称显著延长,若不足 0.03 s 则称轻度延长。

(2)临床意义:Q-T 间期延长见于心动过缓、心肌损害、心脏肥大、心力衰竭、低钙血症、低钾血症、冠心病、Q-T 间期延长综合征、药物作用等。Q-T 间期缩短见于高钙血症、洋地黄作用、应用肾上腺素等。

8. U 波　紧跟在 T 波后一个较小的波,其发生机制尚不清楚,代表心肌激动的后继电位。

(1)正常范围:振幅很小,在心前区导联特别是 V_3 较清楚,可高达 0.2~0.3 mV。U 波明显增高常见于血钾过低、服用奎尼丁等。U 波倒置见于冠心病或运动测验时。

(2)临床意义:U 波增大时常伴有心室肌应激性增高,易诱发室性心律失常。

课堂互动

请结合心电图指出各个波段并描述其临床意义。

二、心律失常类型

(一)按发生原理分类

1. 冲动形成异常

(1)窦性心律失常:包括窦性心动过速、窦性心动过缓、窦性心律不齐、窦性停搏、窦房结内游走性心律、病态窦房结综合征。

(2)异位心律:①被动性异位心律:逸搏心律(房性、房室交界性、室性)。②主动性异位心律:期前收缩(房性、房室交界性、室性),阵发性心动过速(房性、房室交界性、室性),心房扑动与颤动,心室扑动与颤动。

2. 冲动传导异常

(1)生理性传导阻滞:干扰性房室分离、差异性传导。

(2)病理性传导阻滞:窦房传导阻滞、房内传导阻滞、房室传导阻滞、室内传导阻滞(左右束支及左束支分支传导阻滞)。

(3)传导途径异常:预激综合征。

(二)按发作时心率的快慢分类

1. 快速性心律失常　心动过速(窦性、室上性、室性),扑动和颤动(房性、室性),可引起快速性心律失常的预激综合征。

2. 缓慢性心律失常　窦性缓慢性心律失常(包括窦性心动过缓、窦性停搏、窦房传导阻滞、病态窦房结综合征),房室交界性心律,心室自主心律,可引起缓慢性心律失常的传导阻滞(包括房室传导阻滞、室内传导阻滞)。

知识拓展

良性心律失常:常发生于无器质性心脏病者,对血流动力学无明显影响,不增加心血管死亡危险,一般无须治疗。

恶性心律失常:发生于严重器质性心脏病者,有严重血流动力学改变,可诱发心力衰竭、休克等,需采取相应治疗措施。

（三）快速性心律失常

1. 窦性心动过速 冲动起源于窦房结的心律称为窦性心律。成人的窦性心率超过 100 次/分的现象称为窦性心动过速。常见于生理性反应，如健康人运动、情绪紧张、饮酒、喝茶或咖啡时；病理性反应，如发热、贫血、心力衰竭、心肌炎、休克、甲状腺功能亢进等；药物作用，如应用阿托品、麻黄碱、异丙肾上腺素及肾上腺素等。患者可无症状，或出现心悸、不适、乏力、忧虑等症状。心脏检查可见心尖搏动和颈部血管搏动增强，心率增快，易受自主神经活动的影响，如运动时心率增快，休息时心率减慢，常在 101～160 次/分，心律规则，心音响亮，少数情况下心尖部可出现功能性收缩期杂音。

窦性心动过速心电图特点：①窦性 P 波，即 P 波在 I、II、aVF、V_3～V_6 导联直立，aVR 导联倒置；②P-R 间期 0.12～0.20 s；③心率 100～160 次/分（图 4-2-6）。

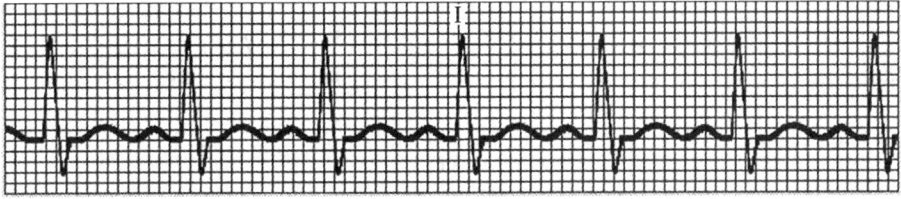

图 4-2-6 窦性心动过速

2. 期前收缩 期前收缩又称为早搏，是一种比基本心律提前出现的异位搏动，是常见的心律失常之一。按起源部位不同，期前收缩可分为房性、房室交界性和室性三种。其中以室性最多见，房性次之，房室交界性少见。

每隔几个正常窦性搏动出现一个期前收缩，且连续出现三次或三次以上时，分别称为二联律、三联律、四联律。如每隔一个或几个正常窦性搏动而连续出现两个期前收缩者，则称为成对出现的期前收缩。出现在两个正常窦性搏动之间的期前收缩称为间位性或插入性期前收缩。期前收缩来自一个异位起搏点则称为单源性期前收缩，来自两个以上异位起搏点则称为多源性期前收缩。期前收缩也可呈偶发或频发。

期前收缩的原因还不十分清楚，其可发生于任何年龄，但儿童少见，老年人多见。期前收缩可由神经功能因素（如精神紧张、情绪激动）、血压突然升高、疲劳、过饱或消化不良、过量饮酒、喝浓茶及吸烟引起；也可由器质性心脏病，如冠心病、心肌炎、风湿性心脏瓣膜病及心肌病等所致；还可见于药物影响，如应用肾上腺素、异丙肾上腺素、咖啡因、麻黄碱等，以及某些药物（如洋地黄、奎尼丁等）中毒时。心脏的机械性刺激、急性感染、电解质紊乱亦是其诱因。目前认为期前收缩可由异位起搏点自律性增强、折返激动或触发活动等机制引起。

（1）房性期前收缩心电图特点：①提早出现的房性 P′波，形态与窦性 P 波不同；②P′-R 间期≥0.12 s；③房性 P′波后有正常形态的 QRS 波群；④代偿间歇不完全（图 4-2-7）。

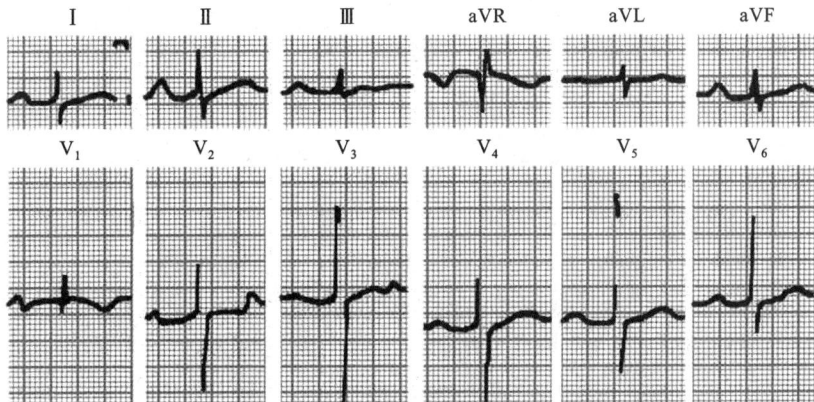

图 4-2-7 房性期前收缩

(2) 房室交界性期前收缩心电图特点:①提前出现的 QRS-T 波群与正常窦性 QRS-T 波群基本相同;②提前出现的 QRS-T 波群前、中、后可见逆行 P 波,且 P-R 间期<0.12 s 或 R-P 间期<0.20 s;③有完全性代偿间歇(图 4-2-8)。

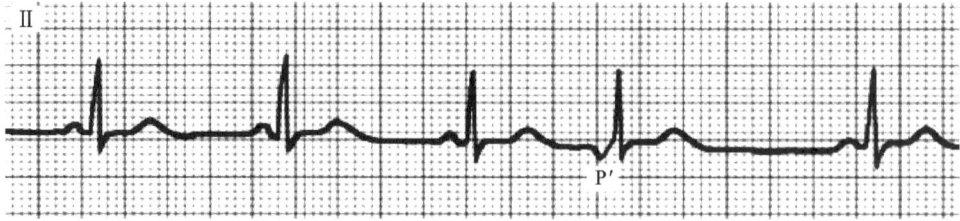

图 4-2-8　室性期前收缩

(3) 室性期前收缩心电图特点:①提早出现宽大畸形的 QRS-T 波群,其前无提早出现的异位 P 波;②QRS 时限常大于等于 0.12 s;③T 波方向与 QRS 主波方向相反;④常有完全性代偿间歇(图 4-2-9)。

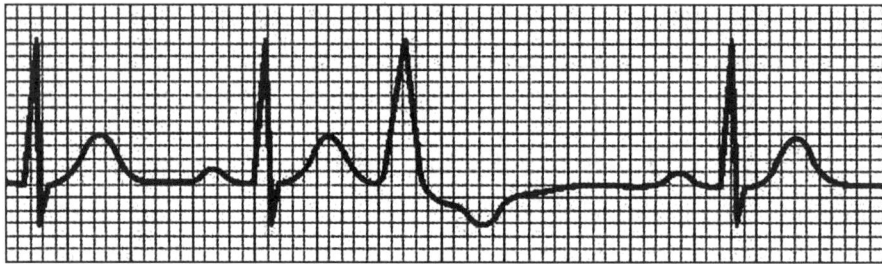

图 4-2-9　室性期前收缩

3. 阵发性心动过速　阵发性心动过速是一种阵发性、迅速而规则的异位心律,由连续 3 个或 3 个以上的期前收缩组成。心率多在 160～220 次/分,以 200 次/分左右多见。其特点是突然发作、突然终止。根据异位冲动发生的部位可分房性、房室交界性、室性三大类,前两类不易区别,统称为阵发性室上性心动过速。

(1) 阵发性室上性心动过速心电图特点:①频率为 150～250 次/分,节律规则;②QRS 波群形态基本正常,时间≤0.10 s;③ST-T 无变化,或发作时 ST 段下移和 T 波倒置(图 4-2-10)。

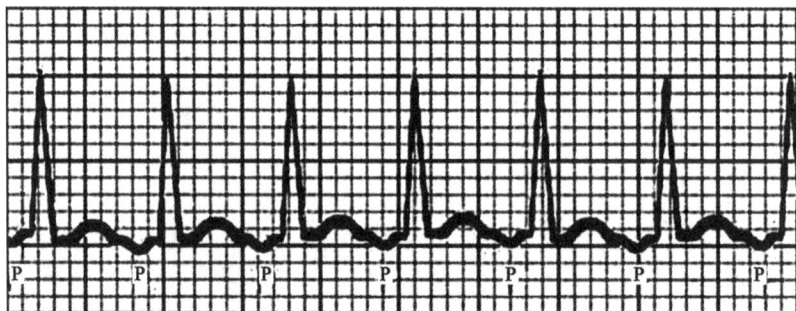

图 4-2-10　阵发性室上性心动过速

(2) 阵发性室性心动过速心电图特点:①连续出现 3 个或 3 个以上成串的室性期前收缩,频率为 150～200 次/分,节律相对规整,R-R 间期可相差 0.02～0.03 s;②QRS 波群增宽(超过 0.12 s);③如有窦性 P 波,则其频率较慢,且 P 波与 QRS 波群间无固定关系;④偶可产生心室夺获或室性融合波为其特征(图 4-2-11)。

4. 心房颤动　心房颤动简称房颤,是指心房肌纤维发生频率为 350～600 次/分的不规则的冲动,使心房丧失了有效的机械性收缩,是常见的心律失常之一,其在 60 岁以上人群中发生率为 1%,且发生率随年龄增长而增高。房颤时仅有部分房性冲动不规则地下传心室。临床上根据其发作时心室率的快慢

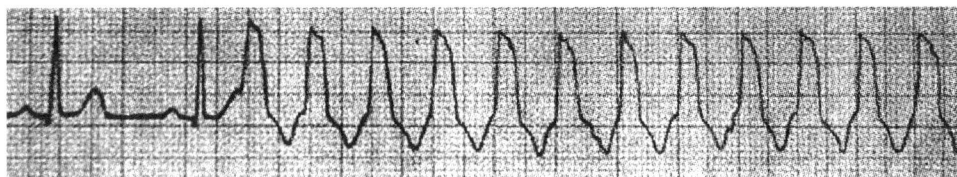

图 4-2-11　阵发性室性心动过速

分为快速室率性房颤(室率多为 100～160 次/分)和慢速室率性房颤(室率＜100 次/分)。还可按发作持续时间的长短分为阵发性房颤和持续性房颤。阵发性房颤指发作时间在 48 h 以内,可自行恢复或经药物控制的房颤;持续性房颤指发作时间超过 48 h,但小于 7 天,不易自行恢复,需要药物或电复律治疗,并需要预防复发的房颤。经复律与维持窦性心律治疗无效者称为永久性房颤或慢性房颤。

　　房颤症状的轻重与心室率快慢有关。心室率接近正常者可无自觉症状,阵发性或心室率较快的房颤患者症状较明显,如有心悸、胸闷、气急、乏力甚至晕厥等症状。房颤时心排血量减少 25% 及以上,因此器质性心脏病并发房颤者,不论是否合并显著心力衰竭,对体力活动等的耐受性一般均降低。年轻而无器质性心脏病的特发性房颤患者,可能仅有心慌的感觉。冠心病并发快速房颤者,可发生心绞痛甚至心肌梗死,进而诱发严重心力衰竭及并发休克等症状。

　　心律绝对不整、心音强弱不等、脉搏短绌是本病的特征。一旦房颤心室率变得规律,应考虑:①恢复窦性心律;②房性心动过速;③心房扑动及固定的房室传导比例;④房室交界区性心动过速或室性心动过速。如心室率变得慢而规律(30～60 次/分),提示可能出现完全性房室传导阻滞。

　　房颤心电图特点:①P 波消失,代之以大小不等、间距不均、形状各异的 F 波,频率为 350～600 次/分;②心室律绝对不规则,心室率通常为 120～180 次/分;③QRS 波群形态通常正常,当心室率过快时,发生室内差异性传导,QRS 波群增宽变形(图 4-2-12)。

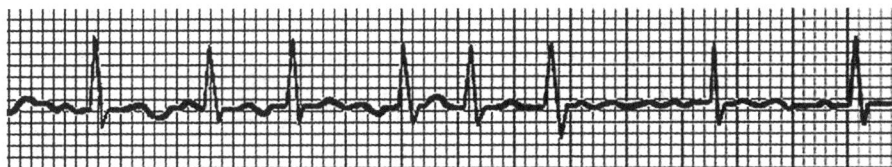

图 4-2-12　房颤

　　5. 心室扑动和心室颤动　　心室扑动和心室颤动是最严重的心律失常。心室扑动时心室有快而微弱的收缩;心室颤动时心室内各部分肌纤维发生快而不协调的乱颤。两者对血流动力学的影响均等于心室停搏。常见的病因有急性心肌梗死,严重低钾血症,药物如洋地黄、奎尼丁、氯喹等的毒性作用,心脏手术,低温麻醉以及电击伤等。发病机制与心房扑动及颤动相似。

　　心室扑动和心室颤动一旦发生,患者立即出现心脑缺血综合征(即 Adams-Stokes 综合征,阿-斯综合征),表现为意识丧失、抽搐,继之呼吸停止。检查时听不到心音,也无脉搏。

　　心室扑动和心室颤动心电图特点:心室扑动表现为规则而宽大的心室波,向上和向下的波幅不等,频率为 150～250 次/分;心室颤动则表现为形态、频率及振幅均完全不规则的波动,频率为 150～500 次/分(图 4-2-13)。

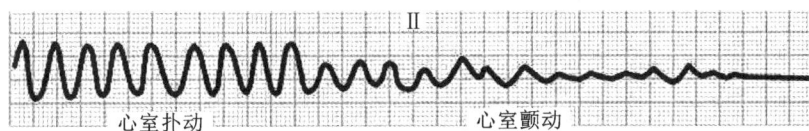

图 4-2-13　心室扑动和心室颤动

（四）缓慢性心律失常

1. 窦性心动过缓 窦性心律频率低于 60 次/分的现象称为窦性心动过缓。窦性心动过缓是由迷走神经张力过高或窦房结功能减退使窦房结自律性降低所致。患者一般无特殊自觉症状，心率显著减慢，伴有器质性心脏病者，可有乏力、头晕、胸闷等症状，甚至发生晕厥、心绞痛、低血压或缺血性脑血管疾病。心率多在 40～59 次/分，活动后可增快，节律整齐或轻度不齐。

窦性心动过缓心电图特点：①窦性心律；②频率在 60 次/分以下，通常不低于 40 次/分（图 4-2-14）。

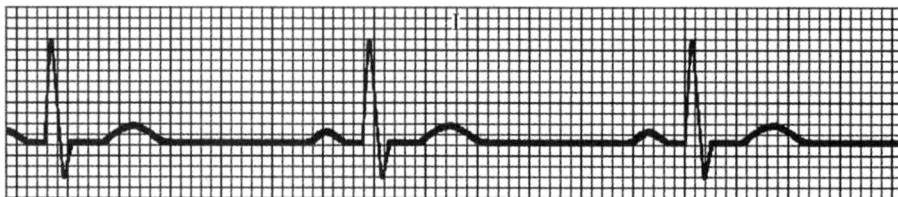

图 4-2-14 窦性心动过缓

2. 房室传导阻滞 房室传导阻滞指冲动从心房传到心室的过程中传导延迟或中断，或完全被阻断的一种现象。阻滞可发生在心房、房室结、房室束或束支等，常分为房室束分叉以上阻滞与房室束分叉以下阻滞两类。根据阻滞程度的不同，可分为三度，一度、二度房室传导阻滞统称为不完全性房室传导阻滞，三度房室传导阻滞称为完全性房室传导阻滞。

（1）一度房室传导阻滞心电图特点：①窦性 P 波后均有 QRS 波群；②P-R 间期≥0.21 s（图 4-2-15）。

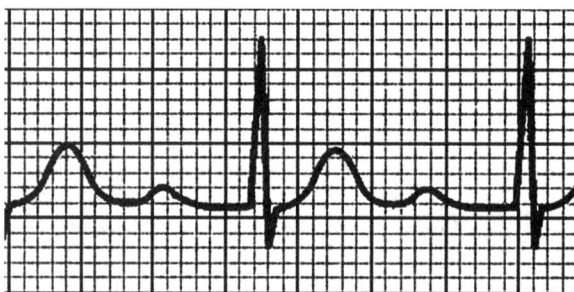

图 4-2-15 一度房室传导阻滞

（2）二度 I 型房室传导阻滞心电图特点：①P 波规律出现，P-R 间期进行性延长，直至发生心室漏搏；②漏搏后 P-R 间期又趋缩短，之后又逐渐延长，直至漏搏，周而复始；③QRS 波群时间、形态大多正常（图 4-2-16）。

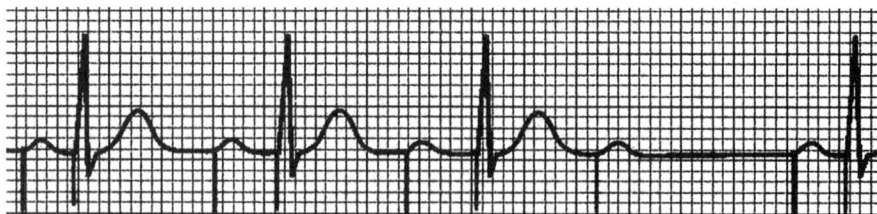

图 4-2-16 二度 I 型房室传导阻滞

（3）二度 II 型房室传导阻滞心电图特点：①P-R 间期恒定（正常或延长）；②部分 P 波后无 QRS 波群（发生心室漏搏）；③房室传导比例一般为 3∶2、4∶3 等（图 4-2-17）。

（4）三度房室传导阻滞心电图特点：①P 波和 QRS 波群无固定关系，P-P 与 R-R 间距各有其固定的规律性；②心房率＞心室率；③QRS 波群形态正常或宽大畸形（图 4-2-18）。

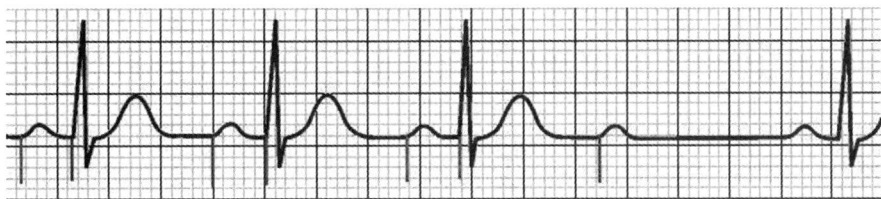

图 4-2-17　二度Ⅱ型房室传导阻滞

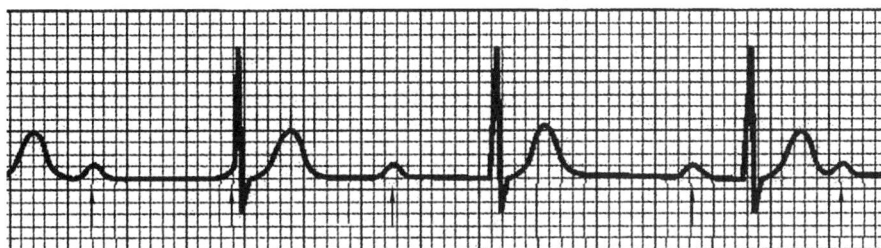

图 4-2-18　三度房室传导阻滞

三、心律失常的治疗

(一) 治疗原则

对血流动力学影响大或有潜在生命危险的心律失常,需紧急处理;对于无器质性心脏病背景、不伴有血流动力学改变和不伴有症状的良性心律失常患者,即不影响患者生活质量的心律失常,一般不需要特殊治疗,但应向患者做耐心解释;急性心肌梗死、心肌炎及药物毒副作用并发心律失常时,易发生较快而严重的变化,应予密切观察,积极治疗。

(二) 治疗要点

1. 心理治疗　功能性心律失常经心理疏导治疗后可好转或消失。

2. 病因治疗　病因治疗是治疗心律失常的根本措施。如能去除病因,心律失常可消失。

3. 抗心律失常药物治疗　药物治疗是心律失常最常用的治疗方法。

(1) 快速性心律失常的药物治疗:按其对动作电位的主要效应可分为以下四大类。①Ⅰ类为膜稳定剂,作用于细胞膜,抑制 Na^+ 内流,降低心肌细胞对 Na^+ 通透性,减慢动作电位 0 相上升速度和降低幅度,也减小起搏细胞的舒张期除极坡度。依其对 0 相除极与复极过程抑制程度的不同又分为三个亚类:Ⅰa 类延长动作电位时程,主要代表药物为奎尼丁、普鲁卡因胺;Ⅰb 类缩短动作电位时程,主要代表药物为利多卡因、美西律;Ⅰc 类对动作电位时程无影响,主要代表药物为普罗帕酮、氟卡尼。②Ⅱ类为 β 受体阻滞剂,能竞争性地阻断儿茶酚胺对心肌 β 受体的激动作用,使动作电位 4 相除极减慢,尚可抑制传导和心肌收缩,轻度缩短动作电位时程。主要代表药物为普萘洛尔、阿替洛尔、美托洛尔。③Ⅲ类为延长动作电位时程药物,使有效不应期延长但不减慢激动的传导。主要代表药物为胺碘酮,其是唯一适用于心功能不全和心肌缺血患者的心律失常治疗药物。④Ⅳ类为钙通道阻滞剂,抑制 4 相自动去极化,延长动作电位时程,同时抑制 0 相除极速度和振幅而抑制传导。主要代表药物为维拉帕米、地尔硫䓬等。有些抗心律失常药物未能包括在这一分类中,但也有抗快速性心律失常的作用,如主要作用于自主神经系统的药物、洋地黄和钾盐等。

(2) 缓慢性心律失常的药物治疗:多选用增强窦房结自律性、促进房室传导、对抗某些药物对心脏的抑制作用的药物,如异丙肾上腺素、阿托品等;还可选用氨茶碱、硝苯地平等非特异性兴奋传导促进剂。

4. 机械刺激　常采用压迫眼球等刺激迷走神经的方法治疗室上性快速性心律失常。

5. 电复律　分为以下两种。

（1）同步电复律：必须使电刺激落入 QRS 波群 R 波起始后 30 ms 左右心室绝对不应期内，以免诱发心室颤动。主要用于室性和室上性心动过速、心房扑动和心房颤动的转复。洋地黄中毒和低钾血症者不能使用。

（2）非同步电复律：可在任何时候放电，用于心室扑动和心室颤动的转复。

6. 介入性治疗

（1）电起搏：①人工心脏起搏：主要用于治疗三度房室传导阻滞、病态窦房结综合征等缓慢性心律失常。②程序控制或连续刺激：通过程序控制的电刺激或超速、亚速起搏来治疗快速性心律失常。

（2）经导管消融术：药物治疗无效者，根据电生理对心律失常折返途径的定位，经静脉导管电灼、冷冻或激光等消融术切断折返环路，从而使因折返所致的心动过速得到根治。

7. 外科手术治疗 用于快速性心律失常，如由切除室壁瘤治疗其所致的室性快速性心律失常等。

知识拓展

　　频发室性早搏并非健身运动的禁区，即使是器质性心脏病引起的期前收缩，也并非完全禁忌运动。患者应该在专科医生查明期前收缩原因、位置、性质的前提下进行安全的健身。避免一次运动量过大，注意劳逸结合，尽量选择散步、打太极拳等节奏慢的有氧运动。

　　阵发性室上性心动过速家庭应急处理方法如下。

　　（1）卧床休息，保持安静，保持镇静，避免情绪激动和兴奋。

　　（2）如有服用氨茶碱、麻黄碱、异丙肾上腺素之类的心脏兴奋剂，应立即停止服用。

　　（3）发作时采取刺激迷走神经的方法，可达到终止发作的目的。①深吸气后屏气，再用力呼气；②用压舌板或筷子、手指刺激咽喉部使患者恶心；③压迫一侧眼球，即闭眼后用拇指压迫眼球；④用手指向颈椎方向压迫颈动脉窦，先压一侧 10～30 s，如无效再试压对侧；⑤采取头低位或将面部浸入冰凉的水中，也可终止其发作。

　　（4）针刺内关穴也可终止其发作。

第三节　原发性高血压

案例导学

　　患者，男，58 岁，因间断头晕、耳鸣 2 年，加重伴头痛 1 天于 2009 年 11 月 5 日入院。入院体格检查：T 36.7 ℃，P 85 次/分，R 24 次/分，BP 190/110 mmHg。双肺呼吸音清，未闻及杂音。心音有力、心律齐，各瓣膜听诊区未闻及病理性杂音。腹柔软，无压痛、反跳痛及肌紧张。心电图（ECG）未见明显异常。抽血化验指标大致正常。头部 CT 检查未见异常。

　　请完成以下任务：

　　1. 说出此病的临床诊断。

　　2. 说出目前可应用哪些药物治疗此病。

　　高血压是以体循环动脉收缩压和(或)舒张压增高为主要表现的临床综合征，是常见的心血管疾病。高血压可分为原发性和继发性两大类。原发性高血压又称高血压病，占高血压患者总数的 95% 以上，患

者不仅表现出与高血压直接相关的症状,长期高血压还可导致有害的血管重塑,进而影响重要脏器如心、脑、肾的功能,最终引发这些器官的功能衰竭,是心血管疾病死亡的主要原因。

一、流行病学

高血压是当今全球流行情况较为严重的心血管疾病。其发病率在不同地区、种族及年龄群体中存在显著差异。工业化国家的患病率较发展中国家高,西方国家的患病率为 15%～20%。即使在同一国家,不同种族之间的患病率也有差异,如美国黑人的高血压患病率约为白人的 2 倍。近年来,高血压的发病率呈明显上升趋势,我国高血压呈现年轻化趋势。我国流行病学调查还显示,高血压患病率呈现城市高于农村、北方高于南方、高原及部分少数民族地区持续高发的特点。老年人是高血压的高发群体,男女两性在高血压患病率上差别不大,青年期男性的患病率略高于女性,绝经期后女性的患病率稍高于男性。

二、病因和发病机制

高血压的病因尚未阐明,目前主要认为其是在一定的遗传背景下由多种后天环境因素作用使正常血压调节机制失去平衡所致。

(一)血压的调节

血压的急性调节主要通过压力感受器及交感神经活动来实现,而慢性调节则主要通过肾素-血管紧张素-醛固酮系统及肾脏对体液容量的调节来完成。若上述调节机制失去平衡,则易导致高血压。

(二)遗传因素

原发性高血压具有遗传易感性,有聚集于某些家族的倾向。由于血压受多种因素的影响,因此遗传的"易感性"也是由多基因决定的。

(三)高钠膳食因素

高钠膳食可使部分受试者血压升高,而低钠膳食则有利于降低血压。然而,改变钠盐摄入量并非对所有患者的血压水平均产生影响,说明遗传因素在血压调节中也发挥着作用。近年研究还提示,膳食中低钾、低钙和低镁的摄入,以及肥胖、吸烟过量和饮酒等因素也与高血压的发病有关。

(四)肾素-血管紧张素系统(RAS)

目前关于肾素-血管紧张素系统(RAS)与高血压的关系尚无定论,约 30% 的患者血浆肾素活性降低,15% 的患者表现为高肾素活性,约 55% 的患者肾素活性处于正常水平。近年研究发现,血管壁、心脏、中枢神经、肾脏及肾上腺等组织中均有 RAS 成分的 mRNA 表达,并存在血管紧张素Ⅱ(ATⅡ)受体,说明组织中 RAS 自成系统,在高血压的发生和发展中占有比循环 RAS 更重要的地位。

(五)中枢神经系统和自主神经

长期从事紧张工作的劳动者,如医生、司机等的高血压发病率高。持续过度紧张与精神刺激、交感神经活动增强易引起高血压。大脑皮质兴奋与抑制过程失调导致皮质下血管运动中枢失去平衡,肾上腺素能活性增加,使节后交感神经释放去甲肾上腺素增多,其他神经递质如 5-羟色胺、多巴胺等引起外周血管阻力增高和血压上升。

(六)肥胖与胰岛素抵抗

向心性肥胖常伴有高血压、胰岛素受体功能障碍、血糖升高。大多数高血压患者空腹胰岛素水平增高,而糖耐量有不同程度的降低,提示存在胰岛素抵抗现象。现有资料显示,50% 的高血压患者存在胰岛素抵抗。胰岛素抵抗在高血压发病机制中的具体意义尚不清楚。

(七)血管内皮功能异常

正常情况下,血管内皮能产生血管舒张和收缩物质,前者包括前列环素、内皮源性舒张因子(如一氧化氮)等,后者包括内皮素、血管收缩因子、血管紧张素Ⅱ等。高血压时,一氧化氮生成减少,而内皮素生成增多，血管平滑肌细胞对血管收缩因子反应增强，血压升高。

（八）自身免疫学说

有研究者在部分难治性高血压患者体液中发现血管紧张素Ⅱ（ATⅡ）受体抗体和肾上腺素能受体抗体，这些抗体与相应的受体结合可激活受体而产生类似血管紧张素Ⅱ和肾上腺素的作用，使血压升高。

三、病理

早期仅表现为心排血量和全身小动脉张力的增加，并无明显病理学改变。随着高血压的持续及病程进展，可引起全身小动脉玻璃样变，中层平滑肌细胞和纤维组织增生，管壁增厚、变硬，管腔狭窄（血管壁重构），从而维持并加剧高血压，进而导致重要靶器官如心、脑、肾的缺血性损伤。此外，高血压还可促进动脉粥样硬化的形成及发展。

（1）外周血管阻力持续升高导致左心室肥厚，称为高血压心脏病。疾病晚期心腔进一步扩大，最终可引发心力衰竭。长期高血压可促使冠状动脉粥样硬化而引发冠心病，严重高血压常引起主动脉夹层破裂。

（2）脑部小动脉硬化及粥样斑块破溃形成溃疡可致脑腔隙性梗死。长期高血压也可导致脑中动脉的粥样硬化，可并发脑血栓。急性血压升高时可引起脑小动脉痉挛、缺血和渗出，从而引发高血压脑病。脑血管结构薄弱，易形成微动脉瘤，当血压升高时，微动脉瘤可破裂致脑出血。

（3）肾小球入球动脉玻璃样变和纤维化，导致肾实质缺血，肾单位萎缩、消失，严重者可引发肾衰竭。急进型高血压时，入球小动脉及小叶间动脉发生增殖性内膜炎及纤维素样坏死，患者可在短期内出现肾衰竭。

（4）视网膜小动脉也从痉挛发展到硬化，可引起视网膜出血和渗出。

（5）眼底检查有助于了解高血压的严重程度。目前采用Keith-Wagener分级法，其分级标准如下。Ⅰ级，视网膜动脉变细、反光增强；Ⅱ级，视网膜动脉狭窄、动静脉交叉压迫；Ⅲ级，在Ⅱ级病变基础上有眼底出血、棉絮状渗出；Ⅳ级，在Ⅲ级病变基础上发生视乳头水肿。缓进型高血压以Ⅰ、Ⅱ级变化多见，急进型高血压以Ⅲ、Ⅳ级变化为多。

四、临床表现及并发症

（一）一般表现

原发性高血压在临床上大多进展缓慢，故患者早期常无症状，而于体检时偶然发现血压升高，少数患者则在发生心、脑、肾等并发症后才发现。高血压患者可有头痛、头晕、头胀、眩晕、眼胀、疲劳、心悸、耳鸣等症状，但症状轻重与血压水平并不一定相关，且常在患者得知患有高血压后才注意到。体格检查时可听到主动脉瓣第二心音亢进或呈金属音、主动脉瓣区收缩期杂音或收缩早期喀喇音。长期持续高血压患者可有左心室肥厚，并可闻及第四心音。高血压后期的临床表现常与心、脑、肾功能不全或视网膜病变，以及主动脉等靶器官损害有关。

（二）并发症

主要是心、脑、肾及血管受累的表现。

（1）心脏：左心室长期承受高压负荷可致左心室肥厚、扩大，导致充血性心力衰竭。病程长者体格检查时可见心尖抬举样搏动，心界向左下扩大，主动脉第二心音亢进或有金属音。高血压会加快冠状动脉粥样硬化的形成及发展，并增加心肌耗氧量。患者最初表现为劳力性呼吸困难，继之出现夜间阵发性呼吸困难等左心衰竭和急性肺水肿表现，部分患者可出现心绞痛、心肌梗死甚至猝死。

（2）脑血管：长期高血压可形成微动脉瘤，血压骤然升高可引起瘤体破裂而致脑出血。此外，高血压还可促进脑动脉粥样硬化的发生，可引发短暂性脑缺血发作及脑动脉血栓形成。当血压极度升高时，可诱发高血压脑病及高血压危象，表现为严重头痛、恶心、呕吐及不同程度的意识障碍、昏迷或惊厥，血压降低后症状通常可得到逆转。

（3）肾：长期持久的血压升高可致肾小动脉进行性硬化，肾单位萎缩或消失，临床表现为多尿、夜尿、蛋白尿及肾功能损害，但肾衰竭并不常见。

（4）主动脉夹层：高血压是促使血液突破主动脉粥样硬化不稳定斑块进入夹层的主要原因。其典型症状为突发性胸部剧烈疼痛，疼痛可向上蔓延至颈部，向下蔓延至会阴部。

五、实验室检查

（1）早期检查可无特殊异常，疾病后期患者可出现尿常规异常、肾功能减退，胸部 X 线片可见主动脉弓迂曲延长、左心室增大，心电图可见左心室肥厚伴劳损。部分患者可伴有血清总胆固醇、甘油三酯、低密度脂蛋白胆固醇增高和高密度脂蛋白胆固醇降低，亦常伴血糖或尿酸水平增高。

（2）动态血压监测采用特殊的血压测量和记录装置，通常每 10～30 min 测量 1 次血压，并应用记忆模块连续监测 24 h。通过计算机回放分析血压数据，有助于诊断白大衣高血压，从而合理进行降压治疗、疗效评价和预后判断。健康个体和多数高血压患者的血压呈现双峰、昼夜规律性变化。夜间睡眠期间血压普遍降低，一般在午夜达最低值，凌晨血压急剧上升。白天血压处于相对较高水平，多呈双峰（上午8:00—9:00 和下午 4:00—6:00 达峰）。24 h 动态血压监测显示的这种昼高夜低的趋势图称为"杓形"，即有一明显的夜间谷，夜间血压较白天血压至少低 10%。相反，若夜间谷变浅，夜间血压较白天血压下降低于 10%，称为"非杓形"。若无明显的夜间谷，甚至夜间血压高于白天，则称为"反杓形"。血压呈"非杓形"或"反杓形"改变者的心、脑等靶器官损害程度明显大于呈"杓形"者，预后也较呈"杓形"者差。

六、原发性高血压危险度分层

原发性高血压危险度分层是基于血压水平并结合危险因素及靶器官受损情况，将患者分为低危、中危、高危和极高危险。治疗时不仅要考虑降压，还要考虑危险因素及靶器官损害的预防及逆转，见表 4-2-5 和表 4-2-6。

表 4-2-5　影响预后的因素

心血管疾病危险因素	靶器官损害	相关临床情况
用于危险度分层的危险因素	左心室肥厚（心电图、超声心动图及 X 线检查）	脑血管疾病
收缩压和舒张压的水平（1～3 级）		缺血性脑卒中
男性＞55 岁	蛋白尿和（或）轻度血肌酐浓度升高（106.1～176.8 $\mu mol/L$）	脑出血
女性＞65 岁		短暂性脑缺血发作
总胆固醇＞6.5 mmol/L	超声或 X 线检查证实有动脉粥样斑块（颈动脉、髂动脉、股动脉或主动脉）	心脏疾病（心肌梗死）
糖尿病		心绞痛
早发心血管疾病家族史	视网膜动脉狭窄	冠状动脉血管重建术
影响预后的其他危险因素		心力衰竭
高密度脂蛋白胆固醇降低		肾脏疾病
低密度脂蛋白胆固醇升高		糖尿病肾病
糖尿病伴微量白蛋白尿		肾衰竭（血肌酐浓度＞176.8 $\mu mol/L$）
葡萄糖耐量异常		血管疾病
肥胖		夹层动脉瘤
久坐不动的生活方式		有症状性动脉疾病
病变		高度高血压性视网膜病变
纤维蛋白原增高		出血或渗出
视乳头水肿		
高危社会经济人群		
高危地区		

表 4-2-6　高血压的危险度分层

其他危险因素和病史	不同分级高血压的危险度		
	1级(轻度)	2级(中度)	3级(重度)
无其他危险因素	低危	中危	高危
1~2个危险因素	中危	中危	极高危
3个及以上危险因素或靶器官损害,或糖尿病	高危	高危	极高危
有并发症	极高危	极高危	极高危

七、高血压分级

根据血压增高的水平,可进一步将高血压分为三级(表 4-2-7)。

表 4-2-7　血压水平的定义和分类(WHO/ISH)

类别	收缩压/mmHg		舒张压/mmHg
理想血压	<120	和	<80
正常血压	<130	和	<85
正常高值	130~139	和	85~89
1级高血压	140~159	和(或)	90~99
亚组:临界高血压	140~149	和(或)	90~94
2级高血压	160~179	和(或)	100~109
3级高血压	≥180	和(或)	≥110
单纯收缩期高血压	≥140	和	<90
亚组:临界收缩期高血压	140~149	和	<90

注:当收缩压和舒张压分属于不同分级时,以较高的级别为标准。

以上诊断标准适用于男性和女性各年龄段的成人,且必须在非药物状态下,通过 2 次或 2 次以上测定所得的平均值进行判定,偶然测得一次血压增高不足以诊断为高血压,必须进一步测量。对于儿童,目前尚无公认的高血压诊断标准,但通常低于成人高血压的诊断水平,并随年龄变化而异。

八、特殊临床类型

原发性高血压大多起病隐匿且进展缓慢,病程可长达 10 余年至数十年,症状轻微,但会逐渐导致靶器官损害。少数患者可表现为急进性危重状态,或具特殊表现而构成不同的临床类型。

(一)急进型高血压

急进型高血压又称恶性高血压,多为中、重度高血压发展而来,少数患者起病即为急进型,其发病机制尚不清楚。病理上以肾小动脉纤维样坏死为突出特征。临床特点:①发病及进展急骤,多见于中年和青年;②血压显著升高,舒张压持续大于等于 130 mmHg;③头痛、视物模糊、眼底出血、渗出和视乳头水肿;④持续蛋白尿、血尿及管型尿,常伴肾功能不全;⑤进展迅速,如不给予及时治疗,预后差,患者可死于肾衰竭、脑卒中或心力衰竭。

(二)高血压危重症

1. 高血压危象　高血压患者在某些诱因(如突然的精神创伤、过度紧张、焦虑、疲劳、寒冷刺激及女性内分泌紊乱等)下或受过度刺激时可引起交感神经活动亢进,血儿茶酚胺水平增高,周围血管阻力突然上升,血压急剧升高,收缩压(SBP)可达到 260 mmHg,舒张压(DBP)可达到 120 mmHg,称为高血压危象。临床表现为头痛、烦躁、面色苍白或潮红、多汗、眩晕、恶心、呕吐、心悸、气急及视物模糊等。伴靶器官病变者可出现心绞痛、肺水肿或高血压脑病。血压以收缩压显著升高为主,也可伴舒张压升高,且发作一般历时短暂,必须紧急处理,控制血压后病情可迅速好转,但易复发。

2. 高血压脑病 高血压脑病指在高血压病程中发生急性脑血液循环障碍,引起脑水肿和颅内压增高而产生的临床征象。发生机制可能为过高的血压突破了脑血管的自身调节机制,导致脑灌注过多,液体渗入脑血管周围组织,引发脑水肿。临床表现包括严重头痛、恶心、呕吐,轻者可仅有烦躁、意识模糊,严重者可发生抽搐、昏迷。

(三)老年人高血压

老年人高血压是指年龄超过 60 岁且达到高血压诊断标准者。若收缩压≥140 mmHg,舒张压<90 mmHg,则称为老年单纯性收缩期高血压。老年人高血压的病理基础为大动脉粥样硬化、纤维化和钙化,导致血管顺应性降低。其临床特征:①收缩压升高明显,舒张压升高缓慢,脉压明显增大(常超过 80 mmHg);②血压随体位变化而变化,血压波动性大,老年人压力感受器敏感性减退,对血压的调节功能降低,易造成血压波动及直立性低血压,尤其在使用降压药治疗时要密切观察;③心、脑、肾器官常有不同程度损害;④血压随季节、昼夜变化而变化,部分老年患者血压在夏季较低而冬季较高,有的昼夜变化明显。

九、诊断

高血压的诊断标准前已提及,诊断思路如下。

(1)定性诊断:有赖于血压的正确测量,非同日休息 15 min 后测血压 3 次。通常采用间接方法在上臂肱动脉部位测量,目前仍以规范方法下水银柱血压计测量作为标准方法。

(2)定量诊断与鉴别诊断:一旦诊断有高血压,必须进一步检查有无引起高血压的基础疾病,即鉴别是原发性高血压还是继发性高血压。如为原发性高血压,除进行病史采集及体格检查外,还需做有关实验室检查以评估其危险因素及有无靶器官损害、有无相关的临床疾病等。

十、治疗

积极应用非药物治疗和(或)药物治疗高血压并将血压控制在正常范围内,可有效地预防相关并发症的发生;对于已经出现靶器官损害者,有助于延缓甚至避免心、脑、肾病变的恶化,提高患者生活质量,降低病死率和病残率。

(一)降压治疗的基本原则

应紧密结合高血压的分级和危险度分层,全面考虑患者的血压升高水平、并存的危险因素、临床情况以及靶器官损害情况,确定合理的治疗方案。①低危患者:以改善生活方式为主,如 6 个月后无效,再给予药物治疗。②中危患者:首先积极改善生活方式,同时观察其血压及其他危险因素数周,然后决定是否开始药物治疗。③高危患者:改善生活方式的同时必须立即给予药物治疗。④极高危患者:必须立即开始对高血压及并存危险因素和临床情况进行强化治疗。⑤绝大多数患者需终身服药。

(二)降压治疗的目标

降压治疗的目标是使血压降至正常或接近正常的水平,防止或减少心脑血管及肾脏并发症,降低病死率和病残率。只有缓慢而平稳地将血压降至目标水平以下,才可明显降低各种心脑血管事件的危险性,从而减轻症状。

(三)非药物治疗

1. 控制体重 减轻体重有助于减轻胰岛素抵抗、糖尿病与高脂血症,并延缓或逆转左心室肥厚的发生与发展。体重指数应控制在 24 kg/m^2 以下。建议患者减少每天热量摄入并配合适当的运动。

2. 合理膳食 主要包括限制钠盐摄入(WHO 建议每天不超过 5 g),减少膳食中的脂肪,严格限制饮酒(每天酒精摄入量不得超过 20 g),多吃蔬菜和水果等富含维生素与纤维素类的食物,摄入足量蛋白质和钾、钙、镁。

3. 适当运动　高血压患者通过合理的体育锻炼可以使血压下降,并减少相关并发症的发生。运动方案因人而异,需根据血压升高程度、靶器官损害情况和其他临床因素、年龄及气候条件而定,可根据年龄及体质选择散步、慢跑、快步走、打太极拳等不同方式。应避免选择过于剧烈的运动项目。

4. 保持健康心态　喜悦、愤怒、忧虑、思虑、悲伤、恐惧、惊吓等均可导致不同程度的血压升高。情绪激动、生活节奏过快、压力过大也是血压升高的常见诱因。高血压患者应努力保持轻松、平和、乐观的健康心态。

(四) 药物治疗

1. 药物治疗原则　①高血压是一种终身性疾病,一旦确诊,应坚持终身治疗;②自最小有效剂量开始,可视情况逐渐加量以获得最佳疗效;③强烈推荐每天口服一次的长效制剂,以保证 24 h 内稳定降压;④单一药物疗效不佳时不宜过多增加该药物的剂量,而应及早采取联合用药治疗,以提高降压效果而不增加不良反应;⑤判断某一种或几种降压药是否有效以及是否需要更改治疗方案时,应充分考虑药物达到最大疗效所需的时间。

2. 降压药的选择　降压药的选用应根据治疗对象的个体状况,药物的作用、代谢、不良反应和药物相互作用,参考以下各点做出决定:①治疗对象是否存在心血管危险因素;②治疗对象是否已有靶器官损害和心血管疾病(尤其是冠心病)、肾病、糖尿病的表现;③治疗对象是否合并受降压药影响的其他疾病;④与治疗合并疾病所使用的药物之间有无可能发生相互作用;⑤选用的药物能降低心血管疾病发病率与死亡率的证据及其力度;⑥所在地区降压药品种供应与价格及治疗对象的支付能力。因此,一种理想的降压药,应具备以下几个条件:①有效的降压作用;②能预防和逆转由高血压引起的心、脑、肾、大动脉结构改变;③能减少或不增加心血管疾病的危险因素,如血脂、血糖及血尿酸代谢异常;④应能保持良好的生活质量。近年来,降压药种类繁多,可根据不同患者的特点单用或联合应用。目前一线降压药可归纳为六大类,即利尿剂、血管紧张素转换酶抑制剂(ACEI)、β 受体阻滞剂、钙通道阻滞剂、AT Ⅱ 受体阻滞剂(ARB)及 α 受体阻滞剂(表 4-2-8)。

表 4-2-8　常用降压药名称、剂量及用法

药物分类	药物名称	剂量及用法
利尿剂	吲达帕胺(indapamide,寿比山)	2.5～5 mg,1 次/天
	氢氯噻嗪(hydrochlorothiazide,双克)	12.5～25 mg,1～2 次/天
	氯噻酮(chlortalidone)	25～50 mg,1 次/天
	螺内酯(spironolactone,安体舒通)	20 mg,2 次/天
	氨苯蝶啶(triamterene)	50 mg,1～2 次/天
	阿米洛利(amiloride)	5～10 mg,1 次/天
	呋塞米(furosemide,速尿)	40 mg,1～2 次/天
ACEI	卡托普利(captopril,开搏通)	50 mg,2～3 次/天
	依那普利(enalapril,依苏)	5～10 mg,2 次/天
	贝那普利(benazepril,洛汀新)	10～20 mg,1 次/天
	赖诺普利(lisinopril)	10～20 mg,1 次/天
	雷米普利(ramipril)	2.5～10 mg,1 次/天
	福辛普利(fosinopril)	10～40 mg,1 次/天
	西拉普利(cilazapril)	2.5～5 mg,1 次/天
	培哚普利(perindopril)	4～8 mg,1 次/天

续表

药物分类	药物名称	剂量及用法
β受体阻滞剂	普萘洛尔(propranolol,心得安)	10～20 mg,2～3 次/天
	美托洛尔(metoprolol,倍他乐克)	25～50 mg,2 次/天
	阿替洛尔(atenolol,氨酰心安)	50～100 mg,1 次/天
	倍他洛尔(betaxolol)	10～20 mg,1 次/天
	比索洛尔(bisoprolol)	5～10 mg,1 次/天
	卡维地洛(carvedilol)	12.5～25 mg,1 次/天
	拉贝洛尔(labetalol)	100 mg,2～3 次/天
钙通道阻滞剂	维拉帕米(verapamil,异搏定)	40～80 mg,2～3 次/天
	地尔硫䓬(diltiazem,合心爽)	30 mg,3 次/天
	硝苯地平(nifedipine,心痛定)	5～20 mg,3 次/天
	硝苯地平(nifedipine,GITS,拜新同)	30～60 mg,1 次/天
	尼群地平(nitrendipine)	10 mg,2 次/天
	非洛地平(felodipine,波依定)	2.5～10 mg,1 次/天
	氨氯地平(amlodipine,络活喜)	5～10 mg,2 次/天
ARB	氯沙坦(losartan,科素亚)	25～100 mg,1 次/天
	缬沙坦(valsartan,代文)	80 mg,1 次/天
α受体阻滞剂	厄贝沙坦(irbesartan,安博维)	150 mg,1 次/天
	哌唑嗪(prazosin)	0.5～2 mg,3 次/天
	特拉唑嗪(terazosin)	0.5～6 mg,1 次/天

（1）利尿剂:适用于轻、中度高血压,尤其是老年人收缩期高血压及心力衰竭伴高血压的治疗。用药过程中需注意监测血电解质变化。此外,噻嗪类还可干扰糖、脂和尿酸代谢,故应慎用于糖尿病和血脂代谢失调者,禁用于痛风患者。保钾利尿剂因可升高血钾,应尽量避免与 ACEI 合用,禁用于肾功能不全者。

（2）β受体阻滞剂:通过减慢心率、减小心肌收缩力、抑制血浆肾素释放等多种机制发挥降压作用。主要用于轻、中度高血压,尤其是静息时心率较快(80 次/分)的中青年患者或合并心绞痛、心肌梗死的患者。β受体阻滞剂对心肌收缩力、房室传导及窦性心律均有抑制作用,并可增加气道阻力。急性心力衰竭、支气管哮喘、病态窦房结综合征、房室传导阻滞和外周血管病患者禁用。

（3）钙通道阻滞剂:常用氨氯地平 5～10 mg,每天 2 次。可用于各种程度的高血压,尤其适用于老年人高血压或合并稳定性心绞痛者。主要缺点是开始治疗阶段有反射性交感活性增强,易引起心率增快、面部潮红、头痛、下肢水肿等。

（4）ACEI:可用于高血压合并左心室肥厚、左心室功能不全或心力衰竭、心肌梗死后、胰岛素抵抗、糖尿病肾损害、高血压伴周围血管病等。不良反应主要是刺激性干咳和血管性水肿,其次是味觉异常和皮疹。干咳发生率为 10%～20%,这可能与体内缓激肽增多有关,停药后症状可消失。高钾血症患者、妊娠妇女和双侧肾动脉狭窄患者禁用。血肌酐超过 3 mg/dL(265 μmol/L)的患者使用时需谨慎。此类药物具有储钾作用,应注意监测血钾。

（5）ARB:通过直接阻断 ATⅡ受体发挥降压作用。临床作用与 ACEI 相同,但不引起咳嗽等不良反应。临床主要适用于不能耐受 ACEI 的患者。

（6）α受体阻滞剂:可阻断突触后 α1 受体,对抗去甲肾上腺素的缩血管作用,使周围血管阻力下降而降压。降压效果较好,但因易致直立性低血压,近年来临床应用逐渐减少。由于此类药物对血糖、血脂等代谢过程无影响,可改善胰岛素抵抗,当患者存在相关临床症状时,仍不失为一种较好的选择。

(7) 其他:复方降压片、利血平等已用于临床多年并有一定的降压效果。

3. 降压药的联合应用 较为理想的联合方案:①ACEI(或 ARB)+利尿剂;②钙通道阻滞剂+β受体阻滞剂;③ACEI+钙通道阻滞剂;④利尿剂+β受体阻滞剂;⑤α受体阻滞剂+β受体阻滞剂。关于复方剂型降压药存在的必要性尚有争议。此类剂型的优点是服用方便,可提高患者治疗的依从性,且疗效较好;缺点是配方内容及比例固定,难以根据具体临床情况精细调整某一种或几种药物的剂量。在临床实践中,应结合患者的具体情况综合考虑。

4. 不同人群的降压药治疗

(1) 老年人降压目标应为140/90 mmHg 以下,但选择降压药时应充分考虑到这一特殊人群的特点,如常伴有多器官疾病、肝肾功能减退、药物耐受性相对较差、药物相关性不良反应发生率相对较高等。总的来讲,利尿剂、长效二氢吡啶类、钙通道阻滞剂、β受体阻滞剂、ACEI 等均为较好的选择。

(2) 心肌梗死患者,可选择无内在拟交感作用的 β受体阻滞剂或 ACEI(尤其伴收缩功能不全者)。对稳定型心绞痛患者,也可选用钙通道阻滞剂。

(3) 合并糖尿病、蛋白尿或轻、中度肾功能不全(非肾血管性)者,可选用 ACEI。

(4) 合并心力衰竭者宜选择 ACEI、利尿剂。

(5) 伴有脂质代谢异常的患者可选用 α受体阻滞剂、ACEI 和钙通道阻滞剂,不宜用 β受体阻滞剂及利尿剂。

(6) 妊娠期高血压的治疗原则与一般高血压基本相同,但药物选择时应考虑到所用药物对胎儿是否有影响。一般认为,ACEI 和 ARB 可能会引起胎儿生长迟缓、羊水过少或新生儿肾衰竭,亦可能引起胎儿畸形,不宜选用。

合并支气管哮喘、抑郁症、糖尿病患者不宜用 β受体阻滞剂;痛风患者不宜用利尿剂;合并心脏起搏传导障碍者不宜用 β受体阻滞剂及非二氢吡啶类钙通道阻滞剂。

(8) 合并脑卒中:在急性脑卒中时,只有血压严重升高(超过 180/105 mmHg),才可应用降压药。一般认为,急性脑梗死发病 1 周以内时,血压维持在(160~180)/(90~105) mmHg 之间最为适宜。无论是脑出血还是脑梗死,一旦病情恢复稳定,均应逐步恢复降压治疗,并将血压控制在 140/90 mmHg 以下。

(9) 合并糖尿病:降压目标为 130/80 mmHg 以下,降压目标应更为严格,即将血压降至患者能够耐受的最低水平。同时还要更加严格地控制血糖,以将其对心脑血管系统的危害性降至最低。

(10) 合并肾功能不全:在不影响肾脏血液灌注、不使肾功能恶化的前提下,应把血压降至 130/80 mmHg 以下。如患者已经存在肾功能损害或尿蛋白超过 1 g/24 h,则要将血压降到 125/75 mmHg 以下。

(五) 高血压急症的治疗

高血压急症时首先应迅速降低血压,同时应对靶器官的损害和功能障碍予以处理。对血压急骤增高者,以静脉滴注方式给药最为适宜,这样可随时改变药物的剂量。常用药物如下。

(1) 硝普钠:直接扩张动脉和静脉,使血压迅速降低。该药溶液对光敏感,每次应用前需新鲜配制,滴注瓶需用银箔或黑布包裹。硝普钠在体内红细胞中代谢为氰化物,然后转化为硫氰酸盐从尿中排出,大剂量或连续应用超过 72 h 可能导致硫氰酸中毒,有肾功能不全时应慎用。

(2) 硝酸甘油:以扩张静脉为主,较大剂量时也可使动脉扩张。静脉滴注可使血压较快下降,停药后数分钟作用即消失。副作用有心动过速、面部潮红、头痛、呕吐等。

(3) 硝苯地平:舌下含服软胶囊制剂可治疗较轻的高血压急症,用 10~20 mg 后 5~10 min 可见血压下降,作用可维持 4~6 h。

(4) 尼卡地平:二氢吡啶类钙通道阻滞剂,用于高血压急症的治疗。副作用有心动过速、面部潮红、恶心等。

知识拓展

高血压患者饮食建议

高血压患者宜常食植物性蛋白质含量高的食物,如各种豆类、豆制品、菠菜、茄子、芝麻、木耳、紫菜等,还应常吃一些具有降压作用和降血脂作用的食物,如芹菜、白菜、萝卜、胡萝卜、海蜇、海带、牛肉、鳜鱼、黑鱼等。口味比较重的人要同时多吃些含钾丰富的食物,如卷心菜、橘子、醋、柚子、柠檬等,这些食物有助于盐分排出体外。

高血压患者运动原则

(1)运动强度的掌握:运动强度可根据个人对运动的反应和适应程度而定,可采用每周3次或隔天1次,或每周5次等不同的运动频率。一般认为若每周运动少于2次,效果不明显。若每天运动,则每次运动总量不可过大,要求运动后第2天感觉精力充沛,无不适感。

(2)选择适宜的运动项目:在选择运动项目时,应根据高血压不同的发展阶段选择不同的运动,如第Ⅰ期和第Ⅱ期高血压患者可以选择散步、快速步行、慢跑、游泳、医疗体操等。第Ⅲ期高血压患者则宜采用肢体放松练习等,但不宜做强度大的练习或活动,并且应该避免做低头动作。高血压患者在进行运动时,要动静结合,量力而行,不可急于求成,同时应配合药物治疗,根据具体情况将药物减量或逐步停药,这样才能取得一定的效果。

第四节 冠状动脉粥样硬化性心脏病

案 例 导 学

患者,男,61岁,因阵发性胸痛8年、加重1天,于2009年11月7日入院。入院体格检查:T 36.7 ℃,P 85次/分,R 24次/分,BP 150/90 mmHg。双肺呼吸音清,未闻及杂音。心音低钝、心律齐,各瓣膜听诊区未闻及杂音。腹柔软,无压痛、反跳痛及肌紧张。ECG示 $V_1 \sim V_4$ 导联 ST段压低(0.1 mV)。心肌酶大致正常。

请完成以下任务:

1. 说出此患者的临床诊断。

2. 说出目前可应用哪些药物治疗此病。

冠状动脉粥样硬化性心脏病是指冠状动脉因粥样硬化发生狭窄甚至堵塞,导致心肌缺血、缺氧而引起的心脏病,它和冠状动脉功能性改变(痉挛)一起,统称冠状动脉性心脏病,简称冠心病,亦称缺血性心脏病。

本病多发生于40岁以上人群,男性多于女性,以脑力劳动者多见。欧美国家发病率高,我国发病率近年有上升趋势。本病是严重威胁人类健康的疾病之一,已引起人们的高度重视。

心绞痛是冠状动脉供血不足致心肌急性暂时性缺血、缺氧,引起胸骨后或心前区阵发性压榨性疼痛或闷压不适为特点的临床综合征。表现为发作性前胸压榨样或窒息性疼痛,疼痛主要位于胸骨后部,可放射至心前区和左上肢,或至下颌。常发生于劳动或情绪激动时,持续数分钟,经休息或含化硝酸酯类药物后缓解。

心肌梗死是心肌的缺血性坏死,是在冠状动脉病变的基础上,发生冠状动脉血供急剧减少或中断,使相应的心肌严重而持久缺血所致。临床上表现为剧烈而持久的胸骨后疼痛、发热、白细胞计数增高、血沉增快和心肌酶学增高,以及 ECG 反映心肌急性缺血、损伤、坏死的进行性演变,可伴有严重心律失常、心力衰竭和休克,属冠心病的严重类型。

一、病因、发病机制和病理

(一)病因

本病病因尚未明了,常见的易患因素或危险因素如下。

1. 年龄　40 岁以上中年人多见,49 岁以后进展较快,随着年龄的增长,发病率增高,但近年来青壮年发病有增多趋势。

2. 性别　本病男女比例约为 2∶1。女性在绝经期之后发病率明显增高。

3. 高脂血症　血清总胆固醇、低密度脂蛋白(特别是氧化的低密度脂蛋白)增高,高密度脂蛋白降低均可导致动脉粥样硬化。甘油三酯增高是否为独立的冠心病危险因素尚存争议,但高甘油三酯常伴有高密度脂蛋白降低,两者并存即为易患因素。载脂蛋白 A 降低和载脂蛋白 B 增高都被认为是危险因素。新近研究认为,脂蛋白(a)增高是独立的危险因素。

4. 高血压　高血压会损伤动脉内皮而引发动脉硬化,血压水平越高,动脉硬化程度越严重。在冠状动脉粥样硬化患者中,60%～70%伴有高血压,高血压患者患本病的风险较血压正常者高 3～4 倍。收缩压和舒张压增高都与本病密切相关。

5. 糖尿病　糖尿病患者本病的发病率较无糖尿病患者高 2 倍,且本病患者中糖耐量减低的情况颇为常见。

6. 吸烟　吸烟者本病的发病率和病死率较不吸烟者高 2～6 倍,且与每天的吸烟量呈正相关。

7. 其他因素

(1)体重:超标准体重(简称超重)的肥胖者(超重 10%以上为轻度肥胖,20%以上为中度肥胖,30%以上为重度肥胖),尤其是体重迅速增加且伴高血压或糖尿病者,动脉硬化的发病率增高。

(2)职业:从事脑力劳动多以及经常处于紧张状态的工作者易患本病。

(3)饮食:本病的发生与高热量、高动物性脂肪、高胆固醇、高糖和高盐膳食呈正相关。

(4)遗传:家族中若有成员在年轻时患上本病,其近亲的患病风险可为无此种情况的人群的 5 倍。

(5)其他:微量元素缺乏,如铬、锰、锌、钒、硒的摄入减少,以及铅、镉、钴的摄入增加,都可促使本病发生。性情急躁、好胜心强、强迫自己为成就而奋斗的 A 型人格者易患本病。维生素 C 缺乏、缺氧、动脉壁内酶的活性降低等均能增加血管通透性,因此被视为本病的易患因素。近年发现的危险因素:饮食中抗氧化剂缺乏,胰岛素抵抗,体内铁储存过多,血管紧张素转换酶基因过度表达,某些凝血因子活性增高,以及血中同型半胱氨酸水平增高等。

(二)发病机制

本病发病机制尚未完全清楚,目前认为动脉粥样硬化、高脂血症、高血压、糖尿病、儿茶酚胺水平增高、细菌和病毒感染、免疫因子等长期反复作用,可损伤血管内膜。血管内膜损伤后胶原纤维暴露在血流中,有利于脂质的沉着和血小板的黏附和聚集。

1. 心绞痛发病机制　当冠状动脉的供血与心肌的需血之间出现矛盾,冠状动脉血流量不能满足心肌代谢的需要,引起心肌急剧且暂时性缺血缺氧时,即可发生心绞痛。动脉粥样硬化导致冠状动脉狭窄或部分分支闭塞时,冠状动脉顺应性降低,其扩张性减弱,血流量减少。一旦心脏负荷突然增加,如劳累、激动、左心衰竭等,使心肌张力、收缩力增加和心率增快等而致心肌耗氧量增加时,心肌对血液的需求增加,而冠状动脉的供血已不能相应增加,其侧支循环又未及时有效建立时,心肌供氧和需氧严重失衡,即可引发心绞痛。产生疼痛感觉的直接因素,可能是心肌在缺血缺氧的情况下,积聚过多的代谢产物,如乳酸、丙酮酸、磷酸等酸性物质,或类似激肽的多肽类物质,刺激心脏内自主神经的传入纤维末梢,经胸1～5交感神经节及相应的脊髓段传至大脑,产生疼痛感觉。

2. 心肌梗死发病机制 基本病因是冠状动脉粥样硬化,导致管腔严重狭窄和心肌供血不足。当冠状动脉侧支循环尚未建立,而狭窄动脉的管腔由于血栓形成或粥样斑块下出血致急性血肿和(或)冠状动脉持续性痉挛时,可使管腔迅速发生闭塞。在管腔狭窄的基础上发生心排血量骤降,如休克、严重心律失常、出血、外科手术等;左心室心肌负荷剧增,如强体力劳动、用力排便、情绪过分激动、血压剧升时;饱餐特别是进食大量脂肪后,血脂升高,血液黏滞度增加,血流缓慢,血小板聚集,形成血栓;睡眠或休息时,迷走神经兴奋性增高,冠状动脉发生痉挛等。上述原因均可引起心肌急性严重而持久地缺血,进而使心肌发生坏死。

(三) 病理

动脉粥样硬化病变主要累及全身的大、中动脉,好发于腹主动脉下段、冠状动脉、肾动脉、胸主动脉、脑底动脉环等。根据病变的发展过程,可分为以下几个阶段。

1. 脂纹 脂纹是动脉粥样硬化的早期病变。可于动脉内膜面见黄色斑纹,宽1～2 mm,长短不一,平坦或微隆起。

2. 纤维斑块 脂纹进一步发展则演变为纤维斑块。内膜表面散在不规则隆起的斑块,初为灰黄色,随着斑块表层的胶原纤维不断增加和玻璃样变性而呈瓷白色,斑块直径0.3～0.5 cm,且可融合。

3. 粥样斑块 随着病变的发展,纤维斑块深层组织因营养不良而发生坏死、崩解,这些崩解物质与脂质混合成为粥糜样物质,形成粥样斑块。动脉内膜面见灰黄色斑块,既向表面隆起,又向深部压迫动脉中膜。切面见纤维帽下为黄色粥样物质。

4. 复合性病变 复合性病变指在纤维斑块和粥样斑块的基础上继发的病变。

(1) 斑块内出血:斑块内新生的血管破裂,形成斑块内血肿,可致斑块突然肿大,甚至使管径较小的动脉完全闭塞。

(2) 斑块破裂:斑块破裂后形成粥样溃疡,粥样物质进入血流引起栓塞。斑块破裂常见于腹主动脉下段、髂动脉和股动脉。

(3) 血栓形成:由于斑块表面可形成溃疡而粗糙不平,故常在斑块溃疡处继发血栓形成,加重血管腔狭窄。在中等动脉可导致动脉管腔阻塞,引起相应供血区域梗死。血栓可机化,也可脱落而引起栓塞。

(4) 钙化:多见于老年患者,钙盐沉积于粥样灶及纤维帽内,动脉壁变硬、变脆,进一步影响血管的弹性和功能。

(5) 动脉瘤形成:严重的粥样斑块引起相应局部中膜的萎缩和弹性下降,在血管内压力作用下,动脉管壁局限性扩张,形成动脉瘤,动脉瘤破裂可致大出血。

二、临床表现

(一) 临床类型

1. 无症状型冠心病 患者无症状,但静息时或负荷试验后有ST段压低,T波减低、变平或倒置等心肌缺血的心电图改变;病理学检查时心肌无明显组织形态改变。此型也称隐匿型冠心病。

2. 心绞痛型冠心病 有发作性胸骨后疼痛,为一过性心肌供血不足引起心肌急性暂时性缺血、缺氧。

3. 心肌梗死型冠心病 症状严重,由冠状动脉闭塞致相应部位心肌发生严重、持久的急性缺血性坏死所致。

4. 缺血性心肌病型冠心病 表现为心脏增大、心力衰竭和心律失常,由长期弥漫性心肌缺血导致心肌纤维化所致,常为多支病变。临床表现与原发性扩张型心肌病类似。

5. 猝死型冠心病 患者可因原发性心搏骤停而突然死亡,多为缺血心肌局部发生电生理紊乱,引起严重的室性心律失常所致。

（二）心绞痛临床表现

心绞痛发作前往往有诱因,最常见的为过度劳累、情绪激动、饱餐、受寒、吸烟、心动过速等。

1. 症状 心绞痛的典型症状为心前区疼痛。

（1）部位:典型心绞痛发生在胸骨体上段或中段之后,可波及心前区,有手掌大小范围,边界欠清,并可放射至左肩、左臂内侧直至环指和小指;不典型者疼痛可位于胸骨下段、心前区或上腹部、颈部、下颌、咽部、左肩胛部以及右胸前等处。

（2）性质:胸痛常为压榨性、闷胀性或窒息性,也可有烧灼感,但不尖锐,不像针刺或刀扎样痛。发作时,患者往往不自觉地停止活动直至缓解。不典型者疼痛轻或仅有左胸前不适感。

（3）持续时间:疼痛出现后常逐步加重,大多在 3～5 min 逐渐消失,一般不短于 1 min,很少超过 15 min,严重者可一天发作数次,亦可数天或数周发作 1 次或多次。

（4）缓解方式:休息或含服硝酸甘油 3 min 内可缓解(很少超过 5 min)。

（5）伴随症状:乏力、皮肤发冷或出汗,偶可伴有濒死的恐惧感。

2. 体征 不发作时一般无体征。心绞痛发作时部分患者心率可增快,有时出现病理性第三心音及第四心音。可有一过性的心尖部收缩期杂音,由乳头肌供血不足引起功能失调致二尖瓣关闭不全所致。

（三）心肌梗死临床表现

心肌梗死临床表现与梗死的范围大小、部位及侧支循环情况密切相关。

1. 症状

（1）先兆:1/2～2/3 的患者在发病前数天有先兆,前驱症状为乏力,胸部不适,活动时心悸、气急、烦躁、心绞痛等,原有心绞痛者发作性质改变,较以往频繁、疼痛较剧、持续较久、硝酸甘油疗效差、诱发因素不明显。疼痛同时伴有恶心、呕吐、头晕、大汗和心动过速,或伴有心功能不全、严重心律失常、血压波动幅度大等,心电图示 ST 段一过性明显抬高(变异型心绞痛)或压低,T 波倒置或高耸,应警惕近期内发生心肌梗死的可能。

（2）胸痛:疼痛部位和性质与心绞痛相似,但疼痛的程度较重,持续时间较长,可长达数小时或数天,经休息或含服硝酸甘油也不能缓解,患者常伴有烦躁不安或恐惧感、面色苍白、大汗。

（3）低血压和休克:疼痛时患者血压下降,可持续数周,且不能恢复到以前的血压水平。休克多在起病后数小时至 1 周内发生,约见于 20％的患者,休克大多持续数小时至数天。

（4）心力衰竭:主要是急性左心衰竭,可在疾病的最初几天或于疼痛、休克好转阶段出现,占 32％～48％。为心肌梗死后心肌舒缩功能减弱或不协调所致,多表现为呼吸困难、咳嗽、不能平卧、发绀、烦躁等,严重者可发生肺水肿,进而导致右心衰竭,出现颈静脉怒张、肝大、水肿等。右心室心肌梗死一开始即出现右心衰竭表现。急性心肌梗死引起的心力衰竭称为泵衰竭。

（5）心律失常:多于发病后 2 周内出现,以 24 h 内最为多见,发生率为 75％～95％,以室性心律失常多见。

（6）全身症状:有发热、白细胞计数增高和血沉增快等,一般在发病后 24～48 h 出现,程度与梗死范围呈正相关。患者体温多维持在 38 ℃左右,很少超过 39 ℃,多于 1 周内消退。部分患者可有紧张、失眠。

（7）胃肠道症状:约 1/3 患者发病早期有恶心、呕吐和上腹胀痛。与迷走神经受坏死心肌的刺激和心排血量降低致组织灌注不足有关,较重者可出现呃逆,个别患者不易纠正。

2. 体征 半数以上心力衰竭或原有高血压者有轻度或中度心脏增大。心尖部第一心音减弱是由心肌收缩力减弱造成的。部分患者心率可增快或减慢。二尖瓣区可闻及粗糙收缩期杂音或伴收缩中晚期喀喇音,是由二尖瓣乳头肌功能失调或断裂致严重缺血或坏死所致。心尖部可出现舒张早、晚期奔马律。部分患者在第 2、第 3 天出现心包摩擦音,为反应性纤维心包炎所致。此外,可有与心律失常、休克或心力衰竭相关的体征。

3. 并发症

(1) 栓塞:发生于起病后 1~2 周,如为左心室附壁血栓脱落,可产生脑、脾、肾、肠系膜或肢体动脉的栓塞。如为长期卧床形成的下肢静脉血栓,脱落后可引起肺动脉栓塞。

(2) 心室膨胀瘤:也称室壁瘤,主要见于左心室。在心室腔压力影响下,心肌梗死部位的心室壁向外膨出而形成。检查可见左心室扩大、心脏搏动较广泛,可有收缩期杂音。X 线检查、超声心动图、放射性核素心脏血池显像以及左心室造影可见局部心缘突出、搏动减弱或有反常搏动。

(3) 乳头肌功能失调或断裂:发生率为 50%,心尖部闻及响亮的收缩期吹风样杂音和收缩中晚期喀喇音。乳头肌完全断裂少见,易发生心力衰竭,预后差。

(4) 心肌梗死后综合征:发生率约 10%,发生于心肌梗死后数周或数月,也有在数天后发生的,表现为心包炎、胸膜炎、肺炎等症状,主要为发热、气急、胸痛加重等。

三、实验室及其他检查

(一)心绞痛

1. X 线检查 无异常发现或见心影增大、肺充血等。

2. ECG 检查 ECG 检查是发现心肌缺血、诊断心绞痛的有效而无创性的方法。

(1) 静息时半数以上患者无异常表现,也可能有陈旧性心肌梗死的改变或非特异性 ST 段和 T 波异常,有时出现房室或束支传导阻滞或室性、房性期前收缩等心律失常。

(2) 心绞痛发作时 ECG 绝大多数呈暂时性缺血性 ST 段移位。

(3) 心电图运动负荷试验:符合下列情况之一为阳性。①运动中发生心绞痛;②运动中或运动后心电图导联上连续 3 个心脏搏动的 ST 段水平型或下斜型压低 ≥0.1 mV 持续 2 min;③运动中血压下降。

(4) 动态心电图:通过连续监测记录 24 h ECG,可发现 ECG 的 ST-T 改变和各种心律失常。

3. 血清学检查

(1) 心脏标志物:血清心肌酶(CK、CK-MB 等)和肌红蛋白、肌钙蛋白 T 或 I(TnT、TnI)测定,有助于鉴别心肌梗死和微小心肌损伤,TnT、TnI 还有助于不稳定型心绞痛的危险分层。

(2) C 反应蛋白和白介素-6:大多数不稳定型心绞痛患者血清 C 反应蛋白和白介素-6 增高,而稳定型心绞痛者则正常。

4. 冠状动脉造影 冠状动脉造影(图 4-2-19)是目前最有价值的诊断方法。管腔直径狭窄达 75% 及以上会严重影响供血,达 50%~70% 者也有一定意义。冠状动脉造影指征:①内科治疗效果不佳,明确病变情况以考虑介入性治疗或旁路移植手术;②胸痛似心绞痛而不能确诊者。冠状动脉造影未见异常而疑有冠状动脉痉挛的患者,可谨慎地进行麦角新碱激发试验。

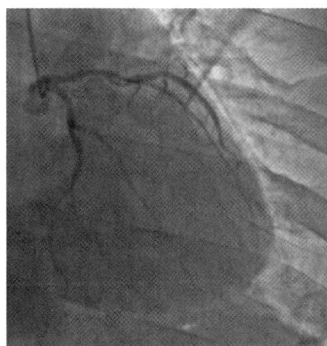

图 4-2-19 冠状动脉造影显像

(二)心肌梗死

1. 实验室检查

(1) 白细胞:发病后 24~48 h 增高,可增至(10~20)×10⁹/L,中性粒细胞增多,嗜酸性粒细胞减少,血沉增快,可持续 1~3 周后降至正常。

(2) 血清心肌酶:①肌酸激酶(CK):起病后 6 h 升高,约 18 h 达高峰,48~72 h 消失。②天冬氨酸转氨酶(AST):发病后 6~12 h 增高,24~48 h 达高峰,3~6 天降至正常。③乳酸脱氢酶(LDH):起病后 8~10 h 升高,2~3 天达高峰,持续 8~14 天。

(3) 心脏特异性肌钙蛋白:胸痛发作 3 h 后 TnT 和 TnI 开始升高,可分别持续 10~14 天和 7~10 天。因此既可用于急性心肌梗死的早期诊断,也可用于后期诊断。

2. ECG 典型 ECG 主要包括 3 个特征:①T 波高耸;②斜坡形 ST 段抬高;③急性损伤区传导阻滞,可见室壁激动时间延长(超过 0.045 s),QRS 时间延长(可达 0.12 s)。QRS 波群振幅增高,也有部分表现为降低。

3. 影像学方法 常用二维超声心动图、彩色多普勒超声心动图和放射性核素检查。

四、诊断与鉴别诊断

(一)诊断

1. 心绞痛 根据典型的发作特点和体征,含服硝酸甘油后缓解,结合年龄和存在冠心病易患因素,加上 ECG 改变,排除其他原因所致的心绞痛,一般可确诊。发作时 ECG 无改变的患者可考虑做心电图负荷试验或做 24 h 动态心电图,仍不能确诊者可考虑行冠状动脉 CT 和冠状动脉造影。心绞痛患者分型诊断如下。

(1)劳力性心绞痛:疼痛由体力劳动、情绪激动或其他足以增加心肌需氧量的因素所诱发,休息或含服硝酸甘油后迅速消失。包括:①稳定型心绞痛:病程 1～3 个月,心绞痛发作的诱因、性质、部位、持续时间、发作次数以及缓解方法基本无改变。②初发心绞痛:过去未发生过心绞痛或心肌梗死,首次发生劳力性心绞痛的时间在 1 个月内;或过去有过稳定型心绞痛发作,但数月未发生过疼痛,现再次发生,时间不超过 1 个月。本型临床表现差异较大,同一患者可在不同劳累程度下诱发。③恶化型心绞痛:原为稳定型心绞痛的患者,在 3 个月内疼痛的频率、程度、时限、诱因经常变化,呈进行性加重。含服硝酸甘油不能使疼痛立即或完全缓解,部分患者可发展为心肌梗死或猝死,大多数患者经积极治疗亦可逐渐恢复为稳定型心绞痛。

(2)自发性心绞痛:心绞痛的发生与心肌需氧量增加无明显关系,与冠状动脉储备量减少有关,为心肌一过性缺血所致。与劳力性心绞痛相比,疼痛程度较重,时限较长,不易为硝酸甘油缓解,但无血清酶学改变。包括:①卧位型心绞痛:休息或熟睡时发生的心绞痛,常在半夜,偶在午睡时发作,患者立即坐起或站起,应用硝酸甘油不易缓解。可能与做梦、夜间血压降低或发生未被察觉的左心衰竭,以致狭窄的冠状动脉远端心肌灌注不足有关。也可能由平卧时静脉回流增加,心脏工作量和需氧量增加所引起。本型也可发展为心肌梗死或猝死。②变异型心绞痛:发作时间较固定,多在后半夜或凌晨或其他固定时间发作,发作时 ECG 某些导联 ST 段抬高,与之相对应的导联 ST 段可压低。系在冠状动脉狭窄的基础上突然痉挛所致,如不及时治疗,患者会发生心肌梗死。③急性冠状动脉功能不全:又称中间综合征。疼痛性质介乎于心绞痛与心肌梗死之间。历时较长,为 30 min 或 1 h 以上,常为心肌梗死的前奏。④梗死后心绞痛:急性心肌梗死后 1 个月内又出现的心绞痛,有缺血性心电图改变而无心肌酶学异常。这是心肌梗死后部分尚未完全坏死的心肌处于严重缺血状态下又发生的疼痛,随时有再次梗死的可能。

(3)混合性心绞痛:劳力性心绞痛与自发性心绞痛混合出现。由于冠状动脉狭窄导致冠状动脉血液储备量减少,而这一血液储备量的减少又不固定,经常波动性地发生进一步减少,从而引发心绞痛。

> **课堂互动**
>
> 稳定型心绞痛和不稳定型心绞痛有什么区别?

2. 心肌梗死 根据典型的临床表现、特征性的 ECG 改变以及实验室检查结果,一般不难诊断。世界卫生组织(WHO)关于诊断急性心肌梗死的诊断标准为至少符合下述 3 条中的 2 条:①缺血性胸部不适持续 30 min 以上的病史;②多次 ECG 记录有动态演变;③血清心脏标志物有升高和下降改变。

> **知识拓展**
>
> 　　冠心病是中老年人中的常见病和多发病,处于这个年龄段的人,在日常生活中,如果出现下列情况,要及时就医。①劳累或精神紧张时出现胸骨后或心前区闷痛,或紧缩样疼痛,并向左肩、左上臂放射,持续 3~5 min,休息后自行缓解。②体力活动时出现胸闷、心悸、气短,休息后自行缓解。③出现与运动有关的头痛、牙痛、腿痛等。④饱餐、寒冷或看惊险影片时出现胸痛、心悸。⑤夜晚睡觉枕头低时,感到胸闷憋气,需要高枕卧位方感舒适。⑥熟睡或白天平卧时突然胸痛、心悸、呼吸困难,需立即坐起或站立方能缓解。⑦性生活或用力排便时出现心慌、胸闷、气急或胸痛。⑧听到噪声便感到心慌、胸闷。⑨反复出现脉搏不齐、不明原因心动过速或过缓。

(二)鉴别诊断

1. 心绞痛与急性心肌梗死相鉴别 　心绞痛和急性心肌梗死的鉴别诊断要点见表 4-2-9。

表 4-2-9 　心绞痛和急性心肌梗死的鉴别诊断要点

鉴别诊断项目	心 绞 痛	急性心肌梗死
疼痛性质	压榨性或窒息性	相似,但更剧烈
疼痛时限	短,≤15 min	长,数小时或 1~2 天
硝酸甘油疗效	显著	缓解作用较差
气喘或肺水肿	极少	常有
血压	升高或无显著改变	常降低,甚至发生休克
心包摩擦音	无	可有
发热	无	常有
血白细胞增加	无	常有
血沉增快	无	常有
血清心肌酶增高	无	有
ECG 变化	暂时性 ST-T 变化	有异常 Q 波和动态演变

2. 主动脉夹层 　胸痛一开始即达高峰,呈撕裂样,常放射到背、肋、腹、腰和下肢,两上肢的血压和脉搏常有明显差别,发作时有休克表现但血压仍正常或偏高。可有下肢暂时性瘫痪、偏瘫和主动脉瓣关闭不全的表现等。二维超声心动图、X 线检查和磁共振成像有助于诊断。

3. 急性肺动脉栓塞 　可发生胸痛、咯血、呼吸困难和休克,并有右心负荷急剧增加的表现,如发绀、P₂ 亢进、颈静脉怒张、肝大、下肢水肿等。ECG 示 I 导联 S 波加深,Ⅲ 导联 Q 波显著,T 波倒置,胸导联过渡区左移,右胸导联 T 波倒置,肺性 P 波等改变,可资鉴别。

4. 急性心包炎 　尤其是急性非特异性心包炎可有较剧烈而持久的心前区疼痛,但心包炎的发热出现在疼痛前或与疼痛同时出现,呼吸和咳嗽时加重,起病早期可闻及心包摩擦音。ECG 除 aVR 外,其余导联均有 ST 段弓背向下抬高,T 波倒置,无异常 Q 波出现。心肌酶学检查和动态心电图检查可相鉴别。

5. 急腹症 　急性胰腺炎、消化性溃疡穿孔、急性胆囊炎、胆石症、阑尾炎等,均有上腹部疼痛,可伴休克。仔细询问病史,详细进行体格检查、ECG 检查和血清心肌酶测定可协助鉴别。

五、治疗原则和要点

(一)治疗原则

1. 心绞痛的治疗原则 　改善冠状动脉血供和降低心肌耗氧量,同时预防和治疗动脉粥样硬化。

2. 心肌梗死的治疗原则

(1)早发现,早住院。

(2)改善冠状动脉血供,降低心肌耗氧量,保护和维持心脏功能。

(3)及时处理严重心律失常、泵衰竭和各种并发症,防止猝死。

(二)心绞痛的治疗要点

1. 发作期的治疗　目的在于尽快缓解疼痛、终止发作。

(1)发作时立即休息,一般患者在停止原来的活动后症状即可消失。

(2)立即舌下含服 0.3～0.6 mg 硝酸甘油,1～2 min 即开始起效,5 min 内见效者为有效,30 min 后作用消失。

(3)舌下含化 5～10 mg 硝酸异山梨酯,2～5 min 见效,作用维持 2～3 h,近年还可采用喷雾吸入。

(4)亚硝酸异戊酯每安瓿 0.2 mL,用时以手帕包裹敲碎,于鼻部吸入,10～15 s 开始发挥作用,数分钟后症状即消失。本药降压作用较硝酸甘油更明显,宜慎用。

(5)含服 5～10 mg 硝苯地平,适用于变异型心绞痛。

2. 缓解期的治疗

(1)去除诱因,注意劳逸结合,保持情绪稳定。避免进食过饱,禁烟酒。

(2)药物治疗:①硝酸酯制剂:常用硝酸异山梨酯、戊四硝酯、硝酸甘油等。②β受体阻滞剂:常用普萘洛尔、美托洛尔等。③钙通道阻滞剂:常用维拉帕米、硝苯地平等。④抗凝防栓药:常用阿司匹林、噻氯匹定或氯吡格雷。⑤调脂药:常用烟酸类、他汀类药物。⑥其他药物:包括低分子右旋糖酐或羟乙基淀粉、洋地黄类制剂等。⑦中药。

(3)冠状动脉血运重建术:包括经皮穿刺冠状动脉腔内成形术、冠状动脉旁路移植术。

(4)运动锻炼疗法:适当的体育锻炼可促进侧支循环的建立,提高体力活动耐力和适应环境变化的能力从而改善症状。

(三)心肌梗死的治疗要点

1. 一般治疗

(1)监护:在冠心病监护室连续监测心电、血压、呼吸、血氧饱和度和心功能的变化。

(2)休息:一般应卧床 1～3 天,对病情不稳定和高危患者,卧床时间应适当延长。

(3)吸氧:最初几天一般予鼻导管吸氧,氧流量为 2～4 L/min。严重左心衰竭、肺水肿或有机械并发症者需用面罩加压吸氧。

(4)护理:发病后 3～7 天重症患者一般应绝对卧床。进食宜少量多餐,以富含热量和营养、易消化、低钠、低脂肪而少产气的流食或半流食为宜。保持大便通畅,减少下肢静脉血栓形成等。

2. 镇静、镇痛

(1)镇痛药:首选吗啡,其有呼吸抑制的副作用,可用纳洛酮阻滞。

(2)硝酸酯类:硝酸甘油(0.3 mg)或硝酸异山梨酯(5～10 mg)舌下含服或静脉滴注。

(3)镇静剂:因疼痛而紧张恐惧者可予安定 5～10 mg 肌内注射。

3. 再灌注治疗　目的是使闭塞的冠状动脉再通,心肌得到再灌注,挽救濒死心肌,减少梗死延展,改善心肌重构和心室功能,提高存活率。

(1)静脉溶栓疗法:溶栓治疗时应检查血常规、血小板、出血时间、凝血时间和血型。常用溶栓药有尿激酶、链激酶或重组链激酶、重组组织型纤溶酶原激活剂(rt-PA)。应用上述溶栓药时均应配合肝素等抗凝药以提供溶栓治疗的低凝背景。

(2)经皮冠状动脉介入治疗(PCI):其具有再梗死率低、高危患者病死率低的特点。

(3)药物治疗:常用β受体阻滞剂、ACEI。

4. 治疗心律失常　心律失常必须及时消除,以免演变为严重心律失常甚至猝死。

5. 控制休克 ①补充血容量;②应用升压药;③应用血管扩张剂;④纠正酸中毒,避免脑缺血,保护肾功能;⑤应用糖皮质激素、洋地黄制剂等。

6. 治疗心力衰竭 主要是治疗急性左心衰竭,以应用吗啡和利尿剂为主,也可选用血管扩张剂减轻左心室的负荷。

7. 其他治疗 为挽救濒死心肌,防止梗死扩大,缩小缺血范围,加快愈合的作用,可根据患者具体情况选用以下辅助治疗手段。①极化液疗法:氯化钾、胰岛素加入 10% 葡萄糖溶液中,静脉滴注。②静脉滴注促进心肌代谢药,包括能量合剂、环磷腺苷酸葡甲胺、1,6-二磷酸果糖等。③应用右旋糖酐 40 或羟乙基淀粉。④抗凝疗法:皮下注射肝素或低分子肝素。

> **知识拓展**
>
> 急性心肌梗死的预后与梗死的范围大小、部位及侧支循环建立的情况以及治疗是否及时有关。急性期采用溶栓疗法后死亡率为 8% 左右。死亡多发生于第 1 周内,尤其在最初数小时内,发生严重心律失常、休克或心力衰竭者,病死率尤高。

六、健康指导

(1) 主要是预防动脉粥样硬化和冠心病。了解冠心病的危险因素,如高血压、高胆固醇、吸烟、糖尿病等,并积极控制这些危险因素。在社会中普及心肌梗死的急救知识和急救意识。

(2) 在医生的指导下合理使用药物,冠心病患者长期口服小剂量的阿司匹林(150～300 mg/d)或噻氯匹定(250 mg/d)或氯吡格雷(50～75 mg/d),对抗血小板的聚集和黏附,可能有预防心肌梗死或再梗死的作用。ACEI 及他汀类药物对冠心病的二级预防有肯定的疗效。

(3) 保持规律生活、平静心境和充足睡眠,避免情绪激动、过度紧张和劳累,定期进行 ECG 检查,了解心脏功能和病情变化,如果发现异常症状,如心绞痛、气促、乏力等,应及时就医。

(4) 高血压和糖尿病是冠心病的重要危险因素,要积极控制血压和血糖水平。

(5) 在心绞痛发作时,立即停止活动并休息,遵医嘱使用硝酸甘油等药物以缓解症状。

(6) 定期进行体检,以便早期发现冠心病的症状和病变。

(7) 在医生的指导下,可以适当使用一些中药或理疗方法,以辅助治疗冠心病。

(刘宇琦)

线上评测

扫码在线答题

第三章

消化系统疾病

扫码看 PPT

学习目标

识记：

1. 能准确说出消化系统疾病的主要临床表现。

2. 能简要描述消化系统疾病的常规辅助检查。

3. 能简要说出消化系统疾病的治疗方案。

理解：

1. 能用自己的语言描述消化系统疾病的主要临床表现。

2. 明确典型病例的临床特点，并分析其异常改变的原因。

应用：

1. 能自觉将医疗规范与康复理念贯穿于疾病治疗的全过程。

2. 能用所学知识与技能协助医生对患者的疾病康复进行指导。

第一节　慢　性　胃　炎

慢性胃炎是指各种原因引起的胃黏膜慢性炎症。本病以男性多见，随年龄增长发病率逐渐增高。

一、病因

（一）生物因素

幽门螺杆菌（HP）感染是慢性胃炎最主要的病因。

（二）自身免疫因素

损伤后的壁细胞能作为自身抗原刺激机体免疫系统产生相应的壁细胞抗体（PCA）和内因子抗体（IFA）。这导致壁细胞数减少，胃酸分泌减少甚至缺乏，以及维生素 B_{12} 吸收不良，从而引发恶性贫血。

（三）十二指肠液反流

当幽门括约肌功能不全时，十二指肠液反流入胃，其内的胆汁、胰液会削弱胃黏膜屏障功能，称为胆汁反流性胃炎，多发生在胃窦部。

（四）理化因素

长期进食过冷、过热、过酸、过于粗糙的食物，长期饮浓茶、咖啡、烈酒以及吸烟，长期食用辣椒、蒜等刺激性食物，长期服用非甾体抗炎药（NSAID）等均可导致胃黏膜损伤。

（五）其他因素

慢性胃炎的发病率随年龄增长而增高，甚至有人认为部分慢性萎缩性胃炎是一种老年性改变。慢性右心衰竭、肝硬化门静脉高压、营养不良以及尿毒症等疾病也可使胃黏膜易于受损。

二、临床表现

本病起病隐匿、病程迁延、进展缓慢,发作期与缓解期常交替出现,缺乏特异性症状。

(一)症状

缺乏特异性症状,大多数患者常无症状或有程度不同的消化不良症状,如上腹隐痛、食欲减退、餐后饱胀、反酸等。

各型胃炎的表现不尽相同。根据病理组织学改变和病变在胃的分布部位,结合可能病因进行分类。

1. 非萎缩性胃炎(以往称浅表性胃炎)　可有慢性不规则的上腹部隐痛、腹胀、嗳气等,尤以饮食不当时明显,部分患者可有反酸、上消化道出血症状。

2. 萎缩性胃炎　不同类型、不同部位者症状不相同。胃体胃炎一般消化道症状较少,有时可出现明显厌食、体重减轻、舌炎、舌乳头萎缩。萎缩性胃炎影响胃窦时胃肠道症状较明显,特别是伴胆汁反流时,常表现为持续性上中腹部疼痛,进食后即出现,可伴有含胆汁的呕吐物和胸骨后疼痛及烧灼感,有时可有反复小量上消化道出血,甚至出现呕血。

(二)体征

多数患者体征较轻,主要表现为上腹部轻压痛。

三、诊断

诊断要点:①病程长,病情反复;②可有长期进过热、过冷、过酸的食物或饮酒、饮咖啡等诱因;③常有餐后上腹饱胀不适、疼痛、嗳气、反酸、恶心、呕吐、食欲减退等症状;④体征较轻,有时仅有上腹部轻压痛;⑤胃镜及活组织检查可明确诊断。

四、治疗

慢性胃炎尚无特效疗法,主要为消除病因和对症治疗,无症状者无须治疗。

1. 消除病因　避免服用对胃有强刺激性的食物或药物,忌烟酒,注意饮食规律。

2. 药物治疗

(1)对胃酸高者可用解痉及抑制胃酸分泌药。

(2)对症处理:上腹痛可用解痉药(阿托品、颠茄等),打嗝、饱胀及呕吐可用甲氧氯普胺、多潘立酮片。

(3)胃黏膜保护药可用胶体铋,胶体铋除有保护胃黏膜作用外,还有杀灭幽门螺杆菌的作用,4周为1个疗程,不能与抑制胃酸分泌药同服,严重肾脏病者禁用。亦可用硫糖铝1 g,每天4次,饭前半小时及睡前服。

(4)幽门螺杆菌阳性者可用阿莫西林等,亦可与胶体铋同用。

五、健康指导

(1)生活要有规律,避免精神过度紧张,睡眠要充足。

(2)饮食有节制,避免暴饮暴食。

(3)避免吃对胃有刺激性的食物、药物。

(4)胃酸低者可给予刺激胃液分泌的饮食,如鸡肉、肉汤等。胃酸高者应避免进酸性、多脂肪和刺激性强的及含糖过多的食物。

(5)防治口腔、咽喉部慢性炎症病灶。

(6)忌烟酒,尤其在急性发作期。

(7)反复发作长期不愈的患者要定期到医院复查。

(8)胃炎患者平时应注意观察大便情况。

第二节 消化性溃疡

案 例 导 学

患者,女,30岁,反复上腹痛6年,疼痛多在饥饿时加重,进餐后可缓解,夜间常痛醒,伴嗳气、反酸、多汗。近1周来上腹痛加剧(尤其是进食后),伴呕吐,呕吐量大,带有发酵味。体格检查:BP 13/8 kPa,神志清楚,轻度脱水,上腹膨隆有压痛,有振水音,肝脾肋下未触及。

请完成以下任务:

1. 通过学习,归纳与总结消化性溃疡的主要临床表现及并发症。

2. 简单描述消化性溃疡的主要辅助检查项目。

3. 假如您是该患者的主治医生,说出该病例应诊断为何病,设计简单的医嘱。

消化性溃疡是指发生在胃和十二指肠的慢性溃疡,即胃溃疡(GU)和十二指肠溃疡(DU),因溃疡的形成与胃酸、胃蛋白酶的消化作用有关而得名。消化性溃疡是一种常见病。流行病学调查表明,约有10%的人在其一生中患过此病。临床上DU较GU多见,我国资料显示两者之比约为3:1;男性较多,男女之比为(3~4):1;发病年龄以青壮年为主(21~50岁者约占70%);GU患者的平均发病年龄比DU患者约大10岁。

一、病因和病理改变

(一)病因

胃十二指肠黏膜除了经常接触高浓度胃酸外,还受到胃蛋白酶、微生物、胆酸、酒精、药物和其他物质的侵袭。消化性溃疡的发生,本质上是胃十二指肠黏膜的侵袭因素与自身防御修复机制之间失去平衡。

GU和DU在发病机制上有不同之处,前者主要是防御、修复因素减弱,后者主要是侵袭因素增强。

1. 幽门螺杆菌(HP) 感染HP是消化性溃疡的主要病因,其主要发病证据如下:①HP在消化性溃疡患者中检出率高于普通人群,在DU患者中的检出率约为90%,GU患者中为70%~80%。②根除HP可促进溃疡愈合,使溃疡复发率明显下降。用常规抑酸治疗后愈合的溃疡复发率为50%~70%,而根除HP可使溃疡复发率降至5%以下。

2. 胃酸和胃蛋白酶 消化性溃疡的最终形成是由胃酸(胃蛋白酶)对黏膜自身消化所致。Schwartz于1910年提出的"无酸无溃疡"观点仍沿用至今。而胃蛋白酶对胃黏膜具有侵袭作用,胃酸加胃蛋白酶比单纯胃酸更易导致溃疡形成。胃蛋白酶活性受到胃酸制约,在pH>4时其便失去活性,这些充分表明胃酸在溃疡形成过程中起着决定性的作用。

3. 非甾体抗炎药(NSAID) 长期摄入NSAID时,由于其接触胃黏膜时间较十二指肠长,因而其与GU的关系更为密切。NSAID对胃十二指肠黏膜的损伤机制:除了直接作用外,主要通过抑制前列腺素合成,削弱前列腺素对胃十二指肠黏膜的保护作用。

4. 其他因素

(1)遗传因素:消化性溃疡患者多有家族史。据报道,DU患者的后代发病率是无消化性溃疡者后代的3倍,这并不排除可能是因为HP感染的"家庭聚集"现象,导致HP在家庭成员间传播。

(2)胃十二指肠运动异常:部分GU患者胃排空延迟,可增加十二指肠胃反流,增加胃黏膜侵袭因素;部分 DU 患者胃排空加快,导致十二指肠球部酸负荷量增加,黏膜易遭损伤。

(3)应激和心理因素:患者持续或过度的精神紧张、过度劳累、恐惧、忧伤、怨恨等可增加消化性溃疡的易感性,导致消化性溃疡患者易于复发或病情加重。应激和心理因素可通过迷走神经机制影响胃十二指肠分泌运动和黏膜血流的调控。

(4)吸烟:吸烟影响溃疡形成和愈合的机制未明,可能与吸烟增加胃酸分泌、抑制碳酸氢盐分泌、降低幽门括约肌张力和影响前列腺素合成等有关。

(5)饮食的影响:食物与饮料对胃黏膜及其屏障可能产生物理性(如过热、粗糙等)或者化学性(如过酸、辛辣、酒精等)损害作用。有些食物(如咖啡)会刺激胃酸分泌,而长期饮食不规律可破坏胃酸分泌调节的规律,这些都可能成为消化性溃疡发生及复发的因素。

(二)病理改变

GU 多位于胃小弯,DU 多位于球部,前壁较后壁常见。位于球部以下十二指肠乳头以上者称为十二指肠球后溃疡。溃疡一般为单发,少数可有 2 个以上,称为多发性溃疡。十二指肠前后壁有一对溃疡者,称为十二指肠对吻溃疡。胃和十二指肠同时有溃疡者称为复合性溃疡。DU 直径一般小于 1.0 cm,GU 直径一般小于 2 cm。DU 直径大于 2 cm、GU 直径大于 2.5 cm 者称为巨大溃疡。典型溃疡呈圆形或椭圆形,边缘整齐,急性活动期充血、水肿明显,有炎症细胞浸润及肉芽形成。溃疡深度不一。浅者仅达黏膜肌层,深者也可达肌层,溃疡底部洁净,覆有灰白色渗出物,溃疡进一步发展,基底部的血管,特别是动脉受侵袭时,可并发出血,甚至大量出血。当溃疡向深层侵袭时,可穿透浆膜引起穿孔。前壁穿孔可引起急性腹膜炎,后壁穿孔多与邻近组织器官有粘连或穿入邻近脏器如胰、肝、横结肠等,称为穿透性溃疡。溃疡愈合一般需 4~8 周,甚至更长时间。愈合后常留有瘢痕,瘢痕收缩可引起病变部位畸形及幽门狭窄。

二、临床表现

(一)症状

1. 上腹部疼痛 上腹部疼痛是消化性溃疡的主要症状。

(1)疼痛部位:GU 在剑突下,DU 在剑突下稍偏右。

(2)疼痛性质:多呈钝痛、灼痛或饥饿样痛,一般较轻而能耐受,持续性剧痛提示溃疡穿透或穿孔。

(3)疼痛特点:①慢性病程,病程可达数年甚至数十年。②周期性发作,以 DU 更为突出。发作与缓解交替出现,以秋冬和冬春之交发作多见。③节律性疼痛:溃疡疼痛与饮食之间的关系具有明显的相关性和节律性。GU 常在餐后 0.5~1 h 出现,1~2 h 逐渐缓解,即进食—疼痛—缓解(餐后痛);DU 常在餐后 2~4 h 出现,进食后可缓解或消失,即疼痛—进食—缓解(空腹痛),约半数 DU 患者可出现夜间痛。当出现并发症时,疼痛的性质和规律可发生改变。

(4)影响因素:疼痛常因精神刺激、过度疲劳、饮食不慎、药物影响、气候变化等因素诱发或加重;可通过休息、进食、服抑制胃酸分泌药、以手按压疼痛部位等方法减轻或缓解。

部分患者(10%~15%)缺乏典型临床表现,仅表现为无规律的上腹部隐痛或不适,或以出血、穿孔等并发症为首发症状。

2. 其他表现 部分患者可伴有食后饱胀、嗳气、反酸、恶心、呕吐等消化不良症状。全身症状可有失眠、缓脉、多汗等。

(二)体征

溃疡活动期上腹部疼痛部位可有固定而局限性压痛点,缓解期无明显体征。

(三)特殊类型溃疡的临床表现

1. 无症状性溃疡 约 15% 的消化性溃疡患者可无任何症状,常因其他疾病做内镜或 X 线钡餐检查或有出血、穿孔等并发症时发现。老年人多见。NSAID 引起的溃疡近半数无症状。

2. 复合性溃疡 复合性溃疡指胃和十二指肠同时发生的溃疡,约占全部消化性溃疡的 5%。DU 往往先于 GU 出现,多见于男性。其临床症状并无特异性,病情较顽固,并发症发生率高。

3. 幽门管溃疡 疼痛的节律性常不典型,餐后立即出现疼痛,持续时间长。恶心、呕吐多见,易出现幽门梗阻。内科治疗效果差。

4. 十二指肠球后溃疡 约占 DU 的 5%,具有 DU 的临床特征,但疼痛更严重而顽固,夜间痛和背部放射痛更多见,内科治疗效果差,易并发出血。

5. 巨大溃疡 疼痛常严重而顽固,常放射到背部或右上腹部。呕吐与体重减轻明显,大出血及穿孔较常见。内科治疗无效者比例较高。

三、并发症

1. 上消化道出血 本病最常见的并发症。部分患者以出血为首发症状,DU 比 GU 更易并发出血。出血速度慢且出血量少者,仅表现为黑便;出血速度快且出血量大者,可出现呕血。反复少量出血可导致小细胞低色素性贫血;大量出血易引起循环障碍,出现头晕、出汗、心动过速、血压下降、昏厥甚至休克。出血后因溃疡局部充血减轻,碱性血中和、稀释胃酸,可使腹痛缓解。

2. 穿孔 DU 多见于前壁,GU 常发生于胃小弯。表现为突发的剧烈腹痛,腹痛常常始于上腹,持续而剧烈,迅速蔓延至全腹。可因咳嗽、翻身动作加剧,服抗酸药不能缓解,患者有明显压痛、反跳痛、腹肌强直,呈板状腹,肠鸣音减低或消失,部分患者有气腹征。腹部 X 线透视可发现膈下游离气体。

3. 幽门梗阻 主要由 DU 和幽门管溃疡引起。患者上腹胀满不适,餐后腹痛加重,并有恶心、呕吐,呕吐物含发酵酸性宿食,严重呕吐、进食减少者可致脱水、低氧和低钾性碱中毒。空腹时出现上腹饱胀、胃蠕动波和振水音,是幽门梗阻的特征性表现。

4. 癌变 GU 癌变率约为 1%,DU 一般不引起癌变。凡中年以上的 GU 患者,经严格的内科治疗无效,疼痛节律性消失,进行性消瘦,大便潜血试验持续阳性伴贫血者,应考虑癌变的可能。

四、辅助检查

(一) 胃镜及胃黏膜活组织检查

胃镜及胃黏膜活组织检查是确诊消化性溃疡的首选和主要方法。该法不仅可以直接观察到胃十二指肠黏膜的病变,还可取活组织做病理检查和 HP 检测,对消化性溃疡的诊断及良、恶性溃疡鉴别的准确性高于 X 线钡餐检查。内镜下溃疡多呈圆形或椭圆形,边缘光滑,底部平整,覆盖白色或黄白色渗出物,溃疡边缘充血、水肿。按病期可分为活动期(A 期)、愈合期(H 期)和瘢痕期(S 期)。

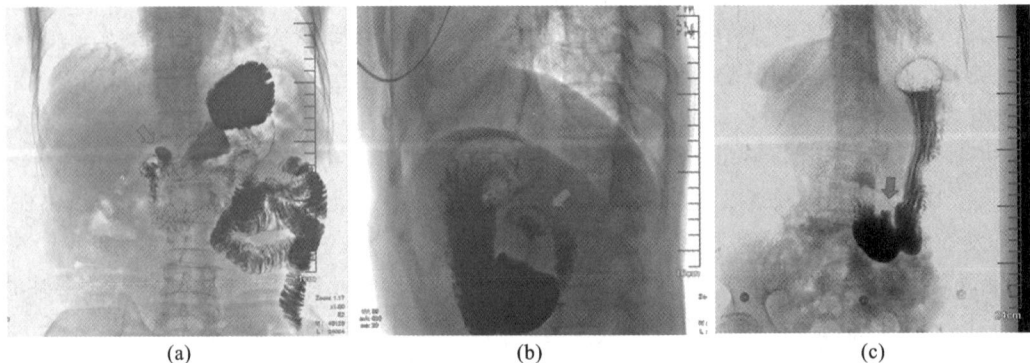

| (a) | (b) | (c) |

图 4-3-1　X 线钡餐检查——龛影

(二) X 线钡餐检查

气钡双重对比可有直接和间接两种征象:龛影(图 4-3-1)是直接征象,是诊断消化性溃疡的可靠依据;间接征象为胃大弯侧痉挛性压迹,十二指肠球部激惹和变形,提示可能有溃疡。

（三）HP 检测

HP 检测为消化性溃疡诊断的常规检查项目。检测方法有侵入性和非侵入性两大类。前者须通过胃镜取黏膜活组织进行检测，包括 HP 快速尿素酶试验、组织学检查和 HP 培养，后者主要有^{13}C 或^{14}C 尿素呼气试验。

（四）胃液分析和血清促胃液素测定

胃液分析和血清促胃液素测定不作为常规检查，临床上主要用于胃泌素瘤的鉴别诊断。

（五）大便潜血试验

溃疡活动期，大便潜血试验阳性，经积极治疗，多在 1～2 周转阴。

五、诊断要点

（1）有引起消化性溃疡的病因或可能的病因。

（2）具有典型的慢性、周期性和节律性上腹部疼痛。

（3）在上腹部疼痛部位可有局限性压痛。

（4）胃镜及胃黏膜活组织检查可明确诊断，X 线钡餐检查发现龛影也有确诊价值。

六、治疗

消化性溃疡的治疗目标是消除症状、促进愈合、预防复发及防治并发症。治疗原则：需注意整体治疗与局部治疗相结合，发作期治疗与巩固治疗相结合。具体措施如下。

（一）一般治疗

生活规律，劳逸结合，保持乐观，尽量减少情绪激动和精神应激；饮食要规律，定时进餐，细嚼慢咽，避免过饱或过饥，避免进食粗糙、过冷、过热和刺激性的食物（如香料、浓茶、咖啡等），避免烟酒，避免应用 NSAID 等致溃疡药物。

（二）药物治疗

1. 减少损害因素药物

（1）碱性抗酸药：结合或中和胃酸，常用的有氢氧化铝、氢氧化镁等。目前很少单一应用，常将两种或多种联合或制成复方制剂使用，常用复方制剂有复方氢氧化铝、铝镁合剂、乐得胃、铝碳酸镁片等。

（2）抑制胃酸分泌药：目前临床上常用的抑制胃酸分泌药有 H$_2$ 受体阻断药（H$_2$RA）和质子泵抑制剂（PPI）两大类（表 4-3-1）。PPI 的抑酸效果比 H$_2$RA 更强且更持久，促进溃疡愈合的速度更快，愈合率更高，适用于各种溃疡。PPI 也是根除 HP 治疗方案中最常用的基础药物。抑制胃酸分泌药的疗程：DU 4～6 周，GU 6～8 周。

表 4-3-1　常用的抑制胃酸分泌药

类别	药物名称	常规剂量
H$_2$RA	西咪替丁	800 mg，qn 或 400 mg，bid
	雷尼替丁	300 mg，qn 或 150 mg，bid
	法莫替丁	40 mg，qn 或 20 mg，bid
	尼扎替丁	300 mg，qn 或 150 mg，bid
PPI	奥美拉唑	20 mg，qd
	兰索拉唑	30 mg，qd
	泮托拉唑	40 mg，qd
	雷贝拉唑	20 mg，qd

注：qn 为每晚 1 次；bid 为每天 2 次；qd 为每天 1 次。

2. 加强保护因素药物

（1）硫糖铝：在酸性环境下形成不溶性的带负电荷的胶体，与溃疡面带正电荷的蛋白渗出物相结合，形成保护膜覆盖溃疡面，促进溃疡愈合。常用量为每次 1.0 g，嚼服，每天 4 次，1 个疗程 4～8 周。本药在酸性环境下才能发挥作用，因此应避免与抑制胃酸分泌药同时服用。

（2）枸橼酸铋钾：在酸性环境下，可络合蛋白质，形成一层保护膜覆盖溃疡面而促进其愈合。还有较强的抑制 HP 的作用，常用量为每次 120 mg，餐前或睡前口服，每天 4 次，1 个疗程 4～6 周。服药后可出现舌体及大便颜色变黑，停药后可消失。为避免铋剂在体内积蓄，不宜长期连续服用。

（3）米索前列醇：前列腺素 E 的衍生物，能抑制胃酸分泌，增加胃十二指肠黏液和碳酸氢盐的分泌，增加黏膜血流量，对 NSAID 引起的溃疡效果良好。因其能引起子宫收缩，故妊娠妇女禁用。

3. 根除 HP 治疗　不论溃疡是初发或复发、活动或静止、有或无并发症，只要确定存在 HP 感染，均应给予根除 HP 治疗。

（1）根除 HP 治疗方案：目前国内外消化病专家推荐根除 HP 感染的治疗方案为 PPI 加两种抗生素或铋剂加两种抗生素组成的三联疗法（表 4-3-2）。初治失败者宜采用四联疗法，即除了选用两种抗生素外，PPI 和铋剂均选用。

表 4-3-2　根除 HP 的三联疗法

药物组分	药物选择与剂量		疗　程
PPI	任选一种：		
	• 奥美拉唑	20 mg，bid	
	• 兰索拉唑	30 mg，bid	14 天
	• 泮托拉唑	40 mg，bid	
	• 雷贝拉唑	20 mg，bid	
抗生素 1	阿莫西林	1000 mg，bid	14 天
抗生素 2	任选一种：		
	• 克拉霉素	500 mg，bid	
	• 左氧氟沙星	500 mg，qd	14 天
	• 甲硝唑	400 mg，bid/tid	

（2）根除 HP 治疗后复查：应在根除 HP 治疗结束至少 4 周后进行，且在检查前停用 PPI 或铋剂 2 周。多采用非侵入性的 ^{13}C 或 ^{14}C 尿素呼气试验，也可通过胃镜活检做尿素酶和（或）组织学检查。

4. 其他　甲氧氯普胺、多潘立酮等能促进胃排空和增加胃黏膜血流量，增强幽门括约肌张力，防止胆汁反流，适用于 GU，剂量为 10 mg，每天 3～4 次，餐前半小时或睡前服用，本药不宜与抗胆碱药同用。甲氧氯普胺的副作用有嗜睡、锥体外系综合征等。

知识拓展

　　清除幽门螺杆菌（HP）与消化性溃疡关系密切，抗生素与抑制胃酸分泌药联合用药效果明显，抗生素应在餐后服用，以尽量减少其对胃黏膜的刺激，服用应定时、定量，以达到根除 HP 的目的。如服用铋剂，应和抗生素服用时间分开，至少间隔 30 min。铋剂宜在三餐前和晚上服用，因铋剂为水溶性胶体大分子化合物，在胃酸的作用下可与溃疡面的蛋白质结合并形成一层保护膜，有效阻止胃酸对溃疡面的侵蚀，从而保护胃黏膜。

　　HP 是一种感染率极高的细菌，该菌的主要传播方式是人与人之间经过粪-口或口-口传播，因此，预防 HP 感染，对降低消化性溃疡的发病率及复发率十分重要。患者排泄物要先消毒后处理，以防播散。患者的餐具要单独消毒，不可共用，以减少传播机会。

（三）消化性溃疡并发大出血的治疗

溃疡大出血必须紧急处理。原则为迅速止血及补充血容量。具体措施如下。

1. 一般处理

（1）绝对卧床休息，必要时给予小量镇静剂（如安定等）。加强护理，防止呕吐物吸入引起窒息。建立和保持静脉通道。严格记录出入量。除大量呕血外，一般不必禁食，可给予全流食，以中和胃酸，减轻胃饥饿性收缩，以利于止血。

（2）定期观察患者病情变化，包括呕吐和黑便情况，神志变化，血压、脉搏和呼吸，肢体温度，皮肤和甲床色泽，尿量等，并定期复查血红蛋白、血细胞比容、尿素氮等。

2. 补充血容量　根据"先盐后糖，先快后慢，见尿补钾"的原则，积极补充血容量。同时立即查血型和行交叉配血。当出现下列情况时应紧急输血：血压明显下降，心率加快，有晕厥；失血性休克；血红蛋白低于 70 g/L。

3. 止血措施

（1）云南白药（0.5 g，每天 3 次）口服，去甲肾上腺素 8 mg 加入冷盐水 100～200 mL 口服或胃管内灌注，有一定效果。

（2）抑制胃酸分泌药：临床上消化性溃疡引起的出血，常规给予 H_2RA 或 PPI 治疗，后者的效果优于前者。可用法莫替丁 20 mg 加入 5% 葡萄糖溶液 250 mL 中静脉滴注，每天 2 次；或用奥美拉唑 40 mg 以溶剂溶解后缓慢静脉注射。1 个疗程一般为 5 天。

（3）一般性止血剂如氨甲苯酸或酚磺乙胺可以应用，但效果不肯定。

（4）内镜止血治疗：内镜下直接喷洒止血剂如 1%～5% 孟氏溶液，以及采用高频电凝、激光、微波、上止血夹治疗等有较好的效果。

4. 手术治疗　对某些顽固的、急性大出血，经药物等非手术治疗不能奏效时，应结合患者情况，考虑行手术治疗，不得延误。

（四）手术治疗

目前外科手术治疗主要适用于少数有并发症者，包括：①大量出血经内科治疗无效者；②急性穿孔者；③瘢痕性幽门梗阻者；④GU 疑有癌变者；⑤内科治疗无效的难治性溃疡患者。

（刘　洋）

▷ 线上评测

扫码在线答题

第四章

泌尿系统疾病

扫码看 PPT

学习目标

识记：

1. 能准确说出泌尿系统疾病的主要临床表现。
2. 能简要描述泌尿系统疾病的常规辅助检查。
3. 能简要说出泌尿系统疾病的治疗方案。

理解：

1. 能用自己的语言描述泌尿系统疾病的主要临床表现。
2. 明确典型病例的临床特点，并能分析其异常改变的原因。

应用：

1. 能自觉将医疗规范与康复理念贯穿于疾病治疗的全过程。
2. 能用所学知识与技能协助主治医生对患者的疾病康复进行指导。

第一节　急性肾小球肾炎

案例导学

患者，男，21 岁，咽部不适 3 周，水肿、尿少 1 周。3 周前咽部不适，轻咳，无发热，自服诺氟沙星未见好转。近 1 周感双腿发胀，双眼睑水肿，晨起时明显，同时尿量减少，每天 200～500 mL，尿色较红。于外院查尿蛋白（＋＋），RBC、WBC 不详，血压增高，口服"阿莫西林""保肾康"症状无好转来诊。发病以来精神食欲尚可，有轻度腰酸、乏力，无尿频、尿急、尿痛、关节痛、皮疹、脱发及口腔溃疡，体重 3 周来增加 6 kg。既往体健，无青霉素过敏史，个人史、家族史无特殊。

体格检查：T 36.6 ℃，P 80 次/分，R 18 次/分，BP 160/96 mmHg，无皮疹，浅表淋巴结未触及，眼睑水肿，巩膜无黄染，咽红，扁桃体不大，心肺无异常，腹软，肝脾不大，移动性浊音（－），双肾区无叩击痛，双下肢凹陷性水肿。

化验：血 Hb 140 g/L，WBC 7.7×10^9/L，PLT 210×10^9/L，尿蛋白（＋＋），尿蛋白定量 3 g/24 h，尿 WBC 0～1 个/HP，RBC 20～30 个/HP，偶见颗粒管型，肝功能正常，Alb 35.5 g/L，BUN 8.5 mmol/L，Scr 140 μmol/L。血 IgG、IgM、IgA 正常，C3 0.5 g/L，ASO 800 U/L，乙肝两对半（－）。

请完成以下任务：

    1. 通过学习，归纳与总结急性肾小球肾炎的主要临床表现。

    2. 简单描述急性肾小球肾炎的常规辅助检查项目。

    3. 假如您是该患者的主治医生，设计简单的医嘱。

急性肾小球肾炎简称急性肾炎，广义上是指一组病因及发病机制不一，但临床上表现为急性起病，以血尿、蛋白尿、水肿、高血压和肾小球滤过率下降为特点的肾小球疾病，故也称为急性肾病综合征。

一、病因、发病机制和病理改变

（一）病因

根据流行病学、免疫学及临床方面的研究，急性肾炎主要是由 β 溶血性链球菌感染所致，常见于上呼吸道感染（多为扁桃体炎）、猩红热、脓疱疮等链球菌感染引起的一种免疫复合物肾小球肾炎。

（二）发病机制

关于感染后引发肾炎的机制，一般认为是机体对链球菌的某些抗原成分（如细胞壁的 M 蛋白或细胞质中某些抗原成分）产生抗体，形成循环免疫复合物，这些复合物随血流抵达肾脏，并沉积于肾小球基底膜，进而激活补体，造成肾小球局部免疫病理损伤。

（三）病理改变

主要累及肾小球，病理类型为毛细血管内增生性肾小球肾炎。急性期肾小球毛细血管出现免疫性炎症使毛细血管腔变窄甚至闭塞，并损害肾小球滤过膜，出现血尿、蛋白尿及管型尿等；肾小球滤过率下降，因而对水和各种溶质（包括含氮代谢产物、无机盐）的排泄减少，发生水、钠潴留，继而引起细胞外液容量增加，因此临床上有水肿、尿少、全身循环充血状态（如呼吸困难、肝大、静脉压增高等）。急性肾炎所伴高血压，目前认为是由血容量增加所致。

二、临床表现

急性肾炎多见于儿童，男性多于女性，通常于前驱感染后 1～3 周起病。轻者可无具体临床表现；典型患者呈急性肾病综合征表现；重者并发高血压脑病、严重循环充血和急性肾功能不全。本病患者大多数预后良好，常可在数月内实现临床自愈。

（一）前驱感染

前驱感染常为链球菌所致的上呼吸道感染，如急性化脓性扁桃体炎、咽炎、淋巴结炎、猩红热等，或是皮肤感染。

（二）典型病例的临床表现

链球菌感染后经 1～3 周无症状间歇期而急性起病，表现为水肿、血尿、高血压及程度不等的肾功能受累。

1. 水肿　最常见的症状，初仅累及眼睑及颜面，晨起重；重者波及全身；轻者仅体重增加，肢体有胀满感。

2. 尿液异常　半数患者有肉眼血尿，镜下血尿几乎见于所有病例。患者有血尿的同时常伴程度不等的蛋白尿，一般为轻至中度。尿量减少并不少见，但真正发展至少尿或无尿者为少数。

3. 高血压　见于 30%～80% 的病例，多因水、钠潴留致血容量扩大所致，一般为轻或中度增高。大多数患者于 1 周后随利尿消肿作用，血压降至正常水平。若血压持续不降，应考虑慢性肾炎急性发作的可能。

（三）非典型病例的临床表现

（1）无症状的亚临床病例无水肿、高血压、肉眼血尿，仅于链球菌感染流行时，或急性肾炎患者的密切接触者等行尿常规检查时，发现镜下血尿，甚至尿检可正常，仅血中补体C3降低，6～8周恢复。

（2）临床表现有水肿、高血压，甚或有严重循环充血及高血压脑病，而尿中改变轻微或常规检查正常，称为肾外症状性肾炎。此类患者血中补体C3呈急性期下降、6～8周恢复的典型规律性变化，此点有助于诊断。

（3）尿蛋白程度及水肿重，甚至与肾病综合征患者近似，部分患者还可有血浆蛋白下降及高脂血症，而与肾病综合征不易区别。

三、辅助检查

（一）尿液检查

血尿为急性肾炎重要所见，可呈肉眼血尿或镜下血尿。此外，还可见红细胞管型，提示肾小球有出血渗出性炎症，是急性肾炎的重要特点。尿沉渣还常见肾小管上皮细胞、白细胞、大量透明管型和颗粒管型。尿蛋白通常为（＋）～（＋＋）。尿常规一般在4～8周大致恢复正常。

（二）血常规

红细胞计数及血红蛋白可稍低，系因血容量扩大、血液稀释所致。白细胞计数可正常或增高，此与原发感染灶是否继续存在有关。血沉增快，2～3个月恢复正常。

（三）肾功能检查

肾小球滤过率（GFR）呈不同程度下降，但肾血浆流量仍可正常，因而滤过分数常降低。临床常见一过性氮质血症，血中尿素氮、肌酐增高。

（四）细胞学和血清学检查

链球菌感染后可产生相应抗体，可借抗体检测证实前驱的链球菌感染。如抗链球菌溶血素O抗体（ASO），其阳性率达50%～80%，通常于链球菌感染后2～3周出现，3～5周滴度达高峰。判断其临床意义时应注意，其滴度升高仅表示近期有过链球菌感染，与急性肾炎的严重性无直接相关性；经有效抗生素治疗者阳性率降低，皮肤感染灶患者阳性率也降低。尚可检测抗脱氧核糖核酸酶B及抗透明质酸酶，并应注意于2周后复查，如滴度升高，则更具诊断价值。

（五）血补体测定

急性肾炎病程早期血总补体及C3均明显下降，6～8周恢复正常。此规律性变化为本病的典型表现。

四、诊断要点

典型的急性肾炎不难诊断。链球菌感染后，经1～3周无症状间歇期，出现水肿、高血压、血尿（可伴不同程度蛋白尿），再加血补体C3的动态变化即可明确诊断。当临床诊断困难时，患者可考虑进行肾脏活检以明确诊断并指导治疗。肾脏活检的指征如下：①少尿持续1周以上或进行性尿量减少伴肾功能恶化；②病程超过2个月而无好转趋势者；③急性肾炎综合征伴肾病综合征者。

五、治疗原则和治疗要点

（一）治疗原则

以对症治疗和休息为主。防治急性期并发症，保护肾功能，以利于其自然恢复。

（二）治疗要点

（1）急性期应卧床休息（通常需2～3周），待肉眼血尿消失、血压恢复、水肿减退即可逐步增加室内活动量。对遗留的轻度蛋白尿及血尿，应加强随访观察而无须延长卧床时间，如有尿液改变情况严重，则需再次卧床。3个月内应避免剧烈运动,可于停止卧床后逐渐增加活动量。

(2)合理饮食有助于减轻肾脏负担。急性期宜限制盐、水、蛋白质摄入。对于有水肿、血压高者,宜采用免盐或低盐饮食。水肿严重且少尿者需限制水分摄入。对于有氮质血症者,应限制蛋白质的摄入。

(3)感染灶的治疗:对仍有咽部、皮肤感染灶者,应给予青霉素或其他抗菌药物治疗7~10天。

(4)利尿剂的应用:凡经控制水、盐摄入而仍少尿、水肿、血压高者均应给予利尿剂。噻嗪类利尿剂无效时可用强有力的袢利尿剂(如呋塞米和依他尼酸等)。

> **知识拓展**
>
> 急性肾炎在小儿肾脏疾病中发生率最高,由于病程较长,常给患儿及其家长带来沉重的精神压力和经济负担。应尽快向患儿家长介绍本病的有关知识,使患儿及其家长增强信心,更好地与医护人员合作。
>
> 急性肾炎患儿常有较严重的全身性水肿,以身体最低下部位明显,使局部皮肤变薄,血液循环受阻而易破损并发感染,因此护理时要保持患儿皮肤清洁、干燥,及时更换内衣,被褥要松软,保持床铺清洁、干燥、平整、无渣屑,衣服应宽松,以免损伤患儿皮肤。长期卧床的患儿要经常变换体位。除去皮肤胶布时动作要轻柔,避免损伤皮肤。避免蚊虫叮咬,注意勤修剪指甲,避免抓破皮肤。

(5)降压药的应用:凡经休息、限制水和盐摄入、利尿而血压仍高者应给予降压药。血压增高明显,需迅速降压时可用钙通道阻滞剂。发生高血压脑病需紧急降压者可选用硝普钠,硝普钠尤其适用于伴肺水肿者。

第二节 慢性肾小球肾炎

慢性肾小球肾炎(简称慢性肾炎)是一组由多种病因引起的发生于肾小球的免疫性疾病。多发生于中青年,病程常超过1年或长达几年,病变缓慢进展,可有不同程度的肾功能减退,最终可发展为慢性肾衰竭。

一、病因和病理

仅少数慢性肾炎由急性肾炎发展所致,绝大多数慢性肾炎的确切病因不清楚,起病即为慢性,起始因素多为免疫介导炎症。导致病程慢性化的机制除免疫因素外,非免疫非炎症因素占有重要作用,主要包括肾内血管硬化引起肾缺血加重肾小球损伤,高血压导致肾小球高滤过而加快硬化以及健存肾小球代偿过于劳累而发生硬化。

二、临床表现

慢性肾炎可发生于任何年龄,但以中青年为主,男性多见。多数起病缓慢、隐匿。临床表现呈多样性,蛋白尿、血尿、高血压、水肿为基本临床表现,可有不同程度的肾功能减退,病情时轻时重,渐进性发展为慢性肾衰竭。

(一)早期症状

早期患者可有乏力、疲倦、腰部疼痛、食欲减退;水肿可有可无,一般不严重。有的患者可无明显临床症状,血压可正常或轻度升高。

(二)肾功能

由于肾脏代偿能力较强,肾功能正常或轻度受损的情况可持续数年甚至数十年。当肾功能逐渐恶化并出现相应的临床表现时,提示患者进入尿毒症阶段。

(三)高血压

以持续性中等以上程度的舒张压升高为主,伴有眼底出血、渗出,甚至视乳头水肿,如血压控制不好,肾功能恶化较快,预后较差。

部分患者因感染、劳累而急性发作,或用肾毒性药物后病情急骤恶化,去除诱因和适当治疗后病情可得到一定程度缓解,但也进入不可逆的慢性肾衰竭期。

慢性肾炎临床表现呈多样性,个体间差异较大,故要特别注意以防某一表现突出而造成误诊。若慢性肾炎高血压突出,易误诊为原发性高血压,增生性肾炎感染后急性发作时易误诊为急性肾炎,应予以注意。

三、辅助检查

(一)实验室检查

1. 尿常规　检查可有血尿、蛋白尿、管型尿等一种或一种以上异常。

2. 内生肌酐清除率　正常或降低。

3. 蛋白尿　选择性蛋白尿指数(SPI)>0.2 为非选择性蛋白尿;SPI≤0.2 为选择性蛋白尿。

(二)其他检查

双肾 B 超显示肾脏大小正常或缩小,可有双肾皮质回声增强。

四、诊断要点

有蛋白尿、血尿、管型尿、水肿、高血压病史 1 年以上,排除继发性及遗传性肾小球肾炎,即可诊断为慢性肾炎。

五、治疗原则和药物治疗要点

(一)治疗原则

慢性肾炎的治疗应以防止或延缓肾功能进行性恶化、改善或缓解临床症状及防治严重并发症为主要目的,而不以消除尿红细胞或微量尿蛋白为目标。

(二)药物治疗要点

(1)积极控制高血压。治疗原则:①血压应控制在 125/75 mmHg 以下;尿蛋白<1 g/d,血压控制水平可放宽到 130/80 mmHg 以下;②选择能延缓肾功能恶化、具有肾保护作用的降压药。

知识拓展

慢性肾炎的食物选择

(1)要给予充足的维生素,尤其要补充维生素 C,因为长期慢性肾炎的患者可有贫血,补充维生素 C 能增加铁的吸收,所以应食用西红柿、绿叶蔬菜、新鲜大枣、西瓜、黄瓜、柑橘、猕猴桃和天然果汁等。

(2)食欲差者可补充维生素 C 制剂,同时应多补充 B 族维生素和叶酸丰富的食物,如动物内脏、绿叶蔬菜等食品,有助于纠正贫血。高钾血症时要忌食含钾高的食物,要慎重选择蔬菜和水果。慢性肾炎的患者要忌食糖类饮料和刺激性食品。

---

(2)限制食物中蛋白质及磷的摄入量。

(3)应用抗血小板药:大剂量双嘧达莫、小剂量阿司匹林有抗血小板凝集作用。

(4)糖皮质激素和细胞毒性药物一般不主张积极应用。患者肾功能正常或仅轻度受损,肾体积正常,病理类型较轻(如轻度系膜增生性肾小球肾炎、早期膜性肾病等),尿蛋白较高,且无禁忌证时可试用,无效者可逐步撤去。

（5）避免加重肾损害的因素：感染、劳累、妊娠及应用肾毒性药物（如氨基糖苷类抗生素等）均可能导致肾损伤，应予以避免。

第三节　泌尿系统感染

泌尿系统感染又称尿路感染，简称尿感，是较常见的泌尿系统疾病之一。尿路感染是指各种病原微生物在尿路中生长、繁殖而引起的尿路感染性疾病。尿路感染可发生于所有人群，多见于女性，尤其是育龄期女性。本节叙述的是由细菌感染引起的尿路感染。

根据感染发生的部位可将其分为上尿路感染和下尿路感染，前者系指肾盂肾炎，后者主要指膀胱炎及尿道炎。

一、流行病学

女性尿路感染发病率明显高于男性，女男比例约为 8 ∶ 1。除非存在易感因素，成年男性极少发生尿路感染。50 岁以后男性因前列腺肥大的发病率增高，尿路感染发病率也相应增高，约为 7%。未婚女性尿路感染发病率为 1%～3%，已婚女性发病率增高，约为 5%，与性生活、妊娠、应用杀精子避孕药物等因素有关。60 岁以上女性尿路感染发病率高达 10%～12%，多为无症状细菌尿。

二、病因和发病机制

（一）病原微生物

尿路感染最常见的致病菌为革兰阴性杆菌，其中以大肠埃希菌最为常见，其他依次为变形杆菌、克雷伯杆菌、粪链球菌、铜绿假单胞菌和葡萄球菌。其中变形杆菌常见于伴有泌尿系统结石者，铜绿假单胞菌多见于尿路器械检查后，金黄色葡萄球菌则常见于血源性尿路感染。腺病毒可以在儿童和一些年轻人中引起急性出血性膀胱炎，甚至引起流行。此外，结核分枝杆菌、衣原体、真菌等也可导致尿路感染。

（二）发病机制

1. 感染途径

（1）上行感染：病原菌经由尿道上行至膀胱，甚至输尿管、肾盂引起的感染称为上行感染，约占尿路感染的 95%。

（2）血行感染：病原菌血行传播至泌尿生殖器官，此种感染途径少见。

（3）直接感染：泌尿系周围器官、组织发生感染时，病原菌偶可直接侵入泌尿系统导致感染。

（4）淋巴道感染：盆腔和下腹部的器官感染时，病原菌可从淋巴系统感染泌尿系统，但罕见。

2. 机体防御机制　虽然细菌可进入膀胱，但不都引起尿路感染，这与机体的防御功能有关。机体的防御机制包括：①尿道和膀胱黏膜的抗菌能力；②排尿的冲刷作用；③尿液的高浓度尿素、高渗透压和低 pH 环境等；④输尿管膀胱连接处的活瓣，具有防止尿液、细菌进入输尿管的功能；⑤感染出现后，白细胞很快进入膀胱上皮组织和尿液中，起到清除细菌的作用；⑥男性前列腺分泌物中含有抗菌成分。

3. 易感因素

（1）尿路梗阻：如结石、前列腺增生、狭窄、肿瘤等均可导致尿液积聚，进而使细菌在局部大量繁殖从而引起感染。

（2）泌尿系统结构异常：如肾发育不良、肾盂及输尿管畸形、移植肾、多囊肾等，也是尿路感染的易感因素。

（3）机体免疫力低下：如长期使用免疫抑制剂、长期卧床，以及患糖尿病或其他慢性病。

（4）神经源性膀胱：支配膀胱的神经功能障碍，如患脊髓损伤、糖尿病、多发性硬化等疾病者，因长时间的尿潴留和(或)应用导尿管引流尿液导致感染。

(5)妊娠:2%～8%妊娠妇女可发生尿路感染,与妊娠期输尿管蠕动功能减弱、暂时性膀胱输尿管活瓣关闭不全及妊娠后期子宫增大致尿液引流不畅有关。

(6)性别:女性尿道较短(约 4 cm)而宽,距离肛门及阴道口较近,是女性容易发生尿路感染的重要因素。包茎、包皮过长是男性发生尿路感染的诱发因素。

(7)膀胱输尿管反流:输尿管壁内段及膀胱开口处的黏膜形成阻止尿液从膀胱输尿管口反流至输尿管的屏障,当其功能或结构异常时可使尿液从膀胱反流到输尿管,甚至肾盂,导致细菌在局部定植,发生感染。

(8)医源性因素:导尿或留置导尿管、膀胱镜和输尿管镜检查、逆行性尿路造影等可致尿路黏膜损伤,并将细菌引入尿路,从而引发尿路感染。

4. 细菌的致病力　细菌进入膀胱后,能否引起尿路感染,与其致病力有很大关系。以大肠埃希菌为例,并非其所有菌株均能引起症状性尿路感染,能引起者仅为其中的少数菌株,如 O、K 和 H 血清型菌株,它们具有特殊的致病力。大肠埃希菌通过菌毛将细菌菌体附着于特殊的上皮细胞受体,然后促使黏膜上皮细胞分泌 IL-6、IL-8,并诱导上皮细胞凋亡和脱落。致病性大肠埃希菌还可产生溶血素、铁载体等对人体杀菌作用具有抵抗能力的物质。

三、临床表现

(一)膀胱炎

膀胱炎即通常所指的下尿路感染,占尿路感染的 60% 以上。主要表现为尿频、尿急、尿痛、血尿、尿液浑浊、下腹部疼痛等,一般无全身感染症状,少数患者出现腰痛、发热,但体温常不超过 38.5 ℃。如患者有突出的系统表现,如体温高于 38.0 ℃等,应考虑上尿路感染。致病菌多为大肠埃希菌。

(二)肾盂肾炎

1. 急性肾盂肾炎　可发生于各年龄段,以育龄期女性最多见。临床表现与感染程度有关,通常起病较急。

(1)全身症状:发热、寒战、头痛、全身酸痛、心动过速、恶心、呕吐等,体温多在 38.0 ℃以上,多为弛张热,也可为稽留热或间歇热。部分患者出现革兰阴性杆菌败血症。

(2)泌尿系统症状:尿频、尿急、尿痛、排尿困难、下腹部疼痛、腰痛等。腰痛程度不一,多为钝痛或酸痛。肋脊角或输尿管点压痛和(或)肾区叩击痛。部分患者下尿路症状不典型或缺如。

2. 慢性肾盂肾炎　临床表现复杂,全身及泌尿系统局部表现均可不典型。部分患者可有急性肾盂肾炎病史,多有反复尿路感染病史,后出现程度不同的腰部酸痛、间歇性尿频、乏力、低热及肾小管功能受损表现,如夜尿增多、尿比重低等。急性发作时患者症状明显,类似急性肾盂肾炎。病程长者可发展为慢性肾衰竭。

(三)无症状细菌尿

无症状细菌尿可由症状性尿路感染演变而来,部分患者可无急性尿路感染病史。无症状细菌尿是指患者有真性细菌尿,而无尿路感染的症状,致病菌多为大肠埃希菌,尿常规可无明显异常,但尿培养有真性细菌尿,也可在病程中出现急性尿路感染症状。

四、实验室及其他检查

(一)尿液检查

尿液常浑浊,可有异味,少数有血尿。

1. 常规检查　可有白细胞尿、血尿、蛋白尿。尿沉渣镜检白细胞＞5 个/HP 称为白细胞尿,对尿路感染诊断意义较大;部分肾盂肾炎患者尿中可见白细胞管型。

2. 白细胞排泄率 准确留取 3 h 尿液,立即进行尿白细胞计数,所得白细胞数按每小时折算,正常人白细胞计数<20 万/h,白细胞计数>30 万/h 为阳性,介于(20～30)万/h 者为可疑。

3. 细菌学检查

(1)细菌涂片检查:取清洁中段尿沉渣涂片,若每个视野下可见 1 个或更多细菌,提示尿路感染。

(2)细菌培养:可采用清洁中段尿、导尿及膀胱穿刺尿做细菌培养,其中膀胱穿刺尿培养结果最可靠。中段尿细菌定量培养≥10^5/mL,称为真性细菌尿,可确诊为尿路感染;尿细菌定量培养 10^4～10^5/mL,为可疑阳性,需复查;若尿细菌定量培养<10^3/mL,可能为污染。耻骨上膀胱穿刺尿细菌定性培养有细菌生长,即为真性细菌尿。

(二)血液检查

(1)急性肾盂肾炎时血白细胞计数常升高,中性粒细胞增多,核左移。慢性肾盂肾炎时可贫血。

(2)慢性肾盂肾炎肾功能受损时可出现肾小球滤过率下降、血肌酐升高等。

(三)影像学检查

影像学检查有 B 超、腹部 X 线、静脉肾盂造影、排尿期膀胱输尿管反流造影、逆行肾盂造影等。静脉肾盂造影的适应证为反复发作的尿路感染,尿路感染急性期不宜做静脉肾盂造影,可做 B 超检查。

五、诊断

(一)尿路感染的诊断

当女性有明显尿频、尿急、尿痛,尿白细胞增多,尿细菌定量培养≥10^5/mL,且为常见致病菌时,可拟诊为尿路感染。凡是有真性细菌尿者,均可诊断为尿路感染。无症状细菌尿的诊断主要依靠尿细菌学检查,要求两次中段尿培养均提示为同一菌种的真性细菌尿。

(二)尿路感染的定位诊断

真性细菌尿的存在只表明存在尿路感染,还需进行定位诊断。

(1)根据临床表现定位下尿路感染,常以膀胱刺激征为突出表现,一般少有发热、腰痛等症状。而上尿路感染者常有发热、寒战,甚至出现毒血症症状,伴明显腰痛及输尿管点和(或)肋脊点压痛、肾区叩击痛等。

(2)实验室检查定位出现下列情况提示上尿路感染。

①膀胱冲洗后尿培养呈阳性。

②尿沉渣镜检有白细胞管型,并排除间质性肾炎、狼疮性肾炎等疾病。

③尿 N-乙酰-β-葡萄糖苷酶(NAG)升高、尿 β2-微球蛋白(β2-MG)升高。

④尿渗透压降低。

(3)慢性肾盂肾炎的诊断除要求有反复发作尿路感染病史之外,尚需结合影像学及肾功能检查。

①静脉肾盂造影可见肾盂肾盏变形、缩窄。

②肾外形凹凸不平,且双肾大小不等。

③持续性肾小管功能损害。

具备上述①②中的任何一项再加第③项可诊断为慢性肾盂肾炎。

六、治疗

(一)一般治疗

尿路感染应寻找易感因素,去除诱发因素。确定感染部位及性质。急性期嘱患者多饮水,勤排尿,注意休息。发热者给予易消化、高热量、富含维生素的饮食。膀胱刺激征和血尿明显者,可口服碳酸氢钠片 1 g,每天 3 次,以碱化尿液、缓解症状、抑制细菌生长、避免形成血凝块,还可以增强应用磺胺类抗生素者药物的抗菌活性并避免尿路结晶的形成。

(二)抗感染治疗

用药原则:①选用对致病菌敏感的抗生素。无病原学检查结果前,一般首选对革兰阴性杆菌有效的抗生素,尤其是首发尿路感染者。治疗 3 天症状无改善者,应按药敏试验结果调整用药。②抗生素在尿和肾内的浓度要高。③选用肾毒性小、副作用少的抗生素。④单一药物治疗失败、严重感染、混合感染、耐药菌株出现时应联合用药。⑤对不同类型的尿路感染给予不同的治疗时间。

1. 急性膀胱炎

(1)单剂量疗法:常用磺胺甲基异噁唑 2.0 g、甲氧苄啶 0.4 g、碳酸氢钠 1.0 g,1 次顿服(简称 STS 单剂);氧氟沙星 0.4 g,顿服;阿莫西林 3.0 g,顿服。

(2)短疗程疗法:与单剂量疗法相比,短疗程疗法更有效;与传统 7~14 天疗法相比疗效相近,副作用少。可选用磺胺类、喹诺酮类、半合成青霉素或头孢类等抗生素,任选一种药物,连用 3 天,约 90% 的患者可治愈。

停服抗生素 7 天后,需进行尿细菌定量培养。如结果阴性,表示急性细菌性膀胱炎已治愈;如仍有真性细菌尿,应继续给予 14 天抗生素治疗。

2. 肾盂肾炎　首次发生的急性肾盂肾炎的致病菌 80% 为大肠埃希菌,在留取尿细菌检查标本后应立即开始治疗,首选对革兰阴性杆菌有效的药物。72 h 显效者无须换药,否则应按药敏试验结果更换抗生素。

(1)病情较轻者:可在门诊口服药物治疗,疗程 10~14 天。常用药物有喹诺酮类、半合成青霉素类、头孢菌素类等。

(2)严重感染全身中毒症状明显者:需住院治疗,应静脉给药。常用药物有氨苄西林、头孢噻肟钠、头孢曲松钠、左氧氟沙星等,必要时可联合用药。

3. 再发性尿路感染　分为再感染和复发。

(1)再感染:治疗后症状消失,尿菌阴性,但在停药 6 周后再次出现真性细菌尿,菌株与上次不同。治疗方法与首次发作治疗方法相同。对半年内发生 2 次以上者,可用长程低剂量抑菌治疗,即每晚临睡前排尿后服用小剂量抗生素 1 次,如复方磺胺甲噁唑、呋喃妥因或氧氟沙星,每 7~10 天更换药物 1 次,连用半年。

(2)复发:治疗后症状消失,尿菌阴转后在 6 周内再次出现细菌尿,菌种与上次相同(菌种相同且为同一血清型)。复发且为肾盂肾炎者,特别是复杂性肾盂肾炎者,应按药敏试验结果选择强有力的杀菌性抗生素,疗程不短于 6 周。

(三)疗效评定

(1)治愈:症状消失,尿菌阴性,疗程结束后 2 周、6 周复查尿菌仍为阴性。

(2)治疗失败:尿菌仍为阳性,或治疗后尿菌为阴性,但 2 周或 6 周后复查尿菌转为阳性,且为同一种菌株。

(王　雪　刘　洋)

> 线上评测

扫码在线答题

第五章

内分泌系统及代谢性疾病

扫码看 PPT

学习目标

识记：

1. 能准确说出内分泌系统及代谢性疾病的主要临床表现。
2. 能简要描述内分泌系统及代谢性疾病的常规辅助检查。
3. 能简要说出内分泌系统及代谢性疾病的治疗方案。

理解：

1. 能用自己的语言描述内分泌系统及代谢性疾病的主要临床表现。
2. 明确典型病例的临床特点，并分析其异常改变的原因。

应用：

1. 能自觉将医疗规范与康复理念贯穿于疾病治疗的全过程。
2. 能用所学知识与技能协助主治医生对患者的疾病康复进行指导。

第一节 甲状腺功能亢进

案 例 导 学

患者,女,32 岁,因心悸、多汗、怕热、易饥、消瘦 2 个月就诊。2 个月前无明显诱因出现心悸、多汗、怕热、易饥、消瘦,2 个月内体重下降 10 kg,伴烦躁、易怒,大便次数增加,稀便每天 4～5 次,月经稀少,失眠,自服安眠药(艾司唑仑,1 mg/d)效果不佳。病程中无发热、咳嗽、咳痰,无恶心、呕吐,小便正常。既往体健,无肝炎、结核病史,无高血压、糖尿病病史。

体格检查:T 36 ℃,P 104 次/分,R 18 次/分,BP 130/60 mmHg,发育正常,消瘦,皮肤潮湿,浅表淋巴结无肿大,眼球略突出,甲状腺Ⅱ度肿大,质软,无压痛,未触及结节,两上极可触及震颤,听诊闻及血管杂音,双肺呼吸音正常,心界不大,未闻及杂音,腹软,无压痛,肝脾未触及,肠鸣音正常,双下肢无水肿。

请完成以下任务:

1. 说出该患者最可能的诊断和诊断依据。
2. 说出需要做哪些相关检查以明确诊断。
3. 说出该患者的治疗原则。

甲状腺功能亢进(hyperthyroidism,简称甲亢)是指由多种原因导致的甲状腺激素分泌过多引起的临床综合征。常见的病因有毒性弥漫性甲状腺肿(Graves 病)、多结节性毒性甲状腺肿、甲状腺自主高功能腺瘤、甲状腺炎以及应用碘剂等。本节重点讨论临床上最常见的毒性弥漫性甲状腺肿(Graves 病,以下简称 GD)。本病女性多见,男女之比为 1∶(4～6)。各年龄组均可发病,但以 20～50 岁较为多见。

一、病因和发病机制

(1) 自身免疫:GD 患者血清中存在针对甲状腺细胞 TSH 受体的特异性自身抗体,称为 TSH 受体抗体(TRAb)。TSH 和 TRAb 均可与 TSH 受体结合,TRAb 有兴奋性抗体(TSAb)和 TSH 受体阻断性抗体(TBAb)两种类型。TSAb 是可以导致 GD 的致病性抗体。甲状腺功能减退(简称甲减)的成因之一就是 TBAb 参与的自身免疫性甲状腺炎。

(2) 遗传:本病有家族遗传倾向。

(3) 环境刺激:精神刺激、感染、创伤等可能也参与了 GD 的发生和发展。

二、病理

甲状腺的病变非常明显,可见到甲状腺多呈现对称性、弥漫性肿大,可比正常时增大数倍。组织学上腺体的内生血管增生,滤泡上皮细胞增生肥大,细胞的高度增加,腺体内胶质减少。多数患者眼部病理改变明显,球后组织有脂肪细胞浸润,纤维组织增生,大量黏多糖沉积,淋巴细胞浸润。

GD 患者的甲状腺结节可以是单个,也可以多发,常发生于已经有多年结节性甲状腺肿的患者,形态学上可见到甲状腺滤泡上皮增生,形成大的滤泡,结节周围的甲状腺组织多半有萎缩。

三、临床表现

(一) 甲状腺激素分泌过多症候群

1. 高代谢综合征 常见怕热、多汗、疲乏、无力、体重下降、多食易饥、皮肤温暖湿润。不少患者伴有低热,体温常在 38 ℃左右;发生甲亢危象时可出现高热。

2. 精神神经系统症状 常见焦虑、烦躁、多言好动、猜疑、紧张、易怒、记忆力下降、思想不集中、失眠等,甚至出现精神分裂症表现,但也有寡言抑郁者。

3. 心血管系统症状 常见心悸、气促;重者可见心律失常、水肿等。常见体征:心动过速,心尖部第一心音亢进,脉压增大,心律失常,其中心房颤动、房性期前收缩多见。

4. 消化系统症状 多食易饥,大便次数增加,稀便。少数患者出现恶心、呕吐。由于肠蠕动增强,可出现大便次数增多或顽固性腹泻,大便不成形,含有较多不消化食物。

5. 骨骼肌肉系统症状 主要表现为肌肉软弱无力,肌萎缩、骨质疏松;严重者出现甲亢性周期性瘫痪,多见于青年男性,罕见杵状指(趾)。

6. 生殖系统症状 女性患者月经量减少,甚至出现闭经。男性常出现阳痿,偶尔可出现男性乳房增生。

7. 造血系统症状 白细胞总数减少,淋巴细胞及单核细胞增多,血小板寿命缩短。由于血容量增大,可有贫血。

8. 皮肤病变 面部及颈部皮肤弥漫性斑状色素沉着。胫前皮肤变粗、增厚,呈暗紫色,渐为结节状叠起,或为树皮状,有色素沉着。

(二) 甲状腺肿

一般呈不同程度的弥漫性对称性肿大,质软,随吞咽动作上下移动。也可两叶不对称或分叶状肿大。有些患者的甲状腺呈单个或多发的结节性肿大,可以是中等硬度,也可以坚硬不平。

甲状腺肿的分度如下:①Ⅰ度肿大,颈部在正常位置时,视诊甲状腺不大,但能触及;②Ⅱ度肿大,颈部保持正常位置时,可以看到肿大的甲状腺,触诊可以摸到其肿大的轮廓,边缘在胸锁乳突肌以内;③Ⅲ度肿大,视诊和触诊均可以查到明显肿大的甲状腺,其范围超过胸锁乳突肌。

（三）眼征

眼征包括单纯性突眼和浸润性突眼。

1. 单纯性突眼 单纯性突眼又称良性突眼，占本病的大多数，一般呈双侧对称性。单纯性突眼是因血中甲状腺激素浓度过高，交感神经兴奋，使上睑提肌挛缩所致。有以下几种表现：①眼球向前突出，一般不超过 18 mm（正常不超过 16 mm）；②Stellwag 征，瞬目减少和凝视；③Darymple 征，眼睑裂隙增宽；④Mobius 征，双眼球向内侧聚合欠佳或不能；⑤von Graefe 征，双眼球向下注视时，上睑不能随眼球向下移动，角膜上方露出白色巩膜；⑥Joffroy 征，眼向上看时，前额皮肤不能皱起。

2. 浸润性突眼 较少见，病情较严重，可见于甲亢不明显或无高代谢综合征的患者，常与甲亢同时发生，也可出现在甲亢发生之前，或甲亢缓解之后。主要由眼外肌和球后组织肿胀、体积增加、眼压增高，淋巴细胞浸润和水肿所致。主要表现如下：①眼球突出超过 18 mm，重者可达 30 mm，左右可不对称，相差大于 2 mm，也可仅为一侧眼球突出，眼球突出度与甲亢程度无相关性；②畏光，流泪，视力减退，眼部胀痛、刺痛或有异物感；③当眼肌受损时，眼球活动受限甚至固定，视野缩小及复视；④眼睑肥厚或水肿，结膜充血水肿，严重者球结膜膨出。当闭目不全时，可发生暴露性角膜炎、角膜溃疡、穿孔或全眼球炎、视神经损害及失明等。

（四）特殊临床表现

1. 甲亢危象 甲亢恶化而成的危重症候群。主要诱因有精神刺激、感染、手术前准备不充分，[131]I 治疗、中断治疗等。各年龄段均可发生，但多见于老年患者。

甲亢危象可分为两个阶段：体温在 39 ℃以下，心率在 120～159 次/分，烦躁、嗜睡、食欲减退、恶心，体重明显减轻等为危象前期。若不及时治疗，病情逐渐恶化，体温达 39 ℃以上，心率在 160 次/分以上，伴心房颤动或心房扑动、烦躁不安、呼吸急促、大汗淋漓、厌食、恶心、呕吐、腹泻等，严重者可出现虚脱、休克、嗜睡、谵妄、昏迷，部分患者有心力衰竭、肺水肿等。

2. 甲亢性心脏病 多发生在老年患者，长期患严重甲亢的青年患者也可发生，主要表现为心脏增大、心律失常和心力衰竭。确诊甲亢性心脏病需要排除冠心病等器质性心脏病。

3. 淡漠型甲亢 多见于老年患者。起病隐匿，主要表现为明显消瘦、乏力、心悸、头晕、昏厥、神经质或神志淡漠、腹泻、厌食。可伴有心房颤动、震颤和肌病等。因症状不典型，可能长期得不到及时诊治而易发生甲亢危象。

4. 胫前黏液性水肿 多发于胫骨前下 1/3 部位，也见于足背、踝关节、肩部、手背或手术瘢痕处，偶见于面部，皮损大多为对称性。早期皮肤增厚、变粗，有广泛大小不等的棕红色或红褐色或暗紫红色突起的斑块或结节，边界清楚，直径 5～30 mm 不等，连成片时更大，皮损周围的表皮稍发亮，薄而紧张，病变表面及周围可有毳毛增生、变粗、毛囊角化，可伴有感觉过敏或减退，可伴痒感；后期皮肤粗厚，如橘皮或树皮样，皮损融合，有深沟，覆以灰色或黑色疣状物，下肢粗大似象皮腿。

5. 甲亢合并周期性瘫痪 常以双侧对称性肌无力起病，活动后加重，伴肌痛或肌肉僵硬，双下肢最容易受累。劳累、进食高钠或富含碳水化合物的食物、应用胰岛素等可诱发和加重，随着甲亢控制，发作停止。

四、实验室及其他检查

1. 血清甲状腺激素测定 FT3、FT4 不受甲状腺结合球蛋白（TBG）影响，直接反映甲状腺功能状态，TT4 是判断甲状腺功能最基本的筛选指标，TT3 为早期 GD，治疗中疗效观察及停药后复发的敏感指标，也是诊断 T3 型甲亢的特异指标，rT3 没有生物活性，GD 早期或复发早期可仅有 rT3 增高。

2. 促甲状腺激素（TSH）测定 TSH 降低对于亚临床甲亢和亚临床甲减有重要的诊断意义。

3. 甲状腺摄碘率 甲状腺摄碘率增高且高峰前移，但并不能反映病情严重程度与治疗中病情变化。

4. 三碘甲腺原氨酸抑制试验（T3 抑制试验） 主要用于甲亢与单纯性甲状腺肿的鉴别。口服甲状腺素片或 T3 后，甲状腺摄^{131}I 率下降 50％以上，提示为单纯性甲状腺肿，反之则提示甲亢。老年人及心脏病倾向者禁用。

5. 促甲状腺激素释放激素（TRH）兴奋试验　甲亢时 TSH 明显被抑制，给 TRH 后 TSH 无增高。本试验副作用少，冠心病、高血压及甲亢性心脏病患者均可采用，比 T3 抑制试验更为安全。可作为可疑甲亢诊断、鉴别诊断及甲亢预后评估的指标之一。

6. 甲状腺自身抗体测定　TRAb、TSAb 在未治疗 GD 患者血中检出率高，是 GD 早期诊断、判断病情活动和复发、治疗后停药的重要指标。

7. 影像学检查　超声检查、放射性核素显像、CT 等可用于了解甲状腺位置、形态、大小、有无结节等。其中，放射性核素显像对判断弥漫性甲状腺肿伴甲亢、多结节性甲状腺肿伴甲亢、功能自主性甲状腺腺瘤及亚急性甲状腺炎、甲状腺包块或结节性质等均有价值。

8. 生化检查　血脂可降低，少数患者糖耐量降低，或血糖升高，可表现为糖尿病。

五、诊断

（1）有甲状腺激素过多的典型症状和体征。

（2）甲状腺肿大，特别是有震颤和血管杂音。

（3）血清 FT3、FT4 增高。

三项具备可以确诊为甲亢。需要注意的是，淡漠型甲亢的高代谢症状不明显，少数患者无甲状腺肿大。

六、治疗

（一）抗甲状腺药物

1. 适应证　轻、中度患者；甲状腺呈轻至中度肿大；年龄在 20 岁以下者；妊娠期甲亢；年迈体弱或合并心、肝、肾等器官疾病不宜手术者；甲亢术前和^{131}I 治疗前；甲状腺次全切除后复发而又不宜用^{131}I 治疗者。

2. 常用药物　硫脲类包括甲硫氧嘧啶（MTU）和丙硫氧嘧啶（PTU）；咪唑类包括甲巯咪唑（MMI）和卡比马唑（CMZ）。PTU 具有抑制外周组织中 T4 向 T3 转化的作用，发挥作用快，可作为甲亢危象首选药。此外，PTU 通过胎盘和进入乳汁的量少于 MMI，故可作为妊娠合并甲亢者的首选药。

3. 剂量和疗程　治疗可分为初治期、减量期和维持期三个阶段。起始剂量 PTU 300～400 mg/d；MMI 或 CMZ 30～40 mg/d，分 3 次口服，大多数患者 4～8 周症状缓解或待 TT3、TT4、FT3、FT4 恢复正常，继续用药 2～3 周，即可减量。减量期，每 1～4 周减 PTU 50～100 mg，减 MMI 或 CMZ 5～10 mg，直至最小维持量。一般为 PTU 50 mg/d，MMI 或 CMZ 为 5 mg/d 左右，力求使患者保持在无甲亢或甲减症状，甲状腺激素及 TSH 测定值正常。维持期需持续半年至 2 年或以上。

4. 副作用　皮疹一般不严重，2～3 周可自行消退；严重者可发生粒细胞缺乏症，应停药观察，同时给予升白细胞药物；药物性甲减为药物过量所致，应及时减量，必要时可加用甲状腺素治疗。偶尔出现中毒性肝炎、药物性黄疸、关节疼痛等症状，一般停药后经适当处理均可恢复正常。

5. 疗效与预后　此类药物对绝大多数患者有效，但停药后缓解或复发率差异甚大，其影响因素如下：①与疗程长短有关，疗程短于 6 个月者，缓解率为 40％；疗程长于 1 年者，缓解率为 40％～60％，平均 50％，复发多在停药 3 个月至 1 年内发生；②高碘食物可影响甲亢的缓解率，或增高停药后的复发率；③甲状腺较大，治疗中甲状腺不缩小及血管杂音继续存在者不能长期缓解；④治疗结束时，T3 抑制试验被抑制或 TRH 兴奋试验恢复正常者长期缓解率高；⑤复发甲亢复治缓解率低；⑥血中 TRAb 水平显著下降或 TRAb 转阴者长期缓解的可能性较大。

（二）^{131}I 治疗

^{131}I 治疗机制是甲状腺摄取^{131}I，^{131}I 释放的 β 射线破坏甲状腺组织细胞，具有安全简便、费用低等优点。

1. 适应证 成人 Graves 甲亢伴甲状腺肿Ⅱ度以上；抗甲状腺药物(ATD)治疗失败或过敏；甲亢手术后复发；甲状腺毒性心脏病或甲亢伴其他病因的心脏病；甲亢合并白细胞和(或)血小板减少或全血细胞减少；老年甲亢；甲亢合并糖尿病；毒性多结节性甲状腺肿；自主功能性甲状腺结节并甲亢。

2. 禁忌证 妊娠期和哺乳期妇女。

3. 并发症 ^{131}I 治疗的主要并发症是甲减。甲减是 ^{131}I 治疗甲亢难以避免的结果，选择 ^{131}I 治疗主要是要权衡甲亢与甲减的利弊关系。

(三) 手术治疗

近年来随着 ^{131}I 应用增多，手术治疗者较以前减少。若不具口服药和 ^{131}I 治疗适应证，应征求外科医生意见，明确是否可以采取手术治疗。

(四) 其他治疗

1. 碘剂 用于术前准备和甲亢危象。

2. β 受体阻滞剂 作用为减轻甲状腺毒症症状；抑制外周组织 T4 转化为 T3；阻断甲状腺激素对心肌的作用。目前应用广泛的为普萘洛尔。禁忌：哮喘和慢性阻塞性肺疾病、心脏传导阻滞、充血性心力衰竭患者，以及妊娠期妇女慎用。

(五) 甲亢危象的治疗

1. 去除诱因 对症支持治疗，纠正水、电解质紊乱，补充热量，降温，吸氧，防治感染等。严重高热、躁动者可行人工冬眠。

2. 抑制甲状腺激素合成 首选 PTU，首剂 600 mg，继而每 8 h 口服 200 mg，待症状缓解减至一般治疗量。

3. 抑制甲状腺激素释放 应用抗甲状腺药物 1 h 后使用碘剂，可用复方碘口服溶液 5 滴，每 8 h 1 次，或碘化钠 1.0 g 加入 10% 葡萄糖盐水溶液中静脉滴注 24 h。

4. 抑制外周组织 T4 转化为 T3 和抑制 T3 与细胞受体结合 无禁忌证时，可选用普萘洛尔口服，静脉滴注氢化可的松 100 mg，每 6～8 h 1 次。

5. 阻断甲状腺激素-儿茶酚胺对组织的交感兴奋作用 普萘洛尔 20～40 mg，每 6～8 h 口服 1 次，或 1 mg 稀释后静脉缓慢注射。

6. 降低血甲状腺激素浓度 上述治疗效果不满意时，可采用血液透析、血浆置换等措施降低血甲状腺激素浓度。

(六) Graves 眼病的治疗

轻度的 Graves 眼病病程一般呈自限性，无须强化治疗，以局部治疗和控制甲亢为主；中度和重度 Graves 眼病在上述治疗基础上采取强化治疗，包括糖皮质激素治疗、眼眶放射治疗、眼眶减压手术、控制甲亢、戒烟。

(七) 妊娠期甲亢的治疗

(1) 禁用 ^{131}I 治疗。

(2) 抗甲状腺药物治疗：尽可能使用小剂量的抗甲状腺药物控制甲亢。首选 PTU，因该药不易通过胎盘，初始剂量 300 mg，维持剂量 50～150 mg。血清 TT4、FT4 维持在妊娠期正常范围的上限水平。

(3) 普萘洛尔：可使子宫持续收缩，致胎盘较小，引起胎儿发育不良、畸形，心动过缓，早产及新生儿呼吸抑制等，应慎用或不用。

(4) 手术治疗：可选择在妊娠 4～6 个月做甲状腺次全切除术。

(5) 哺乳期：首选 PTU，每天使用 300 mg 被认为是相对安全的。

第二节 糖 尿 病

案例导学

患者,男,45岁,多饮、多尿、多食、消瘦1年,恶心、呕吐1天。患者1年前无明显诱因出现口渴、多饮、多尿,每天饮水量达6000 mL,尿量与饮水量相当,伴多食,每天主食由0.3 kg增至0.6 kg,1年内体重逐渐下降约10 kg,未行系统诊断和治疗。3天前因着凉患上呼吸道感染,未诊治。1天前出现恶心、呕吐4次,呕吐物为胃内容物,无咖啡样物及黑便,伴头痛、呼吸困难,为明确诊断入院。病程中,咽痛,无发热、咳嗽、咳痰,无腹痛、腹泻,无尿急、尿痛,大便正常,睡眠差。既往史:患者母亲和姐姐为糖尿病患者;否认高血压、冠心病史;否认肝炎、结核病史;无药物过敏史。

体格检查:T 36.8 ℃,P 102次/分,R 22次/分,BP 100/70 mmHg,皮肤中度脱水,颜面潮红,呼吸深快,呼气中有烂苹果味,浅表淋巴结未触及,颈静脉无怒张,咽部充血,扁桃体Ⅰ度肿大,双肺呼吸音正常,心率102次/分,腹平软,无压痛,肝脾未触及,双下肢无水肿。实验室检查:血糖16.8 mmol/L;尿常规示尿糖(＋＋＋),尿酮体(＋＋＋);肾功能检查示血钾4.0 mmol/L,血钠155.0 mmol/L,二氧化碳结合力8.4 mmol/L;血pH 7.30;血常规示白细胞12.3×10^9/L,中性粒细胞百分比85.0%,血红蛋白112 g/L,血小板235×10^9/L。

请完成以下任务:

1. 说出该患者的初步诊断及诊断依据。

2. 说出该患者还需要做哪些检查以协助诊断。

3. 说出该患者如何进行治疗。

糖尿病(diabetes mellitus,DM)是由多种病因引起的以慢性高血糖为特征的代谢紊乱。高血糖是由于胰岛素分泌不足或作用缺陷,或者两者同时存在而引起的。涉及糖、蛋白质、水、电解质等代谢异常,临床常见的表现为"三多一少",即多饮、多尿、多食和体重减轻。久病可引起多系统损害,导致心脏、血管、眼、肾、神经等组织慢性进行性病变,引起功能缺陷及衰竭。病情严重或应激时可发生急性代谢紊乱,如糖尿病酮症酸中毒(diabetic ketoacidosis,DKA)、高血糖高渗状态等。糖尿病是一种慢性终身性疾病,合理的综合治疗手段可使病情得到良好的控制,并可防止或减缓慢性并发症的发生和发展。

一、流行病学

糖尿病是常见病、多发病,随着人们生活水平提高,人口老龄化,生活方式的改变,其发病率迅速增高。糖尿病已成为全世界许多国家的常见病、多发病,是严重威胁人类健康的世界性公共卫生问题。

二、糖尿病分型

根据WHO糖尿病专家委员会提出的分型标准进行糖尿病分型。

1. 1型糖尿病(T1DM) 胰岛细胞破坏,胰岛素绝对缺乏。分自身免疫性和特发性两种。

2. 2型糖尿病(T2DM) 从以胰岛素抵抗为主伴胰岛素分泌不足,到以胰岛素分泌不足为主。

3. 其他特殊类型糖尿病

(1)β细胞功能遗传性缺陷:与基因突变有关。

（2）胰岛素作用遗传性缺陷：如 A 型胰岛素抵抗等。

（3）胰腺外分泌疾病：胰腺炎、肿瘤、创伤、胰腺切除术等。

（4）内分泌疾病：肢端肥大症、库欣综合征、甲亢等。

（5）药物和化学品所致糖尿病：糖皮质激素、甲状腺激素、噻嗪类利尿剂等。

（6）感染：先天性风疹、巨细胞病毒等。

（7）不常见的免疫介导糖尿病：僵人综合征等。

（8）其他可能与糖尿病相关的遗传综合征：Turner 综合征、Down 综合征等。

4. 妊娠糖尿病（GDM） 略。

三、病因和发病机制

（一）1 型糖尿病（T1DM）

T1DM 是自身免疫性疾病，在其发展过程中遗传和环境因素共同作用。

1. 多基因遗传因素 目前认为 IDDM1 是 T1DM 易感性的主效基因，IDDM2、VNTR 以及 IDDM3～IDDM13 等次效基因也是 T1DM 的易感基因。HLA 是一种细胞表面的糖蛋白，HLA 复合体位于人类第 6 号染色体短臂。IDDM1 包含 HLA 区域与 T1DM 关联的一组连锁位点，这些连锁在一条染色体上的等位基因构成了一个单倍型，在遗传过程中，HLA 单倍型可以从亲代传给子代，但不同民族、不同地区，与 T1DM 易感性关联的单倍型并不相同。

2. 环境因素 T1DM 的发病与环境因素中的病毒感染、化学物质和饮食因素有关。病毒感染可以直接损伤胰岛 β 细胞，导致胰岛素分泌不足。此外，病毒感染后可能不立即发病，而是长期滞留在胰岛中，持续抑制胰岛 β 细胞生长，使胰岛 β 细胞数量逐渐减少，最终导致胰岛素分泌缺乏，引发 T1DM。研究还发现，母乳喂养期短或缺乏喂养的儿童，其 T1DM 发病率较高，这可能与血清中存在与牛乳品有关的抗体参与胰岛 β 细胞的破坏过程有关。

3. 自身免疫 约 90% 新诊断 T1DM 患者血清中存在胰岛细胞抗体，如胰岛细胞抗体（ICA）、胰岛素自身抗体（IAA）、谷氨酸脱羧酶抗体（GADA）等，上述抗体的检测可以协助明确糖尿病分型并指导治疗；细胞免疫，T1DM 是 T 细胞介导的自身免疫性疾病，免疫失调机制主要体现在免疫细胞比例失调及其所分泌细胞因子或其他介质相互作用紊乱。T1DM 的发生、发展可分为 6 个阶段：①遗传易感性；②启动自身免疫反应；③免疫异常；④进行性胰岛 β 细胞功能丧失；⑤临床糖尿病；⑥糖尿病临床表现明显。

（二）2 型糖尿病（T2DM）

T2DM 也是复杂的遗传因素和环境因素共同作用的结果。

1. 遗传因素与环境因素 T2DM 不是一个单一疾病，而是多基因疾病，具有广泛的遗传异质性，临床表现差异很大。人口老龄化、社会城市化、营养因素等环境因素也参与了糖尿病的发生。

2. 胰岛素抵抗和胰岛 β 细胞功能缺陷 胰岛素抵抗是指胰岛素作用的靶器官对胰岛素作用的敏感性降低，胰岛 β 细胞功能缺陷，主要表现为分泌量的缺陷和分泌模式的异常。胰岛素抵抗和胰岛素分泌缺陷是 T2DM 发病机制的两个要素。存在胰岛素抵抗时，胰岛 β 细胞能够代偿性增加胰岛素分泌，可以维持血糖正常；当胰岛 β 细胞功能有缺陷，不能代偿胰岛素抵抗时，就会发生 T2DM。

3. 葡萄糖毒性和脂毒性 高血糖和脂代谢紊乱在糖尿病发生和发展过程中，进一步降低胰岛素敏感性和损伤胰岛 β 细胞功能，是糖尿病发病因素之一。

T2DM 的发生、发展可分为 4 个阶段：①遗传易感性；②高胰岛素血症和（或）胰岛素抵抗；③糖耐量降低；④临床糖尿病。

四、病理生理

糖尿病的代谢紊乱主要由胰岛素生物活性或其效应绝对和相对不足导致。糖尿病患者发生高血糖的原因是葡萄糖在肝、肌肉和脂肪组织的利用减少以及肝糖输出增多。脂肪代谢方面，由于胰岛素不足，脂肪组织摄取葡萄糖、血浆和移除甘油三酯减少,脂肪合成减少。在胰岛素极度缺乏时,脂肪组织大量分解,产生大量酮体,在体内堆积形成酮症,严重时发展为糖尿病酮症酸中毒。糖尿病时,蛋白质合成减弱,分解代谢加快,导致负氮平衡。

五、临床表现

1. 代谢综合征 典型临床表现为多尿、多饮、多食和体重减轻。血糖升高后渗透性利尿引起多尿,由于多尿失水,患者常感口渴而多饮水,为补充损失的糖分,维持机体活动,患者常易饥、多食。外周组织对葡萄糖利用障碍,脂肪分解增多,蛋白质代谢负平衡,从而引起乏力、消瘦,儿童生长发育受阻。也可有皮肤瘙痒、视物模糊等症状,也有一部分患者无任何症状,在化验时无意中发现高血糖。

2. 并发症和(或)伴发病 部分患者因并发症或伴发病而就诊,化验后发现血糖升高。

3. 反应性低血糖 T2DM患者进食后胰岛素分泌高峰延迟,引起的反应性低血糖可成为患者的首发症状。

六、并发症

1. 急性严重代谢紊乱 包括糖尿病酮症酸中毒(DKA)和高血糖高渗状态。

2. 感染 糖尿病患者常发生疖、痈等皮肤化脓性感染,可反复发生,有时可引起败血症或脓毒症,足癣、体癣等皮肤真菌感染也较常见。女性患者常合并真菌性阴道炎和前庭大腺炎。糖尿病患者易患结核病,易扩展播散,形成空洞。女性患者常发生肾盂肾炎和膀胱炎。

3. 慢性并发症 糖尿病患者的慢性并发症可遍及全身各重要器官,可能与遗传易感性、高血糖、氧化应激、非酶糖化和多元醇代谢旁路、蛋白激酶C等有关。

(1) 大血管并发症:糖尿病患者动脉粥样硬化患病率高,发病年龄小,病情进展快。糖尿病患者易合并高血脂、高血压、肥胖、脂质及脂蛋白代谢异常,上述指标均是动脉粥样硬化的易患因素。动脉粥样硬化主要侵犯主动脉、冠状动脉、脑动脉、肾动脉等,引起冠心病、缺血性或出血性脑血管疾病、肾动脉硬化等。

(2) 微血管并发症:糖尿病微血管病变的典型改变是微循环障碍、微血管瘤形成和微血管基底膜增厚。主要表现在视网膜、肾、神经、心肌组织,其中重要的是糖尿病肾病和糖尿病视网膜病变。

知识拓展

> 微血管指微小动脉和微小静脉之间,管腔直径在100 μm以下的毛细血管及微血管网。

①糖尿病肾病:此为T1DM患者主要的死亡原因,其对于T2DM患者的严重性仅次于冠状动脉和脑动脉硬化。病理改变常见以下3种类型:a.结节性肾小球硬化性病变,有高度特异性;b.弥漫性肾小球硬化性病变,最常见;c.渗出性病变。

糖尿病肾病的发生、发展可分为五期:a.Ⅰ期,肾脏体积增大,肾小球滤过率升高,肾小球入球小动脉扩张,肾小球内压增高。b.Ⅱ期,肾小球毛细血管基底膜增厚,尿白蛋白排泄率正常或间歇性增高。c.Ⅲ期,早期肾病,出现微量白蛋白尿。d.Ⅳ期,临床肾病,尿白蛋白排出量>300 mg/24 h,相当于尿蛋白总量>0.5 g/24 h,肾小球滤过率降低,临床上可出现高血压和水肿,肾功能逐渐减退。e.Ⅴ期,尿毒症,大多数肾单位闭锁,血肌酐、尿素氮升高,血压升高。

②糖尿病视网膜病变:多发生于糖尿病病程超过10年的患者,是失明的主要原因之一,按眼底改变可分为六期,分属两大类。背景性视网膜病变:Ⅰ期,微血管瘤,出血。Ⅱ期,微血管瘤,出血并有硬性渗出。Ⅲ期,出现棉絮状软性渗出,增殖性视网膜病变。Ⅳ期,新生血管形成,玻璃体积血。Ⅴ期,机化物增生。Ⅵ期,继发性视网膜脱离,失明。

(3) 糖尿病神经病变:可累及中枢神经、周围神经和自主神经,以周围神经最常见,通常为对称性,下肢较上肢严重。临床表现为肢端感觉异常,如袜套和手套样分布,伴麻木、烧灼感、针刺感或踏棉垫感,有时伴痛觉过敏,随后可出现肢体疼痛,呈隐痛、刺痛,后期可累及运动神经元。中枢神经系统并发症常见于高血糖或低血糖,出现神志改变、缺血性脑卒中,加速脑老化等情况。自主神经损害表现为瞳孔改变、排汗异常、直立性低血压、腹泻、便秘、心动过速、尿失禁、阳痿等。

(4)糖尿病足:糖尿病患者因末梢神经病变,下肢动脉供血不足以及细菌感染等各种因素,引起足部疼痛、皮肤深溃疡、肢端坏疽等病变,统称为糖尿病足,轻者表现为足部畸形、皮肤干燥和发凉等,重者可出现溃疡、坏疽。

七、实验室和其他检查

(一)血糖测定

空腹血糖测定及餐后 2 h 血糖测定是诊断糖尿病的主要手段。血糖测定又是判断糖尿病病情和控制情况的主要指标,可以抽静脉血或取毛细血管血,诊断时必须用静脉血浆来测定血糖。

(二)尿糖测定

尿糖阳性是提示糖尿病的重要线索,但不能作为确诊依据。当肾糖阈升高时,即使血糖升高,尿糖也可呈阳性;相反,当肾糖阈降低时,即使血糖正常,尿糖也可呈阳性。

(三)口服葡萄糖耐量试验(OGTT)

当血糖高于正常范围上限而未达到诊断标准时,须进行 OGTT。方法:成人空腹时进行,将 75 g 无水葡萄糖溶于 $250\sim300$ mL 水中,5 min 内饮完,空腹及开始饮葡萄糖溶液后 2 h 测静脉血浆葡萄糖;儿童服糖量按每千克体重 1.75 g 计算,总量不超过 75 g。

(四)糖化血红蛋白 A1 和糖化血浆白蛋白测定

糖化血红蛋白 A1(GHbA1)为葡萄糖或其他糖与血红蛋白的氨基发生非酶化结合而成,与血糖浓度呈正相关,该反应为不可逆反应。GHbA1 分为 a、b、c 三种,以 GHbA1c 为主,正常人 GHbA1c 为 $4\%\sim6\%$,由于红细胞寿命为 120 天,因此 GHbA1c 反映患者近 $8\sim12$ 周总血糖水平,为糖尿病控制情况监测指标之一。人血浆白蛋白与葡萄糖发生磷酸化的糖基化反应形成糖化血浆白蛋白,与血糖浓度有关,半衰期为 19 天,反映近 $2\sim3$ 周血糖的总水平。

(五)胰岛 β 细胞功能检查

血浆胰岛素水平检测对评价胰岛 β 细胞功能有重要意义。C 肽和胰岛素以等分子数从胰岛细胞生成及释放,由于 C 肽清除率低,且不受外源性胰岛素影响,能准确反映胰岛 β 细胞功能。葡萄糖是影响胰岛 β 细胞分泌胰岛素功能的重要因素。口服葡萄糖后,血浆胰岛素水平在 $30\sim60$ min 上升至高峰,可为基础值的 $5\sim10$ 倍,C 肽水平则升高 $5\sim6$ 倍,血浆胰岛素和 C 肽水平可用于评估胰岛 β 细胞功能和指导治疗,但不能作为糖尿病的诊断依据。

(六)其他

根据病情,选用血脂、肝肾功能、尿蛋白等检查。在严重代谢紊乱时,应检查酮体、电解质、酸碱、血乳酸等。为明确糖尿病分型,应进行胰岛功能联合 GAD65 抗体、IAA 等检查。

八、诊断与鉴别诊断

(一)诊断

1999 年 WHO 糖尿病专家委员会提出的糖尿病诊断标准如下。

(1)糖尿病症状+随机血糖$\geq$11.1 mmol/L。随机血糖是指就餐后任意时间的血糖值,典型的糖尿病症状包括多尿、烦渴多饮和难以解释的体重下降。

(2)糖尿病症状+空腹血糖$\geq$7.0 mmol/L。空腹状态定义为至少 8 h 内无热量摄入。

（3）糖尿病症状＋OGTT 2 h 血糖≥11.1 mmol/L，OGTT 仍按 WHO 的要求进行。

（4）症状不典型者，需改天再次试验。

在临床工作中，推荐采用葡萄糖氧化酶法测定静脉血浆葡萄糖。在新的分类标准中，糖尿病和糖耐量减低（IGT）及空腹血糖受损（IFG）均属高血糖状态，与之相应的为葡萄糖调节的正常血糖状态。IGT 的诊断标准：OGTT 2 h 血糖≥7.8 mmol/L，但低于 11.1 mmol/L。IFG 的诊断标准为空腹血糖≥6.1 mmol/L，但低于 7.0 mmol/L。

（二）鉴别诊断

1. 其他原因所致的尿糖阳性　肾糖阈降低导致肾性糖尿，尿糖阳性，但血糖正常，如先天遗传或肾盂肾炎等疾病。急性应激状态时，拮抗胰岛素的激素分泌增加，可使糖耐量降低，出现一过性血糖升高，尿糖阳性，应激过后可恢复正常。非葡萄糖的尿糖，如果糖、乳糖、半乳糖也可以与本尼迪克特试剂中的硫酸铜结合呈阳性反应，但用葡萄糖氧化酶试剂可以鉴别。胃空肠吻合术后患者，因糖类在肠道吸收快，可引起进食后 0.5～1 h 血糖升高，出现糖尿，但空腹血糖和餐后 2 h 血糖正常。弥漫性肝病患者葡萄糖转化为肝糖原功能减弱，肝糖原储存减少，进食后 0.5～1 h 血糖可高于正常水平，出现糖尿。

2. 继发性糖尿病　胰源性糖尿病是由胰腺疾病引起的，如胰腺炎、结石、肿瘤组织被广泛切除等均可导致胰源性糖尿病。内分泌性糖尿病是由内分泌疾病引起拮抗胰岛素的各种激素增多，使胰岛素相对不足导致的继发性糖尿病，如肢端肥大症、甲状腺功能亢进、皮质醇增多症等。血液真性红细胞增多性糖尿病是由于血液中红细胞成分增多，血液黏滞度增高，影响胰岛素的循环，不能使胰岛素充分发挥作用，致使糖耐量降低，出现糖尿病。

3. 药物对血糖的影响　糖皮质激素、避孕药、噻嗪类利尿剂、阿司匹林、吲哚美辛、三环类抗抑郁药等可抑制胰岛素释放或对抗胰岛素的作用，致使糖耐量降低，发生糖代谢紊乱。

九、治疗

治疗原则是强调早期治疗、长期治疗、综合治疗、治疗措施个体化。治疗目标是使血糖达到或接近正常水平，纠正代谢紊乱，减轻糖尿病症状，防止或减少并发症的发生，维持良好的学习、劳动能力，保障儿童生长发育，延长寿命，降低死亡率。

（一）糖尿病健康教育

对患者家属耐心宣教，使其认识到糖尿病是终身疾病，目前不能根治。让患者了解糖尿病的基础知识和控制要求，掌握饮食治疗措施和体育锻炼的具体要求，学会正确应用血糖仪。

（二）饮食治疗

饮食治疗是糖尿病治疗的重要组成部分，是所有治疗的基础，有利于减轻体重，改善高血糖、脂代谢紊乱和高血压，减少降糖药剂量。饮食治疗原则为控制总热量的摄入，合理均衡摄入各种营养物质。饮食治疗包括以下几个方面。

1. 制定总热量　首先按患者性别、年龄和身高查表或用简易公式算出理想体重［理想体重（kg）＝身高（cm）－105］。然后根据理想体重和工作性质，计算每天所需总热量。成人休息状态下每天每千克理想体重给予热量 105～125.5 kJ，轻体力劳动者为 125.5～146 kJ，中度体力劳动者为 146～167 kJ，重体力劳动者为 167 kJ 以上。儿童、孕妇、乳母、营养不良和消瘦者，以及伴有消耗性疾病者应酌情增加总热量，肥胖者酌减，使患者体重恢复至理想体重±15％。

2. 碳水化合物　占饮食总热量的 50％～60％，提倡用粗制米、面和一定量杂粮，忌食葡萄糖、蔗糖、蜜糖及其制品（各种糖果、糕点、含糖饮料等）。

3. 蛋白质和脂肪　饮食中蛋白质含量一般不超过总热量的 15％，成人每天蛋白质摄入量为每千克理想体重 0.8～1.2 g，儿童、孕妇、乳母、营养不良和消瘦者或伴有消耗性疾病者宜增至 1.5～2.0 g，伴有糖尿病肾病而肾功能正常者应限制在 0.8 g；血尿素氮升高者应限制在 0.6 g。蛋白质应至少有 1/3 来自动物，以保证必需氨基酸的供给。脂肪约占总热量的 30%。

4. 合理分配 按上述方法确定每天饮食总热量和碳水化合物、蛋白质、脂肪的组成后，将热量换算为食物重量。每克碳水化合物、蛋白质均产热 16.7 kJ，每克脂肪产热 37.7 kJ，将其换算为食品后制订食谱，并根据患者生活习惯、病情和配合药物治疗的需要进行安排，每天三餐分配可为 1/5、2/5、2/5 或 1/3、1/3、1/3。

（三）运动治疗

运动在 T2DM 的治疗中占重要地位，应根据年龄、性别、体力、病情及有无并发症等不同条件，选择合适的运动，要长期坚持。T1DM 患者宜在餐后进行，运动量不宜过大，时间不宜过长。T2DM 患者适当运动有利于血糖控制，减轻体重，提高胰岛素敏感性。

（四）临床监测

应用血糖仪自我监测血糖，每 3 个月复查 GHbA1c，了解血糖总体情况，每年进行全面检查，了解血脂、肾脏、眼底等情况，以及时指导下一步治疗。

（五）口服药物治疗

1. 磺脲类 促进胰岛素释放，其降血糖作用有赖于尚存在相当数量（30% 以上）有功能的胰岛 β 细胞。第一代磺脲类药如甲苯磺丁脲、氯磺丙脲已很少应用，第二代磺脲类药有格列本脲、格列吡嗪、格列齐特、格列喹酮、格列美脲等。

（1）适应证：非肥胖 T2DM 患者用饮食和运动治疗，血糖控制不理想时，不宜同时使用各种磺脲类药，也不宜与其他促胰岛素分泌剂（如格列奈类）合用。

（2）禁忌证：T1DM；合并严重并发症；胰岛 β 细胞功能很差的 T2DM；儿童糖尿病；孕妇、哺乳期妇女；大手术围手术期；对磺脲类药过敏者。

（3）不良反应：①低血糖反应，多见于肝、肾功能不全和老年患者，与剂量过大，饮食不配合，使用长效制剂或同时应用增强磺脲类降血糖作用药物等有关；②皮肤过敏；③其他，如恶心、呕吐、肝损伤、体重增加等。

2. 格列奈类 主要用于餐后高血糖阶段或餐后血糖高的老年患者，禁忌证与磺脲类药相同。目前主要有瑞格列奈和那格列奈。

3. 双胍类 抑制肝葡萄糖输出，改善外周组织对胰岛素的敏感性，增加外周血摄取和葡萄糖利用。主要药物有二甲双胍。

（1）适应证：肥胖或超重的 T2DM 患者；对于 T1DM 患者，如血糖波动大，可加用二甲双胍。

（2）禁忌证：①肝、肾、心脏功能不全者及消瘦患者；②T2DM 合并急性严重代谢紊乱，严重感染，大手术，孕妇和哺乳期妇女等；③存在药物过敏或严重不良反应等；④老年人慎用。

（3）不良反应：①胃肠道反应，如口干、口苦、厌食、恶心、呕吐；②皮肤过敏；③乳酸性酸中毒。

4. α-葡萄糖苷酶抑制剂 通过抑制小肠黏膜上皮细胞表面的 α-葡萄糖苷酶而延缓碳水化合物的吸收，降低餐后血糖。适用于空腹血糖正常而餐后高血糖患者。常用药物有阿卡波糖和伏格列波糖。

5. 噻唑烷二酮类 通过激活过氧化物酶增高靶组织对胰岛素的敏感性，减轻胰岛素抵抗，适用于肥胖、有胰岛素抵抗的 T2DM 患者，T1DM 患者、孕妇、哺乳期妇女、儿童、心脏病患者及心力衰竭患者不宜应用。不良反应为水肿、体重增加，常用药物有罗格列酮和吡格列酮。

6. 胰岛素治疗

（1）剂型：按起效快慢和作用维持时间，胰岛素制剂可分为速（短）效、中效和长（慢）效三类。速（短）效胰岛素有普通胰岛素（regular insulin），发生作用快，但维持时间短，是唯一可经静脉注射的胰岛素，可用于抢救糖尿病酮症酸中毒。中效胰岛素有低精蛋白胰岛素(NPH)和慢胰岛素锌混悬液。长(慢)效胰岛素有精蛋白锌胰岛素注射液(PZI)和特慢胰岛素锌混悬液。各种胰岛素制剂的特点见表4-5-1。速(短)效胰岛素主要控制第一餐饭后高血糖;中效胰岛素主要控制第二餐饭后高血糖;长(慢)效胰岛素无明显作用高峰,主要提供基础水平胰岛素。

表 4-5-1 各种胰岛素制剂的特点

作用类别	制剂	皮下注射作用时间/h		
		开始	高峰	持续
速(短)效	普通胰岛素	0.5	2～4	6～8
中效	低精蛋白胰岛素(NPH) 慢胰岛素锌混悬液	1～3	6～12	18～26
长(慢)效	精蛋白锌胰岛素注射液(PZI) 特慢胰岛素锌混悬液	3～8	14～24	28～36

速效胰岛素类似物:赖脯胰岛素(insulin lispro)和门冬胰岛素(insulin aspart),具有起效快、达峰快、作用时间短的特点,符合进餐时的生理要求。皮下注射吸收加快,通常15 min起效,30～60 min达峰,持续2～5 h。

长效胰岛素类似物:甘精胰岛素(insulin glargine)和地特胰岛素,此胰岛素无作用峰值,提供基础胰岛素,低血糖发生率低。

(2)胰岛素的适应证:T1DM;糖尿病急性并发症,如糖尿病酮症酸中毒、高血糖高渗状态和乳酸性酸中毒;合并视网膜病变、肾病、神经病变、急性心肌梗死、脑血管意外、重症感染、消耗性疾病等;围手术期、妊娠和分娩;T2DM患者饮食及口服降糖药治疗未获得良好控制或胰岛β细胞功能明显减退;全胰腺切除引起的继发性糖尿病。

(3)治疗原则和剂量调节:糖尿病患者应在综合治疗的基础上应用胰岛素治疗。治疗原则如下:①预防低血糖;②根据血糖水平、胰岛β细胞功能、胰岛素抵抗程度、饮食及运动情况等决定剂量;③从小剂量开始;④根据血糖调整剂量。

知识拓展

　　生理性胰岛素分泌模式:持续性基础分泌保持空腹状态下葡萄糖产生和利用相平衡,进餐后胰岛素分泌迅速增加,使血糖水平维持在正常范围内。

胰岛素治疗,若空腹血糖较高,不应盲目增加胰岛素用量,可能原因如下:①夜间胰岛素不足;②黎明现象(dawn phenomenon),夜间血糖控制良好,仅在黎明出现高血糖,可能由升血糖激素分泌过多所致,如皮质醇、生长激素等;③Somogyi效应,在夜间有未被察觉的低血糖,低血糖后反应性高血糖导致空腹血糖升高。

(4)胰岛素的抗药性和不良反应:不同胰岛素剂型因有一定量杂质,具有抗原性和致敏性,尤以牛胰岛素抗原性最强,其次为猪胰岛素,人胰岛素最弱。胰岛素的不良反应如下:①低血糖反应,多见于胰岛素强化治疗中和T1DM患者;②轻度水肿,治疗初期常见;③视物模糊,由于晶状体屈光度改变,可自行恢复;④过敏反应,应更换胰岛素剂型和应用抗组胺药;⑤注射部位营养不良。

7. 胰腺移植和胰岛细胞移植 治疗对象主要为T1DM患者,目前局限于伴终末期肾病的T1DM患者。

8. 糖尿病合并妊娠的治疗 饮食治疗原则与非妊娠患者相同。忌用口服降糖药。应选用胰岛素治疗。

（刘　洋　郑俊清）

⟶ 线上评测

扫码在线答题

第五篇

神经系统疾病

SHENJINGXITONGJIBING

第一章

脑血管疾病

扫码看 PPT

学习目标

识记：

1. 能准确说出脑血管疾病的主要临床表现。
2. 能简要描述脑血管疾病的常规辅助检查。
3. 能简要说出脑血管疾病的治疗方案。

理解：

1. 能用自己的语言描述脑血管疾病的主要临床表现。
2. 明确典型病例的临床特点，并分析其异常改变的原因。

应用：

1. 能自觉将医疗规范与康复理念贯穿于疾病治疗的全过程。
2. 能用所学知识与技能协助医生对患者的疾病康复进行指导。

脑血管疾病(cerebrovascular disease)是各种病因使脑血管发生病变引起的脑部疾病的总称。临床上可分为急性和慢性两种，急性最多见，又可称为脑血管意外、脑卒中或中风，包括出血性的脑出血及蛛网膜下腔出血；缺血性的脑血栓形成、脑栓塞及短暂性脑缺血发作等。慢性脑血管疾病发病隐匿、逐渐进展，如脑动脉硬化症、血管性痴呆等。

脑血管疾病是常见病、多发病，病死率与致残率均高，它与心脏病、恶性肿瘤构成多数国家的三大致死疾病，存活者中 50%～70%患者遗留有严重残疾。国内几项大型流行病学调查结果表明，脑卒中发病率为(109.7～217)/10 万，患病率为(719～745.6)/10 万，死亡率为(116～141.8)/10 万，脑卒中发病率和死亡率随年龄增长而增高。脑卒中的发病率男性高于女性，男、女比例为(1.3～1.7)∶1。

第一节　短暂性脑缺血发作

短暂性脑缺血发作(transient ischemic attack，TIA)是指因脑血管病变引起的短暂性、局限性脑功能缺失或视网膜功能障碍，临床症状一般持续 10～20 min，多在 1 h 内缓解，最长不超过 24 h，不遗留神经功能缺损症状，结构性影像学检查(CT、MRI)无责任病灶。

一、病因及发病机制

TIA 病因很多，动脉粥样硬化是最重要的原因，其他有动脉狭窄、心脏病、血液成分改变及血流动力学改变等。主要发病机制如下。

1. 血流动力学改变　患者原有某一动脉严重狭窄或闭塞，平时靠侧支循环尚可维持该处的血液供应，一旦血压降低，脑血流量减少，靠侧支循环供血区即可发生一时性缺血症状。此型 TIA 临床特点：临床症状刻板,发作频率较高(每天或每周可有数次发作),持续时间多不超过 10 min。

2. 微栓子形成　微栓子主要来源于颈内动脉起始部的动脉粥样硬化的不稳定斑块或附壁血栓的破碎脱落、瓣膜性或非瓣膜性心源性栓子及胆固醇结晶等。微栓子随血液进入脑中形成微栓塞,出现局部缺血症状,但因栓子很小,又易破裂,或经酶的作用而分解,或因栓塞远端血管缺血扩张使栓子向血管更远端移动,以致血供恢复,症状消失。此型 TIA 临床特点:临床症状多变,发作频率不高(数周或数月发作 1 次),持续时间可达数十分钟至 2 h。

3. 其他　尚有锁骨下动脉盗血综合征、血液成分改变(如血液高凝状态、严重贫血、真性红细胞增多症)等。

二、临床表现

TIA 的临床特征包括:①好发于 50～70 岁人群,男性多于女性;②多伴有高血压、动脉粥样硬化等脑血管疾病危险因素;③发作突然,历时短暂,一次发作持续数秒至 24 h,一般为 10～20 min;④局灶性脑或视网膜功能障碍,恢复完全,一般不遗留神经功能缺损;⑤反复发作,每次发作表现基本相似。

1. 颈动脉系统 TIA　以发作性对侧偏瘫或单肢轻瘫最常见,还可出现对侧感觉减退或缺失,同向偏盲、患侧单眼一过性黑蒙。优势半球病变可出现失语。

2. 椎基底动脉系统 TIA　常见的症状为眩晕、平衡障碍、眼球运动异常和复视,少数患者可有猝倒发作,常在迅速转头时突然出现双下肢无力而倒地,意识清楚,常可自行站起,此种发作可能是脑干内网状结构缺血使机体肌张力突然减低所致。若边缘系统受累,可出现短暂性全面性遗忘(transient global amnesia,TGA),患者突然出现短暂性近记忆障碍,持续数分钟至数十分钟,患者对此有自知力,谈话、书写及计算力保持完整。

三、辅助检查

CT 或 MRI 大多正常,部分病例(发作时间＞1 h 者)于弥散加权 MRI 可见片状缺血灶,CTA、MRA 及 DSA 检查可见血管狭窄、动脉粥样硬化斑。血脂、血糖、血流动力学测定、心电图等检查有助于病因的确定。

四、诊断

由于 TIA 发作持续时间很短,多数患者就诊时已无症状及体征,诊断主要依据病史。诊断要点:①发病突然、持续时间短暂、可反复发作;②神经功能障碍,仅局限于某血管分布范围;③症状在短时间内完全恢复(多不超过 1 h);④起病年龄大多在 50 岁以上,常有高血压、糖尿病、高脂血症等脑血管疾病危险因素。结构影像学检查(CT、MRI)无责任病灶有助于诊断。

五、治疗

治疗目的是消除病因、预防复发、防止发生完全性脑卒中、保护脑功能。

1. 病因治疗　针对其相关危险因素进行治疗,如控制血压、血糖、血脂,治疗心律失常,纠正血液成分异常等。

2. 药物治疗

(1) 抗血小板聚集剂:可能会减少微栓子的形成,减少 TIA 复发,临床上适用于非心源性栓塞的 TIA 或缺血性脑卒中(脑梗死)患者。常用阿司匹林、氯吡格雷等。

(2) 抗凝药:临床上主要用于心房颤动、频繁发作的 TIA。主要药物包括肝素、低分子肝素和华法林。

(3) 其他:对有高纤维蛋白原血症的 TIA 患者,可选用降纤酶治疗。对老年 TIA 合并抗血小板聚集剂禁忌证或抵抗者,可选择活血化瘀的中药制剂。

3. 外科治疗　对有颈动脉或椎基底动脉严重狭窄(狭窄程度＞70％)的 TIA 患者,经抗血小板聚集治疗和(或)抗凝治疗效果不佳或病情有恶化趋势者,可酌情选择血管内介入治疗、动脉内膜切除术或动脉搭桥术治疗。

六、健康指导

(1) 注意改变不良生活习惯,适度的体育活动有益健康。避免不良嗜好,如吸烟、酗酒、暴饮暴食。要以低脂肪、低热量、低盐饮食为主,并摄入足够的蛋白质、维生素、纤维素及微量元素。

(2) 高血压患者应将血压控制在一个合理水平,避免血压过高致脑内微血管瘤及粥样硬化的小动脉破裂出血;而血压过低脑供血不足,微循环淤滞时易形成脑梗死。

(3) 注意脑血管疾病的先兆,如发现突发的一侧面部或上、下肢突然感到麻木或软弱乏力,嘴歪流口水;突然感到眩晕,摇晃不定;短暂的意识不清等,需及时就医。

(4) 对有明确的缺血性脑卒中危险因素,如高血压、糖尿病、心房颤动和颈动脉狭窄等患者,应尽早进行预防性治疗。

第二节 脑血栓形成

案例导学

患者,男,63岁,主诉右侧肢体无力、麻木3天。现病史:入院前3天无明显诱因突发右侧肢体无力、麻木,右手持物不稳,行走时右下肢拖步,无头痛、视物旋转、不省人事、肢体抽搐,为求进一步治疗遂来我院,门诊以"脑梗死"收住入院;既往有"糖尿病、高血压1级"病史。吸烟史30余年,否认酗酒史,其父亲有高血压病史。

体格检查:T 36.5 ℃,P 78次/分,R 19次/分,BP 150/90 mmHg,神志清楚,记忆力、定向力、计算力正常。脑神经:双瞳孔等圆等大,直径3 mm,对光反射灵敏,双眼球居中,各向运动到位,无眼球震颤、复视,右侧鼻唇沟略浅,伸舌右偏。右侧肢体肌力4级,左侧肢体肌力5级;右侧肢体肌张力呈折刀样增高,右侧肢体针刺觉略减退,右侧肢体腱反射(+++),左侧肢体腱反射(+),右侧Babinski征(+),脑膜刺激征(-)。

辅助检查:①心电图大致正常。②生化全套:空腹血糖9.3 mmol/L,低密度脂蛋白3.38 mmol/L。③颈部动脉彩超:双侧颈动脉硬化伴斑块形成(位于颈动脉窦部连接颈内动脉处)。④脑电图、脑电地形图正常。⑤头颅CT:左侧基底节区梗死灶。

请完成以下任务:

1. 通过学习,归纳与总结脑梗死的常见危险因素。

2. 假如您是该患者的接诊医师,设计简单的医嘱。

3. 运用所学知识对患者进行康复指导。

脑血栓形成(cerebral thrombosis)是脑梗死最常见的类型。由于供应脑的动脉因动脉粥样硬化等自身病变使管腔狭窄、闭塞,或在狭窄的基础上形成血栓,脑局部血流急性中断,缺血缺氧,软化坏死,出现局灶性神经系统症状和体征。

一、病因和发病机制

最常见的病因为动脉粥样硬化,且常伴有高血压、糖尿病、血脂异常,少见的原因有动脉壁的炎症,还可见于先天性血管畸形、真性红细胞增多症、血液高凝状态等。由于动脉粥样硬化好发于大血管的分叉处及弯曲处,故脑血栓的好发部位为大脑中动脉、颈内动脉的虹吸部及起始部、椎动脉及基底动脉中下段等。当动脉内膜损伤破裂形成溃疡后,血小板及纤维素等血中有形成分黏附、聚集、沉着形成血栓,有时血栓的碎屑脱落并阻塞远端动脉(血栓-栓塞),或血压下降、血流缓慢、脱水等使血液黏滞度增加,导致供血减少或促进血栓形成的情况下,即出现急性缺血症状。

二、病理

脑缺血病变的病理分期:①超早期(1~6 h):病变脑组织变化不明显,可见部分血管内皮细胞、神经元及星形胶质细胞肿胀,线粒体肿胀空泡化。②急性期(6~24 h):缺血区脑组织苍白和轻度肿胀,神经元、胶质细胞及内皮细胞呈明显缺血改变。③坏死期(24~48 h):大量神经元消失,胶质细胞破坏,中性粒细胞、淋巴细胞及巨噬细胞浸润,脑组织明显水肿。④软化期(3 天~3 周):病变区液化变软。⑤恢复期(3~4 周后):液化坏死脑组织被吞噬、清除,胶质细胞、毛细血管增生,小病灶形成胶质瘢痕,大病灶形成中风囊,此期持续数月至 2 年。

三、临床表现

本病多见于 60~70 岁及以上患有动脉粥样硬化的老年人,常伴有高血压、冠心病或糖尿病患者。多于安静或睡眠中发病,约 25%患者病前有 TIA 病史。多数病例症状经数小时或 1~2 天达高峰。通常意识清楚,生命体征平稳,但当大脑大面积梗死或基底动脉闭塞病情严重时,意识可不清,甚至出现脑疝而危及生命。

1. 临床类型　包括完全型(起病 6 h 内病情即达高峰)、快速进展型(起病 3~5 天达高峰)、缓慢进展型(起病 2 周后症状仍进展)、可逆性缺血性神经功能缺损(多在 1~3 天完全恢复)。

2. 不同动脉闭塞的临床特点

(1) 颈内动脉闭塞综合征:严重程度差异颇大,取决于侧支循环状况,颈内动脉闭塞可无症状。症状性闭塞可出现单眼一过性黑蒙,偶见永久性失明(视网膜动脉缺血)或霍纳征(颈上交感神经节节后纤维受损)伴对侧偏瘫、偏身感觉障碍或同向性偏盲等(大脑中动脉缺血),优势半球受累伴失语症,非优势半球受累可有体象障碍。

(2) 大脑中动脉闭塞综合征:主干闭塞导致病灶对侧中枢性面舌瘫与偏瘫(基本均等性)、偏身感觉障碍及偏盲(三偏);优势半球受累出现完全性失语症,非优势半球受累出现体象障碍。皮质支闭塞:①上分支闭塞:导致病灶对侧面部、手及上肢轻偏瘫和感觉缺失,下肢不受累,伴 Broca 失语(优势半球受累)和体象障碍(非优势半球受累),无同向性偏盲。②下分支闭塞:导致对侧同向性偏盲,下部视野受损较重;无偏瘫;优势半球受累出现 Wernicke 失语,可出现急性意识模糊状态。③深穿支闭塞:导致对侧中枢性均等性偏瘫,可伴面舌瘫,对侧偏身感觉障碍可伴对侧同向性偏盲。

(3) 大脑前动脉闭塞综合征:交通动脉前主干闭塞可因对侧代偿不出现症状;分出交通动脉后大脑前动脉远端闭塞导致对侧的足和下肢感觉运动障碍,面部和手不受累,尿潴留或尿急(旁中央小叶受损)、淡漠、反应迟钝、欣快和缄默等(额极与胼胝体受损),强握及吸吮反射(额叶受损)。皮质支闭塞导致对侧中枢性下肢瘫,可伴感觉障碍(胼周和胼缘动脉闭塞);导致对侧肢体短暂性共济失调、强握反射及精神症状(眶动脉及额极动脉闭塞)。深穿支闭塞则引起对侧中枢性面舌瘫、上肢近端轻瘫(内囊膝部及部分内囊前肢受损)。

(4) 大脑后动脉闭塞综合征:主干闭塞引起对侧同向性偏盲,上部视野损伤较重,黄斑视力可不受累(黄斑视觉皮质代表区由大脑中、后动脉双重供血)。中脑水平大脑后动脉起始处闭塞可见垂直性凝视麻痹、核间性眼肌麻痹。优势半球枕叶受累可出现命名性失语、失读不伴失写。双侧大脑后动脉皮质支闭塞导致皮质盲、记忆受损(累及颞叶),不能识别熟悉面孔(面孔失认症)、幻视等。深穿支闭塞:丘脑穿通动脉闭塞产生红核丘脑综合征,导致患侧小脑性共济失调、意向性震颤、舞蹈样不自主运动和对侧偏身感觉障碍;丘脑膝状体动脉闭塞则出现丘脑综合征,表现为对侧深感觉障碍、自发性疼痛、感觉过度、轻偏瘫、共济失调和手足徐动症等。

（5）椎基底动脉闭塞综合征：基底动脉或双侧椎动脉闭塞是危及生命的严重脑血管事件，引起脑干梗死，出现眩晕、呕吐、四肢瘫、共济失调、昏迷和高热等。脑桥病变出现针尖样瞳孔。

（6）脑分水岭梗死：相邻血管供血区分界处或分水岭区局部缺血，也称边缘带脑梗死。多因血流动力学障碍所致，发生于颈内动脉严重狭窄或闭塞伴全身血压降低时，亦可源于心源性或动脉源性栓塞，常呈脑卒中样发病，症状较轻，纠正病因后病情可得到有效控制。可分为皮质前型、皮质后型、皮质下型。

四、辅助检查

1. 实验室检查 除血常规、尿常规等常规检查外，应查血糖、血脂、血流动力学、心电图等。

2. 神经影像学检查

（1）CT：多数病例发病 24 h 后逐渐显示低密度梗死灶，发病后 2～15 天可见均匀片状或楔形的明显低密度灶。大面积脑梗死伴脑水肿和占位效应者梗死灶呈混杂密度，应注意病后 2～3 周梗死吸收期，由于病灶水肿消失及吞噬细胞浸润，可与周围正常脑组织等密度，CT 难以分辨，称为模糊效应。

（2）MRI：可清晰显示早期缺血性梗死、脑干及小脑梗死、静脉窦血栓形成等，梗死后数小时即出现 T_1 低信号、T_2 高信号病灶，出血性脑梗死显示其中混杂 T_1 高信号。钆增强 MRI 较平扫敏感。功能性磁共振弥散加权成像（DWI）可早期诊断脑梗死，发病 2 h 内即显示缺血病变，为早期治疗提供重要信息。

（3）血管造影：CTA、MRA、DSA 可显示血管狭窄及闭塞部位，为血管内治疗提供依据，其中 DSA 是脑血管病变检查的"金标准"。

3. 脑脊液检查 腰椎穿刺只在不能做 CT 检查，临床又难以鉴别脑梗死与脑出血时进行，通常脑脊液（CSF）压力、常规及生化检查正常。

4. 经颅多普勒超声（TCD） 对评估颅内外血管狭窄、闭塞、痉挛或血管侧支循环建立情况有帮助，目前也有用于溶栓治疗监测的。

5. 超声心动图检查 可发现心脏附壁血栓、心房黏液瘤和二尖瓣脱垂。

五、诊断

诊断要点：①发病者多为中老年人；②多有动脉硬化及高血压病史，发病前可有 TIA；③安静、休息时发病较多见，常在睡醒后出现症状；④多在 1 天至数天内出现局灶性脑损害的症状和体征，并能用某一动脉供血区功能损伤来解释；⑤CT 检查在 24 h 后出现低密度梗死灶，或 MRI 检查在早期显示缺血病灶。

六、治疗

急性期治疗原则：①超早期治疗：发病后立即就诊，力争在 3～6 h 治疗时间窗内实施溶栓治疗，并降低脑代谢，控制脑水肿及保护脑细胞，挽救缺血脑区。②防治并发症，如感染、脑心综合征、应激性溃疡、深静脉血栓形成、脑卒中后焦虑或抑郁症，水、电解质紊乱和多器官功能衰竭等。③个体化治疗：根据患者年龄、脑梗死类型、病情程度和基础疾病等采取最适宜的治疗。④整体化治疗：采取支持疗法、对症治疗和早期康复治疗；对脑卒中危险因素如高血压、糖尿病和心脏病等及时采取预防性干预措施，降低复发率和病残率。

1. 一般治疗 主要为对症治疗，包括维持生命功能和处理并发症。

（1）控制血压：脑梗死后血压升高通常不需紧急处理，病后 24～48 h 收缩压＞220 mmHg，舒张压＞120 mmHg 或平均动脉压＞130 mmHg 时可用降压药，首选拉贝洛尔。切忌过度降压使脑灌注压降低，否则会加剧脑缺血。

（2）吸氧和通气支持：低氧血症者给予常规吸氧支持，气道功能严重障碍者要及时给予气道支持及辅助呼吸治疗。

（3）脑水肿：治疗目标是降低颅内压、维持足够脑灌注和预防脑疝发生。常用 20% 甘露醇静脉滴注，心肾功能不全者可用呋塞米静脉注射。

(4)其他:补液和营养支持,纠正水、电解质紊乱。积极防治感染(如压疮、肺部和尿路感染等)、上消化道出血、深静脉血栓形成、肺栓塞、癫痫等其他并发症。

2. 特殊治疗 包括超早期溶栓治疗、抗血小板聚集治疗、抗凝治疗、脑保护治疗、血管内治疗和外科治疗等。

(1)超早期溶栓治疗:可恢复脑梗死区血流灌注,是抢救缺血半暗带的有效方法。但须经过严格筛选,以降低出血风险。

静脉溶栓常用溶栓药包括尿激酶、重组组织型纤溶酶原激活剂,用药 24 h 内严密监测和控制血压。

(2)抗血小板聚集治疗:常用抗血小板药包括阿司匹林、氯吡格雷。溶栓治疗者,应在溶栓 24 h 后开始给予抗血小板药。

(3)抗凝治疗:常用抗凝药包括肝素、低分子肝素和华法林。对于心房颤动的患者,可以应用华法林治疗。

(4)脑保护治疗:脑保护剂包括自由基清除剂、阿片受体阻断剂、电压门控性钙通道阻滞剂、兴奋性氨基酸受体阻断剂和镁离子等。

(5)血管内治疗:包括经皮腔内血管成形术和血管内支架置入术等。

(6)外科治疗:对于有或无症状、单侧重度颈动脉狭窄(狭窄程度>70%),或经药物治疗无效者可以考虑进行颈动脉内膜切除术。

(7)其他药物治疗:①降纤治疗:常用药物有降纤酶、巴曲酶、安克洛酶等。②中药制剂:临床常应用丹参、川芎嗪和三七等。

(8)康复治疗:应早期进行,并遵循个体化原则,制订短期和长期治疗计划,分阶段、因地制宜地选择治疗方法,对患者进行针对性体能和技能训练,降低致残率,促进神经功能恢复,提高生活质量,使其早日重返社会。

第三节 脑 栓 塞

脑栓塞是指各种栓子(血液中异常的固体、液体、气体)随血流进入脑动脉造成血流阻塞,引起相应供血区脑组织缺血性坏死,出现脑功能障碍的一类疾病,占脑卒中的 15%~20%。

一、病因及病理

1. 病因 脑栓塞根据栓子来源不同,可分为以下几类:①心源性:此类最常见,心房颤动是心源性脑栓塞最主要的原因,其中非瓣膜性心房颤动占 70%。风湿性心脏病二尖瓣狭窄合并心房颤动时,左心房扩大,血流缓慢淤滞,易发生附壁血栓,血流不规则易使栓子脱落形成栓塞;亚急性细菌性心内膜炎瓣膜上的炎性赘生物质脆易脱落;心肌梗死或心肌病时心内膜病变形成的附壁血栓脱落均可形成栓子。②非心源性:如动脉粥样硬化斑块的脱落、脂肪栓塞、空气栓塞、癌栓塞等。③来源不明:少数病例找不到栓子来源。

2. 病理 脑栓塞多见于颈内动脉系统,特别是大脑中动脉。椎基底动脉栓塞少见,仅占脑栓塞的 10%左右。脑栓塞所引起的病理改变与脑血栓基本相同,但可多发,且出血性脑梗死更为常见,占 30%~50%,这是因为栓子阻塞较大血管引起血管壁坏死,当血管痉挛减轻和(或)栓子分解碎裂,栓子移向动脉远端,原栓塞处因血管壁已受损,血流恢复后易发生渗出性出血;脑栓塞可多发,当栓子来源未消除时,还可反复发生。此外,还可发现肺、脾、肾等脏器及末梢动脉、皮肤黏膜等栓塞证据。炎性栓子可引起脑炎、脑脓肿等。

二、临床表现

1. 一般特点 任何年龄均可发病,但以青壮年多见,多在活动中突然发病,常无前驱症状,局限性神经缺失症状多在数秒至数分钟内发展到高峰,多表现为完全性脑卒中。大多数患者有栓子来源的原发疾病,如风湿性心脏病、冠心病和严重心律失常等;部分病例有心脏手术、长骨骨折、血管内治疗史等,或者有脑外多处栓塞证据。

2. 血管栓塞的临床表现 详见脑血栓形成。与脑血栓形成对比,脑栓塞易发生多发性脑梗死,容易复发和出血。

三、辅助检查

CT 检查不仅可确定梗死的部位及范围,一般于 24 h 后可见低密度改变,如在低密度区中有高密度影提示为出血性脑梗死。MRI 检查在病灶区呈长 T_1、长 T_2 信号。脑脊液可正常,亦可压力增高,有出血性脑梗死时可见红细胞。感染性脑梗死者脑脊液中的白细胞可增多。心电图应列为常规检查,作为确定心肌梗死和心律失常的依据。必要时可做超声心动图以证实是否存在心源性栓子。

四、诊断与鉴别诊断

根据骤然起病,数秒至数分钟内达到高峰,出现偏瘫、失语等局灶性神经功能缺损,既往有能产生栓子的基础疾病,如心脏病、动脉粥样硬化、严重骨折等病史,基本可做出临床诊断,如合并其他脏器栓塞,则更支持诊断。CT 和 MRI 检查可确定脑栓塞部位、数目及是否伴发出血。应注意与血栓性脑梗死、脑出血相鉴别。极迅速的起病过程和栓子来源可提供脑栓塞的诊断依据。

五、治疗

1. 脑栓塞的治疗 与脑血栓形成的治疗原则基本相同,主要是改善脑血液循环,减轻脑水肿,防止出血,减小梗死范围。主张抗凝及抗血小板聚集治疗,但合并出血性脑梗死时应停用。

2. 原发病的治疗 对于心源性脑栓塞患者,应纠正心律失常,控制心率,防止心力衰竭;使用抗生素积极治疗细菌性心内膜炎;对于脂肪栓塞,可采用肝素、5％碳酸氢钠等以助于脂肪颗粒溶解;空气栓塞者可进行高压氧治疗。

第四节 脑 出 血

案 例 导 学

患者,男,59 岁,主诉突发右侧肢体无力、头痛 1 天。现病史:入院前 1 天无明显原因突发右侧肢体无力,右手持物不稳,右下肢行走稍费力,上楼梯时明显,伴言语不清、流涎、头顶部持续性胀痛、恶心、呕吐、头晕、小便失禁,无视物旋转、耳鸣、耳聋,无精神异常、意识障碍及肢体抽搐,为进一步诊治急诊入院。既往史:高血压 20 年,血压最高为 170/90 mmHg,长年不规则使用降压药;糖尿病 10 年,不规则服药治疗。患者的父亲、哥哥都有高血压、糖尿病病史。

体格检查:T 37 ℃,P 83 次/分,R 20 次/分,BP 190/100 mmHg。心肺检查未发现明显异常。神志清楚,语言理解力减退。双侧瞳孔等大等圆,直径约 3 mm,对光反射灵敏,双眼球各向运动到位,右侧鼻唇沟变浅,咽反射存在,伸舌右偏。右侧肢体肌力 4 级,左侧肢体肌力 5 级,右侧肢体肌张力降低,右侧肢体浅感觉减退,双侧深感觉对称存在,右侧肢体腱反射减退(＋),右侧 Babinski 征(＋),脑膜刺激征(－)。

辅助检查:①生化全套:TG 2.74 mmol/L,Glu 7.1 mmol/L,余正常。②ECG:窦性心律不齐。③头颅 CT:左侧基底节区可见一高密度影。

请完成以下任务：

　　1. 通过学习，归纳与总结脑出血的主要临床表现。

　　2. 假如您是该患者的接诊医生，设计简单的医嘱。

　　3. 运用您所学知识对患者进行康复指导。

脑出血（intracerebral hemorrhage，ICH）是指非外伤性脑实质内出血，占全部脑卒中的 20％～30％，急性期死亡率为 30％～40％。

一、病因及发病机制

1. 病因　最常见病因为高血压合并小动脉硬化，其次为脑血管畸形、动脉瘤，其他病因有血液病（白血病、再生障碍性贫血、血小板减少性紫癜和血友病等）、抗凝或溶栓治疗、淀粉样脑血管病、脑动脉炎等。

2. 发病机制　长期高血压可使脑内小动脉硬化、玻璃样变，形成微动脉瘤，当血压骤然升高时动脉瘤破裂出血，脑内动脉壁薄弱，中层肌细胞及外膜结缔组织均少，且无外弹力层，容易出血。多发性脑出血多见于淀粉样血管病、血液病和脑肿瘤等患者。

二、临床表现

1. 一般表现　好发年龄为 50～70 岁，男性稍多于女性，冬春两季发病率较高，患者多有高血压病史。多在情绪激动或活动中突然发病，发病后病情常于数分钟至数小时内达到高峰。由于颅内压升高，患者常有头痛、呕吐和不同程度的意识障碍，部分患者有抽搐发作。

2. 局限性定位表现　取决于出血量和出血部位。

（1）基底节区出血：

①壳核出血：最常见，约占脑出血病例的 60％，系横纹动脉尤其是其外侧支破裂所致。常表现为病灶对侧偏瘫、偏身感觉缺失和同向性偏盲，双眼球向病灶对侧同向凝视不能，优势半球受累可有失语。

②丘脑出血：占脑出血病例的 10％～15％，系丘脑膝状体动脉和丘脑穿通动脉破裂所致，常有对侧偏瘫、偏身感觉障碍，深感觉障碍更明显。可有特征性眼征，如上视不能或凝视鼻尖、眼球偏斜或分离性斜视、眼球会聚障碍和无反应性小瞳孔等。优势侧丘脑出血可出现丘脑性失语、精神障碍、认知障碍和人格改变等。

③尾状核头出血：较少见，一般出血量不大，多经侧脑室前角破入脑室。患者常有头痛、呕吐、颈强直、精神症状，酷似蛛网膜下腔出血。

（2）脑叶出血：占脑出血的 5％～10％，常由脑动静脉畸形、血管淀粉样变性、血液病等所致。出血以顶叶最常见，其次为颞叶、枕叶、额叶。如额叶出血可有偏瘫、尿便障碍、Broca 失语、摸索和强握反射等；颞叶出血可有 Wernicke 失语、精神症状、癫痫、对侧上象限盲等；枕叶出血可有皮质盲；顶叶出血可有偏身感觉障碍、轻偏瘫、对侧下象限盲，非优势半球受累可有构象障碍。

（3）脑干出血：约占脑出血的 10％，绝大多数为脑桥出血。表现为交叉性瘫痪和共济失调性偏瘫，两眼向病灶侧凝视麻痹或核间性眼肌麻痹。大量出血（血肿＞5 mL）累及双侧被盖部和基底部，常破入第四脑室，患者迅即出现昏迷、双侧针尖样瞳孔、中枢性高热、中枢性呼吸障碍、眼球浮动、四肢瘫痪和去大脑强直发作等。

（4）小脑出血：约占脑出血 10％，轻者表现为眩晕、呕吐、共济失调、眼球震颤、枕部疼痛等；重者血液直接进入第四脑室，出现颅内高压、意识障碍，甚至枕骨大孔疝而死亡。

（5）脑室出血：占脑出血的 3％～5％，分为原发性和继发性脑室出血。原发性脑室出血多由脉络丛血管或室管膜上动脉破裂出血所致，继发性脑室出血是指脑实质出血破入脑室。患者常有头痛、呕吐，严重者出现意识障碍、脑膜刺激征、针尖样瞳孔、眼球分离斜视或浮动、四肢弛缓性瘫痪及去大脑强直发作、高热、呼吸不规则、脉搏和血压不稳定等表现。

三、辅助检查

1. CT 检查　CT 检查是诊断脑出血的首选检查,可清楚显示出血部位、出血量、血肿形态、是否破入脑室以及血肿周围有无低密度水肿带和占位效应等。新鲜血肿呈高密度影,边界清楚,血肿吸收后呈低密度或囊性变。动态 CT 检查还可评价出血的进展情况。

2. MRI 和 MRA 检查　对发现结构异常、明确脑出血的病因很有帮助。对检出脑干和小脑的出血灶及监测脑出血的演进过程优于 CT 检查。

3. DSA 检查　一般不需要进行 DSA 检查,疑有血管畸形、血管炎或烟雾病又需外科手术或血管介入治疗时才考虑进行 DSA 检查。

4. 脑脊液检查　一般不做此检查,以免诱发脑疝形成。如需排除颅内感染和蛛网膜下腔出血,可谨慎进行此检查。

5. 其他检查　包括血常规、血液生化、凝血功能、心电图检查和胸部 X 线检查。

四、诊断及鉴别诊断

1. 诊断要点　①中老年患者在活动中或情绪激动时突然发病;②迅速出现局灶性神经功能缺损症状以及头痛、呕吐等颅内高压症状时应考虑脑出血的可能;③头颅 CT 检查发现呈高密度影的血肿。

2. 鉴别诊断　①首先应与其他类型的脑血管疾病如急性脑梗死、蛛网膜下腔出血相鉴别;②对发病突然、迅速昏迷且局灶体征不明显者,应注意与引起昏迷的全身性疾病如中毒(酒精中毒、镇静催眠药中毒、一氧化碳中毒)及代谢性疾病(低血糖、肝性脑病、肺性脑病和尿毒症等)相鉴别;③对有头部外伤史者,应与外伤性颅内血肿相鉴别。

五、治疗

治疗原则为安静卧床、脱水降颅内压、调整血压、防止继续出血、加强护理、防治并发症,以挽救生命、降低死亡率、致残率,减少复发。

1. 内科治疗

(1) 一般处理:①卧床休息 2～4 周,保持安静,避免情绪激动和血压升高。②保持呼吸道通畅,清理呼吸道分泌物或吸入物,常规吸氧,及时吸痰,必要时行气管插管或切开术;有意识障碍、消化道出血者宜禁食 24～48 h。③维持水、电解质平衡和行营养支持。④调整血糖,过高或过低者均应及时纠正。⑤明显头痛、过度烦躁不安者,可酌情给予镇静镇痛药;便秘者可用缓泻剂。⑥尿潴留者应予导尿术。⑦昏迷者应定时翻身,防止压疮发生。

(2) 降低颅内压:脑出血后脑水肿约在 48 h 达到高峰,维持 3～5 天后逐渐消退。脑水肿可导致脑疝,是影响脑出血死亡率及功能恢复的主要因素。可选用甘露醇、利尿剂、甘油果糖、10％人血清白蛋白等治疗。

(3) 调整血压:以脱水降颅内压治疗为基础。应用降压药治疗,但需避免应用强效降压药,防止因血压下降过快引起脑低灌注;常用药物有拉贝洛尔、尼卡地平等。

(4) 并发症的防治:感染、应激性溃疡、癫痫发作、中枢性高热、深静脉血栓形成和脑卒中后抑郁等应给予积极处理。

2. 外科治疗　尽快清除血肿,降低颅内压,尽可能早期减少周围组织压迫,降低致残率。主要手术方法包括去骨瓣减压术、小骨窗开颅血肿清除术、钻孔血肿抽吸术和脑室穿刺引流术等。

3. 康复治疗　脑出血后,只要患者的生命体征平稳、病情不再进展,宜尽早进行康复治疗。早期分阶段综合康复治疗对恢复患者的神经功能,提高其生活质量有益。

六、健康指导

(1) 急性期患者给予高蛋白质、富含维生素、高热量饮食,限制钠盐摄入(因为钠潴留会加重脑水肿)。

(2) 对于尚能进食者,喂饮食物时不宜过急,遇呕吐或反呛时应暂停休息,防止食物呛入气管引起窒息或吸入性肺炎。

（3）昏迷不能进食者每天鼻饲流质饮食 4～5 次，每次 100～200 mL，如牛奶、豆浆、藕粉、蒸蛋或混合匀浆等，流质饮食应煮沸消毒冷却后再喂。

（4）急性期患者应绝对卧床休息 4～6 周，不宜长途运送及过多搬运，翻身时应保护头部，动作轻柔得体，以免加重出血。床头抬高 15°～30°，以减少脑的血流量，减轻脑水肿。

（5）患者生命体征平稳后应开始床上、床边及床下的主动训练，训练时间宜从每次 5～10 min 开始，渐增至每次 30～45 min，如有不适，可每天进行 2～3 次训练，不可过度用力或憋气。

（6）昏迷或瘫痪患者，由于随意肌的控制受到破坏，屈肌力量明显强于伸肌，极易引起畸形，因此，维持良好体位和定时翻身非常重要。

（7）出院后定期复查血脂，监测血压、血糖，坚持康复治疗；对疾病恢复要有足够的信心，戒烟酒，饮食合理，作息有规律，适当运动。

第五节　蛛网膜下腔出血

蛛网膜下腔出血(subarachnoid hemorrhage,SAH)通常为脑底部或脑表面的病变血管破裂，血液直接流入蛛网膜下腔引起的一种临床综合征，占急性脑卒中的 10% 左右。

一、病因及发病机制

1. 病因　颅内动脉瘤是 SAH 最常见的病因（占 50%～80%）。其中先天性粟粒样动脉瘤约占 75%，还可见高血压、动脉粥样硬化所致梭状动脉瘤及感染所致的真菌性动脉瘤等；血管畸形约占 SAH 病因的 10%，其中动静脉畸形(AVM)占血管畸形的 80%，多见于青年人；其他病因有烟雾病、颅内肿瘤、垂体卒中、血液系统疾病、颅内静脉系统血栓和抗凝治疗并发症等。此外，约 10% 的患者病因不明。

2. 发病机制　动脉瘤是动脉壁先天性肌层缺陷（先天性动脉瘤）、获得性内弹力层变性（高血压、动脉粥样硬化）或二者联合作用的结果，在一定条件下发生破裂出血。脑动静脉畸形是发育异常形成的畸形血管团，血管壁薄弱，处于破裂临界状态，激动或不明显诱因可导致破裂。炎症动脉瘤是由于动脉炎或颅内炎症侵蚀血管导致出血的病变。

二、临床表现

SAH 临床表现差异较大，轻者可没有明显临床症状和体征，重者可突然昏迷甚至死亡。以中青年发病居多，起病突然（数秒或数分钟内发生）。多数患者发病前有明显诱因（如剧烈运动、过度疲劳、用力排便、情绪激动等）。

1. 主要症状

（1）头痛：典型表现是突发异常剧烈全头痛，患者常将头痛描述为"一生中经历的最严重的头痛"。多伴发恶心、呕吐、面色苍白、全身冷汗。动脉瘤性 SAH 患者的头痛可在 2 周后逐渐减轻，如头痛再次加重，常提示动脉瘤再次出血。

（2）意识障碍：可有不同程度的意识障碍，以一过性意识障碍为多，少数重症患者可出现去大脑强直，甚至呼吸、心搏骤停。

（3）精神症状：约 25% 的患者可出现精神症状，如欣快、谵妄和出现幻觉等，常于起病后 2～3 周自行消失。

2. 主要体征

（1）脑膜刺激征：患者出现颈强直、Kernig 征和 Brudzinski 征等脑膜刺激征，以颈强直最多见。老年患者、衰弱患者或小量出血者，可无明显脑膜刺激征。

（2）眼底体征：20% 患者眼底可见玻璃体下片状出血，发病 1 h 内即可出现，部分患者出现视乳头水肿,由急性颅内压增高和眼静脉回流受阻所致,对诊断具有提示作用。此外,眼球活动障碍也可提示动脉瘤所在的位置。

3. 动脉瘤的定位

(1)颈内动脉海绵窦段瘤:患者有前额和眼部疼痛、血管杂音、突眼及Ⅲ、Ⅳ、Ⅵ和Ⅴ$_1$脑神经损害所致的眼球运动障碍,其破裂可引起颈内动脉海绵窦瘘。

(2)颈内动脉-后交通动脉瘤:患者出现动眼神经受压的表现,常提示后交通动脉瘤。

(3)大脑中动脉瘤:患者出现偏瘫、失语和抽搐等表现,常提示动脉瘤位于大脑中动脉的第一分支处。

(4)大脑前动脉-前交通动脉瘤:患者出现精神症状、单侧或双侧下肢瘫痪和意识障碍等。

(5)大脑后动脉瘤:患者出现同向偏移和动眼神经麻痹的表现。

(6)椎基底动脉瘤:患者可出现枕部和面部疼痛、面肌痉挛、面瘫及脑干受压等表现。

4. 血管畸形的定位 动静脉畸形男性发生率为女性的 2 倍,患者多在 10~40 岁发病,常见的症状包括癫痫发作、轻偏瘫、失语或视野缺损等,具有定位意义。

5. 常见并发症

(1)再出血:SAH 主要的急性并发症,指病情稳定后再次发生剧烈头痛、呕吐、癫痫发作、昏迷甚至去大脑强直发作,脑膜刺激征明显加重,复查脑脊液为鲜红色。20% 的动脉瘤患者病后 10~14 天可发生再出血。

(2)脑血管痉挛:临床症状取决于发生痉挛的血管,常表现为波动性的轻偏瘫或失语,有时症状还受侧支循环和脑灌注压的影响,是导致死亡和致残的重要原因。发病后 3~5 天开始发生,5~14 天为迟发性血管痉挛高峰期,2~4 周逐渐消失。经颅多普勒超声(TCD)(血流速度>175 cm/s)或数字减影血管造影(DSA)可确诊。

(3)急性或亚急性脑积水:起病 1 周内 15%~20% 的患者发生急性脑积水,由血液进入脑室系统和蛛网膜下腔形成血凝块阻碍脑脊液循环通路所致。轻者出现嗜睡、思维迟缓、展神经麻痹、眼球上视受限等体征,严重者可出现颅内高压,甚至脑疝形成。亚急性脑积水发生于起病数周后,表现为精神症状、痴呆、步态异常和尿失禁。

三、辅助检查

1. 头颅 CT 临床疑诊 SAH 者首选 CT 检查,有助于早期诊断。出血早期敏感性高,可检出 90% 以上的 SAH,显示大脑外侧裂池、前后纵裂池、鞍上池、脑桥小脑角池、环池高密度出血征象,并可确定有无脑实质出血或脑室出血以及是否伴脑积水或脑梗死,另外还可对病情演变进行动态观察。

2. 头颅 MRI 可检出脑干小动静脉畸形,但需注意 SAH 急性期 MRI 检查可能诱发再出血。

3. 腰椎穿刺 若 CT 不能确定 SAH 临床诊断,可行脑脊液(CSF)检查,最好在发病 12 h 后(CSF 开始黄变)进行,以便与穿刺误伤相鉴别。需要注意的是腰椎穿刺有诱发脑疝形成的风险。CSF 呈均匀一致血性,压力增高,可作为 SAH 诊断的重要证据。

4. DSA SAH 诊断明确后需行全脑 DSA 检查,以确定动脉瘤位置、大小、与载瘤动脉的关系、侧支循环情况及有无血管痉挛等。DSA 还有利于发现烟雾病、血管畸形等 SAH 病因,既为 SAH 病因诊断提供可靠证据,也是制定合理外科治疗方案的先决条件。造影时机一般选择在 SAH 后 3 天内或 3 周后,以避开并发症发生的高峰期。

5. TCD 可作为非侵入性技术监测 SAH 后脑血管痉挛情况。

四、诊断

突发剧烈头痛、呕吐、脑膜刺激征阳性,伴或不伴意识障碍,检查无局灶性神经系统体征者,应高度怀疑 SAH。CT 证实脑池和蛛网膜下腔高密度征象或腰椎穿刺检查示压力增高和血性脑脊液等,即可确诊。

五、治疗

急性期治疗原则是降低颅内压,防治再出血和继发性脑血管痉挛,减少并发症,寻找出血原因,治疗原发病和预防复发。

1. 内科治疗

(1)一般处理:SAH 患者应绝对卧床休息 4～6 周,避免搬动和过早离床,床头抬高 15°～20°,病房保持安静、舒适和暗光。避免引起血压及颅内压增高的诱因,如用力排便、咳嗽、打喷嚏、情绪激动、疼痛及恐惧等。出现上述情况可针对性应用缓泻剂、镇咳药、镇静剂、镇痛药等,以免诱发动脉瘤再破裂。

(2)密切监护:保持生命体征稳定,维持水、电解质平衡,加强营养支持和护理。去除头痛病因后,对平均动脉压>120 mmHg 或收缩压>180 mmHg 者,可在密切监测血压条件下使用短效降压药维持血压稳定在正常水平或发病前水平。低钠血症常见,可口服或静脉滴注生理盐水。不应限制液体,保证正常血容量和足够脑灌注。

(3)降低颅内压:临床上常用 20%甘露醇、呋塞米和白蛋白等,颅内高压征象明显并有脑疝形成可能者,可行脑室引流减压,以挽救患者生命。

(4)预防再出血:抗纤溶药可抑制纤溶酶形成,推迟血凝块溶解和防止再出血。常用 6-氨基己酸(EACA)、氨甲苯酸(PAMBA)、巴曲酶等。

(5)预防血管痉挛:①SAH 并发动脉痉挛和脑梗死是病情加重,甚至导致死亡的另一主要原因,临床上常用尼莫地平。②3H 疗法,即采用扩血容量、血液稀释和升高血压疗法预防血管痉挛,应在排除了脑梗死和颅内高压,并已夹闭动脉瘤之后进行,常用等渗晶体液、羟乙基淀粉、5%血浆白蛋白等。

(6)放脑脊液疗法:用于 SAH 后脑室积血扩张或形成铸型出现急性脑积水、经内科保守治疗症状加重、伴有意识障碍,或老年患者伴有严重心、肺、肾等器官功能障碍而不能耐受开颅手术者。每次放 CSF 10～20 mL,每周 2 次。

2. 手术治疗　目的是根除病因、防止复发,手术是有效防止再出血的最佳方法。

(1)动脉瘤:常用动脉瘤夹闭术、动脉瘤切除术、血管内动脉瘤栓塞术。

(2)动静脉畸形:可择期采用 AVM 整块切除术、供血动脉结扎术、血管内介入栓塞术或 γ 刀治疗等。

六、健康指导

(1)急性期根据患者病情给予低脂、富含维生素、易消化的饮食,绝对卧床休息 4～6 周,告诉患者及家属绝对卧床休息的重要性,切不可因症状轻过早下床活动。指导患者翻身时避免头部转动幅度过大,指导床上使用便器的方法、勿用力排便,如便秘,可告诉医生、护士,遵医嘱给予缓泻剂。

(2)SAH 患者由于头痛剧烈,易出现焦虑、恐惧、烦躁的情绪,容易诱发再出血而加重病情,应为患者创造安静、舒适的治疗环境,用热情、亲切的语言为其介绍本病的发生、发病规律及情绪对本病的影响,以轻巧、娴熟的操作为患者服务,减少对患者的不良刺激,从而稳定患者情绪,使患者能积极主动地配合治疗与护理。

(3)告诉患者再出血多发于发病后 2～4 周,情绪激动、用力排便、咳嗽为诱因,因此,绝对卧床休息,避免情绪激动、用力排便可防止再出血;告知患者及家属再出血的临床特点,当突然再次出现剧烈头痛、恶心、呕吐、意识障碍加重时,应及时报告医生或护士。

(郑俊清)

第二章

癫痫

扫码看 PPT

学习目标

识记：

1. 能够准确说出癫痫的主要临床表现。
2. 能简要描述癫痫的常规辅助检查。
3. 能简要说出癫痫的常用治疗药物。

理解：

1. 能够用自己的语言描述癫痫的主要临床表现。
2. 明确典型病例的临床特点，并可分析其异常改变的原因。

应用：

1. 能够自觉将医疗规范与康复理念贯穿于疾病治疗的全过程。
2. 能用所学知识与技能协助医生对患者的疾病康复进行指导。

案 例 导 学

患者，男，22 岁，主诉突发性意识丧失、肢体抽搐、两眼凝视 16 年余。现病史：入院 16 年前无明显诱因发作性意识丧失、活动中断、右侧肢体抽动，双眼向右侧凝视，持续十几秒后自行缓解，曾于多家医院就诊（用药不详），症状未能控制，发作逐渐频繁，最多每天发作 10 余次，发作时间也逐渐延长至数分钟，发作症状逐渐加剧，时有四肢抽搐、不省人事，无胸闷、气促、恶心、呕吐，无脾气暴躁、伤人、毁物行为。出生时足月顺产，无产后窒息、高热惊厥史，家族中无类似病史。

体格检查：T 36.5 ℃，P 82 次／分，R 18 次／分，BP 120/75 mmHg，无皮疹，心肺无异常，腹平软，肝脾肋下未触及，双下肢无水肿，神经系统体格检查未发现明显阳性体征。

辅助检查：头颅 MRI 未见明显异常，常规脑电图示左侧颞叶阵发性棘慢复合波。

请完成以下任务：

1. 通过学习，归纳与总结癫痫发作的主要临床特点。
2. 说出该患者癫痫发作的类型。简要描述癫痫的常规诊疗程序和辅助检查项目。
3. 假如您是该患者的接诊医生，设计简单的医嘱。

癫痫（epilepsy）是多种原因导致的脑部神经元高度同步化异常放电的临床综合征，临床表现具有发作性、短暂性、重复性和刻板性的特点。临床上可表现为感觉、运动、行为、自主神经功能、意识和精神状态等不同程度紊乱或兼有之。临床上将每次发作或每种发作的过程称为癫痫发作（epileptic seizure）。我国癫痫患者近 1000 万人。

一、病因

引起癫痫的病因非常复杂,根据病因可将癫痫分为以下三大类。

1. 症状性癫痫 由各种明确的中枢神经系统结构损伤或功能异常所致,如脑外伤、脑血管疾病、脑肿瘤、中枢神经系统感染、遗传代谢性疾病、围生期损伤、皮质发育不良、神经系统变性疾病、缺氧等。

2. 特发性癫痫 病因不明,与遗传因素密切相关,常在某一特定年龄起病,具有特征性临床及脑电图表现,未发现脑部有足以引起癫痫发作的结构性损伤或功能异常,如伴中央颞区棘波的良性儿童癫痫、家族性颞叶癫痫、青少年肌阵挛性癫痫等。

3. 隐源性癫痫 临床上占全部癫痫的 $60\%\sim70\%$,临床表现提示为症状性癫痫,但目前的检查手段不能发现明确的病因。

影响癫痫发作的因素如下。

1. 年龄 特发性癫痫与年龄密切相关,如婴儿痉挛症在 1 岁内起病,儿童失神癫痫发病高峰在 6～7 岁,肌阵挛性癫痫起病在青春期前后。

2. 睡眠 癫痫发作与睡眠-觉醒周期有密切关系,如全面强直-阵挛发作常在早晨醒后发作;婴儿痉挛症多在醒后和睡前发作;伴中央颞区棘波的良性儿童癫痫多在睡眠中发作等。

3. 内环境改变 内分泌失调、电解质紊乱和代谢异常等均可影响神经元放电阈值,导致癫痫发作。疲劳、饥饿、过饱、饮酒、睡眠不足、便秘、闪光刺激、发热、一过性代谢紊乱、过度换气以及突然停药或过快更换抗癫痫药等都可导致癫痫发作。少数患者仅在月经期或妊娠早期发作,为月经性癫痫和妊娠性癫痫。

二、临床表现

癫痫临床表现丰富多样,但都具有共同特征:①发作性(突然发生,持续一段时间后迅速恢复,间歇期正常);②短暂性(发作持续时间通常为数秒或数分钟,除癫痫持续状态外,很少超过半小时);③重复性(不定期有多次发作);④刻板性(每次发作的临床表现几乎一致)。目前应用最广泛的是国际抗癫痫联盟(ILAE)于 1981 年提出的癫痫发作分类(2024 年做了部分修订)。

(一)部分性发作

部分性发作是指源于大脑半球局部神经元的异常放电,包括单纯部分性发作、复杂部分性发作、部分性发作继发全身性发作三类,前两者为局限性发作,无意识障碍,后者放电从局部扩展到双侧大脑,出现意识障碍。

1. 单纯部分性发作 一般不超过 1 min,发作起始与结束均较突然,无意识障碍。可分为以下四型。

(1) 部分运动性发作:表现为身体某一局部(如一侧眼睑、口角、手或足趾)发生不自主抽动,也可波及一侧面部或肢体,病灶多在中央前回或附近。常见以下几种发作形式:①Jackson 发作:异常运动从局部开始,沿大脑皮质运动区移动,临床表现为抽搐自手指—腕部—前臂—肘—肩—口角—面部扩展。严重部分运动性发作患者发作后可留下短暂性肢体瘫痪(0.5～36 h 消除),称为 Todd 麻痹。②旋转性发作:表现为双眼突然向一侧偏斜,继之头部不自主同向转动,伴有身体的扭转,但很少超过180°,部分患者因过度旋转而跌倒,出现继发性全面性发作。③姿势性发作:表现为发作性一侧上肢外展,肘部屈曲,头向同侧扭转,眼睛注视着同侧。④发音性发作:表现为不自主重复发前的单音或单词,偶可有语言抑制。

(2) 部分感觉性发作:常表现为局限于一侧面部、口角、舌、肢体或躯干的麻木感和针刺感,病灶多在中央后回躯体感觉区;特殊感觉性发作可表现为视、听、味、嗅的幻觉;眩晕性发作表现为坠落感、飘动感或水平/垂直运动感等。

(3) 自主神经性发作:表现为皮肤苍白、出汗、心悸、立毛、瞳孔散大、呕吐、腹痛、肠鸣、烦渴和欲排尿感等。病灶多位于岛叶、丘脑及周围(边缘系统),易扩散而出现意识障碍,成为复杂部分性发作的一部分。

(4) 精神性发作：表现为各种类型的记忆障碍（如似曾相识、似不相识、强迫思维、快速回顾往事）、情感障碍（无名恐惧、忧郁、欣快、愤怒）、错觉（视物变形、声音变强或变弱）、复杂幻觉等，病灶位于边缘系统。精神性发作虽可单独出现，但常为复杂部分性发作的先兆，也可继发全面性强直-阵挛发作。

2. 复杂部分性发作 占成人癫痫发作的50%以上，病灶多在颞叶，故又称为颞叶癫痫，也可见于额叶、嗅皮质等部位。

(1) 仅表现为意识障碍：一般表现为意识模糊，由于发作中可有精神性或精神感觉性成分存在，意识障碍常被掩盖，表现类似失神。

(2) 表现为意识障碍和自动症：经典的复杂部分性发作可从先兆开始，先兆是癫痫发作出现意识丧失前的部分，患者对此保留意识，以上腹部异常感觉最常见，也可出现情感（恐惧）、认知（似曾相识）和感觉性（幻嗅）症状，随后出现意识障碍、呆视和动作停止。自动症是指在癫痫发作过程中或发作后意识模糊状态下，出现的具有一定协调性和适应性的无意识行为，可表现为反复咂嘴、噘嘴、咀嚼、舔舌、搓手、拂面、脱衣、解扣、自言自语、叫喊、游走、奔跑、乘坐车船等。

(3) 表现为意识障碍与运动症状：特别是在睡眠中发生的，可表现为开始即出现意识障碍和各种运动症状，如局灶性或不对称强直、阵挛和变异性肌张力动作，各种特殊姿势等，与放电起源部位及扩散过程累及区域有关。

3. 部分性发作继发全身性发作 单纯部分性发作可发展为复杂部分性发作，单纯或复杂部分性发作均可泛化为全面性强直-阵挛发作。

(二) 全面性发作

最初的症状学和脑电图提示发作起源于双侧脑部，多在发作初期就有意识丧失。

1. 全面性强直-阵挛发作(GTCS) 以意识丧失、双侧强直后出现阵挛为主要临床特征。既可由部分性发作演变而来，也可起病即表现为GTCS。早期出现意识丧失、跌倒，随后的发作分为以下三期。

(1) 强直期：表现为全身骨骼肌持续性收缩、眼球上翻或凝视，咀嚼肌收缩出现张口，随后猛烈闭合，可咬伤舌尖；喉肌和呼吸肌强直性收缩致患者尖叫一声，呼吸停止；颈部和躯干先屈曲，后反张；上肢由上举后内收旋前，下肢先屈曲后猛烈伸直，持续10～20 s进入阵挛期。

(2) 阵挛期：肌肉交替性收缩与松弛，呈一张一弛的节律性抽动，阵挛频率逐渐减慢，松弛时间逐渐延长，本期可持续30～60 s或更长时间。在一次强烈阵挛后，发作停止，进入发作后期。以上两期均可发生舌咬伤，并可伴呼吸停止、血压升高、心率加快、瞳孔散大、对光反射消失、唾液和其他分泌物增多；Babinski征可为阳性。

(3) 发作后期：此期尚有短暂阵挛，可致牙关紧闭和舌咬伤。随后全身肌肉松弛，括约肌松弛而发生大小便失禁。呼吸首先恢复，随后瞳孔、血压、心率逐渐恢复正常，意识逐渐恢复，历时5～15 min。醒后患者常感头痛、全身酸痛、嗜睡，部分患者有意识模糊，此时强行约束患者可能发生伤人和自伤。GTCS典型脑电图改变是强直期开始逐渐增强的10次/秒棘波样节律，然后频率不断降低，阵挛期弥漫性慢波伴间歇性棘波，发作后期呈明显脑电抑制。

2. 强直性发作 表现为与强直-阵挛发作中强直期相似的全身骨骼肌强直性收缩，常伴有明显的自主神经系统症状，如面色苍白等，如发作时处于站立位可剧烈跌倒。发作持续数秒至数十秒。典型发作期脑电图为暴发性多棘波。

3. 阵挛性发作 几乎都发生于婴幼儿，特征是重复阵挛性抽动伴意识丧失，之前可无强直期。双侧对称或以某一肢体为主的抽动，幅度、频率和分布多变，为婴儿发作的特征，持续1 min至数分钟。脑电图缺乏特异性，可见快活动、慢波及不规则棘慢波等。

4. 失神发作 分典型和不典型失神发作。

(1) 典型失神发作：儿童期起病，青春期前停止发作。特征性表现是短暂的(5～10 s)意识丧失和正在进行的动作中断,双眼茫然凝视,手中持物坠落,呼之不应,可伴简单自动性动作,如擦鼻、咀嚼、吞咽等,一般不会跌倒,事后对发作全无记忆,每天可发作数次至数百次。发作后立即清醒,可继续先前活动。发作时脑电图呈双侧对称 3 Hz 棘慢波。

(2) 不典型失神发作:发作和恢复均较典型失神发作缓慢,常伴肌张力降低而跌倒,偶有肌阵挛。脑电图显示较慢的(2.0～2.5 Hz)不规则棘慢波或尖慢波,背景活动异常。多见于有弥漫性脑损害的患儿,预后较差。

5. 肌阵挛发作 表现为快速、短暂、触电样肌肉收缩,可遍及全身,也可限于某个肌群或某个肢体,常成簇发生,声、光等刺激可诱发。发作期典型脑电图改变为多棘慢波。

6. 失张力发作 部分或全身肌肉张力突然降低导致垂颈(点头)、张口、肢体下垂(持物坠落)或躯干失张力跌倒或猝倒发作,持续数秒至 1 min,发作时间短者意识障碍可不明显,发作后立即清醒和站起。脑电图显示多棘慢波或低电位活动。

知识拓展

2001 年国际抗癫痫联盟(ILAE)提出了以下几种经过临床验证的癫痫发作类型。

1. 痴笑发作 表现为没有诱因的、刻板的、反复发作的痴笑,常伴有其他癫痫表现,无其他疾病能解释这种发作性痴笑,发作期和发作间期脑电图有痫样放电。

2. 持续性先兆 ILAE 在新癫痫分类中把持续性先兆作为癫痫的一种亚型,也将其视为部分感觉性癫痫的同义词。从临床观点看,可分为 4 种亚型:躯体感觉(如波及躯干、头部及四肢的感觉迟钝等);特殊感觉(如视觉、听觉、嗅觉、平衡觉及味觉);自主神经系统症状明显的持续性先兆;表现为精神症状的持续性先兆。

(三) 癫痫持续状态

癫痫持续状态(status epilepticus,SE)或称癫痫状态,是癫痫连续发作之间意识尚未完全恢复又频繁再发,或癫痫发作持续 30 min 以上未自行停止。癫痫持续状态最常见的原因是不恰当地停用抗癫痫药或因急性脑病、脑卒中、脑炎、外伤、肿瘤和药物中毒等引起,个别患者原因不明。不规范抗癫痫药治疗、感染、精神因素、过度疲劳、孕产和饮酒等均可诱发。任何类型的癫痫均可出现癫痫持续状态,其中以全面性强直-阵挛发作最常见,危害性也最大。它是神经内科常见急症之一,若不及时治疗,可因高热、循环衰竭、电解质紊乱或神经元兴奋毒性损伤导致永久性脑损害,致残率和致死率均很高。

知识拓展

新近研究证实:非癫痫持续状态的单个惊厥性抽搐的发作时间一般不会超过 2 min,以 30 min 作为诊断癫痫持续状态的时限并非很恰当,从临床实际出发,持续 10 min 的行为和电抽搐活动是一个更符合实际的标准,而这也是要求开始静脉给药的时间点。

三、辅助检查

(一) 脑电图

脑电图(EEG)是诊断癫痫最重要的辅助检查方法。常规脑电图仅能记录到 49.5% 患者的痫样放电,采用过度换气、闪光刺激等诱导方法可进一步提高脑电图的阳性率,但仍有部分癫痫患者的脑电图检查始终正常。应用 24 h 长程脑电监测和视频脑电图(video-EEG)使发现痫样放电的可能性大为提高,后者还可同步监测记录到发作情况及相应脑电图的改变,可明确发作性症状及脑电图变化间的关系。

(二)神经影像学检查

神经影像学检查包括 CT 和 MRI,可确定有无脑结构异常,有时可做出病因诊断,如颅内肿瘤、灰质异位等。功能影像学检查如 SPECT、PET 等能从不同的角度反映脑局部代谢变化,有助于痫性病灶的定位。

四、诊断

癫痫发作的临床表现特征(发作性、短暂性、重复性和刻板性)、癫痫发作的临床表现形式以及脑电图检查发现有痫样放电表现是诊断癫痫的主要依据。其诊断需遵循三步原则:首先明确发作性症状是否为癫痫发作;其次是哪种类型的癫痫或癫痫综合征;最后明确发作的病因。

完整和详尽的病史对癫痫的诊断、分型和鉴别诊断都具有非常重要的意义。由于患者发作时大多数有意识障碍,难以描述发作时情形,故应详尽询问患者的亲属或目击者。病史需包括起病年龄、发作的详细过程、病情发展过程、发作诱因、是否有先兆、发作频率和治疗经过;既往史包括是否患过重要疾病,如颅脑外伤、脑炎、脑膜炎、心脏疾病或肝肾疾病;家族史应包括各级亲属中是否有癫痫发作情况。此外,还必须进行详尽的全身及神经系统检查。

五、治疗

目前,癫痫治疗仍以药物治疗为主,药物治疗应达到 3 个目的:控制发作或最大限度地减少发作次数;长期治疗无明显不良反应;使患者保持或恢复其原有的生理、心理和社会功能状态。

(一)抗癫痫药(antiepileptic drug,AED)治疗

1. 确定是否用药　一般说来,半年内发作 2 次以上者,一经诊断明确,就应开始用药;首次发作或间隔半年以上发作 1 次者,可在告知抗癫痫药治疗可能产生的不良反应和不经治疗的可能后果的情况下,根据患者及家属的意愿,选择用或不用抗癫痫药。

2. 正确选择药物　根据癫痫发作类型选择用药。70%～90%新诊断癫痫的患者可以通过服用一种抗癫痫药控制癫痫发作,所以治疗初始的药物选择非常关键,正确选择药物可以增加治疗成功的可能性(表 5-2-1)。

表 5-2-1　癫痫初始治疗的选药原则(根据癫痫发作类型)

癫痫发作类型	药物
成人部分性发作	A 级:卡马西平、苯妥英钠
	B 级:丙戊酸钠
	C 级:加巴喷丁、拉莫三嗪、奥卡西平、苯巴比妥、托吡酯、氨己烯酸
儿童部分性发作	A 级:奥卡西平
	B 级:无
	C 级:卡马西平、苯巴比妥、苯妥英钠、托吡酯、丙戊酸钠
老年人部分性发作	A 级:加巴喷丁、拉莫三嗪
	B 级:无
	C 级:卡马西平
成人全面性强直-阵挛发作	A 级:无
	B 级:无
	C 级:卡马西平、拉莫三嗪、奥卡西平、苯巴比妥、苯妥英钠、托吡酯、丙戊酸钠
儿童全面性强直-阵挛发作	A 级:无
	B 级:无
	C 级:卡马西平、苯巴比妥、苯妥英钠、托吡酯、丙戊酸钠

续表

癫痫发作类型	药物
儿童失神发作	A级:无
	B级:无
	C级:乙琥胺、拉莫三嗪、丙戊酸钠

注:A、B、C代表效能/作用的证据水平由高到低排列。A、B级:该级药物应考虑作为相应癫痫发作类型的初始单药治疗选择。C级:该级药物可考虑作为相应癫痫发作类型的初始单药治疗选择。

3. 药物的用法 抗癫痫药治疗的基本原则即尽可能单药治疗,70%～80%的癫痫患者可以通过单药治疗控制发作。苯妥英钠常规剂量无效时增加剂量极易引起中毒,须非常小心;丙戊酸钠治疗范围大,开始可给予常规剂量;卡马西平由于自身诱导作用可使代谢逐渐加快,半衰期缩短,需逐渐加量,约1周达到常规剂量。

4. 严密观察不良反应 大多数抗癫痫药可引起不同程度的不良反应,患者应用抗癫痫药前应检查肝肾功能和血、尿常规,用药后还需每月监测血、尿常规,每季度监测肝肾功能,至少持续半年。多数不良反应为短暂性的,缓慢减量即可明显减少。

5. 合理的联合治疗 ①有多种类型的发作;②针对药物的不良反应,如苯妥英钠治疗部分性发作时出现失神发作,除选用广谱抗癫痫药外,也可合用氯硝西泮治疗苯妥英钠引起的失神发作;③针对患者的特殊情况,如月经性癫痫患者可在月经前后加用乙酰唑胺,以提高临床疗效;④对部分单药治疗无效的患者可以联合用药。

6. 增减药物、换药及停药原则

(1)增减药物:增药可适当快,减药一定要慢,必须逐一增减,以利于确切评估疗效和毒副作用;抗癫痫药控制发作后必须坚持长期服用,除非出现严重的不良反应,否则不宜减量或停药,以免诱发癫痫持续状态。

(2)换药:如果一种药物已达到最大可耐受剂量仍然不能控制癫痫发作,可加用另一种药物,至癫痫发作控制或达到最大可耐受剂量后逐渐减掉原有的药物,转换为单药,换药期间应有5～7天的过渡期。

(3)停药:应遵循缓慢和逐渐减量的原则,全面性强直-阵挛发作、强直性发作、阵挛性发作完全控制4～5年,失神发作停止半年后可考虑停药,但停药前应有缓慢减量的过程,一般1～1.5年无发作者方可停药。有自动症者可能需要长期服药。

(二)癫痫持续状态的处理

癫痫持续状态的治疗目的:保持稳定的生命体征和进行心肺功能支持;终止呈持续状态的癫痫发作,减少癫痫发作对脑部神经元的损害;寻找并尽可能根除病因及诱因;处理并发症。

控制癫痫发作首选地西泮,还可加用苯妥英钠;10%水合氯醛或副醛,经植物油稀释后保留灌肠。经上述处理,癫痫发作控制后,可考虑使用苯巴比妥0.1～0.2 g肌内注射,每天2次,以巩固和维持疗效。

初期的一线药物如地西泮、氯硝西泮、苯巴比妥、苯妥英钠等治疗无效,癫痫连续发作1 h以上者,称为难治性癫痫持续状态,此时往往需要行气管插管、机械通气来保证生命体征稳定。控制癫痫发作的标准疗法:异戊巴比妥0.25～0.5 g溶于注射用水10 mL中静脉缓慢注射,每分钟不超过100 mg。还可选择咪达唑仑、丙泊酚、利多卡因或硫喷妥钠等药物控制发作。

(郑俊清)

帕金森病

扫码看 PPT

学习目标

识记：

1. 能够准确说出帕金森病的主要临床表现。

2. 能简要描述帕金森病的常规辅助检查。

3. 能简要说出帕金森病的常用治疗药物。

理解：

1. 能够用自己的语言描述帕金森病的主要临床表现。

2. 明确典型病例的临床特点，并分析其异常改变的原因。

应用：

1. 能够自觉将医疗规范与康复理念贯穿于疾病治疗的全过程。

2. 能用所学知识与技能协助医生对患者的疾病康复进行指导。

案例导学

患者，男，63岁，主诉：肢体抖动、僵直6年。现病史：6年前无明显诱因开始出现左侧下肢抖动、僵直，活动缓慢；逐渐出现左侧上肢抖动、僵直，情绪紧张时更明显，4年前逐渐发展至右下肢、右上肢都会发生抖动，起步困难，行走缓慢，步幅小，行走前冲，走路双上肢无前后摆动。近1年床上翻身时不灵活，夜间常失眠。既往体健，个人史、家族史无特殊。

查体：T 37 ℃，P 68次/分，R 20次/分，BP 140/700 mmHg。颈略抵抗，心肺查体未发现阳性体征。神经系统查体：神志清楚，反应较迟钝。双侧眼球活动不受限，面部表情较少，口角无歪斜，粗测听觉正常，伸舌居中。双侧肢体肌力5级，肌张力齿轮样增高，双侧肢体静止性震颤，双侧指鼻、轮替试验完成慢，双下肢深浅感觉对称，双侧 Babinski 征阴性。

辅助检查：头颅 MRI 未见明显异常。

请完成以下任务：

1. 通过学习，请归纳与总结帕金森病的主要临床特征。

2. 假如您是该患者的主治医师，请设计简单的医嘱。

3. 运用您所学知识对患者进行康复指导。

帕金森病（Parkinson disease，PD），又称震颤麻痹（paralysis agitans），是一种中老年人常见的运动障碍疾病，由英国医生 James Parkinson 于1817年首先描述。本病以黑质多巴胺（DA）能神经元变性缺失和路易体(Lewy body)形成为主要病理特征,临床表现为静止性震颤、运动迟缓、肌强直和姿势步态异常等。

一、病因和发病机制

(一)病因

1. 年龄老化　本病主要发生于50岁以上的中老年人,60岁以上发病明显增多,这提示与年龄老化有关。

2. 环境因素　长期接触杀虫剂、除草剂或某些工业化学品等可能是PD发病的危险因素。

3. 遗传因素　大多数PD病例为散发病例,仅10%有家族史。家族性PD患者多具有不完全外显的常染色体显性遗传或隐性遗传特征,有多代、多个家庭成员发病,临床表现与散发性PD有所不同。遗传因素在年轻(40岁以下)的PD患者中可能起着更重要的作用。

(二)发病机制

PD的确切发病机制目前尚不完全清楚,但已知氧化应激、线粒体功能缺陷、蛋白错误折叠和聚集、胶质细胞增生和炎症反应等在黑质多巴胺能神经元变性死亡中起着重要作用。

二、临床表现

本病起病缓慢,逐渐进展,男性稍多于女性。初始症状以静止性震颤最多,依次为姿势步态异常、肌强直和运动迟缓。

(一)静止性震颤

静止性震颤常为本病的首发症状,多自一侧上肢远端开始,逐渐扩展至同侧下肢、对侧上肢及下肢。震颤表现为规律性的手指屈曲和拇指对掌运动,呈"搓丸样",以粗大震颤为多。震颤在静止时明显,精神紧张时加重,做随意动作时减轻,睡眠时消失。部分病例尤其是高龄老年人可不出现震颤,此点应引起注意。

(二)肌强直

当腕、肘关节被动运动时,检查者感受到的阻力增高是均匀一致的,称为铅管样肌强直;如患者合并震颤,检查者可感到在均匀阻力的基础上出现断续的停顿,如同齿轮转动,称为齿轮样肌强直。面肌强直使表情单一和瞬目动作减少,酷似"面具脸"。

(三)运动迟缓

PD患者可表现为随意运动缓慢,始动困难,无意识动作减少。如坐下时不能起立,完成起床、翻身、穿鞋袜或衣裤、洗脸刷牙等日常活动均有困难。患者上肢不能做精细动作,表现为书写困难,尤其是在行末时字写得特别小,呈现小写征。

(四)姿势步态异常

由于四肢、躯干和颈部肌肉强直,患者常呈现一种特殊的姿势,即头前倾、躯干俯屈、肘关节和髋关节略弯曲,称为屈曲体姿。慌张步态是PD患者的特有体征,表现为行走时起步困难,一迈步即以极小的步伐前冲,越走越快,难以及时止步或转弯。

(五)其他症状

其他症状包括讲话缓慢、语调变低,还可有流涎和吞咽障碍、自主神经功能紊乱、睡眠障碍、情绪障碍(最常见为抑郁症)、认知功能减退等。

三、实验室及其他检查

CT、MRI检查亦无特征性改变,但下列检测项目对诊断可能有一定意义。

（一）生化检测

血、脑脊液常规化验均无异常,采用高效液相色谱(HPLC)可检测到脑脊液和尿中高香草酸(HVA)含量降低。

（二）基因诊断

采用 DNA 印记技术、PCR、DNA 序列分析等在家族性 PD 患者中可能发现基因突变。

（三）功能显像诊断

采用 PET 或 SPECT 进行特定的放射性核素检测,可显示脑内多巴胺转运体(DAT)功能显著减退,多巴胺递质合成减少,对早期诊断、鉴别诊断及监测病情有一定价值。

四、诊断和鉴别诊断

（一）诊断要点

(1) 中老年发病,缓慢进行性病程。

(2) 四项主征(静止性震颤、肌强直、运动迟缓、姿势步态异常)中至少具备两项,前两项至少具备其中之一,症状不对称。

(3) 结合相关的辅助检查。

(4) 左旋多巴治疗后症状改善。

（二）鉴别诊断

1. 特发性震颤 起病年龄轻,震颤为姿势性或动作性,多影响头部而引起点头或晃头,无肌强直和少动,服用普萘洛尔或阿尔马尔有效。

2. 继发性帕金森综合征 在临床表现上与 PD 很难区别,但有明确的病因可循,如药物、中毒、感染、外伤和脑卒中等。有相应病因所致的脑损害的临床表现及影像学证据。

五、治疗原则及要点

目前 PD 仍以药物治疗最为有效,通过维持纹状体内乙酰胆碱和多巴胺两种神经递质的平衡,临床症状可得到改善。要注意掌握好用药时机,早期鼓励患者进行适度有效锻炼。若疾病影响日常生活和工作能力,可进行药物治疗,强调个体化的治疗方案。

（一）药物治疗

1. 抗胆碱药 适用于震颤突出且年龄较轻的患者。对震颤和肌强直有效,对运动迟缓疗效较差。常用药物:①苯海索,每次 1~2 mg,每日 3 次,口服;②开马君,每次 2.5 mg,每日 3 次,口服;③其他药物,如甲磺酸、苯扎托品、环戊丙醇、安克痉等,作用与苯海索相似。

青光眼和前列腺肥大者禁用抗胆碱药,副作用包括唾液和汗液分泌减少、瞳孔扩大和视物模糊,便秘和尿潴留等,也可发生中枢症状如不宁、幻觉、精神错乱等,停药或减少剂量即可消失。

2. 金刚烷胺 可促进神经末梢释放多巴胺和减少多巴胺的再摄取,能改善帕金森病的震颤、肌强直和运动迟缓等症状,适用于轻症患者,但疗效维持不过数月。常规剂量为每次 100 mg,每日 2 次。副作用较少,癫痫患者慎用,哺乳期妇女禁用。美金刚烷为金刚烷胺衍生物,也可治疗本病。

3. 多巴胺替代疗法 由于多巴胺不能透过血脑屏障,可采用替代疗法补充其前体左旋多巴。左旋多巴进入脑内被多巴胺能神经元摄取后脱羧转化为多巴胺而发挥作用。左旋多巴治疗可以改善 PD 患者的所有临床症状,是 PD 最重要的治疗方法。

治疗自小剂量开始,最初每次 125 mg,口服,每日 3 次。每隔 7 日增量 250 mg/d,同时服药次数逐渐增至每日 4~5 次。常用的维持量为 1.5~4.0 g/d,最大剂量不应超过 5.0 g/d。

4. 多巴胺受体激动剂 多巴胺受体激动剂通过直接刺激突触后膜多巴胺受体而发挥作用,逐渐成为治疗 PD 的另一大类重要药物。常用药物包括溴隐亭、培高利特、吡贝地尔。

5. 单胺氧化酶 B 抑制剂　可阻止多巴胺降解,增加脑内多巴胺含量。本药可单独应用或与左旋多巴联合用于治疗早期或中晚期 PD 患者,可减少约 1/4 的左旋多巴的用量。常用药为司来吉兰(或称丙炔苯丙胺)。

(二)外科治疗

手术治疗适用于药物治疗无效、不能耐受或出现异动症的患者,并非对所有 PD 患者都有效。由于术后仍需继续服药,故不能作为首选治疗方法。目前开展的手术有苍白球毁损术、丘脑毁损术、脑深部电刺激术等。

(刘　颖)

第四章

脊髓灰质炎

扫码看 PPT

学习目标

识记：

1. 能够准确说出脊髓灰质炎的病因、流行特点、主要临床表现。

2. 能简要描述脊髓灰质炎的常规辅助检查。

3. 能简要说出脊髓灰质炎的常用治疗方法。

理解：

1. 能够用自己的语言描述帕脊髓灰质炎的主要临床表现。

2. 明确典型病例的临床特点，并分析其异常改变的原因。

3. 能完成传染病的报告。

应用：

1. 能够自觉将医疗规范与康复理念贯穿于疾病治疗的全过程。

2. 能用所学知识与技能协助医生对患者的疾病康复进行指导。

脊髓灰质炎（poliomyelitis）是由脊髓灰质炎病毒引起的一种急性传染病。该病毒以隐性感染多见，临床表现为发热、咽痛和肢体疼痛。在少数病例中可损害脊髓前角运动神经元，引起肢体迟缓性瘫痪，严重者因呼吸肌瘫痪而死亡。因多见于儿童，故又称小儿麻痹症。

一、病因和发病机制

（一）病因

脊髓灰质炎病毒是微小核糖核酸病毒科肠道病毒属的一种，呈球形，直径 27～30 nm，有一个直径约 16 nm 的致密核心，无包膜，含单股 RNA。本病毒按其抗原不同可分为Ⅰ、Ⅱ及Ⅲ型，型间偶有交叉免疫。我国病例发病与流行以Ⅰ型为主。该病毒对外界抵抗力较强，在污水、粪便和牛奶中可生存数月，在低温环境中能长期存活。在酸性环境中较稳定，不易被胃酸和胆汁灭活。

（二）流行病特点

1. 传染源 人是脊髓灰质炎的唯一传染源，其中隐性感染者及无症状病毒携带者占 90% 以上。

2. 传播途径 粪-口途径传播是本病的主要传播方式，通过污染食物、玩具、手等进行传播，且在整个病程中或病后数周仍可通过粪便排出病毒。在病初数天可通过飞沫传播，苍蝇和蟑螂亦有可能成为传播媒介。

3. 易感人群 普遍易感，感染后可获得针对同型病毒的持久免疫力。新生儿从母体获得的免疫力至生后 3～4 个月降至最低水平，5 岁以上儿童及成人均多通过隐性感染而获得免疫力。

4. 流行趋势 本病遍及全球，终年可见，以夏秋季为多，可散发或流行。本病以 6 个月至 5 岁儿童发病率最高，占 90% 以上。6 个月以下的儿童很少发病，成人少见。在应用减毒活疫苗预防的地区，发病率显著下降。

(三) 发病机制

病毒自口经咽部及肠道黏膜侵入人体后,先在咽部扁桃体及肠道淋巴组织内繁殖,90% 以上患者因病毒只局限于肠道而不出现症状,若能产生足够特异性抗体,清除病毒,则形成隐性感染。如果免疫应答未能将消化道病毒清除,病毒可经淋巴进入血液循环,可侵犯呼吸道、心、肾等非神经组织,此时可出现前驱症状。如果机体免疫力不强,感染的病毒量多、毒力大,则病毒可继续通过血脑屏障,侵入中枢神经系统,引起脊髓灰质炎,轻者不引起瘫痪(无瘫痪型),病变重者可引起瘫痪(瘫痪型)。也可引起脑炎或脑膜炎,但病变很少累及感觉神经。

脊髓灰质炎病毒在神经元内生长,可引起中枢神经系统广泛病变,以脊髓损害为主,其中运动神经元的损害尤为明显。脊髓损害又以颈段及腰段最重,特别是腰段,故临床上可见四肢瘫痪,尤其是下肢瘫痪更为多见。除脊髓前角外,病变可波及整个灰质、后角及背根神经节。其他病变包括局灶性心肌炎、间质性肺炎、肝及其他脏器充血和血肿,以及淋巴结增生、肿胀等。

二、临床表现

本病潜伏期为 3～35 天,一般为 5～14 天。临床表现因轻重程度不等可分为顿挫型、无瘫痪型和瘫痪型。

(一) 顿挫型

患者可有发热、乏力、呼吸道感染、胃肠道功能紊乱或流感样症状,而无神经系统表现,大多数可在起病后 1～3 天热退,其他症状也随之消失而痊愈。

(二) 无瘫痪型

除上述表现外,患者会出现明显的神经系统症状,如剧烈头痛、烦躁不安、脑膜刺激症状和锥体外系症状,甚至会有短暂的意识障碍,但不发生瘫痪。

(三) 瘫痪型

1. 前驱期 主要表现为上呼吸道感染及胃肠炎的症状,持续 1～4 天,多数患者体温下降、症状消失,即顿挫型。

2. 瘫痪前期 可从前驱期直接发展至本期,也可在前驱期退热后 1～6 天再次发热至本期,也可无前驱期而以本期开始。患者出现中枢神经系统感染的症状及体征而无瘫痪,如高热、头痛和脑膜刺激征阳性,同时伴有感觉过敏及肌肉疼痛,尤以活动或变换体位时为重,故常被迫采取固定体位,当从床上坐起时需两臂向后伸直以支撑身体而呈特殊的"三脚架征"。此外还可有自主神经系统症状如多汗、尿潴留等。

3. 瘫痪期 多于起病后 3～4 天或第二次发热后 1～2 天发生瘫痪,并于 5～6 天内出现不同部位的瘫痪,并逐渐加重,至体温正常后瘫痪停止发展。根据病变部位可分为以下类型:①脊髓型:呈分布不规则、不对称的弛缓性瘫痪,最常见于四肢,尤以下肢多见。肌张力减退,腱反射减弱或消失,多不伴感觉障碍。②延髓型:在瘫痪型中占 5%～35%,部分患者在起病前 1 个月内有扁桃体摘除史。③脑型:较少见,表现为烦躁不安、高热、惊厥、嗜睡或昏迷,该型表现可与其他病毒性脑炎相似。④混合型:兼有以上几型的表现,以脊髓型与延髓型同时存在者较多见。

4. 恢复期 瘫痪后 1～2 周肢体功能逐渐恢复,一般从肢体远端肌群开始恢复。腱反射随自主运动的恢复而渐趋正常。患肢在头 3～6 个月内恢复较快,此后速度变慢,重者常需 6～18 个月或更久才能恢复。

5. 后遗症期 因神经组织严重受损,形成瘫痪和肌肉萎缩,1～2 年仍不能恢复者则为后遗症,并导致肢体或躯干畸形等。

三、实验室及其他检查

(一) 一般检查

1. 血常规 常无明显变化,部分患者血沉增快。

2. 脑脊液 瘫痪前期细胞数增多,先是中性粒细胞增高,但以后即以淋巴细胞为主。蛋白质在早期可以正常,以后逐渐增多,氯化物正常,糖正常或偏高。至瘫痪第 3 周,细胞数多已恢复正常,而蛋白质量仍继续增高,4～10 周后方恢复正常。

(二)病毒分离

第 1 周自咽拭子及粪便均可分离到病毒,粪便阳性可达 3 周或更久。尸检时易从中枢神经系统组织中分离到病毒。

(三)血清学检查

采集双份血清,第 1 份在发病后尽早采集,第 2 份相隔 2～3 周之后采集。脑脊液或血清抗脊髓灰质炎病毒 IgM 抗体阳性或 IgG 抗体有 4 倍及以上升高者有诊断意义。

四、诊断要点和鉴别诊断

(一)诊断要点

如遇发热低龄患者有多汗、烦躁不安、嗜睡、头痛、颈背肢体疼痛、感觉过敏、咽痛而无明显炎症时,应认真考虑脊髓灰质炎的诊断。在夏秋季节尤应提高警惕。当出现不对称的肢体迟缓性瘫痪或延髓型瘫痪时,临床诊断即可基本确立。明确诊断则需依据病毒分离或血清特异性抗体的检测。

(二)鉴别诊断

1. 假性瘫痪 幼儿如有先天性髋关节脱位、骨折、骨髓炎等时可见假性瘫痪,通过详细询问病史、体格检查可明确诊断。

2. 急性脊髓炎 起病较急,发病初有发热,出现神经系统症状时不伴发热。早期为弛缓性瘫痪,逐渐演变为痉挛性瘫痪,伴有病理反射阳性,有感觉和自主神经功能障碍。

3. 感染性多发性神经根炎 发病年龄常较大,多无发热。弛缓性瘫痪呈对称性及上行性,常伴感觉障碍,完全恢复后少有后遗症。脑脊液中蛋白质明显增多而细胞数相对减少,蛋白细胞分离现象明显。

4. 家族性周期性瘫痪 以成年男性为多,常有家族史及周期发作史。无发热,血钾低,补钾后迅速恢复。

5. 其他肠道病毒引起的瘫痪 柯萨奇病毒和埃可病毒偶可引起肌肉迟缓性瘫痪,但为轻瘫,多无后遗症,一般不具有流行性。明确诊断需要依赖病毒分离和血清学检查。

五、治疗原则及要点

本病目前尚无特效抗病毒药治疗,以对症处理和支持治疗为主,且须予以消化道隔离。

(一)前驱期和瘫痪前期

严格卧床休息,可适当用镇静剂,或在局部做温湿敷,以解除肢体疼痛。静脉注射 50% 葡萄糖溶液及维生素 C 1～2 g,每天 1 次,连续数天,对神经元水肿有一定疗效。病情进展迅速者可用丙种球蛋白肌内注射,亦可试用干扰素(IFN)。症状严重者可短期(3～5 天)应用泼尼松或地塞米松,若有继发感染,可加用抗生素治疗。

(二)瘫痪期

此期可选用促进神经传导的药物,如地巴唑 0.1～0.2 mg/(kg·d),疗程为 10 天;加兰他敏 0.05～0.1 mg/(kg·d),肌内注射,从小剂量开始,疗程为 30 天;可适当使用维生素 B_1、维生素 B_{12} 等促进神经元代谢的药物。瘫痪肢体应保持在功能位置,以免产生垂腕、垂足等现象。有便秘和尿潴留时,要适当给予灌肠和导尿。

当呼吸中枢麻痹时,应做气管切开并及时应用人工呼吸器,同时给予呼吸中枢兴奋药。选用适宜的抗生素,防止肺部继发感染,积极纠正休克,维持水、电解质及酸碱平衡。

（三）恢复期和后遗症期

在恢复期和后遗症期,患者体温降至正常。肌痛消失、瘫痪停止发展即可开始针刺、按摩、理疗等,结合主动和被动运动以促进瘫痪肌肉的恢复。对瘫痪时间长、伴畸形者可进行矫形治疗。

六、疾病预防

疫苗有很好的免疫效果,预防的重点是疫苗的普遍应用。

（一）管理传染源

患者自发病起至少隔离 40 天,第 1 周为呼吸道和肠道隔离,1 周后仅进行消化道隔离,密切接触者应医学观察 20 天。对于带毒者,应按患者要求加以隔离。

（二）切断传播途径

对于患者呼吸道的分泌物、粪便及污染物品应彻底消毒,做好环境卫生及个人卫生,加强水、粪便管理及食品卫生管理。

（三）保护易感人群

1. 灭活疫苗 安全有效,特别是在某些活疫苗效果不好的热带地区,也有很好的预防效果,缺点是抗体产生缓慢,免疫时间短,需反复加强注射。

2. 减毒活疫苗 价廉方便(口服),接种后获得的免疫力可维持终身,同时诱生血清内和肠道中的保护性抗体。缺点是将减毒活疫苗应用于免疫缺陷者、免疫抑制药治疗者有可能引起瘫痪。

除疫苗外,在流行期间,对年幼的密切接触者,可以肌内注射 10% 丙种球蛋白 0.3~0.5 mL/kg,每个月 1 次,连用 2 次。

（刘　颖）

第五章

脑外伤

扫码看 PPT

学习目标

识记：

1. 能够准确说出常见脑外伤的病因、主要临床表现。
2. 能简要描述常见脑外伤的常规辅助检查。
3. 能简要说出常见脑外伤的常用治疗方法。

理解：

1. 能够用自己的语言描述常见脑外伤的主要临床表现。
2. 明确典型病例的临床特点，并分析其异常改变的原因。

应用：

1. 能够自觉将医疗规范与康复理念贯穿于疾病治疗的全过程。
2. 能用所学知识与技能协助医生对患者的疾病康复进行指导。

　　脑外伤又称创伤性脑损伤(traumatic brain injury，TBI)，常发生于交通事故、意外受伤、自然灾害、战争创伤等情况下，其死亡率和致残率居身体各部位损伤之首。外力造成脑外伤一般有两种形式：一种是直接作用于头部引起的损伤，称为直接损伤；另一种是作用于身体其他部位传导至头部所造成的损伤，称为间接损伤。

　　了解脑外伤的发生机制，结合外力作用的部位和方向，常能推测脑损伤的部位和性质，在临床诊治中有十分重要的意义。脑外伤的发生机制比较复杂，一般认为基本因素有两个方面。①外力作用于头部后，颅骨内陷和迅即回弹或骨折引起脑损伤，这种损伤常发生在着力部位；②头部遭受外力后的瞬间，脑与颅骨之间的相对运动造成损伤，这种损伤既可发生在着力部位，也可发生在着力部位的对侧，即对冲伤。

　　不同区域的脑外伤可引起不同的症状，最严重的当数脑组织损伤，包括原发性损伤和继发性损伤两大类。前者是指外力作用于头部时立即发生的损伤，后者是指受伤一段时间后出现的脑损害。本章重点讲解原发性脑损伤，包括脑震荡、脑挫裂伤和弥漫性轴索损伤。

一、脑震荡

脑震荡是最轻的脑损伤，其特点为伤后即刻发生短暂的意识障碍和逆行性遗忘。

(一) 发病机制

　　传统观念认为，脑震荡仅是中枢神经系统暂时的功能障碍，并无明显的器质性损害。实际上，脑震荡受力部位的神经元会出现轴突肿胀、间质水肿；脑脊液中乙酰胆碱和钾离子浓度升高，影响轴突传导或导致脑组织代谢的酶系统功能紊乱。半数脑震荡患者的脑干听觉诱发电位检查结果提示有一定程度的器质性损害。因此，脑震荡可能是一种最轻的弥漫性轴索损伤。

（二）临床表现

伤后立即出现短暂的意识丧失，持续数分钟至十余分钟，一般不超过半小时。意识恢复后对受伤当时和伤前近期的情况不能记忆，即逆行性遗忘。此外还伴有面色苍白、瞳孔改变、出冷汗、血压下降、脉弱、呼吸浅慢等自主神经和脑干功能紊乱的表现。头痛头晕、疲乏无力、失眠、耳鸣、情绪不稳、记忆力减退等症状将持续数日、数周。

（三）检查诊断

神经系统检查多无明显阳性体征。腰椎穿刺显示颅内压正常，脑脊液检查无红细胞，CT检查显示颅内无异常。

（四）治疗措施

脑震荡患者无须特殊治疗，一般卧床休息 5～7 日，酌用镇静、镇痛药物以消除患者的畏惧心理，多数患者在 2 周内恢复正常，预后良好。

二、脑挫裂伤

脑挫裂伤是外力造成的原发性脑器质性损伤，既可发生于着力部位，也可发生在对冲部位。

（一）发病机制

轻者仅见局部软膜下皮质散在点片状出血。较重者损伤范围较广泛，常有软膜撕裂，深部白质亦受累。严重者脑皮质及其深部的白质广泛挫碎、破裂、坏死，局部出血、水肿，甚至形成血肿。

（二）临床表现

临床表现可因损伤部位、范围、程度不同而相差较大。轻者仅有轻微症状，重者深昏迷，甚至迅即死亡。

1. 意识障碍 脑挫裂伤较突出的症状之一。伤后立即发生，持续时间长短不一，为数分钟至数小时、数日、数月，与脑损伤轻重相关。

2. 头痛、恶心、呕吐 脑挫裂伤最常见的症状。疼痛可局限于某一部位（多为着力部位），亦可为全头性疼痛，呈间歇性或持续性，可能与蛛网膜下腔出血、颅内压增高或脑血管运动障碍相关。伤后早期的恶心、呕吐可因受伤时第四脑室底的呕吐中枢受到脑脊液冲击、蛛网膜下腔出血对脑膜的刺激或前庭系统受刺激引起，较晚发生的呕吐大多由颅内压增高造成。

3. 生命体征 轻度和中度脑挫裂伤患者的生命体征多无明显改变。严重脑挫裂伤者由于颅内压增高可出现血压上升、脉搏徐缓和呼吸深慢，危重者出现病理呼吸。

4. 局灶症状和体征 伤后立即出现与脑挫裂伤部位相应的神经功能障碍或体征，如运动区损伤出现对侧瘫痪，语言中枢损伤出现失语等。

（三）诊断依据

根据伤后立即出现的意识障碍、局灶症状和体征及较明显的头痛、恶心、呕吐等，脑挫裂伤的诊断多可成立，确诊常需依靠必要的辅助检查。

CT检查能清楚地显示脑挫裂伤的部位、范围和程度，是目前最常应用、最有价值的检查手段。脑挫裂伤的典型CT表现为局部脑组织内有高、低密度混杂影，点片状高密度影为出血灶，低密度影则为水肿区。MRI检查对较轻的脑挫伤灶的显示优于CT。X线摄片有助于了解有无骨折。

通过腰椎穿刺检查脑脊液是否含血，可与脑震荡鉴别；同时可测定颅内压或引流血性脑脊液以减轻症状。但对颅内压明显增高的患者，腰椎穿刺检查时应谨慎或禁忌。

（四）治疗和预后

1. 严密观察病情

脑挫裂伤患者早期病情变化较大，应由专人护理，有条件者应送入加强监护病房（ICU），密切观察生命体征和肢体活动变化，必要时应做颅内压监护或及时复查CT。

2．一般处理

（1）体位：如患者意识清楚，可抬高床头 15°～30°，以利颅内静脉血回流。但对昏迷患者，宜取侧卧位或侧俯卧位，以免涎液或呕吐物误吸。

（2）保持呼吸道通畅：脑挫裂伤处理中的一项重要措施。呼吸减弱、潮气量不足的患者，宜用呼吸机辅助呼吸。对于昏迷患者，必须及时清除呼吸道分泌物。短期不能清除者，应尽早做气管切开。

（3）抗感染治疗：选择有效抗生素，防治呼吸道感染。

（4）营养支持：早期可采用肠道外营养，经静脉输入 5% 或 10% 葡萄糖溶液、10% 或 20% 脂肪乳剂、复方氨基酸溶液、维生素等。一般经 3～4 日，肠蠕动恢复后，即可经鼻胃管补充营养。个别长期昏迷者，可考虑行胃造瘘术。

（5）并发症处理：对躁动不安者应查明原因并做相应处理，应特别警惕其可能为脑疝发生前的表现。脑挫裂伤后癫痫发作应视为紧急情况，联合应用多种抗癫痫药控制。高热可使代谢率增高，加重脑缺氧和脑水肿，必须及时处理。

（6）脑保护和促苏醒治疗：巴比妥类药物有清除自由基、降低脑代谢率的作用，可改善脑缺血缺氧，有益于重型脑损伤的治疗。神经节苷脂、盐酸纳洛酮、胞磷胆碱、醋谷胺、盐酸吡硫醇和能量合剂等药物及高压氧治疗对部分患者的苏醒和功能恢复可能有益。

（7）手术治疗：下列情况下应考虑手术：①脑水肿严重，脱水治疗无效；②脑挫裂伤区继续膨出，排除颅内其他部位血肿；③脑挫裂伤灶或血肿清除后，伤情一度好转，以后又恶化而出现脑疝。手术方法包括脑挫裂伤灶清除、额极或颞极切除、颞肌下减压或骨瓣切除减压等。

三、弥漫性轴索损伤

脑弥漫性轴索损伤是头部遭受加速性旋转外力作用时，因剪应力而造成的以脑内神经轴索肿胀断裂为主要特征的损伤，诊断、治疗困难，预后差。

（一）发病机制

弥漫性轴索损伤好发于神经轴索聚集区，如胼胝体、脑干、灰白质交界处、小脑、内囊和基底节。肉眼可见损伤区组织间裂隙和血管撕裂性出血灶，一般不伴明显脑挫裂伤和颅内血肿。根据病理表现，弥漫性轴索损伤可分为三级：Ⅰ级，显微镜下发现轴索球，分布于轴索聚集区；Ⅱ级，除具Ⅰ级特点外，肉眼可见胼胝体有撕裂性出血灶；Ⅲ级，除以上表现外尚可见脑干上端背外侧组织有撕裂性出血灶。

（二）临床表现

1．意识障碍 损伤级别愈高，意识障碍愈重，特别严重者数小时内即可死亡，即使幸存下来，也多呈严重失能或植物状态。

2．瞳孔和眼球运动改变 部分患者可有单侧或双侧瞳孔散大，广泛损伤者可有双眼向损伤对侧和向下凝视。

（三）诊断方法

诊断标准：①伤后持续昏迷（>6 h）；②CT 示脑组织撕裂性出血或正常；③颅内压正常但临床状况差；④无明确脑结构异常的伤后持续植物状态；⑤创伤后期弥漫性脑萎缩；⑥尸检见特征性病理改变。

（四）治疗和预后

弥漫性轴索损伤在治疗方面目前仍无突破，还是采用传统的方法，包括呼吸道管理、吸氧、低温治疗、脱水及使用钙通道阻滞剂、激素、巴比妥类药物等。治疗过程中若病情恶化，应及时复查 CT，如发现颅内血肿或严重脑水肿，需立即手术。

弥漫性轴索损伤的致死率和致残率很高，国内资料显示死亡率可高达 64%。几乎所有植物状态的脑外伤患者及 1/3 的脑外伤死亡病例，都由弥漫性轴索损伤所引起。

（刘　颖）

第六章

脊髓损伤

扫码看 PPT

学习目标

识记：

1. 能够准确说出脊髓损伤的主要临床表现。
2. 能简要描述脊髓损伤的影像学变化。
3. 能简要说出脊髓损伤的常用治疗方法。

理解：

1. 能够用自己的语言描述脊髓损伤的主要临床表现。
2. 明确典型病例的临床特点，并分析其异常改变的原因。

应用：

1. 能够自觉将医疗规范与康复理念贯穿于疾病治疗的全过程。
2. 能用所学知识与技能协助医生对患者的疾病康复进行指导。

案例导学

患者，男，41 岁，以车祸致腰背部疼痛伴双下肢运动障碍 3 h 为主诉入院。既往体健，无青霉素过敏史，个人史、家族史无特殊。

查体：T 37.6 ℃，P 102 次/分，R 25 次/分，BP 105/60 mmHg，神志清楚，发育正常，营养中等，被动卧位，双侧瞳孔等大等圆、对光反射灵敏，巩膜无黄染，心肺无异常，腹软，肝脾不大，移动性浊音（-），腰背皮肤挫伤出血，腰部脊柱后凸明显，上肢运动正常，双下肢不能自主运动，肌力左下肢 2 级，右下肢 3 级，脐部以下躯体感觉明显减退，双侧膝跳反射（-），双侧 Babinski 征阴性。

化验：血 Hb 90 g/L，WBC 120×10^9/L，PLT 210×10^9/L。

X 线检查：T10 椎体粉碎性骨折，移位明显。

请完成以下任务：

1. 通过学习，请归纳与总结脊髓损伤的主要临床表现。
2. 假如你是该患者的主治医师，请设计简单的医嘱。

脊髓损伤（spinal cordin jury）是脊柱损伤最严重的并发症，常由脊柱骨折脱位引起，多为脊髓受压、挫伤，较少为脊髓横贯性完全断裂。脊髓损伤在我国目前仍为高发损伤，不仅会给患者本人和家庭带来身体和心理伤害，还会对整个社会造成巨大的经济负担。

一、病因和发病机制

（一）病因

脊髓损伤主要由外力直接或间接因素导致,在损害的相应节段出现各种运动、感觉和括约肌功能障碍,肌张力异常及病理反射等的相应改变。脊髓损伤可分为原发性损伤和继发性损伤,前者是指外力直接或间接作用于脊髓所造成的损伤;后者是指外力所造成的脊椎管内血肿、压缩性骨折及破碎的椎间盘组织等压迫脊髓所造成的进一步损害。脊髓损伤的严重程度和临床表现取决于原发性损伤的部位和性质。

（二）发病机制

1. 脊髓轻微损伤和脊髓震荡 脊髓轻微损伤仅为脊髓灰质有少量小出血灶,神经元、神经纤维水肿,基本不发生神经元坏死,损伤后 2～3 日逐渐恢复正常。脊髓震荡是指神经元遭受强烈刺激而发生超限抑制,脊髓功能处于生理停滞状态,脊髓实质并无损伤。

2. 脊髓休克 脊髓与高级中枢的联系中断以后,断面以下的脊髓功能丧失并暂时丧失反射活动,处于无反应状态,称为脊髓休克。脊髓休克是暂时现象,损伤后不久可逐渐恢复,一般持续 1～6 周,也可能持续数月。

3. 不完全性脊髓损伤 受伤后 3 h 脊髓灰质中少量出血,白质无改变;至受伤后 6～10 h,出血灶扩大不多,神经组织水肿;24～48 h 以后逐渐消退。不完全脊髓损伤平面以下仍保留某些感觉和运动功能,损伤程度有轻、重差别,重者可出现坏死软化灶,被胶质代替,轻者仅中心有小坏死灶,保留大部分神经纤维。

4. 完全性脊髓损伤 患者脊髓内的病变呈进行性加重,从中心出血至全脊髓出血水肿,从中心坏死到大范围脊髓坏死。受伤后 3 h 脊髓灰质中多灶性出血,白质尚正常;受伤后 6 h 灰质中出血增多,白质水肿;受伤后 12 h 白质中出现出血灶,神经轴突开始退变,灰质中神经元退变、坏死,白质中神经轴突开始出现变性;受伤后 24 h 灰质中心出现坏死,白质中多处轴突变性;手术后 48 h 灰质中心软化,白质变性。

二、临床表现

不同节段的脊髓损伤,临床征象亦不同。

（一）颈髓损伤

1. 上颈髓损伤 可出现四肢瘫,膈肌和腹肌的呼吸肌全部瘫痪,表现为呼吸困难,出现发绀,若不及时行气管切开控制呼吸,将危及患者生命。

2. 下颈髓损伤 可出现自肩部以下的四肢瘫,胸式呼吸消失,腹式呼吸变浅,大小便功能丧失。较低位的颈髓损伤患者,上肢可保留部分感觉和运动功能。

（二）胸髓损伤

胸髓损伤主要表现为截瘫。若为 T_1、T_2 损伤,上肢可有感觉,但有运动障碍。胸髓损伤平面以下的感觉、运动和大小便功能丧失,浅反射不能引出,而膝腱反射、跟腱反射活跃或亢进,下肢肌张力明显增高,病理反射阳性。

（三）腰髓、脊髓圆锥损伤

L_1 节段以上的横贯性损害表现为下肢肌张力增高,腱反射亢进,出现病理征。L_2 节段以下的损伤则表现为下肢肌张力减低,腱反射消失,无病理征。脊髓圆锥损伤表现为下肢感觉、运动功能正常,会阴部皮肤呈马鞍状感觉减退或消失,逼尿肌麻痹,形成充盈性尿失禁,大小便失去控制。

（四）马尾综合征

L_2 椎体以下为马尾神经。在此平面以下的神经受损,表现为感觉和运动障碍、膀胱和直肠功能障碍。

三、诊断和检查

(一)脊髓损伤平面的诊断

检查神经系统时按照深浅感觉、运动、深浅反射、病理反射的顺序进行,以确定脊髓损伤平面。通过确定保留正常感觉功能及运动功能的最低脊髓节段进行诊断。

(二)脊髓损伤性质的诊断

脊髓损伤后表现为损伤平面以下感觉、运动和括约肌功能障碍。

(三)脊髓损伤的影像学诊断

脊髓损伤时,X线检查和CT检查为常规检查,可发现脊髓损伤部位的脊柱骨折或脱位。

(四)脊髓损伤电生理检查

脊髓损伤时做躯体感觉诱发电位(SEP)检查和运动诱发电位(MEP)检查可了解脊髓的功能状况。SEP用于测定脊髓感觉通道,MEP用于测定锥体束运动通道。SEP和MEP均不能引出者,为完全性截瘫。

(五)脊髓损伤严重度分级

脊髓损伤严重度分级可作为脊髓损伤的自然转归和治疗前后对照的观察指标。

四、治疗原则及要点

脊髓损伤的治疗应把握时机。伤后6 h内是关键治疗时期,24 h内为急性期,应抓紧机会,尽早治疗。

(一)药物治疗

目前临床常用类固醇治疗(如甲泼尼龙大剂量疗法),其主要作用机制为减轻外伤后神经元的变性,降低组织水肿,改善脊髓血流量以预防损伤后脊髓缺血进一步加重。甲泼尼龙剂量:首次30 mg/kg(体重),15 min内静脉输入;间隔45 min后,再以5.4 mg/(kg·h)静脉输入,持续23 h。大剂量应用甲泼尼龙时,需进行心电监护,以观察用药时可能出现的心律失常。

(二)高压氧治疗

于伤后数小时内进行,以增加脊血氧饱和度,改善缺血缺氧。采用0.2 MPa氧压,每次治疗时间为1.5 h,10次为一个疗程。

(三)手术治疗

手术的目的是解除脊髓压迫和重建脊柱稳定性,从而保护残余存活的脊髓。

(四)脊髓损伤并发症的防治

脊髓损伤后截瘫患者的主要并发症为压疮、尿路感染和呼吸道感染等,也是主要的死亡原因,因此要加强护理以预防。

1. 防治压疮 ①床垫应柔软,保持床铺清洁、干燥;②保持患者清洁,定时翻身,应用25%~50%酒精擦洗骨隆突处皮肤;③若已发生浅表压疮,要勤换药或用橡皮生肌膏外敷,加强全身营养支持,改善营养状况;④压疮累及深部组织者应彻底清创,再通过肌皮瓣转移覆盖消灭创面。

2. 防治尿路感染 ①插导尿管时要严格按照无菌原则操作,每周更换一次;②用生理盐水或0.05%呋喃西林溶液冲洗膀胱,每日1~2次;③训练自动膀胱,每3~4 h开放一次;④应注意取坐位或半坐卧位,以利于尿液顺体位引流,减少结石形成;⑤定期检查尿液,若有感染征象,则立即应用抗生素治疗。

3. 防治呼吸系统感染 应鼓励患者做深呼吸,经常翻身、端坐。叩击背部有利于患者自行咳痰,避免坠积性肺炎发生。如高位损伤患者有呼吸困难或呼吸道感染,痰液不易咳出,应做气管切开,从而保证足够氧的摄入量。

（五）康复治疗

应尽早开始康复,加强体能锻炼。鼓励截瘫患者尽早用支具或轮椅下地活动,以减少并发症的发生,恢复肢体的重要功能。

（刘　颖）

第七章

周围神经损伤

扫码看 PPT

学习目标

识记：

1. 能够准确说出周围神经损伤的主要临床表现。
2. 能简要描述周围神经损伤的影像学变化。
3. 能简要说出周围神经损伤的常用治疗方法。

理解：

1. 能够用自己的语言描述周围神经损伤的主要临床表现。
2. 明确典型病例的临床特点，并分析其异常改变的原因。

应用：

1. 能够自觉将医疗规范与康复理念贯穿于疾病治疗的全过程。
2. 能用所学知识与技能协助医生对患者的疾病康复进行指导。

　　周围神经是指中枢神经(脑和脊髓)以外的神经，包括 12 对脑神经、31 对脊神经和自主神经。周围神经损伤比较常见，可引起受该神经支配的区域出现感觉障碍、运动障碍和营养障碍，治疗上非常困难。随着显微外科技术的应用和发展，临床治疗效果明显提高。

一、病因和发病机制

　　周围神经内含有感觉神经纤维和运动神经纤维，两者在神经内相互交叉，修复神经时需准确对合，使其各自长入相应的远端才能发挥功能。周围神经损伤后其神经纤维具有定向生长和修复功能，即神经远端分泌神经活性物质，引导近端再生的感觉纤维和运动纤维分别长入相应的神经远端。神经修复后，要经过变性、再生、跨越神经缝合口及在终末器官内生长成熟等过程，而后逐渐恢复其功能。

　　按周围神经损伤后其病理改善程度，周围神经损伤可分为以下五类。

　　Ⅰ度：仅神经传导功能丧失，神经轴索仍保持完整或有部分脱髓鞘改变。

　　Ⅱ度：神经轴索中断，但神经内膜管仍完整，从近端长出的再生轴索可沿原来的神经通道长到终末器官，神经功能恢复比较完全。

　　Ⅲ度：神经束内神经纤维中断，但束膜仍保持连续性。从近端长出的再生轴索可沿束膜长到远端，神经功能恢复较好。

　　Ⅳ度：部分神经束中断，神经外膜仍完整，从近端长出的轴索无法长入远端施万细胞带，难以恢复其功能。

　　Ⅴ度：神经完全离断，断端出血、水肿，日后形成瘢痕，神经功能无法恢复。

二、临床表现

(一)运动障碍

神经损伤后其所支配的肌呈弛缓性瘫痪,主动运动、肌张力和反射均消失。由于关节活动的肌力平衡失调,可以出现一些特殊的畸形,如桡神经肘上损伤引起的垂腕畸形,尺神经腕上损伤所致的爪形手等。

(二)感觉障碍

神经断伤后其所支配的皮肤感觉均消失。由于感觉神经相互交叉、重叠支配,故实际感觉完全消失的范围很小,该范围称为该神经的绝对支配区,如正中神经的绝对支配区为示、中指远节,尺神经为小指区域。如神经部分损伤,则感觉障碍表现为减退、过敏或异常。

(三)神经营养性改变

此为自主神经功能障碍的表现。损伤后出现血管扩张、汗腺停止分泌,表现为皮肤潮红、皮温增高、干燥无汗。后期因血管收缩而表现为皮肤苍白、皮温降低、自觉寒冷、皮纹变浅且触之光滑。汗腺功能检查对神经损伤的诊断和神经功能恢复的判断均有重要意义。

三、检查与诊断

(一)肌力检查

神经损伤后,关节活动的肌力平衡失调,关节活动可被其他肌所替代,应逐一检查每块肌的肌力,加以判断。

(二)感觉功能检查

感觉功能检查对神经功能恢复的判断有重要意义,检查内容包括触觉、痛觉、温度觉等。检查触觉时用棉花接触,检查痛觉时用针刺,检查温度觉时分别用冷或热刺激。在有痛觉的区域,可行两点辨别觉和实体觉等深感觉检查。

(三)神经干叩击试验

神经干叩击试验又称 Tinel 征,可帮助判断神经损伤的部位,亦可检查神经修复后再生情况。当神经轴突再生尚未形成髓鞘时,外界的叩击可使受损神经支配区出现疼痛、放射痛和过电感的现象,此为 Tinel 征阳性。

(四)电生理检查

肌电图检查和体感诱发电位对判断神经损伤部位和程度以及帮助观察受损神经再生和恢复情况有重要价值。

四、治疗原则及要点

(一)修复技术

周围神经损伤的修复方法较多,应根据神经损伤类型、性质、部位等不同情况选用。

1. 神经松解术 主要目的是将神经从周围的瘢痕组织及神经外膜内的瘢痕组织中松解出来,解除神经纤维的直接受压,以改善神经的血液循环,促使神经功能恢复。手术应在显微镜下进行,必须十分细致谨慎,以防伤及正常神经束。

2. 神经缝合术 方法有神经外膜缝合、神经束膜缝合及神经束膜外膜联合缝合三种。神经外膜缝合主要适用于周围神经近端损伤的缝合,方法简单易行,对神经的损伤小、抗张力强,但难以做到或难以维持神经主要功能束的准确对合。神经束膜缝合或神经束膜外膜联合缝合主要适用于周围神经远端损伤的缝合,此部位的神经功能束(感觉、运动)多已明显分开,采用此方法可准确地对接神经束。

3. 神经移植术 神经损伤缺损若超过 2 cm 或该神经直径的 4 倍以上,难以通过两断端游离、关节屈曲或神经改道移位等方法修复时,常需行神经移植术。对于神经缺损距离较长或移植神经基床血液循环较差者,可采用吻合血管的神经移植术。

4. 神经移位术 神经近端毁损无法缝接者,可将另一束不重要的神经或部分正常的神经断离,将其近端移位到较重要的、需恢复肌功能的损伤神经远端上,使失神经支配的肌功能恢复。

5. 神经植入术 神经受到严重损伤造成神经远端支配的终末效应器及所支配肌的入肌点或感觉受体毁损时,可将运动神经的近端分成若干束后植入失神经支配的肌中形成新的运动终板,恢复部分运动功能;将感觉神经近端分成若干束后植入支配区皮肤真皮下,恢复部分感觉功能。

(二) 修复时机

一般认为,神经修复的最佳时机是在损伤后3个月之内。然而,有临床实践证明,运动神经与感觉神经的终末器官失神经支配2年以上,虽有明显的萎缩,修复后仍有一定程度的功能恢复,故神经修复时机的判定不是绝对的时间概念。

1. 闭合性损伤 闭合性损伤多为牵拉伤、钝挫伤。往往造成神经震荡或轴索中断,尚未到神经断裂的程度,大多数可不同程度地自行恢复。对暴力程度轻、临床症状较轻者一般可观察3个月。若超过3个月仍未见恢复,应行手术探查以明确不能自行恢复的原因。对于严重暴力所致损伤,应早期行手术探查。

2. 开放性损伤 按损伤的程度、伤后时间、创面有无污染、有无复合损伤等决定神经损伤的修复时机。

(1) 一期修复:在伤后6～8 h内进行神经修复。优点是解剖清楚,神经损伤段或残端较少有张力,易于辨认和缝合。若不能行一期修复,可将神经断端与邻近软组织做暂时固定,以避免神经萎缩和利于二期神经修复时寻找。

(2) 延迟一期修复:因全身情况欠佳、伤口感染或缺损严重不能立即行一期修复时,可留待伤口愈合后2～4周内行神经修复手术。

(3) 二期修复:伤后1～3个月内修复。此时神经残端多已形成神经瘤样改变,手术时容易识别并加以切除。切除神经瘤后多有神经缺损,一般需通过神经移植修复。

(4) 功能重建:对于不可逆转的晚期神经损伤,其神经远端萎缩明显,终末器官亦萎缩纤维化,故神经修复效果差。可考虑一定程度的功能重建,如对多神经损伤者做肌腱移位的矫形手术。

(刘 颖)

第八章

阿尔茨海默病

扫码看 PPT

学习目标

识记：

1. 能够准确说出阿尔茨海默病的主要临床表现。

2. 能简要描述阿尔茨海默病的辅助检查方法。

3. 能简要说出阿尔茨海默病的常用治疗方法。

理解：

1. 能够用自己的语言描述阿尔茨海默病的主要临床表现。

2. 明确典型病例的临床特点，并分析其异常改变的原因。

应用：

1. 能够自觉将医疗规范与康复理念贯穿于疾病治疗的全过程。

2. 能用所学知识与技能协助医生对患者的疾病康复进行指导。

案例导学

患者，男，70岁。主诉：记忆力下降10年，生活不能自理6个月。现病史：于10年前开始出现记忆力逐渐减退，但对于很久以前的事情记忆清楚。经常怀疑别人偷东西，每天丢三落四，言语不清，行为异常或者表情淡漠，有时对自己的儿女或者配偶也不认识。近6个月来生活逐渐不能自理，不注意个人卫生，食欲不振，全身乏力，夜间尤重。今由家人陪同来院就诊。既往体健，个人史、家族史无特殊。

查体：T 37 ℃，P 78次/分，R 20次/分，BP 140/90 mmHg，神志清楚，表情淡漠，不能和别人交谈，分析能力、判断能力、视空间辨别能力、计算能力等明显减退，言语减少，四肢肌力5级，肌张力正常，双侧肢体感觉对称存在，腱反射（＋＋），病理征未引出，脑膜刺激征阴性。

辅助检查：头颅MRI示双侧颞叶、海马萎缩，常规脑电图示双侧大脑对称性弥漫性θ波。

请完成以下任务：

1. 通过学习，请归纳与总结阿尔茨海默病的主要临床表现。

2. 请简要描述需为阿尔茨海默病患者安排的常规检查项目。

阿尔茨海默病（Alzheimer disease，AD）是老年人常见的神经系统变性疾病，是痴呆最常见的病因。本病最早由 Alois Alzheimer 于1906年描述，其发病率随年龄而增高，女性多于男性。主要病理特点包括老年斑、神经原纤维缠结和广泛神经元缺失等。临床表现为隐袭起病、进行性智能减退，多伴有人格改变。

一、病因和发病机制

AD 的病因至今仍不清楚,一般认为与遗传和环境因素有关。

1. 遗传因素 流行病学调查发现 AD 患者的一级亲属有较高患病风险。家族性 AD 为常染色体显性遗传,迄今为止发现与其发病相关的染色体有 1、14、19、21 号染色体。

2. 环境因素 脑外伤、铝中毒、吸烟、受教育水平低下、一级亲属中有唐氏综合征患者等都可增加患病风险。

3. 神经递质 AD 患者的脑内存在广泛的神经递质水平下降,可累及乙酰胆碱系统、氨基酸类神经递质、单胺类神经递质、肽类神经递质等,这些递质与学习和记忆密切相关。

4. 其他因素 本病还可能与炎症反应、神经毒性损伤、氧化应激、雌激素水平低下和免疫功能缺陷等有关。

二、临床表现

(一)记忆障碍

AD 典型的首发征象是记忆障碍,早期以近记忆受损为主,也可伴有远记忆障碍。表现为对刚发生的事、刚说过的话不能记忆,忘记熟悉的人名,而对年代久远的事记忆相对清楚。

(二)认知障碍

认知障碍随着病情进展逐渐出现,表现为掌握新知识并熟练运用及社交的能力下降,并随时间的推移而加重。严重时出现时间和空间定向力障碍,此时患者经常迷路,甚至在自己熟悉的环境中也不能顺利到达目的地。

(三)精神症状

AD 患者在疾病早期可有较严重的抑郁倾向,随后开始出现人格障碍和精神症状,如妄想症、幻觉和错觉等。

(四)其他症状

AD 患者还会出现失语、智能减退、计算不能,不能继续原有工作,不能继续理财。病程早中期查体时一般无神经系统阳性体征,晚期逐渐出现肌张力增高、运动徐缓、拖曳步态、姿势异常等。

三、实验室及其他检查

(一)影像学检查

影像学检查可见脑萎缩征象,如侧脑室、第三脑室增大,脑沟增宽、加深,后期患者额、颞叶萎缩尤为明显。海马萎缩具有诊断价值,在头颅 MRI 冠状位片易于发现。

(二)脑脊液检查

脑脊液检查无明确异常,ELISA 检测偶有 tau 蛋白、β-淀粉样蛋白增多。

(三)神经心理学测验

神经心理学测验可发现认知功能损害,常用量表有简易精神状态量表(MMSE)、长谷川痴呆量表(HDS)、韦氏成人智力量表(WAIS)等。

四、诊断要点和鉴别诊断

(一)诊断要点

AD 临床诊断的一般依据是隐袭性起病,进行性智能减退,记忆障碍、认知障碍与精神症状明显,神经功能缺失症状轻微和典型影像学改变。本病分型包括:①老年前期型:65 岁以前起病,症状进展迅速,较早出现失语、失写、失用等症状。②老年型:65 岁以前起病,病情进展缓慢,以记忆障碍为主要临床表现。③非典型或混合型:临床表现不能归结于上述两型者。④其他或待分类的 AD。

(二)鉴别诊断

1. 脑血管性痴呆 急性或亚急性起病,症状呈波动性进展或阶梯性恶化,有神经系统定位体征,既往有高血压或动脉粥样硬化或糖尿病病史,影像学检查可发现多发的脑血管性病灶。

2. 路易体痴呆 表现为波动性认知功能障碍、反复发生的视幻觉和自发性锥体外系功能障碍三主征。患者一般对镇静剂异常敏感。

3. 老年人良性健忘症 神经心理学量表显示近记忆正常,健忘经提醒可改善。无人格、精神障碍。

五、治疗原则及要点

(一)支持治疗

支持治疗包括扩张血管、改善脑血液供应、营养神经和抗氧化治疗等。常用药物有银杏叶制剂、都可喜、血管 α 受体阻滞剂、吡拉西坦等。患者如出现抑郁、失眠、癫痫发作等症状,予对症治疗。

(二)心理社会治疗

鼓励早期患者参加各种社会活动和日常活动,以延缓功能衰退速度,但应注意对有精神症状、认知功能障碍和行动困难的患者提供必要的照顾,以防发生意外。

(三)药物治疗

1. 乙酰胆碱酯酶(AchE)抑制剂 通过抑制乙酰胆碱酯酶活性而抑制乙酰胆碱(Ach)降解并提高其活性,改善神经递质的传递功能。临床常见的药物有安理申(多奈哌齐)、艾斯能(卡巴拉汀)等。

2. N-甲基-D-天门冬氨酸(NMDA)受体拮抗剂 美金刚是一种低亲和力的非竞争性 NMDA 受体拮抗剂,可以阻断谷氨酸浓度病理性升高导致的神经元损伤,安全性和耐受性良好。病情轻微的 AD 患者使用美金刚治疗 2 周就可见效,病情严重的经 6~12 周的治疗,症状可以得到改善。

3. 抗炎药物 炎症反应在 AD 病理生理机制中起到一定作用。有研究提示,使用非甾体抗炎药(NSAID)能够降低 AD 的发病率,与其抑制环氧合酶(COX)继而抑制前列腺素的合成有关,且具有较好的耐受性和较小的毒副作用。

4. 其他药物 目前用于 AD 治疗的药物还有脑代谢激活剂、钾通道阻滞剂、5-HT 受体拮抗剂和降低胆固醇的药物等。

AD 通常病程为 5~10 年,目前的治疗方法均不能有效遏制进展。患者多死于并发症,如肺部感染、压疮和深静脉血栓形成等,故加强对 AD 患者的护理尤为重要。

(刘　颖)

第九章

吉兰-巴雷综合征

扫码看 PPT

学习目标

识记：

1. 能够准确说出常见吉兰-巴雷综合征的病因、主要临床表现。
2. 能简要描述吉兰-巴雷综合征的常规辅助检查。
3. 能简要说出常见吉兰-巴雷综合征的常用治疗方法。

理解：

1. 能够用自己的语言描述吉兰-巴雷综合征的临床表现。
2. 明确典型病例的临床特点，并分析其异常改变的原因。

应用：

1. 能够自觉将医疗规范与康复理念贯穿于疾病治疗的全过程。
2. 能用所学知识与技能协助医生对患者的疾病康复进行指导。

急性炎症性脱髓鞘性多发性神经病（acute inflammatory demyelinating polyneuropathy，AIDP），又称吉兰-巴雷综合征（Guillain-Barr syndrome，GBS），是一种由自身免疫介导的周围神经病。主要病理变化为多发性的神经根和周围神经炎症性和节段性脱髓鞘，以及小血管周围淋巴细胞、巨噬细胞浸润。临床特点为急性（或亚急性）、对称性、弛缓性四肢瘫痪及脑脊液蛋白细胞分离现象。病程具有自限性。

一、病因和发病机制

（一）病因

GBS 的确切病因尚未充分阐明，目前认为可能是多种原因引起的迟发性过敏性自身免疫性疾病。发病前多有非特异性病毒感染或疫苗接种史，如巨细胞病毒、EB 病毒、肺炎支原体和乙型肝炎病毒感染等。在以腹泻为前驱症状的 GBS 患者中，空肠弯曲菌（campylobacter jejuni，CJ）感染者可高达 85%。

（二）发病机制

GBS 发病的分子模拟机制学说认为，由于病原体的某些组分与周围神经髓鞘中的某些组分结构相似，机体免疫系统发生了错误的识别，产生自身免疫性 T 细胞和自身抗体，并对正常周围神经组分进行免疫攻击，引起周围神经脱髓鞘。不同类型 GBS 患者的免疫系统可识别不同部位神经组织靶位，故临床表现各异。

二、临床表现

多数 GBS 患者为急性或亚急性起病，发病前 1～4 周可有胃肠道或呼吸道感染症状以及疫苗接种史。

（一）运动障碍

运动障碍常为首发症状。主要为四肢远端对称性肌无力和麻木，呈弛缓性，很快加重并向近端发展。

四肢腱反射减弱或消失,病理反射阴性,后期肢体远端肌萎缩。病情严重者出现四肢完全性瘫痪,可累及肋间肌和膈肌而导致呼吸肌麻痹,出现呼吸困难而危及生命。

(二)感觉障碍

患者主诉感觉障碍通常不如运动障碍明显,但较常见。可表现为肢体感觉异常,如麻木、烧灼、刺痛或不适感;也可表现为感觉缺失,呈手套、袜套样分布,振动觉和关节运动觉不受累。约30%的患者可有肌肉压痛,尤以腓肠肌压痛较常见。

(三)脑神经麻痹

部分患者出现脑神经麻痹,可为首发症状,以双侧周围性面瘫最常见。其次是舌咽神经、迷走神经损害所致的延髓麻痹,表现为吞咽困难、声音嘶哑、咳嗽反射消失等。

(四)自主神经功能紊乱

自主神经功能紊乱症状较明显,以心脏损害最常见,表现为心动过速、心律失常、直立性低血压等。其他表现有出汗增多、皮肤潮红、手足肿胀、营养障碍、暂时性尿潴留及麻痹性肠梗阻等。

三、实验室及其他检查

(一)脑脊液检查

脑脊液蛋白细胞分离现象是本病的特征性表现。蛋白质增多而细胞数正常或接近正常,在发病后第2周开始出现,第3周最明显。

(二)电生理检测

在病程不同阶段电生理改变会各有不同,且与疾病严重程度相关。发病早期可能仅有F波或H反射延迟或消失,F波异常提示神经近端或神经根损害,对GBS诊断颇有意义。脱髓鞘病变可致神经传导速度减慢,波幅正常或轻度异常;轴索损害表现为远端波幅减低。

(三)周围神经活检

此项检查适用于临床诊断困难的患者,因GBS以运动神经损害为主,故活检结果仅作为诊断参考。

四、诊断要点和鉴别诊断

(一)诊断要点

(1)发病前1~3周常有感染史,急性或亚急性起病,进行性加重,多在2周左右达到高峰。

(2)迅速进展的四肢对称性下运动神经元瘫痪,伴有末梢型神经感觉异常、脑神经受累和自主神经功能障碍。

(3)脑脊液典型的蛋白细胞分离现象为本病重要特征之一。

(4)早期有F波或H反射延迟或消失。

(二)鉴别诊断

1. 慢性炎症性脱髓鞘性多发性神经病 又称慢性吉兰-巴雷综合征。其主要特点如下:①起病缓慢并逐步进展,常无前驱感染史;②临床症状与AIDP相似,即运动障碍与感觉障碍并存,但呼吸肌及延髓肌受累较少见。③神经活检发现节段性脱髓鞘与髓鞘重新形成,出现洋葱样改变。④对激素治疗敏感。

2. 急性脊髓灰质炎 起病时多有发热,肢体瘫痪常局限于一侧下肢,无感觉障碍及脑神经受累。脑脊液蛋白质和细胞均增多。

3. 重症肌无力 起病缓慢,受累骨骼肌病态疲劳,症状波动,晨轻暮重。肌疲劳试验和新斯的明试验阳性,脑脊液检查正常。

4. 周期性瘫痪 迅速出现四肢弛缓性瘫,呼吸肌和脑神经不受累,无感觉障碍。发作时多有低钾血症及相应的心电图改变,补钾治疗有效。

五、治疗原则及要点

治疗原则包括病因治疗、辅助呼吸、对症治疗、防治并发症和康复治疗。

（一）病因治疗

1. 静脉注射免疫球蛋白（intravenous immunoglobulin，IVIg）　急性期患者应尽早或在出现呼吸肌麻痹前使用。按每天 0.4 g/kg 计算成人剂量，静脉滴注，连用 5 天。对 IVIg 过敏或先天性 IgA 缺乏者禁用。对发热和面红等常见副作用，减慢输液速度可减轻。

2. 血浆交换（plasma exchange，PE）　直接清除血浆中致病因子从而改善症状，用于重症或呼吸肌麻痹患者。主要禁忌证包括严重感染、心律失常、心功能不全及凝血系统疾病等。

IVIg 和 PE 是 GBS 的一线治疗，可消除外周血免疫活性细胞、细胞因子和抗体等。尽管两种治疗费用昂贵，但对重症和快速进展患者能缩短疗程，预防呼吸肌麻痹，降低死亡率。

3. 皮质类固醇　对无条件行 IVIg 和 PE 治疗的患者可试用甲泼尼龙，500 mg/d，静脉滴注，连用 5～7 天再逐渐减量；或地塞米松，10～15 mg/d，静脉滴注，7～10 天为一个疗程。

（二）辅助呼吸

呼吸肌麻痹是本病最严重的并发症，应密切观察呼吸情况，给予及时、有效的治疗，这是降低死亡率的关键。当患者出现发绀、气短、咳嗽无力、肺活量下降至正常的 25%～30%、动脉血氧分压低于 70 mmHg 时，应进行气管插管或气管切开，必要时使用呼吸机辅助通气。应加强气管切开护理，如定时翻身拍背、雾化吸入和吸痰，保持呼吸道通畅，预防感染等并发症。

（三）对症治疗

延髓麻痹有吞咽困难和饮水呛咳者，应尽早给予鼻饲，预防吸入性肺炎，并保证每天足够的热量和维生素摄入，防止电解质紊乱。合并消化道出血或胃肠麻痹者给予静脉营养支持；有心律失常者应进行持续心电监护及相关治疗；有尿潴留者可下腹加压按摩，无效时须导尿；便秘者可给予缓泻剂和润肠剂。

（四）防治并发症

加强受压部位皮肤护理，定期翻身拍背，以预防压疮；还可用抗生素预防和控制坠积性肺炎、尿路感染。穿弹力长袜预防深静脉血栓形成及肺栓塞，加强肢体主动或被动运动，保持肢体处于功能位，以预防失用性肌萎缩和关节萎缩。

（五）康复治疗

应早期进行正规的神经功能康复锻炼，以利于瘫痪肢体功能恢复。可采用针灸、按摩、理疗及主动或被动运动等。

本病有自限性，呈单相病程，预后较好。患者多于发病 3 周后症状和体征停止进展，6～12 个月基本痊愈，恢复过程中有短暂波动。约 1/3 患者留有不同程度后遗症，病死率约为 5%，主要死因是呼吸衰竭、肺部感染、严重心律失常等并发症。高龄、病情迅速进展或需要辅助通气者提示预后不良，及早治疗和给予支持疗法可降低重症死亡率。

（刘　颖）

線上评测

扫码在线答题

第六篇

其他疾病

QITAJIBING

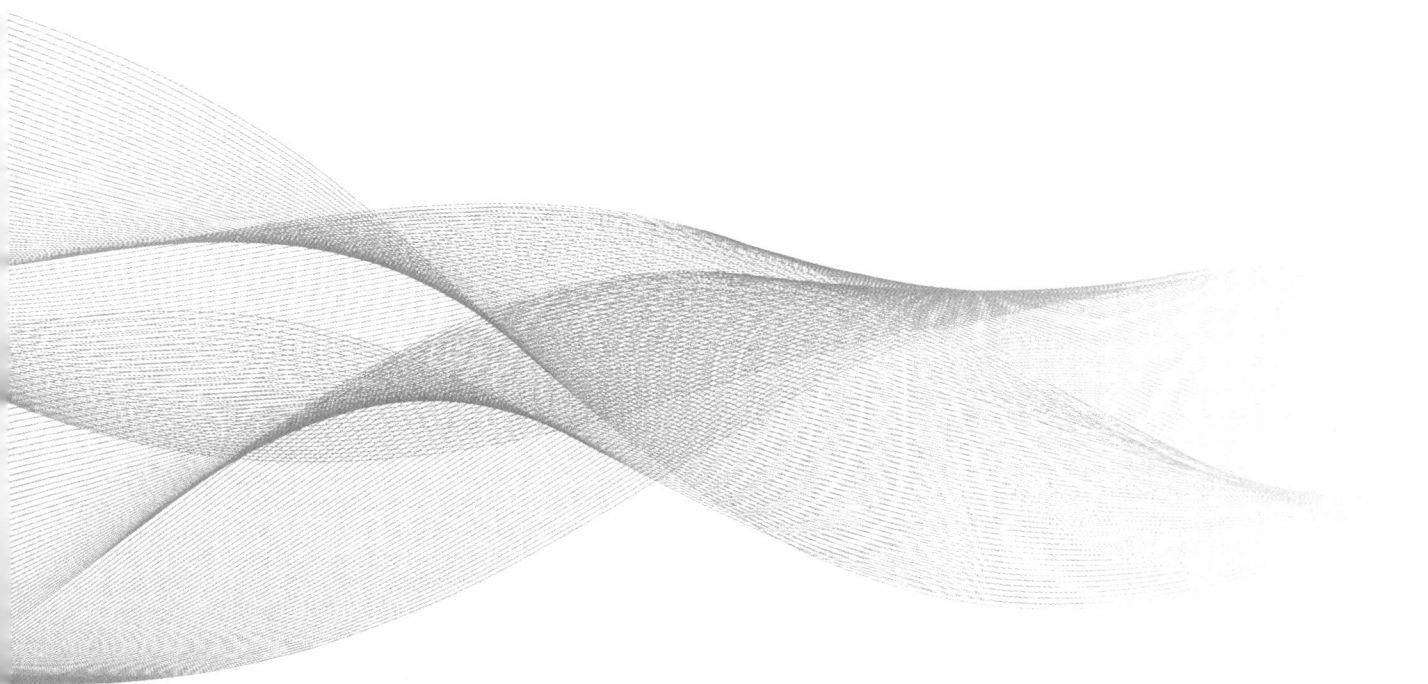

第一章

肿瘤概述

扫码看 PPT

学习目标

识记：能够准确说出肿瘤的主要临床表现；能简要描述肿瘤的发病原因及临床分期、治疗方案。

理解：能够用自己的语言描述肿瘤的临床表现；并可分析其异常改变的原因。

应用：能够自觉将医疗规范与康复理念贯穿于疾病治疗的全过程；能运用所学的知识与技能协助医生对患者的疾病康复进行指导。

肿瘤是机体中正常细胞在不同的始动和促进因素长期作用下，因发生增生与异常分化而形成的新生物。根据肿瘤对人体的影响，可分为良性与恶性。恶性肿瘤为男性第二位死因，女性第三位死因。我国最常见的恶性肿瘤，在城市依次为肺癌、胃癌、肝癌、肠癌与乳腺癌，在农村为胃癌、肝癌、肺癌、食管癌、肠癌。

一、病因

恶性肿瘤的病因尚未完全明确。目前认为肿瘤是环境与宿主内外因素交互作用的结果。

（一）环境因素

1．化学因素

（1）烷化剂：如有机农药、硫芥、乙酯杀螨醇等，可致肺癌及造血器官肿瘤等。

（2）多环芳香烃类化合物：如煤焦油中的 3,4-苯并芘。与煤烟垢、煤焦油、沥青等接触的工人易患皮肤癌与肺癌。

（3）氨基偶氮类：属染料类，易诱发膀胱癌、肝癌。

（4）亚硝胺类：与食管癌、胃癌和肝癌的发生有关。

（5）真菌毒素和植物毒素：如食用黄曲霉毒素污染的粮食可致肝癌，也可致肾、胃与结肠的腺癌。

（6）其他：金属（镍、铬等）可致肺癌等。氯乙烯能诱发肝血管肉瘤。DDT、苯均可致肝癌。

2．物理因素

（1）电离辐射：X 线防护不当可致皮肤癌、白血病等。放射性粉尘可导致骨肉瘤和甲状腺肿瘤等。

（2）紫外线：可引起皮肤癌。

（3）其他：如幼儿皮肤深瘢痕、皮肤慢性溃疡可致皮肤鳞癌，石棉纤维与肺癌有关，滑石粉与胃癌有关。

3．生物因素　主要为病毒，如 EB 病毒与鼻咽癌、Burkitt 淋巴瘤相关，单纯疱疹病毒、人乳头瘤病毒反复感染与宫颈癌有关，C 型 RNA 病毒与白血病、霍奇金病有关，乙型肝炎病毒与肝癌有关，幽门螺杆菌与胃癌相关。

（二）机体因素

1．遗传因素　癌症具有遗传易感性，如胃肠息肉病综合征、乳腺癌、胃癌、食管癌、肝癌、鼻咽癌患者可有家族史。

2. 内分泌因素　如雌激素和催乳素与乳腺癌有关,子宫内膜癌与雌激素有关。

3. 免疫因素　先天性或后天性免疫缺陷者易发生恶性肿瘤,如获得性自身免疫性疾病(艾滋病)患者易患恶性肿瘤。

二、病理

1. 恶性肿瘤的发生发展过程　包括癌前期、原位癌及浸润癌三个阶段。一般情况下,致癌因素作用 30～40 年,再经 10 年左右发展为原位癌。原位癌历时 3～5 年,在促癌因素作用下发展为浸润癌。浸润癌的病程一般为 1 年左右。

2. 肿瘤细胞的分化　根据肿瘤细胞分化水平不同,分为高分化、中分化与低分化(或未分化)肿瘤。

3. 转移方式　包括直接蔓延、淋巴或血行转移以及种植三大类。

4. 免疫学特征　肿瘤免疫是指机体可直接或间接消融肿瘤细胞,该免疫功能分为固有免疫和获得性免疫两类。

三、临床表现

肿瘤的临床表现取决于肿瘤的性质、组织、所在部位以及发展程度。一般早期无明显症状,但具有特定功能的器官或组织受累时可有明显的症状,如肾上腺髓质的嗜铬细胞瘤早期可引发高血压,胰岛细胞肿瘤常伴有低血糖。

(一) 局部表现

1. 肿块　位于体表或浅在的肿瘤的第一症状常是肿块。良性者多生长慢,恶性者则生长快,且可出现相应的转移灶,如肿大淋巴结、骨和内脏的结节与肿块等。

2. 疼痛　出现局部刺痛、跳痛、灼热痛、隐痛或放射痛,常难以忍受,尤以夜间更明显。空腔脏器肿瘤可致痉挛,产生绞痛。

3. 溃疡　体表或胃肠道的肿瘤,若继发坏死或感染可致溃烂。恶性者常呈菜花状,或肿块表面有溃疡,可有恶臭及血性分泌物。

4. 出血　肿瘤累及上消化道时可有呕血或黑便,累及下消化道时可有黑便或黏液血便,肺癌可并发咯血或血痰。

5. 梗阻　胰头癌、胆管癌可合并黄疸,胃癌伴幽门梗阻可致呕吐,肠肿瘤可致肠梗阻。

6. 浸润与转移　良性肿瘤多为外生性或膨胀性生长,挤压周围纤维组织,形成纤维包绕,呈假包膜,需彻底切除。恶性肿瘤主要呈浸润性生长,肿瘤沿组织间隙、神经纤维间隙或毛细淋巴管、血管扩展,界限不分明。

(二) 全身症状

良性及早期恶性肿瘤,多无明显的全身症状,或仅有贫血、低热、消瘦、乏力等。恶病质常是恶性肿瘤晚期全身衰竭的表现,消化道肿瘤出现较早。

四、诊断

(一) 病史

1. 年龄　儿童肿瘤多为胚胎性肿瘤或白血病;青少年肿瘤多为肉瘤,如骨、软组织及淋巴造血系统肉瘤;癌多发生于中年以上患者。

2. 病程　良性者病程较长,恶性者病程较短,但良性有恶变者可表现为肿瘤增长迅速。低度恶性肿瘤发展较慢,老年患者发展相对较慢,儿童患者发展迅速。

3. 个人史及既往史　有癌前期病变或相关疾病病史;有吸烟、长期饮酒、饮食习惯不良,或与职业因素有关的接触、暴露史;有些肿瘤有家族多发史或遗传史。

(二) 体格检查

除进行一般常规体格检查外,对肿瘤转移常见部位(如颈、腹股沟淋巴结)不可疏漏。

1. 肿块的部位 炎症、增生、畸形或肿瘤等均可致肿块,应加以鉴别。

2. 肿块的性质 包括大小、外形、软硬度、表面温度、血管分布、有无包膜及活动度。良性者大多有包膜,质地同相应的组织;恶性者多无包膜,生长迅速,扩展快,局部紧张而质硬,浸润生长者边界不清且肿块固定。

3. 区域淋巴结或转移灶的检查 乳腺癌患者需检查腋下与锁骨上淋巴结;咽部肿瘤患者需自上而下检查颈部深群淋巴结;肛管或阴道癌患者需检查腹股沟淋巴结。

(三) 实验室检查

1. 常规检查 包括血、尿常规及粪便常规。

2. 肿瘤标志物检测 如甲胎蛋白(AFP)、前列腺特异性抗原(PSA)等。

3. 基因诊断 基因诊断是利用核酸中碱基排列具有极严格的特异性序列这一特征进行诊断的技术。

(四) 影像学检查

影像学检查包括 X 线检查、超声检查、各种造影、核素扫描、计算机体层扫描(CT)、磁共振显像(MRI)等。

(五) 内镜检查

应用内镜直接观察脏器及其变化,并可取细胞或组织行病理学检查诊断。常用的有食管镜、胃镜、纤维肠镜、直肠镜、乙状结肠镜、气管镜、腹腔镜、纵隔镜、膀胱镜、阴道镜及子宫镜等。

(六) 病理形态学检查

病理形态学检查为目前确定肿瘤直接而可靠的依据,包括细胞学与组织学两部分。

1. 临床细胞学检查 可通过采集体液中的自然脱落细胞、黏膜细胞,或采用细针穿刺涂片、超声导向穿刺涂片等方式获取标本。

2. 病理组织学检查 经小手术能完全切除者行切除送检;位于深部或体表较大而完整者行超声或CT 导向下穿刺活检,或手术中切取组织做快速切片诊断。

五、肿瘤分期

为了合理制订治疗方案,正确地评价治疗效果、判断预后,国际抗癌组织提出了 TNM 分期。T 是指原发肿瘤,N 为淋巴结,M 为远处转移。再在字母后标以 0~4 的数字,表示肿瘤发展程度。1 代表小,4代表大,0 为无。以此三项决定其分期,不同的 TNM 组合,代表不同的期别,在临床上无法判断肿瘤体积时则以 Tx 表达。

六、治疗

良性肿瘤及临界性肿瘤以手术切除为主。恶性肿瘤为全身性疾病,常伴浸润与转移,多采用综合治疗方案,在控制原发病灶后进行转移灶治疗。

(一) 手术治疗

手术治疗是最有效的治疗方法,包括根治手术、扩大根治术、对症手术或姑息手术以及激光手术切割或激光气化治疗。

(二) 抗癌药物治疗(简称化疗)

目前已能单独应用化疗治愈绒毛膜癌、睾丸精原细胞瘤、Burkitt 淋巴瘤、急性淋巴细胞白血病等。

(三) 放射治疗(简称放疗)

放射治疗包括外照射与内照射。各种肿瘤对放射线的敏感性不一,可归纳为三类。①高度敏感:如淋巴造血系统肿瘤、性腺肿瘤、多发性骨髓瘤、肾母细胞瘤等低分化肿瘤。②中度敏感:鳞状上皮癌及一部分未分化癌。③低度敏感:如胃肠道腺癌、骨与软组织肉瘤。

放疗的不良反应为骨髓抑制(白细胞减少、血小板减少)、皮肤黏膜改变及胃肠反应等。治疗期间必须常规检测白细胞及血小板。发现白细胞计数降至 $3 \times 10^9/L$,血小板计数降至 $80 \times 10^9/L$ 时须暂停治疗。

(四)其他疗法

其他疗法包括直接注射药物、介入疗法、定向疗法、温热疗法、中医药疗法、冷冻疗法等。

七、预防

癌症的预防分为一级预防、二级预防及三级预防。一级预防的目的是降低癌症的发病率,应加强饮食管理和生活方式管理;二级预防的目的是降低癌症的死亡率,应坚持癌症的早期发现、早期诊断与早期治疗;三级预防即诊断与治疗后的康复,目的是提高生存质量及减轻痛苦、延长生命,可采用癌症三阶梯止痛疗法。

(刘 洋 刘海峰)

线上评测

扫码在线答题

第二章

儿科疾病

扫码看 PPT

学习目标

识记：

1. 能够准确说出儿科常见疾病的主要临床表现。

2. 能简要描述儿科常见疾病的常规辅助检查。

3. 能简要说出儿科常见疾病的治疗方案。

理解：

1. 能够用自己的语言描述儿科常见疾病的主要临床表现。

2. 明确典型病例的临床特点，并可分析其异常改变的原因。

应用：

1. 能够自觉将医疗规范与康复理念贯穿于疾病治疗的全过程。

2. 能用所学知识与技能协助医生对患儿的疾病康复进行指导。

案 例 导 学

患儿，女，10 个月，多汗、夜惊、烦躁 3 个多月。

患儿为早产儿，出生后人工喂养，现已添加米糊。3 个多月前开始出现烦躁，夜间惊醒，多汗，常摇头擦枕，尚不能独坐，至今未出牙。

查体：T 37 ℃，P 110 次/分，R 37 次/分，体重 8 kg，身长 70 cm，前囟 1.5 cm×1.5 cm。神志清楚，面色苍白，枕秃，方颅，心肺听诊未见异常，腹软，腹部膨隆呈蛙腹，肝在右肋缘下 1 cm，质软，四肢肌张力低，余正常。

辅助检查：血钙 1.95 mmol/L，血磷 0.80 mmol/L，碱性磷酸酶增多。下肢骨骼 X 线检查见临时钙化带消失，干骺端增宽，骨密度低。

请完成以下任务：

1. 该患儿的临床诊断是什么？有哪些诊断依据？

2. 如何进行治疗？

第一节　儿童发育、精神与行为障碍

一、精神发育迟滞

精神发育迟滞是一组以智力低下和社会适应困难为显著临床特征的精神障碍。多在中枢神经系统发育成熟(18岁)以前起病。一项针对全国多个省市0～14岁儿童的精神发育迟滞流行病学调查结果显示,患病率为1.2％,其中城市约0.70％,农村约1.41％。

(一)病因

1. 遗传因素　目前已经明确的病因有基因异常、染色体异常、先天颅脑畸形。

2. 围生期因素　如母亲孕期感染、使用药物、接触毒物、妊娠期疾病、新生儿疾病等均是导致精神发育迟滞的原因。

3. 出生后因素　在大脑发育成熟之前存在影响大脑发育的疾病及早期文化教育缺失,均可能导致精神发育迟滞。

(二)临床表现

主要表现为不同程度的智力低下和社会适应困难。世界卫生组织(WHO)根据智商将精神发育迟滞分为以下四个等级。

1. 轻度　智商在50～69之间,成年后可达到9～12岁儿童的心理年龄,幼儿期即可表现出智能发育较同龄儿童迟缓,小学阶段表现为学习困难。能进行日常的语言交流,但是对语言的理解和使用能力差。通过职业训练能从事简单非技术性工作,有谋生和家务劳动能力。

2. 中度　智商在35～49之间,成年以后可达到6～9岁儿童的心理年龄,从幼年开始,患者智力和运动发育都较正常儿童明显迟缓,不能适应小学学习。能够完成简单劳动,但效率低、质量差。通过相应的指导和帮助,可自理简单生活。

3. 重度　智商在20～34之间,成年以后可达到3～6岁儿童的心理年龄,患者出生后即表现出明显的发育延迟,经过训练只能学会简单语句,但不能进行有效语言交流,不能学习、计数、劳动,生活需他人照料,无社会行为能力。可伴随运动功能损害或脑部损害。

4. 极重度　智商在20以下,成年以后可达到3岁以下的心理年龄,完全没有语言能力,不会躲避危险,不认识亲人及周围环境,以原始情绪表达需求。生活不能自理,大小便失禁。常合并严重脑损害、躯体畸形。

(三)实验室及其他检查

1. 体格检查　包括身高、体重、头围、掌指纹等指标。

2. 实验室检查　包括血常规、血生化、甲状腺激素测定、脑电图、脑地形图、内分泌及代谢检查、染色体分析、脆性位点检查等项目,以了解有无躯体疾病及脑部器质性病变。

3. 心理发育评估　常用工具为韦氏儿童智力量表、儿童适应行为评定量表、汪卫东忆溯性人格发展量表(WMPI)、明尼苏达多相人格调查表(MMPI)、艾森克人格问卷、症状自评量表、抑郁自评量表(SDS)以及汉密尔顿抑郁量表(HAMD)等。

若患者18岁以前有智力低下和社会适应困难的临床表现,智商测验结果为70,可诊断为精神发育迟滞,根据智能发育水平及智商确定严重程度。

(四)治疗原则和要点

1. 教育和康复训练　适用于所有类型、不同程度及各年龄段的患者,其中儿童是重点干预对象,且年龄越小,开始训练越早,效果越好。根据患者的智力水平因材施教。

2. 心理治疗　心理教育和家庭治疗能帮助患者的父母了解疾病相关知识,减轻焦虑情绪,有助于实施对患者的教育和康复训练。

3. 药物治疗

(1)病因治疗:对半乳糖血症和苯丙酮尿症患者,给予相应饮食治疗;对先天性甲状腺功能减退者,给予甲状腺激素替代治疗。

(2)对症治疗:30%～60%精神发育迟滞患者伴有精神症状,可根据不同的精神症状选用相应药物治疗。

(3)若患者伴精神运动性兴奋、攻击行为或自伤行为,可选用氟哌啶醇、奋乃静、利培酮等。治疗剂量视患者的年龄和精神症状的严重程度而定。

知识拓展

预后

对病因明确且有治疗可能的患者早期进行治疗,预后较好,如先天性甲状腺功能减退、苯丙酮尿症等。但大多数病因无有效治疗手段,早期且持续性的干预可以改善从儿童期到成年期的适应能力。轻度患者预后较好,接受正规的教育和训练后,生活质量可明显改善。

本病无法自愈,疾病通常伴随终身,智力障碍一旦发生,很难逆转,只能通过治疗和康复训练来缓解。

二、注意缺陷多动障碍

注意缺陷多动障碍(attention deficit and hyperactivity disorder,ADHD)俗称多动症,指发生于儿童时期,与同龄儿童相比,以明显注意集中困难、注意持续时间短暂、活动过度或冲动为主要特征的一组综合征。ADHD是在儿童中较为常见的一种障碍,其患病率为3%～5%,男女比例为4:1。

(一)病因

目前病因未明,多认为是环境和遗传等多因素相互作用的结果。

(1)遗传因素:ADHD具有家族聚集现象,多数学者认为该病是多基因遗传病。

(2)环境因素:孕产期不利因素、铅暴露等。

(3)大脑发育异常、神经解剖学异常、神经生理学异常、神经生化异常等。

(4)社会心理因素:不良的社会环境、家庭环境,如贫穷、父母感情破裂、教育方式不当等均可增加儿童患ADHD的危险性。

(二)临床表现

1. 注意缺陷　患儿注意集中时间短暂,注意力易分散,他们常常不能把无关刺激过滤掉,对各种刺激都会产生反应。因此,患儿在听课、做作业或做其他事情时,注意力常常难以持久,好发愣走神;经常因周围环境而分心,并东张西望或接话茬;做事往往难以持久,常常一件事未做完,又去做另一件事;难以始终遵守指令而完成任务;做事常常不注意细节,常因粗心大意而出错;经常有意回避或不愿意从事需要较长时间集中精力的任务;常常丢三落四,遗失自己的物品或忘事;与他/她说话,他/她也常常心不在焉,似听非听等。

2. 活动过度　活动过度是指与同年龄、同性别大多数儿童比,儿童的活动水平超出了与其发育相适应的水平。活动过度多起始于幼儿早期,也有部分患儿起始于婴儿期。在婴儿期,患儿表现为格外活泼,爱从摇篮或小车里向外爬,当开始走路时,往往以跑代步;在幼儿期,患儿表现为好动,坐不住,爱登高爬低,翻箱倒柜,难以安静地做事,难以安静地玩耍。上学后,因受到纪律限制,表现更为突出,如上课坐不住,在座位上扭来扭去,小动作多,常常玩弄铅笔、橡皮甚至书包,与同学说话,甚至下座位;下课后招惹同学,好奔跑喧闹,难以安静地玩耍。进入青春期后,患儿小动作减少,但可能主观感到坐立不安。

3. 好冲动 患儿做事较冲动,不考虑后果。因此,患儿常常会不分场合地插话或打断别人的谈话;会经常打扰或干涉他人的活动;老师问话未完,会经常未经允许而抢先回答;会常常登高爬低而不考虑危险;会鲁莽中给他人或自己造成伤害。患儿情绪常常不稳定,容易过度兴奋,也容易因一点小事而不耐烦、发脾气或哭闹,甚至出现反抗和攻击性行为。

4. 认知障碍和学习困难 部分患儿存在空间知觉障碍、视听转换障碍等。虽然患儿智力正常或接近正常,但由于注意障碍、活动过度和认知障碍,患儿常出现学习困难,学业成绩常明显落后于智力应有的水平。

5. 情绪行为障碍 部分患儿因经常受到老师和家长的批评及同伴的排斥而出现焦虑和抑郁,20%～30%的患儿伴有焦虑障碍,该障碍与品行障碍的同病率达30%～58%。与同龄人相比,患有ADHD的青少年在情感上显得较不成熟。而且会较多地伴有对立违抗障碍、冲动、发脾气、吸毒、犯罪等情绪和行为问题。现在已有研究表明,ADHD患儿如不接受积极治疗很容易在青少年期时犯罪。事实上,情绪和行为障碍往往是ADHD患儿社会功能损害的一个重要原因。

(三)诊断

应综合病史、躯体和神经系统检查、精神检查、辅助检查的结果予以诊断。在此过程中,详细采集病史非常重要,因病情较轻的患儿在短暂的精神检查过程中,症状表现可能并不突出。

(四)临床类型

1. 注意障碍为主型 在注意障碍症状的9条中符合6条以上。该型以注意障碍不伴多动为主,主要表现为懒散、困惑、迷惘、动力不足,伴较多焦虑、抑郁,有较多的学习问题,而较少伴品行问题。相关研究发现该型患儿中女孩、青少年多见。

2. 多动/冲动为主型 在多动/冲动症状的9条中符合6条以上。常见于学龄前和小学低年级儿童,以活动过度为主要表现,一般无学业问题,合并品行障碍和对立违抗性障碍较多。临床上这一类型较少。

3. 混合型 注意障碍症状和多动/冲动症状都符合6条以上。这一类型在活动水平、冲动控制、注意力维持、学业及认知功能方面的损害最严重,是最常见的ADHD类型。患儿合并对立违抗性障碍(ODD)、品行障碍(CD)、焦虑抑郁障碍的概率均偏高,社会功能损害重,预后差。临床上这一类型最多见。

(五)治疗原则和要点

ADHD的病因、表现及诊断复杂,需要综合治疗。目前ADHD的治疗方法主要有药物治疗、心理行为治疗、家庭治疗、脑电生物反馈治疗等,其中药物治疗是首选。研究认为,以药物治疗为主,同时联用心理行为治疗、家庭治疗或脑电生物反馈治疗是最好的策略。

1. 药物治疗 药物治疗包括使用中枢兴奋剂、抗抑郁药、抗高血压药和选择性去甲肾上腺素再摄取抑制剂。

(1)中枢兴奋剂:为首选药。主要用于6岁以上患儿,可减轻多动、冲动,改善注意力。

(2)选择性去甲肾上腺素再摄取抑制剂:如托莫西汀,该药是第一种被批准用于治疗ADHD的非兴奋型药物,国外已经有约23年的使用经验,国内也已有近18年的使用经验,临床实践表明,该药治疗ADHD的疗效与哌甲酯相当,副作用不明显。目前也是主要治疗药物之一。

2. 心理行为治疗 包括心理行为治疗、学习辅导、家庭治疗和医护配合等方法。

3. 家庭治疗 通过培训,教给父母如何管理子女行为,使父母能更加理解患儿的需要,更好地对其行为做出适当反馈。

4. 脑电生物反馈治疗 应用操作性条件反射原理,把处理的脑电信息通过视觉或听觉形式展示给受试者,通过训练使受试者学会选择性地强化或抑制某一频段的脑电波,学会自主控制自己的行为。

三、孤独症

孤独症是广泛性发育障碍的一种亚型,以男性多见,起病于婴幼儿,主要表现为不同程度的语言发育障碍、人际交往障碍、兴趣狭窄和刻板。约有 3/4 的患儿伴有明显的精神发育迟滞,个别患儿在一般性智力落后的前提下,可能在其他方面具有较好的能力。

(一)病因

尚不清楚,可能与以下因素有关。

1. 遗传 遗传因素对孤独症的作用已趋于明确,但具体的遗传方式还不明了。

2. 围生期因素 围生期各种并发症(如产伤、宫内窒息等)较正常对照组多。

3. 免疫系统异常 患儿 T 细胞数量减少,辅助 T 细胞和 B 细胞数量减少、抑制-诱导 T 细胞缺乏、自然杀伤细胞活性减退等。

4. 神经内分泌和神经递质功能失调 研究发现孤独症儿童的单胺系统,如 5-羟色胺(5-HT)系统和儿茶酚胺系统发育不成熟,松果体-丘脑下部-垂体-肾上腺轴异常,导致 5-HT、内啡肽增加,促肾上腺皮质激素(ACTH)分泌减少。

(二)临床表现

1. 语言与交流障碍 语言与交流障碍是孤独症的重要症状,是大多数患儿就诊的主要原因。语言与交流障碍可以表现为多种形式,多数患儿有语言发育延迟或障碍,通常在 2～3 岁时仍然不会说话,或者在正常语言发育后出现语言倒退,在 2～3 岁以前有表达性语言,随着年龄增长逐渐减少,甚至完全丧失,终身沉默不语或在极少数情况下使用有限的语言。他们对语言的感受和表达运用能力均存在某种程度的障碍。

2. 社会交往障碍 患儿不能与他人建立正常的人际关系。年幼时即表现出与别人无目光对视,表情贫乏,缺乏期待拥抱、爱抚的表情或姿态,也无享受到爱抚时的愉快表情,甚至对父母和别人的拥抱、爱抚予以拒绝。分不清亲疏关系,对待亲人及其他人是同样的态度。不能与父母建立正常的依恋关系,患儿与同龄儿童难以建立正常的伙伴关系,例如,在幼儿园多独处,不喜欢与同伴一起玩耍;看见一些儿童在一起兴致勃勃地做游戏时,没有去观看的兴趣或去参与的愿望。

3. 兴趣范围狭窄和刻板重复的行为模式 患儿对于正常儿童所热衷的游戏、玩具都不感兴趣,而喜欢玩一些非玩具性的物品,如一个瓶盖,或观察转动的电风扇等,并且可以持续数十分钟甚至几个小时而没有厌倦感。对玩具的主要特征不感兴趣,却十分关注非主要特征。患儿固执地要求保持日常活动程序不变,如上床睡觉的时间、所盖的被子都要保持不变,外出时要走相同的路线等。若这些活动被制止或行为模式被改变,患儿会表示出明显的不愉快和焦虑情绪,甚至出现反抗行为。患儿可有重复刻板动作,如反复拍手、转圈、用舌舔墙壁、跺脚等。

4. 智能障碍 患儿智力水平表现很不一致,少数患儿在正常范围,大多数患儿表现为不同程度的智力障碍。国内外研究者对孤独症儿童进行智力测验后发现,50%左右的孤独症儿童存在中度以上的智力缺陷(智商小于 50),25%为轻度智力缺陷(智商为 50～70),25%智力正常(智商大于 70);智力正常的被称为高功能孤独症。

(三)诊断

通过采集病史、体格检查发现患儿在 3 岁以前逐渐出现言语发育与社会交往障碍、兴趣范围狭窄和刻板重复的行为模式等典型临床表现,排除儿童精神分裂症、精神发育迟滞、阿斯伯格综合征、Heller 综合征和 Rett 综合征等其他广泛性发育障碍,可做出儿童孤独症的诊断。

少数患儿的临床表现不典型,只符合部分孤独症症状标准,或发病年龄不典型,例如在 3 岁后才出现症状。可将这些患儿诊断为非典型孤独症。应当对这类患儿继续观察随访,最终做出诊断。

（四）治疗原则和要点

1. 训练干预方法 最佳的治疗方法是个体化治疗。其中,教育和训练是最有效、最主要的治疗方法。目标是促进患儿语言发育,提高社会交往能力,掌握基本生活技能和学习技能。患儿在学龄前一般因不能适应普通幼儿园生活,而在家庭、特殊教育学校、医疗机构中接受教育和训练。学龄期以后患儿的语言能力和社交能力会有所提高,部分患儿可以到普通小学与同龄儿童一起接受教育,还有部分患儿可能仍然留在特殊教育学校。

目前国际上受主流医学推荐和使用的训练干预方法为孤独症的规范化治疗提供了方向。这些主流方法主要如下。

（1）应用行为分析疗法:主张以行为主义原理和运用行为塑造原理,以正性强化为主促进孤独症儿童各项能力发展。训练强调高强度、个体化、系统化。

（2）孤独症以及相关障碍儿童治疗教育课程训练:该课程根据孤独症儿童能力和行为的特点,设计个体化的训练内容,对孤独症儿童语言、交流以及感知觉、运动等各方面的缺陷进行教育,核心是增进孤独症儿童对环境、教育和训练内容的理解和服从。

（3）人际关系训练法:包括地板时光疗法、人际关系发展干预疗法（relationship development intervention,RDI）。

上述治疗方法在国内一些孤独症康复机构已开展,获得了较好的治疗效果,但还需要进一步研究论证。

2. 药物治疗 目前药物治疗尚无法改变孤独症的病程,也缺乏治疗核心症状的特异性药物,但药物治疗可以改善患儿的一些情绪和行为症状,如情绪不稳、注意缺陷和多动、冲动行为、攻击行为、自伤和自杀行为、抽动和强迫症状以及精神病性症状等,有利于维护患儿自身或他人安全、顺利实施教育训练及心理治疗。常用药物如下。

（1）中枢兴奋药物:适用于合并注意缺陷和多动症状者。常用药物是哌甲酯。

（2）抗精神病药物:应小剂量、短期使用,在使用过程中要注意药物副作用,特别是锥体外系副作用。①利培酮:对孤独症伴发的冲动、攻击、激越、情绪不稳、易激惹等情感症状以及精神病性症状有效。②氟哌啶醇:对冲动、多动、刻板等行为症状,情绪不稳、易激惹等情感症状以及精神病性症状有效,还可改善社会交往和语言发育障碍。③阿立哌唑、喹硫平、奥氮平等非典型抗精神病药物:在控制患儿的冲动、攻击和精神病性症状方面也有效。

（3）抗抑郁药物:能减轻重复刻板行为、强迫症状,改善情绪问题,提高社会交往技能,对于使用多巴胺受体阻滞剂后出现的运动障碍如退缩、迟发性运动障碍、抽动等也有一定效果。选择性5-HT再摄取抑制药（SSRI）对患儿的行为和情绪问题有效。如舍曲林可用于6岁以上患儿。

第二节　儿童运动障碍

一、脊柱裂

脊柱裂患儿先天性椎管闭合不全,导致脊柱的背侧或腹侧形成裂口,可伴或不伴有脊膜、神经成分突出的畸形。脊柱裂可以发生在颈、胸、腰、骶各部位,但以腰骶部最多见;脊柱裂的前裂罕见,后裂较多见。脊柱裂分为隐性脊柱裂和显性脊柱裂,其中前者远多于后者。脊柱裂患儿大多无临床症状,偶在体格检查时才发现。

（一）病因

脊柱裂发生的原因主要是胚胎期成软骨中心或成骨中心发育障碍,以致双侧椎弓在后部不相融合而形成宽窄不一的裂隙。

1. 胚胎期发育异常 胚胎期发育异常可导致椎管先天性发育异常。脊柱由 26 块脊椎骨连接组成，脊柱中央为椎管，该管内包有脊膜、神经及脊髓等组织，胚胎的异常发育可造成椎管闭合不全。

2. 妊娠期孕母因素 叶酸缺乏、宫内感染、母体服用丙戊酸钠等药物、放射线照射和母亲为 1 型糖尿病患者等因素均可能导致胎儿脊柱裂的发生。

（二）临床表现

1. 显性脊柱裂 多见，90％以上发生在腰骶部，其临床症状可因脊髓组织受累程度不同而差异较大。

2. 局部表现 出生后背部中线肿物随年龄增大而增大，体积小者呈圆形，较大者可不规则，有的基底宽阔，有的为细颈样蒂。肿块表面的皮肤可正常，也可有稀疏或浓密的长毛及异常色素沉着；有的合并毛细血管瘤，或存在深浅不一的皮肤凹陷。当啼哭或按压前囟时，囊肿的张力可增高；若囊壁较薄，囊腔较大，透光试验可为阳性。

3. 脊髓、神经受损表现 可表现为程度不等的下肢弛缓性瘫痪和膀胱、肛门括约肌功能障碍。

4. 其他合并症 如脑畸形和智力障碍。脊髓脊膜膨出患儿可出现各种脑畸形，包括脑叶发育不全、多小脑回畸形、脑裂、胼胝体发育不全、蛛网膜囊肿、前脑无裂畸形和大脑发育不良等。脑组织检查发现细胞迁移畸形，脑干尤其显著。

5. 脑积水 80％～90％脊髓脊膜膨出患儿可出现脑积水，腰骶部脊髓畸形合并脑积水发病率较低。

6. 括约肌功能 80％～90％脊髓脊膜膨出患儿可出现神经源性膀胱功能障碍，如尿潴留、感染、膀胱憩室、输尿管反流和慢性肾衰竭等。

7. 迟发性神经系统并发症 如肢体痉挛增加、节段性运动或感觉障碍水平上升、进行性神经肌肉骨骼畸形或脊柱侧弯加重等。

8. Chiari 畸形 Ⅱ 型 几乎完全见于脊髓脊膜膨出患者，包括小脑蚓部和扁桃体发育不全、第四脑室扩大以及小脑扁桃体和脑干下部下降至椎管内。在婴儿中，症状包括吞咽困难、误吸、呼吸暂停、哭声弱、后组脑神经瘫痪和生长障碍等。

（1）脊膜膨出型：以腰骶部多见。其病理改变主要是脊膜通过缺损的椎板向外膨出，形成背部正中囊肿样肿块。其内容物除少数神经根组织外，主要为脑脊液，因此透光试验阳性，压之有波动感，重压时出现根性症状。增加腹内压或幼儿啼哭时，此囊性物压力增加。其皮肤表面色泽多正常；少数变薄，脆硬，并与硬脊膜粘连。

（2）脊髓脊膜膨出型：较前者多见。膨出内容物除脊膜外，脊髓本身也突出至囊内，见于胸腰段以上，椎管后方骨缺损范围较大。膨出囊基底较宽。透光试验多阴性，手压可出现脊髓症状（应避免加压检查）。多伴有下肢神经功能障碍和括约肌功能障碍。

（3）脊髓膨出型：脊髓外露，脊髓一端呈平板式暴露于外，脊髓膨出局部没有皮肤，椎管及脊膜敞开。伴有大量脑脊液外溢，表面可形成肉芽面。此为最严重的类型，多伴有下肢或全身其他畸形，死亡率高。

（三）相关检查

1. 体格检查 视诊可见肿块皮肤正常或缺损，肿块中心区有类似肉芽膜状组织，或皮肤缺损情况下可见脊髓并有脑脊液外溢。皮肤完整者可同时存在脂肪瘤、血管痣、皮肤凹陷、窦道或异常毛发增生；皮肤也可呈青紫色或暗红色。患儿前囟未闭，哭闹或压迫肿块时，对身体肿块有冲击感。

2. 影像学检查

（1）X线检查：对确诊有重要意义，平片可显示下腰椎及上骶椎的单节段或多节段左右椎板不联合，范围可呈狭窄的裂隙状或较宽阔的骨缺损区。

（2）CT检查：CT平扫可清晰显示椎骨缺损，CT脊髓造影可以判断隆起的包块内有无膨出的椎管内容物，CT三维重建，可以直观完整地显示普通二维平片不能提供的三维影像结构，为手术提供影像学参考。

（3）磁共振成像（MRI）：可作为脊柱裂的首选检查，可见脊膜脊髓膨出、圆锥低位及合并其他椎管内先天性异常，能清楚地显示脊柱与脊髓的畸形改变。通过 MRI 检查，临床可区分显性脊柱裂、隐性脊柱裂。

（四）诊断及鉴别诊断

1. 显性脊柱裂　由于是体表畸形，早期即被家人或助产士发现。根据临床表现，脊柱 X 线摄片可见棘突、椎板缺损，穿刺囊腔抽出脑脊液，即可确诊。MRI 可见膨出物内的脊髓、神经，并可见到脊髓空洞症等畸形。本病的皮肤改变需与先天性皮毛窦鉴别，后者窦道的管壁由皮肤组织构成，窦道长短不一，短者呈盲管状，长者可深达椎管，可引起感染或并发肿瘤。

2. 隐性脊柱裂　80％以上病例临床可无任何主诉，也无阳性体征，多在体格检查时偶然发现。某些隐性脊柱裂患儿在成长过程中，排尿障碍日趋明显，直到学龄期仍有尿失禁，这是终丝在骨裂处形成粘连紧拉脊髓所产生的脊髓栓系综合征。MRI 可见脊髓圆锥下移，终丝变粗，横径在 2 mm 以上。某些类型（如浮棘）因腰骶部结构发育不良，容易出现腰肌劳损等慢性腰痛症状，压迫局部可有痛感或下肢神经放射症状，尤以腰椎过度前屈或后伸时最为突出。确诊需依据 X 线平片或 CT 检查。

脊柱裂常需要和骶尾部囊性畸胎瘤、新生儿皮下坏疽糜烂相鉴别。

（五）治疗原则及要点

1. 显性脊柱裂　需手术治疗，手术可在出生后 1～3 个月进行。单纯脊膜膨出，或神经系统症状轻微的类型，应尽早手术。如因全身情况等原因推迟手术，应对局部加以保护，尤其是脊髓外露者，防止感染。

2. 隐性脊柱裂　一般病例无须治疗，但应该进行医学知识普及教育，以消除患儿的紧张情绪。症状轻微者，应强调腰肌（或腹肌）锻炼，以增强腰部的内在平衡。

二、臂丛神经损伤

臂丛神经由 C5～C8 与 T1 神经根组成，主要分布于上肢，有些小分支分布到胸上肢肌、背部浅层肌和颈深肌，主要的分支有胸背神经、胸长神经、腋神经、肌皮神经、正中神经、桡神经、尺神经。臂丛神经主要支配上肢、肩背和胸部的感觉和运动。臂丛神经损伤是由工伤、交通事故或产伤等引起的一种周围神经损伤。受伤后患者上肢功能部分或完全丧失，遗留终身残疾。

（一）病因

（1）牵拉伤：如上肢被皮带卷入致伤。

（2）对撞伤：如被汽车撞击肩部或肩部被击伤。

（3）切割伤或枪弹伤。

（4）挤压伤：如锁骨骨折或肩胛部被挤压。

（5）产伤：分娩时胎位异常或产程中牵拉致伤。

（二）临床表现

1. 臂丛神经根损伤

（1）上臂丛神经根（C5～C7）损伤：腋神经、肌皮神经、肩胛上神经及肩胛背神经麻痹，桡神经、正中神经部分麻痹。肩关节不能外展与上举，肘关节不能屈曲，腕关节虽能屈伸但肌力减弱，前臂旋转亦有障碍，手指活动尚属正常，上肢伸展感觉大部分缺失。三角肌、冈上肌、冈下肌、肩胛提肌、大小菱形肌、桡侧腕屈肌、旋前圆肌、肱桡肌、旋后肌等出现瘫痪或部分瘫痪。

（2）下臂丛神经根（C8、T1）损伤：尺神经麻痹，臂内侧皮神经、前臂内侧皮神经受损，正中神经、桡神经部分麻痹。手的功能丧失或发生严重障碍，肩、肘、腕关节活动尚好，患侧常出现霍纳征。手内肌全部萎缩，骨间肌尤其明显，手指不能屈伸或有严重障碍，拇指不能掌侧外展，前臂及手部尺侧皮肤感觉缺失。

尺侧腕屈肌、指深浅屈肌、大小鱼际肌群、全部蚓状肌与骨间肌出现瘫痪,而肱三头肌、前臂伸肌群部分瘫痪。

(3) 全臂丛损伤:早期整个上肢呈迟缓性麻痹,各关节不能主动运动,但被动运动正常。由于斜方肌受副神经支配,耸肩运动可存在。上肢感觉除臂内侧因肋间臂神经来自第 2 肋间神经尚存在外,其余全部丧失。上肢腱反射全部消失,温度略低,肢体远端肿胀。霍纳征阳性。晚期上肢肌肉显著萎缩,各关节常因关节囊挛缩而致被动活动受限,尤以肩关节与指关节严重。

2. 臂丛神经干损伤

(1) 上干损伤:其临床症状、体征与上臂丛神经根损伤相似。

(2) 中干损伤:独立损伤极少见,但可见于健侧 C7 神经根移位修复术切断 C7 神经根或中干时。仅有示、中指指腹麻木,伸肌群肌力减弱等,可在 2 周后逐渐恢复。

(3) 下干损伤:其临床症状、体征与下臂丛神经根损伤类似。

3. 臂丛神经束损伤

(1) 外侧束损伤:肌皮神经、正中神经外侧根与胸前外侧神经麻痹。肘关节不能屈,或虽能屈(肱桡肌代偿)但肱二头肌麻痹;前臂能旋前但旋前圆肌麻痹,腕关节能屈但桡侧腕屈肌麻痹,上肢的其他关节活动尚属正常。前臂桡侧缘感觉缺失。肱二头肌、桡侧腕屈肌、旋前圆肌与胸大肌锁骨部瘫痪,肩关节与手部诸关节的运动尚属正常。

(2) 内侧束损伤:尺神经、正中神经内侧根与胸前内侧神经麻痹。手内部肌与前臂屈指肌全部瘫痪,手指不能屈伸(掌指关节能伸直),拇指不能掌侧外展,不能对掌、对指,手无功能。前臂内侧及手部尺侧感觉消失。手呈扁平手和爪形手畸形。肩、肘关节功能正常。内侧束损伤和 C8、T1 神经根损伤表现类似,但后者常有胸大肌(胸肋部)、肱三头肌、前臂伸肌群麻痹,前者则无此现象。

(3) 后束损伤:肩胛下神经支配的肩胛下肌、大圆肌,胸背神经支配的背阔肌,腋神经支配的三角肌、小圆肌,以及桡神经支配的上臂和前臂伸肌群瘫痪。肩关节不能外展,上臂不能旋内,肘与腕关节不能背伸,掌指关节不能伸直,拇指不能伸直和桡侧外展,肩外侧、前臂背面和手背桡侧的感觉障碍或丧失。

(三) 影像学检查

1. X 线检查 通过 X 线检查可排除颈肩部外伤所引起的锁骨骨折、肩关节脱位等。

2. 磁共振成像(MRI) MRI 检查可帮助确定臂丛神经损伤的部位和严重程度,了解周围组织损伤情况,同时可排查其他损伤,对诊断具有较高的价值。

3. 肌电图 肌电图可以帮助判断神经肌肉所处的功能状态,以及测定神经传导速度。对臂丛神经损伤患者进行肌电图检查,会发现受累神经支配的肌肉出现神经源性损害,神经传导速度异常等。

4. 神经电生理检查、肌电检查和体感诱发电位 对于判断神经损伤的部位和程度,以观察损伤神经再生及功能恢复情况具有重要价值。

(四) 诊断

根据不同神经损伤症状、体征,结合外伤史、解剖关系和检查,可以判明受伤的神经及损伤平面、损伤程度。臂丛神经损伤诊断步骤如下。

1. 判断有无臂丛神经损伤 有下列情况出现时,应考虑臂丛神经损伤。①上肢 5 支神经(腋神经、肌皮神经、正中神经、桡神经、尺神经)中任何 2 支联合损伤(非同一平面的切割伤);②手部 3 支神经(正中神经、桡神经、尺神经)中任何 1 支损伤合并肩关节或肘关节功能障碍(被动活动正常);③手部 3 支神经(正中神经、桡神经、尺神经)中任何 1 支损伤合并前臂内侧皮神经损伤(非切割伤)。

2. 确定臂丛神经损伤部位 胸大肌锁骨部萎缩,提示上干或 C5、C6 神经根损伤;背阔肌萎缩,提示中干或 C7 神经根损伤;胸大肌胸肋部萎缩,提示下干或 C8、T1 神经根损伤。

(五) 治疗原则及要点

1. 一般治疗 对常见的牵拉性臂丛损伤,早期以保守治疗为主,即应用神经营养药物(维生素 B$_1$、维生素 B₆、维生素 B₁₂ 等），对损伤部位进行理疗，如电刺激治疗、红外线治疗、磁疗等，对患肢进行功能锻炼，防治关节囊挛缩，并可配合针灸、按摩、推拿，以利于神经震荡的消除、神经粘连的松解及关节松弛。观察时间一般在 3 个月左右。

2. 手术治疗

（1）手术指征：①对臂丛神经开放性损伤、切割伤、枪弹伤、手术伤及药物性损伤，应早期行手术探查并进行修复。②臂丛神经遭受撞伤、牵拉伤、压砸伤等损伤时，对于节前损伤患者，应尽早手术；对于闭合性节后损伤患者，可先采取保守治疗 3 个月。③对于产伤所致的臂丛神经损伤患者，若出生后半年内无明显功能恢复，或仅部分恢复，则可进行手术探查。

（2）手术方法：神经修复术、神经松解术、神经移植术、神经移位术和肌肉移位术。

（3）手术原则：尽早手术，诊断明确的应在损伤后 3～6 月内行手术治疗；术前通过肌电图和影像学检查明确损伤部位和范围；优先恢复肩外展、屈肘、手部抓握等功能；全程康复，术后需结合肌肉训练等。

> **知识拓展**
>
> 臂丛神经损伤患者的日常生活管理主要在于上肢瘫痪及感觉障碍的监测，做好记录，定期复查，同时做好康复功能锻炼。臂丛神经损伤多由外伤造成，因此日常生活中应做好防摔、防撞击、增强体质等措施，同时避免负重，避免猛然用力，可以达到预防效果。因患病后可能会出现肢体麻木，应防止烧烫伤和割伤。

三、进行性肌营养不良

进行性肌营养不良是一种由基因突变或缺失引起的遗传病，临床特征是逐渐加重的肌力减退和肌肉萎缩，同时，可能伴有中枢神经系统、心脏、骨骼、呼吸系统和胃肠道等部位的病变。该疾病类型较多，传统上分为进行性假肥大性肌营养不良、肢带型肌营养不良、面肩肱型肌营养不良、埃默里-德赖弗斯肌营养不良、眼咽型肌营养不良、眼型肌营养不良、远端型肌营养不良、先天性肌营养不良。按照遗传方式可分为性连锁隐性遗传型、常染色体显性遗传型和常染色体隐性遗传型。

（一）病因

进行性肌营养不良是一组遗传病，多数有家族史，散发病例可为基因突变。在肌细胞膜外基质、跨膜区、细胞膜内面以及细胞核膜上有许多蛋白质，基因变异可导致编码蛋白的缺陷，导致肌营养不良。不同的蛋白质在肌细胞结构中所起的作用不完全相同，导致不同类型的肌营养不良。

（二）临床表现

1. 进行性假肥大性肌营养不良（Duchenne muscular dystrophy，DMD） 患者运动发育较正常儿童晚，如走路晚、步态蹒跚、不能跑步、常无故摔倒。在 3～5 岁时症状逐渐明显，因骨盆带肌力弱，不能跳跃、奔跑，上楼费力，行走姿势异常，腰椎过度前突，骨盆向两侧摆动，呈典型的"鸭步"。由于腹直肌和髂腰肌无力，患者由仰卧位起立时，先翻身转为俯卧位，然后伸直双臂，用双手支撑床面，双腿亦伸直，逐渐用双手扶住膝部，依次向上攀附大腿部，直到立起，这一动作是 DMD 的特有表现，称为高尔征。萎缩无力的肌肉开始主要是大腿和骨盆带肌，逐渐发展至小腿肌、上肢近端肌肉、上肢远端肌肉，最后呼吸肌麻痹。腓肠肌肥大常非常显著，还可出现舌肌、三角肌、臀肌等肌肉肥大。DMD 常伴有心肌损害，累及心室、心房、传导系统。晚期出现心脏扩大、心力衰竭，约 10% 患者可因心功能不全死亡。此外，还可出现关节挛缩、足下垂、脊柱侧弯等。多数在 12 岁左右不能行走，20 岁左右因呼吸肌无力、呼吸道感染，引起呼吸肌衰竭而死亡。

2. 肢带型肌营养不良 常染色体隐性遗传型较常见，发病较早，症状较重，在儿童期、青春期或成年时起病,表现为骨盆带肌和肩胛带肌的肌肉萎缩无力,以致患者上楼费力,蹲起困难,双上肢上举困难,出现翼状肩胛。面肌一般不受累。可有腓肠肌肥大。部分患者心脏受累。

3. 面肩肱型肌营养不良 面肌力弱是首发症状,但因发病隐袭,症状较轻,常被忽略。表现为闭眼无力或闭眼露白,示齿时鼻唇沟变浅,不能吹口哨、鼓腮,嘴唇增厚而外翘,呈现典型的肌病面容。肩胛带肌力弱,出现翼状肩胛。胸大肌力弱,胸部萎陷。上肢近端、下肢近端和远端肌肉均可受累。可见三角肌等肌肉肥大。部分病例合并渗出性视网膜炎和神经性听力下降。

4. 埃默里-德赖弗斯肌营养不良 5 岁前起病,受累肌肉呈肱腓型,上肢以肱二头肌和肱三头肌为主,下肢则以腓骨肌和胫前肌多见,后期累及肩胛肌、胸带肌及骨盆带肌。肌无力或轻或重,没有腓肠肌肥大。该病最主要的特点是早期出现严重的关节挛缩,累及颈椎、肘关节、踝关节、腰椎等,患者出现特殊的行走姿势。另一个特点是心脏受累早,表现为严重的传导阻滞,心动过缓,心房纤颤,需要安装起搏器。疾病进展缓慢,患者常因心脏病死亡。

5. 眼咽型肌营养不良 发病年龄为 40～60 岁,主要症状为双侧上睑下垂,通常为对称性,部分患者有不全性眼肌麻痹。咽喉肌力弱,吞咽困难,构音障碍。面肌、颞肌、咀嚼肌也可出现肌力减弱。病情进展缓慢,但可因吞咽困难致营养不良或吸入性肺炎而导致死亡。

6. 眼型肌营养不良 较为少见。表现为上睑下垂、眼裂变小、眼球活动受限、复视、眼球运动障碍,部分患者会出现视网膜受损而导致视力下降。

7. 远端型肌营养不良 又称远端性肌病,表现为上肢或下肢远端肌肉先出现肌肉萎缩无力,特别是双侧手部肌肉、下肢胫前肌和腓肠肌。根据遗传方式、基因定位和受累肌肉不同分为若干亚型。

8. 先天性肌营养不良 一组先天性或婴儿期起病的肌肉疾病,表现为肌张力低下、运动发育迟滞,可有进行性或非进行性肌肉萎缩,合并严重的骨关节挛缩和关节畸形,有脑和眼多系统受累,肌肉病理为肌营养不良改变。

表 6-2-1 进行性肌营养不良的临床类型

类型	遗传型	主要累及肌肉	假性肥大	发病年龄	病程
进行性假肥大性肌营养不良					
严重型	性染色体隐性遗传	躯干和四肢近端	100%	3～5 岁	快
良性型	性染色体隐性遗传	躯干和四肢近端	90%	5～15 岁	慢
面肩肱型肌营养不良	常染色体显性或隐性遗传	面肌、肱二头肌、肩胛带肌	罕见或无	10～30 岁	慢
肢带型肌营养不良	常染色体隐性遗传、散发性型	肩胛带肌、骨盆带肌	<30%	10～30 岁	中等
远端型肌营养不良	常染色体隐性遗传、散发性型	双侧手部肌肉、胫前肌、腓肠肌	少	10～60 岁	慢
眼型或眼咽型肌营养不良	常染色体显性遗传或散发	双眼肌、咽喉肌	无	40～60 岁左右	慢
先天性肌营养不良					
关节挛缩型	常染色体隐性遗传	全身	无	新生儿	不定
福山型	常染色体隐性遗传	腰带肌、四肢肌	无	新生儿	快

(三) 相关检查

1. 体格检查 针对肌肉萎缩无力、肌肉假性肥大等,进行神经专科查体,以评估肌力、肌张力、病理反射等。

2. 特殊检查

(1) 肌电图:可以发现典型的肌源性受损表现。

(2) 智力检测:进行性假肥大性肌营养不良和 Becker 型肌营养不良的患者,需要进行智力检测。

(3) 心电图:可以早期发现进行性肌营养不良患者的心脏病变。

3. 实验室检查 其中血清酶学检查内容包括肌酸激酶(CK)、乳酸脱氢酶(LDH)、肌酸激酶同工酶(CK-MB)和羟丁酸脱氢酶(HBD)。

4. 基因检测 对不同类型的进行性肌营养不良的确诊具有重要价值。

5. 影像学检查 X 线检查、心脏彩超可以早期发现进行性肌营养不良患者的心脏病变。CT 检查可以发现骨骼肌的受损范围。磁共振成像(MRI)检查可以发现病变肌肉呈现不同程度的"蚕食现象"。

(四) 诊断

根据典型病史、遗传方式、阳性家族史、肌肉萎缩与无力的分布特点,结合血清酶升高,肌电图呈肌源性改变、肌肉活检病理显示肌营养不良或肌源性改变的特征,多数进行性肌营养不良可获得临床诊断。进一步确诊或具体分型诊断需要用抗缺陷蛋白的特异性抗体进行肌肉组织免疫组化染色以及基因分析。

(五) 治疗原则及要点

进行性肌营养不良是一大类基因突变引起的肌肉变性疾病,迄今尚无特效的治疗方法。

1. 药物治疗 目前多使用泼尼松,0.75 mg/(kg·d),使用时间超过 6 个月,如出现副作用(如体重显著增加、发育迟缓、骨质疏松等),则可将剂量减少至 0.3 mg/(kg·d);也可采用泼尼松 0.75 mg/(kg·d),每个月前 10 天用药,后 20 天不用的疗法,可减轻副作用。

2. 成肌细胞移植 正常骨骼肌中有卫星细胞,在肌肉损伤后进行再生,分化形成新的肌细胞。当肌细胞在体外培养时,卫星细胞可发育成成肌细胞,将这些培养的成肌细胞注入病变肌肉,使正常的成肌细胞与 DMD 的病肌细胞融合,达到治疗目的,称为成肌细胞移植。

3. 骨髓干细胞移植 骨髓干细胞、血源性以及肌肉源性 CD133 抗原细胞、肌源性干细胞、成血管细胞、人源性周细胞等干细胞的移植试验,可为进行性肌营养不良的细胞治疗提供新的思路。

4. 综合治疗 适当锻炼,合理营养,采取物理治疗和矫形治疗以纠正骨关节畸形,防治关节挛缩,对保持运动功能具有重要作用。加强呼吸锻炼,改善呼吸功能和心脏功能,对防治呼吸衰竭和心力衰竭,较长时间维持生命有一定意义。进行心理治疗、日常生活能力训练,从而使患者和家庭保持积极的态度也非常重要。

> *知识拓展*
>
> 进行性肌营养不良是一组遗传性肌病,其中进行性假肥大性肌营养不良症状严重,进展迅速,生命早期即丧失运动功能,且早期死亡,给家庭和社会造成很大负担,目前尚无特效的治疗方法,因此早期检出基因携带者,对其婚配、孕育进行指导,对胎儿进行产前诊断,早期终止妊娠高风险胎儿非常重要。

四、脑性瘫痪

脑瘫(cerebral palsy),全称脑性瘫痪,是指婴儿出生前到出生后一个月内脑发育早期,由多种原因导致的非进行性脑损伤综合征。主要表现为中枢性运动障碍以及姿势异常,还可伴有智力低下、癫痫、感知觉障碍、语言障碍及精神行为异常等,是引起小儿机体运动残疾的主要疾病之一。

(一) 病因

脑瘫的高危因素主要为缺氧缺血性脑病、早产、高胆红素血症、颅内出血等,其中部分患儿可能发展为脑瘫。

（二）临床分型

1. 按临床表现分型

（1）痉挛型：以锥体系受损为主。

（2）不随意运动型：以锥体外系受损为主，不随意运动增多，表现为手足徐动、舞蹈样动作、肌张力失调、震颤等。

（3）强直型：以锥体外系受损为主，呈齿轮样、铅管样持续性肌张力增高。

（4）共济失调型：以小脑受损为主。

（5）肌张力低下型。

（6）混合型：同一患儿有两种或两种以上类型的症状。

2. 按瘫痪部位分型

（1）单瘫：单个肢体受累。

（2）双瘫：四肢受累。

（3）三肢瘫：三个肢体受累。

（4）偏瘫：半侧肢体受累。

（5）四肢瘫：四肢受累，上、下肢受累程度相似。

（三）临床表现

1. 典型症状

（1）早期预警信号。

新生儿期：仰卧时，双下肢过度伸直，而且两上肢屈曲，手握得很紧。活动减少，双腿不易分开，喂养困难，频繁吐沫，体重持续不增。

1～3个月：入睡困难，大约有30%脑瘫婴儿在出生后前3个月有类似严重肠绞痛的表现。

4～6个月：不能做双手举到眼前反复玩弄的动作。

7～8个月：仍不会坐。固定坐位时，双下肢呈屈曲状；强扶成前倾体位后，父母松手，患儿又向后倾倒。扶患儿腋下使其成直立站位时，髋及膝过度伸直，甚至交叉成剪刀状。

8个月后：不会爬，或爬行时只表现为上肢活动，下肢没有伸屈交替运动。

1岁以内：不分左右手，只会用一只手拿东西。面部会出现异样表情。出现节律性地吐舌动作。

（2）脑瘫的症状多样，因脑瘫类型、患儿脑部受损部位不同可表现出不同征象，但绝大部分患儿会出现下述典型症状：运动发育落后，主动运动减少，粗大运动和精细运动都较同龄儿童发育慢。如新生儿期吸吮和觅食反应都较差，3个月不能抬头，4～5个月不能主动伸手抓物等，1岁不能独自站立等。

（3）肌张力异常：多数表现为肌张力明显增高，极少数表现为肌张力低下。

（4）姿势异常：形式多样，常表现为仰卧位时头后仰、下肢伸直；俯卧位时四肢屈曲、臀部高于头部或抬头困难；直立悬空位时两腿交叉呈剪刀状、足尖下垂；行走时下肢呈X形，足尖着地，呈前冲姿势等。

（5）反射异常：脑瘫患儿常表现出原始反射延缓消失、保护性反射减弱或延缓出现。

2. 伴随症状

（1）运动障碍相关症状：脑瘫患儿自身的运动障碍可能会导致患儿流涎、关节脱位等。

（2）伴随疾病相关症状：部分脑瘫患儿可合并智力障碍（智力低下）、癫痫、语言功能障碍、视力障碍（如斜视、偏盲等）、听力障碍等。

（3）饮水、进食问题：脑瘫可影响患儿正常进食、饮水，两者常可合并出现，且会进一步导致其他问题，如体重低下等。

（四）诊断

脑瘫的诊断主要依靠病史和体格检查。半数患儿可有头颅CT、MRI异常，但正常者不能排除本病的诊断。脑电图可能正常,也可表现为异常背景活动,伴有痫性放电者应注意合并癫痫的可能性。若患儿存在脑发育畸形或合并其他先天性畸形,需进一步检查并除外遗传代谢疾病。

(五)治疗原则及要点

1. 治疗原则 早期发现和早期治疗,由于婴儿运动系统正处于发育阶段,早期治疗易取得较好疗效;促进正常运动发育,抑制异常运动和姿势;采取综合治疗手段;医生指导及家庭训练相结合,以保证患儿得到持之以恒的治疗。

2. 治疗要点

(1)功能训练:体能运动训练、技能训练、语言训练。

(2)矫形器的应用:在功能训练中,配合使用一些支具或辅助器械,有帮助矫正异常姿势、抑制异常反射的功效。

(3)手术治疗:主要用于痉挛型脑瘫,目的是矫正畸形,恢复或改善肌力与肌张力的平衡。

知识拓展

脑瘫预防

女性备孕应注意以下事项:戒除不良嗜好,如吸烟、饮酒;不能滥用麻醉剂、镇静剂等药物;预防流感、风疹等病毒感染,接种相应疫苗;避免与放射线等有害、有毒物质接触。

孕期规律产检,尤其是有以下情况的孕妇更应尽早做产前检查:大龄孕妇(35岁以上)或配偶50岁以上;近亲结婚;有不明原因的流产、早产、死胎及新生儿死亡史;孕妇智力低下或双方近亲有癫痫、脑瘫及其他遗传病病史。

胎儿出生后一个月内要注意加强护理、合理喂养,预防颅内感染、脑外伤等。

五、脊肌萎缩症

脊肌萎缩症可起病于婴儿期、儿童期或青少年期,其特征是由脊髓前角细胞与脑干内运动核进行性变性引起的骨骼肌萎缩。

(一)病因

大多数病例属常染色体隐性遗传,于第5号染色体出现单一基因位点的等位基因突变。

(二)临床表现

1. Ⅰ型脊肌萎缩症 在胎儿期已存在或在出生后2～4个月出现症状。大多数患儿在出生时就有肌张力过低的表现;在6月龄前,表现出明显的运动功能发育迟缓。95%的患儿在1岁左右死亡,死于呼吸衰竭。

2. Ⅱ型(中间型)脊肌萎缩症 患儿大多数是在6～12个月出现症状,在2岁以前有明显症状。患儿肌张力过低,腱反射消失,肌束震颤,肌束震颤在幼儿中不易察觉。可伴有吞咽困难,患儿往往因呼吸道并发症在早年夭折,但也有病情进展自发停顿的,患儿处于永久性非进展性的无力状态中。

3. Ⅲ型脊肌萎缩症 在2～30岁期间发病,病理变化及遗传方式与前两种类型相似,但病情进展较为缓慢,预期寿命也较长。腿部的无力与肌萎缩最为显著,股四头肌与髋关节屈肌最早出现症状,后期可累及臂部。无力现象往往从近端向远端扩展,某些家族性病例可能继发于特殊的酶的缺陷(如氨基己糖苷酶缺乏)。

4. Ⅳ型脊肌萎缩症 遗传方式不定(常染色体隐性、常染色体显性、伴性遗传),成年期发病(发病年龄为30～60岁),病情进展缓慢。无法将其与肌萎缩性侧索硬化症的下运动神经元型病例鉴别。

(三)诊断及治疗

若肌电图检查发现失神经支配现象,而神经传导速度检查正常,说明失神经支配并非由周围神经病变所引起,通常可以证实临床诊断。偶尔需做肌肉活检。血清酶(如肌酸激酶、醛缩酶)可略有增高。羊膜穿刺不能做出产前诊断。

对这类疾病无特殊治疗。对病情静止或进展缓慢的病例,理疗、支架以及特殊的矫正器材在防止脊柱侧凸与关节挛缩方面可起作用。

第三节　其他儿科疾病

一、维生素 D 缺乏性佝偻病

维生素 D 缺乏性佝偻病是由维生素 D 缺乏导致钙、磷代谢紊乱所致,临床以骨骼的钙化障碍为主要特征。维生素 D 是维持高等动物生命所必需的营养素,它是钙代谢较重要的生物调节因子之一。维生素 D 缺乏性佝偻病,发病缓慢,影响生长发育。多发生于 3 个月至 2 岁的小儿。

(一)病因和发病机制

1. 日光照射不足　维生素 D 由皮肤经日光照射产生,如日光照射不足(尤其在冬季),则会导致维生素 D 合成减少。

2. 维生素 D 摄入不足　动物性食品是天然维生素 D 的主要来源,如海鱼中的鲱鱼、沙丁鱼,以及动物肝脏、鱼肝油等都是维生素 D 的来源。

3. 钙含量过低或钙、磷比例不当　食物中钙含量不足以及钙、磷比例不当均可影响钙、磷的吸收。

4. 需要量增多　早产儿因生长速度快和体内储钙不足而易患佝偻病;婴儿生长发育快,对维生素 D 和钙的需要量增加,因此易患佝偻病;2 岁后因生长速度减慢且户外活动增多,佝偻病的发病率逐渐降低。

5. 疾病影响　肝、肾疾病及胃肠道疾病影响维生素 D、钙、磷的吸收和利用。

(二)临床表现

维生素 D 缺乏性佝偻病的临床表现主要为骨骼改变、肌肉松弛,以及非特异性的精神神经系统症状。重症患儿的消化系统、呼吸系统、循环系统及免疫系统可受累,同时该病对小儿的智力发育也有影响。该病在临床上分为初期、激期、恢复期和后遗症期。

1. 初期　多数从 3 个月左右发病,此期以精神神经系统症状为主,患儿有睡眠不安、好哭、易出汗等现象,出汗后头皮痒而在枕头上摇头摩擦,出现枕部秃发。

2. 激期　除初期症状外,患儿以骨骼改变和运动发育迟缓为主,用手指按压 3～6 个月患儿的枕骨及顶骨部位,感觉颅骨内陷,随之弹回,称乒乓球征。8 个月以上的患儿头颅常呈方形,前囟大及闭合延迟,严重者 18 个月时前囟尚未闭合。两侧肋骨与肋软骨交界处膨大隆起,称肋骨串珠。胸骨中部向前突出形似"鸡胸",或下陷成"漏斗胸",胸廓下缘向外翻起为肋缘外翻;脊柱后凸、侧凸;会站立、行走的小儿双下肢会出现向内或向外的弯曲畸形,即"O"形或"X"形腿。患儿的肌肉韧带松弛无力,腹部因肌肉软弱而膨大,平卧时呈"蛙状腹",因四肢肌肉无力,坐、站、走的年龄都较晚。出牙较迟,牙齿不整齐,易发生龋齿。大脑皮质功能异常,条件反射形成缓慢,表情淡漠,语言发育迟缓,免疫力低下,易并发感染、贫血。

3. 恢复期　经过一定的治疗后,各种临床表现消失,肌张力恢复,血液生化和 X 线表现也恢复正常。

4. 后遗症期　多见于 3 岁以后小儿,经治疗或自然恢复后临床症状消失,仅重症患儿遗留不同部位、不同程度的骨骼畸形。

(三)实验室及其他辅助检查

1. 实验室检查

(1)血生化检查:测定血钙、磷、碱性磷酸酶。血清 25-羟维生素 D_3(正常值为 10～80 g/L)和 1,25-二羟维生素 D_3(正常值为 0.03～0.06 g/L)在佝偻病活动早期就明显降低,为可靠的早期诊断指标,血清中碱性磷酸酶升高。

(2) 尿钙测定:尿钙测定也有助于佝偻病的诊断,尿中碱性磷酸酶的排泄量增高。

2. 其他辅助检查

(1) 长骨骨骺端 X 线摄片:初期长骨骨骺部钙化预备线模糊;激期钙化预备线消失,骨骺端增宽,骺端呈杯状或毛刷状改变,骨质稀疏,骨干弯曲变形或骨折。

(2) X 线骨龄摄片:骨龄落后。

(四) 诊断要点

依据维生素 D 缺乏的病因、临床表现、血生化及骨骼 X 线检查进行诊断,其中血生化与骨骼 X 线检查为诊断的"金标准"。患儿血清 25-羟维生素 D_3 浓度应当不低于 50 nmol/L(20 ng/mL)。早期神经兴奋性增高无特异性。

课堂互动

如何预防维生素 D 缺乏性佝偻病?

(五) 治疗原则及要点

预防和治疗均需补充维生素 D 并辅以钙剂,防止骨骼畸形和复发。

1. 一般治疗 坚持母乳喂养,及时添加含维生素 D 较多的食品(肝、蛋黄等),多到户外活动以增加日光照射的机会。激期阶段勿使患儿久坐、久站,防止骨骼畸形。

2. 补充维生素 D 按治疗量口服维生素 D,持续 1 个月后,改为预防量。若不能坚持口服或伴腹泻,可采用肌注维生素 D 的大剂量突击疗法,1 个月后改预防量口服。肌注前先口服钙剂 4~5 天,以免发生医源性低钙惊厥。

3. 补充钙剂 维生素 D 治疗期间应同时服用钙剂。

4. 矫形疗法 采取主动和被动运动,矫正骨骼畸形。轻度骨骼畸形在治疗后或在生长过程中可自行矫正,其间应加强体格锻炼,也可通过主动或被动运动矫正,如做俯卧撑或扩胸动作使胸部扩张,纠正轻度鸡胸及肋外翻。对于严重骨骼畸形者行外科手术矫正,4 岁后可考虑手术矫形。

知识拓展

维生素 D 中毒

维生素 D 中毒主要是由于在防治佝偻病时错误诊断和过量(多次、大剂量)使用维生素 D 制剂。早期表现为厌食、恶心、呕吐、倦怠、烦躁,多有低热、便秘等。重者有惊厥、血压升高、心律不齐、烦渴、尿频、夜尿等。长期慢性中毒可致骨骼、肾、血管、呼吸道出现相应的钙化,造成功能损害,影响体格和智力发育。早期血钙升高,尿钙强阳性,尿蛋白阳性。X 线检查见长骨干骺端钙化带增宽、致密,骨干皮质增厚,骨质疏松或骨硬化。预防重在严格掌握维生素 D 的预防及治疗剂量;治疗时需停用维生素 D,加速钙的排泄等。

二、新生儿缺氧缺血性脑病

新生儿缺氧缺血性脑病(hypoxic-ischemic encephalopathy,HIE)是指由围生期缺氧窒息导致的新生儿脑缺氧缺血性改变,患儿可出现一系列脑病表现,如兴奋或嗜睡、四肢肌张力高或松软、惊厥等,患儿可遗留不同程度的神经系统后遗症,如智力障碍、癫痫、运动障碍等,脑电图异常者死亡率高。

(一)病因和发病机制

1. 病因 缺氧是本病发病的核心,其中围生期窒息是最主要的原因。围生期窒息引起脑血流减少或脑供血暂停导致胎儿或新生儿脑损伤。新生儿若存在心肺疾病、大量失血或重度贫血等情况,可影响大脑血液供应、氧气供应,也可能引起缺氧缺血性脑病。

2. 发病机制 脑在缺氧情况下,糖酵解速率提高 3~10 倍,大量丙酮酸被还原成乳酸,细胞内酸中毒发展快且严重。糖酵解时仅产生少量 ATP,由于能量来源不足,脑细胞不能维持细胞膜内外的离子浓度差,K^+、Mg^{2+}、HPO_4^{2-} 自细胞内逸出,Na^+ 及 Ca^{2+} 进入细胞内,脑细胞的氧化代谢功能受到损害。缺氧时脑血管的自动调节功能减退,脑血流灌注易受全身血压下降影响而减少;血管周围的星形细胞肿胀和血管内皮细胞水泡样变性,使管腔变窄甚至闭塞。当脑血流恢复后血液仍不能流到这些缺血区,造成区域性缺血或梗死,以后发展致脑实质不可逆性损害。缺氧时血管通透性增加,某些代谢产物在组织内积聚,以及抗利尿激素分泌增加等因素,导致脑水肿,使颅内压增高,脑血流进一步减少,引起严重的脑细胞代谢障碍,以后形成脑萎缩。

(二)临床表现

1. 缺氧史 有导致胎儿宫内缺血缺氧的病史,如脐带绕颈、绕身,前置胎盘或胎盘早剥,母亲有严重妊娠高血压综合征,以及产程延长等。

2. 症状和体征 宫内窘迫,如胎动明显减少、胎心率减慢至小于 120 次/分、胎粪污染羊水(呈Ⅲ度浑浊)。出生后 Apgar 评分明显低下,或表现为口唇发绀等,需要人工辅助呼吸,而出生后不久(12 h 内)可出现以下异常神经系统症状:意识障碍,如过度兴奋(易激惹、肢体颤抖、自发动作增多、睁眼时间长、凝视等),嗜睡,反应迟钝,甚至昏迷;肢体肌张力改变,如张力增强、减弱,甚至松软;原始反射异常,如拥抱反射过分活跃、减弱或消失,吸吮反射减弱或消失。病情较重时可有惊厥或惊厥频繁发作;脑水肿时囟门张力增高。重症病例可出现脑干受损症状,表现为呼吸节律不齐、呼吸减慢、呼吸暂停等中枢性呼吸衰竭症状,瞳孔缩小或扩大,对光反射迟钝甚至消失,部分患儿出现眼球震颤。

3. 临床分度 临床上分为轻、中、重三度(表 6-2-2)。

表 6-2-2 HIE 的临床分度

项目	轻度	中度	重度
意识	过度兴奋(激惹)	嗜睡、迟钝	昏迷
肌张力	正常	减低	松软或间歇性伸肌张力增高
拥抱反射	稍活跃	减弱	消失
吸吮反射	正常	减弱	消失
惊厥	无或肌阵挛	常有	多见,可呈持续状态
中枢性呼吸衰竭	无	无或轻	常有
瞳孔改变	无或扩大	缩小	不等大或扩大,对光反射迟钝
脑电图	正常	低电压,可有痫样放电	爆发抑制,等电位
病程及预后	症状在 72 h 内消失,预后好	症状多在 2 周内消失,可能有后遗症	症状可持续数周,病死率高,存活者多有后遗症

(三)实验室及其他辅助检查

1. 实验室检查 出生时取脐动脉血进行血气分析,可以了解宫内缺氧及酸中毒性质、程度。

2. 影像学检查

(1) 头颅 CT 或 MRI 检查:进一步明确新生儿缺氧缺血性脑病的病变部位和范围,确定有无颅内出血和出血类型。动态系列检查对评估预后有一定意义。

(2) 头颅 B 超检查:做头部冠状面和矢状面扇形超声检查。有助于了解脑水肿、脑出血、白质软化等病变。

3. 其他检查 出生后一周内检查脑电图,可判断病情的严重程度、预后,并有助于惊厥的诊断。

(四) 诊断要点

(1) 有明确的可导致胎儿宫内缺血缺氧的病史,如脐带绕颈、绕身,前置胎盘或胎盘早剥,母亲有严重妊娠高血压综合征,以及产程延长等。

(2) 有宫内窘迫表现,如胎动明显减少、胎心率<120 次/分、胎粪污染羊水(呈Ⅲ度浑浊)。

(3) 出生时有重度窒息,1 min Apgar 评分<3 分,5 min Apgar 评分<5 分;或经抢救 10 min 后有自主呼吸或需用气管插管,人工通气达 2 min 以上。

(4) 出生后不久(12 h 内)出现以下异常神经系统症状:意识障碍,肢体肌张力改变,原始反射异常。

(5) 病情较重时可有惊厥或惊厥频繁发作,脑水肿时囟门张力增高。

(6) 重症病例可出现脑干受损症状,表现为呼吸节律不齐、呼吸减慢、呼吸暂停等中枢性呼吸衰竭症状,瞳孔缩小或扩大,对光反射迟钝甚至消失,部分患儿出现眼球震颤。

(五) 治疗原则及要点

1. 治疗原则 尽早治疗,最迟不超过出生后 48 h。治疗措施包括支持疗法和对症治疗。后期的康复治疗有助于减轻后遗症。

2. 治疗要点

(1) 支持疗法。

吸氧:维持良好的通气功能,根据患儿缺氧程度给予氧疗,严重者可选用机械通气。

维持血压在正常水平:保证全身组织器官良好的血流灌注,避免脑灌注量过低、过高或波动。对于低血压患儿可用多巴胺、多巴酚丁胺等血管活性药物使血压稳定在正常范围。

维持血糖在正常范围:经静脉补充葡萄糖,监测末梢血糖等。

(2) 对症治疗。

控制惊厥:首选苯巴比妥,顽固性抽搐者加用咪达唑仑或水合氯醛,也可用地西泮,但用药期间需密切监测患儿呼吸情况。

治疗脑水肿:避免输液过量是预防和治疗脑水肿的基础,每日液体总量不超过 80 mL/kg。颅内压增高时,首选利尿剂(如呋塞米)静脉注射;严重者可用 20% 甘露醇,静脉注射。一般不主张使用糖皮质激素。

亚低温治疗:用人工诱导方法将体温下降 2～5 ℃,以降低大脑的能量消耗,从而保护脑细胞,可降低伤残率和死亡率。

三、新生儿高胆红素血症

新生儿高胆红素血症是由胆红素产生增加(如过量输血使血红蛋白增高、溶血病、血肿),胆红素排泄减少(如早产儿葡萄糖醛酸转移酶活性低、肝炎、胆道闭锁)所导致。

(一) 病因

新生儿高胆红素血症由胆红素产生增加或者胆红素排泄减少所导致,也有可能是两种及以上原因共同导致。新生儿溶血、头颅血肿、皮下淤血、窒息、缺氧、高热、低血糖等都是该病的高危因素。

1. 胆红素生成过多 红细胞破坏过多引起血液中未结合胆红素增多,这种情况常见于同族免疫性溶血、红细胞增多症、红细胞酶缺陷、红细胞形态异常、血红蛋白病、感染、体内出血、母乳性黄疸等。

2. 肝脏胆红素代谢障碍 肝细胞摄取和结合胆红素的能力下降,导致未结合胆红素增多,常见于新生儿窒息、缺氧、酸中毒、感染、先天性非溶血性高胆红素血症、甲状腺功能减退、脑垂体功能低下等。

3. 胆红素排泄障碍 胆管受阻或肝细胞排泄障碍,导致胆汁淤积,结合胆红素增高,如果患儿同时存在肝细胞功能受损,可伴有未结合胆红素增高的情况,这种情况常见于新生儿肝炎、先天性代谢缺陷病、先天性非溶血性黄疸、先天性胆管闭锁、先天性胆总管囊肿等疾病。

4. 肠肝循环增加 因为肠梗阻或胎粪排出延迟,胆红素从肠道被重吸收,导致未结合胆红素增多,常见于先天性肠道闭锁、先天性幽门肥厚、巨结肠、胎粪性肠梗阻、延迟喂养、饥饿等。

(二)临床表现

1. 高未结合胆红素血症 临床最主要的新生儿高胆红素血症类型,患儿可表现为皮肤、巩膜黄染,粪便颜色加深,尿液颜色不变,食欲、精神变差等,病情严重的患儿可合并贫血、肝脾大等表现。

2. 高结合胆红素血症 又称新生儿肝炎综合征,患儿可表现为皮肤、巩膜黄染,尿液颜色变深,粪便呈白陶土色。可伴有肝脾大、肝功能损害、腹部肿块、腹胀腹痛、喂养困难、呕吐、体重不增、精神差、低血糖等。

3. 混合性高胆红素血症 以上两种都有。

(三)实验室及影像学检查

1. 实验室检查

(1)胆红素检测:即血清胆红素水平测定。对于胎龄≥35周的新生儿,胆红素水平超过新生儿小时胆红素列线图的第95百分位时,可以诊断为新生儿高胆红素血症。

总胆红素峰值超过342 μmol/L(20 mg/dL)为重度高胆红素血症,超过427 μmol/L(25 mg/dL)为极重度高胆红素血症,超过510 μmol/L(30 mg/dL)为危险性高胆红素血症。

(2)血常规:溶血时红细胞和血红蛋白减少,网织红细胞增多。检查母婴ABO血型和Rh血型,可用于新生儿溶血病的筛查。

(3)尿三胆:阳性提示结合胆红素水平增高,可辅助诊断。

(4)肝功能:可检测总胆红素和结合胆红素的水平。甲胎蛋白水平升高可提示肝功能受损。

(5)血、尿常规,脑脊液检查,以及血沉测定等检查:可用于辅助诊断或排除诊断。

2. 影像学检查

(1)B超:可用于查看腹部是否有胆管囊肿、胆结石等胆道系统病变。

(2)放射性核素扫描:可以观察肝胆系统的功能状态。

(3)CT:能够比B超更清晰地显示是否有胆道系统疾病,如胆结石等。

(4)磁共振胰胆管成像(MRCP):可以清晰地显示胆道系统的结构。

(四)诊断要点

可根据病史、体格检查及实验室检查来进行诊断。

凡新生儿出生后第1日出现黄疸,早产儿血清胆红素>10 mg/dL(171 μmol/L),足月儿血清胆红素>15 mg/dL(256 μmol/L),都提示高胆红素血症。

(五)治疗原则及要点

1. 光照疗法 婴儿裸体卧于光疗箱中,用黑布遮盖双眼及睾丸,用单光或双光照射,持续24～48 h,胆红素下降到7 mg/L以下即可停止治疗。

2. 酶诱导剂 常用苯巴比妥,剂量为5～6 mg/(kg·d)。

3. 换血疗法 适用于重症母婴血型不合的溶血病患儿,包括大部分Rh溶血病和少数严重的ABO溶血病患儿。该方法可达到减轻溶血,防止发生胆红素脑病,纠正贫血的目的。

(郑 姗)

知识拓展

母乳性黄疸

部分母乳喂养儿一般状况好,但出生后2~3个月内仍有黄疸,可能与母乳中 β-葡糖醛酸糖苷酶活性过高、肠肝循环增加有关。黄疸常与生理性黄疸重叠且持续不退,出生后2~7天出现,1~3周达高峰,6~12周消退;血清中以未结合胆红素增高为主,总胆红素可达 342 μmol/L (20 mg/dL)以上;需密切观察,必要时干预;停喂母乳2天后黄疸常可明显减轻,如重新喂哺母乳,黄疸可再现,但常达不到原有程度,可协助诊断。

→ 线上评测

扫码在线答题

第三章

妇科疾病

扫码看 PPT

学习目标

识记：宫颈炎的病理类型及治疗原则；阴道炎的临床表现、诊断和治疗；急性盆腔炎的病因、临床表现、预防和治疗原则；妊娠期高血压疾病的分类、临床表现、诊断方法；计划生育指导的相关知识。

理解：慢性盆腔炎的病理变化、临床表现及治疗原则；妊娠期高血压疾病的病因、基本病理生理变化及治疗原则。

应用：学会医患沟通的技巧，能够和患者进行良好的沟通；能够对患者进行正确的诊断及处理。

第一节 妇科炎症

一、宫颈炎

案例导学

患者，36 岁，已婚女性，体检发现宫颈部分呈鲜红色，表面为颗粒状，占宫颈表面的 1/3。

患者，32 岁，已婚女性，脓性白带 10 天。检查：外阴及阴道未见异常，宫颈充血，宫颈口有脓性分泌物，宫体未见异常。

请完成以下任务：

1. 通过学习，请归纳与总结宫颈炎的主要临床表现。

2. 请简单描述宫颈炎的常规检查项目。

急性宫颈炎

（一）病因与病理

1. 病因 主要见于流产后、产褥期、宫颈损伤和阴道异物并发感染，病原体为葡萄球菌、链球菌、肠球菌等一般化脓性细菌。

2. 病理 肉眼可见宫颈黏膜外翻，宫颈管充血、水肿，可有脓性分泌物经宫颈外口流出；镜下可见血管充血，宫颈黏膜及黏膜下组织、腺体周围有大量中性粒细胞浸润，腺腔内可有脓性分泌物。

（二）临床表现

（1）大部分患者没有症状，少数表现为阴道脓性分泌物增多，刺激外阴可引发瘙痒及灼热感，也可出现月经间期出血、性交后出血等症状。若合并尿路感染,则有膀胱刺激征。

(2)妇科检查可见宫颈充血、水肿、黏膜外翻,宫颈管可有脓性分泌物流出,可有触痛,宫颈管黏膜质脆,触之易出血。若为淋病奈瑟菌感染,可累及尿道旁腺、前庭大腺,出现尿道口、阴道口黏膜充血、水肿以及大量脓性分泌物。

(三)诊断

拭去宫颈外口表面分泌物,取宫颈管内分泌物做革兰染色,若光镜下平均每个高倍视野有 30 个以上中性粒细胞或每个油镜视野有 10 个以上中性粒细胞,可诊断为黏液脓性宫颈炎。初步诊断为黏液脓性宫颈炎后,患者应做淋病奈瑟菌及沙眼衣原体检查,以及有无细菌性阴道病及滴虫性阴道炎的检测。

(四)治疗

(1)对于年龄<25 岁,有多个性伴侣,并且有无保护性交的性传播疾病高危人群,在未获得病原体检测结果前,可经验性使用针对衣原体的有效抗生素进行治疗。

(2)对于明确病原体的患者,选择针对病原体的抗生素治疗。

①单纯急性淋病奈瑟菌性宫颈炎:主张单次、大剂量给药。常用的药物为三代头孢菌素、氨基糖苷类、喹诺酮类。

②沙眼衣原体感染所致宫颈炎:常用药物有四环素类、红霉素类、喹诺酮类等。

因为淋病奈瑟菌感染多伴有衣原体感染,所以若为淋病奈瑟菌性宫颈炎,治疗时除选用抗淋病奈瑟菌的药物外,还应同时加用抗衣原体感染药物。

若为沙眼衣原体或淋病奈瑟菌感染引发的急性宫颈炎,患者的性伴侣也应进行相应的检查及治疗。

(五)健康指导

(1)尽量减少不必要的妇科手术和妇科操作,如人工流产术等。

(2)妇科操作及手术后,应严格护理,注意卫生,降低感染的概率。

(3)避免多个性伴侣,没有任何保护的性行为,以及经期性交的行为。

(4)一旦出现分泌物异常,应及时去正规医院就诊。

慢性宫颈炎

(一)病因与病理

1. 病因 多由急性宫颈炎未治疗或治疗不彻底迁延而来,也可因病原体持续感染所致。病原体与急性宫颈炎相似,主要为葡萄球菌、链球菌、大肠埃希菌及厌氧菌,常因分娩、流产或手术损伤宫颈后,病原体侵入引起。其次为性传播疾病的病原体,如淋病奈瑟菌、沙眼衣原体。卫生不良或雌激素缺乏,局部抗感染能力差,也易引起慢性宫颈炎。

2. 病理 包括一个或多个不等的宫颈息肉、局限于宫颈管黏膜和黏膜下组织的炎症、宫颈肥大。

(二)临床表现

(1)大多数患者没有症状,少数患者可出现阴道分泌物增多。分泌物可呈乳白色黏液状或黄色脓性,也可有血性白带或性交后出血。

(2)外阴、阴道由于增多的分泌物的刺激可继发外阴炎或阴道炎,表现为外阴、阴道瘙痒、疼痛。

(3)炎症较重时可沿子宫骶韧带、主韧带扩散而导致盆腔结缔组织炎,引起下腹部或腰骶部疼痛、下腹坠痛。

(4)炎症波及膀胱三角区可诱发尿频或排尿困难。

(三)诊断

根据临床表现可初步诊断慢性宫颈炎,但仍需注意与常见的病理生理改变进行鉴别。

（四）治疗

1. 物理治疗 表现为宫颈糜烂样改变的患者进行物理治疗时应注意以下事项：①治疗前应进行宫颈癌的常规筛查。②急性炎症期禁止进行物理治疗。③治疗时间为月经干净后的3～7天。④治疗后出现分泌物增多甚至大量阴道排液为正常现象。⑤术后4～8周禁盆浴、性交和阴道冲洗。⑥物理治疗可引发术后出血、宫颈口狭窄、不孕、感染，应注意定期复查。

2. 宫颈息肉 应行息肉摘除术，术后做病理检查。

3. 慢性宫颈管黏膜炎 需进行淋病奈瑟菌及沙眼衣原体的监测，同时了解性伴侣的治疗情况。对于病原体不明确、尚无有效治疗办法者，可试用物理治疗。

（五）健康指导

（1）加强卫生宣传，积极治疗急性宫颈炎。

（2）定期做妇科检查，一旦发现宫颈炎症，予以积极治疗。

（3）避免分娩时或器械损伤宫颈。

（4）若产后发现宫颈裂伤，应及时缝合。

二、阴道炎

案例导学

患者，女，32岁，因慢性阑尾炎静脉滴注青霉素10天，近6天自觉阴道分泌物明显增多，并伴随外阴剧烈瘙痒。

妇科检查：已产型外阴，阴道黏膜有散在红色斑点，阴道后穹窿部有大量豆腐渣样分泌物。

请完成以下任务：

1. 请说明患者最可能的诊断。

2. 通过学习，请归纳与总结各种阴道炎的临床表现特点。

3. 请简单说明阴道炎的常规检查项目。

阴道炎是妇科门诊常见的疾病，主要发生于阴道黏膜及黏膜下结缔组织。女性一生中大多数时间由于阴道的自然防御功能，不易罹患阴道炎，若防御系统遭到破坏，或阴道抵抗力低下，则易受感染。

滴虫性阴道炎

滴虫性阴道炎是常见的阴道炎，由阴道毛滴虫引起，也是常见的性传播疾病。

（一）病原体与传播方式

1. 病原体 阴道毛滴虫适宜生长在温度为25～40 ℃（以32～35 ℃最为适宜）、pH 5.2～6.6的潮湿环境中，在pH<5或pH>7.5的环境中则不生长。

2. 传播方式 主要为经性交直接传播。由于男性感染滴虫后常无症状，易成为感染源。也可通过间接传播，如经公共浴池、游泳池、坐式便器、污染的器械及敷料等传播。

（二）临床表现

滴虫性阴道炎的潜伏期为4～28天。25％～50％的患者感染初期无症状。主要症状如下：①阴道分泌物增多并刺激外阴导致瘙痒，间或有灼热、疼痛、性交痛等。②白带特点为稀薄脓性、黄绿色、泡沫状，有臭味。③瘙痒部位主要为阴道口及外阴，系白带刺激所致。④少数患者因盆腔充血可出现腰骶部酸痛和月经不调。⑤阴道检查可见阴道黏膜及宫颈充血、红肿，严重者可有散在出血点，宫颈还可见出血斑点,形成"草莓样"宫颈,阴道后穹窿有大量灰黄色或黄绿色泡沫状脓性分泌物。

(三)诊断

典型的滴虫性阴道炎容易诊断,在阴道分泌物中找到滴虫即可确诊,常用生理盐水悬滴法和培养法。

(四)治疗

因滴虫性阴道炎可同时累及尿道、尿道旁腺、前庭大腺、肾盂,因此治疗时应全身用药。同时,滴虫检查阳性的患者不论有无症状均应进行治疗。

1. 全身用药 治疗药物首选甲硝唑,初次治疗可采取甲硝唑大剂量疗法。因甲硝唑能通过乳汁排泄,哺乳期妇女用药后不宜哺乳。性伴侣应同时进行治疗,并且治疗期间避免无保护的性生活。

2. 随访及治疗失败的处理 部分滴虫性阴道炎可于月经后复发,治疗后需随访至症状消失,三次月经后复查白带均为阴性方认为治愈。若治疗失败,可重复使用甲硝唑。

3. 妊娠期滴虫性阴道炎治疗 使用甲硝唑前,须征得患者及家属的同意。

细菌性阴道病

细菌性阴道病是因阴道自净作用被破坏后,正常菌群失调引发的混合感染。

(一)病原体与传播方式

1. 病原体 主要有加特纳菌、动弯杆菌、消化链球菌等厌氧菌以及人型支原体,其中以厌氧菌居多。厌氧菌产生的脱羧酶可激发加特纳菌产生挥发性胺类物质,这类物质会释放出难闻的鱼腥臭味,同时使pH值升高,进而抑制乳杆菌繁殖,使阴道分泌物增多并有臭味。

2. 传播方式 可能与有多个性伴侣、过于频繁的性交以及过度阴道灌洗有关。

(二)临床表现

1. 有症状患者 典型的临床表现为阴道灰白色、灰黄色或乳黄色分泌物明显增多,带有特殊的鱼腥臭味,尤其以性交后加重,可伴有轻度外阴瘙痒或烧灼感。

2. 妇科检查 阴道黏膜无充血的炎症表现,分泌物特点为灰白色,均匀一致,稀薄,常黏附于阴道壁,但黏度很低,容易将分泌物从阴道壁拭去。

细菌性阴道病除导致阴道炎外,还可引起其他不良结局,如导致妊娠期妇女出现胎膜早破、早产及绒毛膜羊膜炎。引发非妊娠妇女的子宫内膜炎、盆腔炎及子宫切除术后阴道断端感染。

(三)诊断

下列4项中有3项阳性即可临床诊断为细菌性阴道病:①阴道分泌物匀质、稀薄,呈白色,且常黏附于阴道壁。②阴道pH>4.5。③氨臭味试验阳性。④线索细胞阳性。细菌性阴道病为正常菌群失调所致,细菌定性培养在诊断中意义不大。

(四)治疗

治疗原则为选用甲硝唑、克林霉素等抗厌氧菌药物。甲硝唑抑制厌氧菌生长,而不影响乳杆菌生长,是较理想的治疗药物,但对支原体效果差。患者在治疗过程中应保持外阴清洁,治疗期间禁止性生活。饮食宜清淡,忌辛辣油腻饮食。

萎缩性阴道炎

萎缩性阴道炎又称老年性阴道炎,常见于绝经后、产后闭经或药物性闭经的妇女。

(一)病因

因绝经后妇女卵巢功能衰退,雌激素水平降低,阴道壁萎缩,黏膜变薄,同时上皮细胞内糖原减少,阴道内pH值增高,常接近中性,局部抵抗力降低,致病菌容易入侵繁殖而引起。

(二)临床表现

萎缩性阴道炎的主要症状为阴道分泌物增多及外阴瘙痒、灼热。阴道分泌物稀薄,呈淡黄色,感染严重者可呈脓血性白带。由于阴道黏膜萎缩,可伴有性交痛。妇科检查见阴道呈萎缩性改变,上皮皱襞消失、萎缩、菲薄。阴道黏膜充血,有散在小出血点或点状出血斑,甚至浅表溃疡。溃疡面可与对侧粘连,严重时造成狭窄甚至闭锁,炎症分泌物引流不畅可形成阴道积脓或宫腔积脓。

(三)诊断

了解患者有无绝经、卵巢手术史、盆腔放射治疗史或药物性闭经史,结合临床表现,易于诊断。

(四)治疗

萎缩性阴道炎的治疗原则为抑制细菌生长,增强阴道抵抗力。

1. 抑制细菌生长 可先用1%乳酸或0.5%醋酸溶液冲洗阴道,每天1次,增加阴道酸度,抑制细菌生长繁殖后,局部应用抗生素如甲硝唑或诺氟沙星。对阴道局部干涩者,可适当应用润滑剂。

2. 增加阴道抵抗力 主要通过补充雌激素制剂,实现病因治疗。可选用局部或全身给药。

三、盆腔炎

案例导学

患者,女,32岁,因上环后出现右侧小腹隐痛,继而整个下腹部疼痛伴白带量多、质稠、色微黄,曾用抗生素治疗,症状未减轻;近6天腹痛加重,伴有低热而就诊。

妇科检查:小腹轻微压痛紧张,阴道后穹窿触痛,宫颈及宫体触痛明显,可于子宫后方扪及一5 cm×4 cm大小的包块,压痛明显,活动度欠佳。

化验:血 Hb 150 g/L,WBC $14×10^9$/L,PLT 160×10^9/L,肝肾功能正常,乙肝两对半(—)。

请完成以下任务:

1. 通过学习,请归纳与总结急性和慢性盆腔炎的主要临床表现。

2. 请简单描述盆腔炎的常规检查项目。

盆腔炎是指包括子宫内膜炎、输卵管炎、输卵管卵巢脓肿、顽强腹膜炎等的一组感染性疾病。炎症感染可局限于一个固定部位,也可累及多个部位,其中以输卵管炎最为多见。常见发病人群为性活跃期妇女,初潮前、无性生活以及绝经后妇女很少发生。

(一)病原体

1. 内源性病原体 来自原寄居于阴道内的菌群,包括需氧菌及厌氧菌。以需氧菌及厌氧菌混合感染最为常见。厌氧菌感染的特点是容易形成盆腔脓肿、感染性血栓静脉炎,脓液有粪臭并有气泡。

2. 外源性病原体 主要为性传播疾病的病原体,如沙眼衣原体、淋病奈瑟菌及支原体等。

(二)传播途径

传播途径包括沿生殖道黏膜上行蔓延、经淋巴系统蔓延、经血液循环传播和直接蔓延。

急性盆腔炎

(一)病因

(1)分娩造成产道损伤或有胎盘、胎膜残留等。

(2)刮宫术、宫腔镜检查、放置宫内节育器等宫腔内手术操作。

(3)性传播疾病。

(4)性活动、性卫生不良以及性卫生保健差等。

（5）阑尾炎、腹膜炎等邻近器官炎症直接蔓延至盆腔也可导致急性盆腔炎。

（6）慢性盆腔炎急性发作。

（二）临床表现与妇科检查

1. 可因炎症的轻重及范围大小而有不同的临床表现

（1）轻者无症状或症状轻微,表现为下腹痛、阴道分泌物增多。腹痛为持续性,活动或性交后加重。

（2）病情严重者可伴有头痛、食欲减退、寒战、高热。月经期发病可导致经量增多、经期延长。若有脓肿形成,可有下腹包块及局部压迫刺激症状。

（3）厌氧菌感染:淋病奈瑟菌感染以年轻妇女多见,起病急,可有高热,体温在 38 ℃以上,常引起输卵管积脓,出现腹膜刺激征及阴道脓性分泌物,多于月经期或经后 7 天内发病;非淋病奈瑟菌性盆腔炎起病较缓慢,高热及腹膜刺激征不如淋病奈瑟菌感染明显。

2. 妇科检查

（1）患者体征差异较大,轻者可表现为无明显异常,或妇科检查仅发现宫颈举痛或宫体压痛或附件区压痛。

（2）典型体征可呈急性病容:体温升高,心率加快,下腹部有压痛、反跳痛及肌紧张,若病情严重可出现腹胀,肠鸣音减弱或消失。阴道可有大量脓性臭味分泌物;宫颈充血、水肿,将宫颈表面分泌物拭净后,若见脓性分泌物从宫颈口流出,说明宫颈管黏膜或宫腔有急性炎症。若阴道后穹窿触痛明显,须注意是否饱满。宫颈举痛(＋);宫体稍大,压痛(＋),活动受限。子宫两侧压痛明显,若为单纯性输卵管炎,可触及增粗的输卵管,压痛明显;若为输卵管积脓或输卵管卵巢脓肿,则可触及包块且压痛明显,不活动;宫旁结缔组织炎时,可扪及宫旁一侧或两侧片状增厚,或两侧子宫骶韧带高度水肿、增粗,压痛明显;若有盆腔脓肿形成且位置较低,可扪及阴道后穹窿或侧穹窿有肿块且有波动感,可通过三合诊进一步了解盆腔情况。

（三）诊断与鉴别诊断

1. 诊断 根据病史、症状和体征以及实验室检查可做出初步诊断。宫颈管分泌物及阴道后穹窿穿刺液的涂片、培养及免疫荧光检测,对明确病原体有帮助。

2. 鉴别诊断 应与急性阑尾炎,输卵管妊娠、流产或破裂,以及卵巢囊肿蒂扭转或破裂等急腹症相鉴别。

（四）治疗

1. 治疗原则 主要采用抗生素治疗,必要时行手术治疗。

2. 门诊治疗 若患者症状轻,一般状况好,能耐受口服抗生素,并有随访条件,可在门诊给予口服抗生素治疗。常用左氧氟沙星、头孢曲松钠等。

3. 住院治疗 若患者病情严重,一般情况差,伴有头痛、发热、恶心、呕吐,或有盆腔腹膜炎、输卵管卵巢脓肿,或门诊治疗无效,不能耐受口服抗生素,均应住院综合治疗。

（1）支持疗法:给予高热量、高蛋白、富含维生素流食或半流食,补充水分和营养,注意纠正电解质紊乱及酸碱失衡。高热时首选物理降温,避免不必要的妇科检查,以免引起炎症扩散。

（2）抗生素:应广谱、足量、联合用药。常用青霉素或红霉素与氨基糖苷类药物及甲硝唑联用、第一代头孢菌素与甲硝唑联用、克林霉素或林可霉素与氨基糖苷类药物联用。

4. 手术治疗 主要用于治疗抗生素控制不满意的输卵管卵巢脓肿或盆腔脓肿。手术指征:①药物治疗无效;②脓肿持续存在;③脓肿破裂。

5. 中药治疗 可选用银翘解毒汤、安宫牛黄丸或紫雪丹等活血化瘀、清热解毒的药物。

6. 性伴侣的治疗 对于盆腔炎患者,应对其在症状出现后 60 天内有过性接触的性伴侣进行检查和治疗。盆腔炎患者治疗期间应避免无保护的性行为

（五）预防

（1）做好经期、妊娠期、分娩期及产褥期的卫生宣传。

（2）严格掌握产科、妇科手术指征，做好术前准备；术时注意无菌操作，预防感染。

（3）治疗急性盆腔炎时，应做到及时治疗、彻底治愈，防止转为慢性盆腔炎。

（4）注意性生活卫生，减少性传播疾病，经期禁止性交。

慢性盆腔炎

慢性盆腔炎多为急性盆腔炎治疗不彻底，或患者体质较差而病程迁延所致，但如由沙眼衣原体或淋病奈瑟菌感染所致输卵管炎亦可无急性盆腔炎病史。部分慢性盆腔炎为急性盆腔炎遗留的病理改变，并无病原体。

（一）病理及发病机制

1. 慢性子宫内膜炎　多发生于产后、流产后或剖宫产后，因胎盘、胎膜残留或子宫复旧不良，感染所致；也见于绝经后雌激素低下的老年妇女，由于内膜菲薄，易受细菌感染，严重者宫颈管粘连，形成宫腔积脓。病理表现为子宫内膜充血、水肿，间质炎症细胞浸润。

2. 慢性输卵管炎、输卵管积水　慢性输卵管炎多见于双侧，输卵管呈轻度或中度肿大，伞端可部分或完全闭锁，并与周围组织粘连形成输卵管卵巢肿块。若输卵管伞端及峡部因炎症粘连闭锁，浆液性渗出物积聚形成输卵管积水；有时输卵管积脓中的脓液渐被吸收，被浆液性渗出物代替而形成输卵管积水或输卵管卵巢囊肿。积水输卵管表面光滑，管壁甚薄，由于输卵管系膜不能随积水输卵管囊壁的增长扩大而相应延长，故积水输卵管向系膜侧弯曲，形似腊肠或呈曲颈的蒸馏瓶状，卷曲向后，可游离或与周围组织有膜样粘连。

3. 慢性盆腔结缔组织炎　多由慢性宫颈炎症发展而来，由于宫颈的淋巴管与宫旁结缔组织相通，宫颈炎症可蔓延至子宫骶韧带、主韧带，使纤维组织增生、变硬。

（二）临床表现

1. 慢性盆腔痛　表现为下腹部坠胀、疼痛及腰骶部酸痛，于劳累、性交后及月经前后加剧。

2. 不孕及异位妊娠　因输卵管粘连阻塞所致。急性盆腔炎后不孕发生率为 20%～30%，异位妊娠发生率是正常妇女的 8～10 倍。

3. 月经异常　表现为经量增多、月经失调、月经不规则。

4. 全身症状　多不明显，有时仅有低热，易感疲倦。

（三）诊断

有急性盆腔炎病史以及症状和体征明显者，容易诊断。部分患者自觉症状较多，而无急性盆腔炎病史及明显阳性体征者，此时对慢性盆腔炎的诊断须慎重。

（四）治疗

慢性盆腔炎多采用综合治疗。治疗时需解除患者的思想顾虑，加强身体锻炼，注意劳逸结合，增加营养，提高机体抵抗力。

1. 物理疗法　可促进盆腔局部血液循环，改善组织营养状态，加快新陈代谢，以利于炎症吸收和消退。常用的有激光、短波、超短波、微波、离子透入等。对过敏性体质，处于月经期及孕期，有心、肝、肾功能不全等患者应慎用。

2. 中药治疗　慢性盆腔炎以湿热型居多，治疗以清热利湿、活血化瘀为主。有些患者为寒凝气滞型，治疗则应温经散寒、行气活血。中药可口服或灌肠。

3. 抗生素治疗　对于慢性盆腔炎患者，抗生素治疗并无显著疗效。

4. 手术治疗　对存在感染灶，急性炎症反复发作或伴有严重盆腔疼痛而经综合治疗无效者应行手术治疗。

（五）预防

（1）注意性生活卫生，以减少性传播疾病。

(2) 锻炼身体,增强体质。

(3) 严格掌握妇科手术指征,做好术前准备,手术时注意无菌操作。预防感染,及时彻底治疗急性盆腔炎。

第二节 妊娠期高血压疾病

案例导学

患者,女,36岁,已婚,孕3产1,因停经8个月余,血压升高15天,腹痛伴阴道流血3 h于2017年4月12日12时30分急诊入院。患者末次月经开始时间为2016年7月23日,停经42天,出现早孕反应,3个月后消失,孕4个月余时感胎动,孕5个月首次进行产前检查,测得BP 100/70 mmHg。15天前在当地进行产前检查时发现BP 140/90 mmHg,胎心、胎位正常,水肿(++),无头晕、头痛,给予休息、降压处理,2017年4月12日12时突感持续性腹痛,呈进行性加剧,伴有恶心、呕吐、出汗及阴道流血,救护车急送我院。

查体:T 37 ℃,R 23次/分,P 118次/分,BP 80/50 mmHg,急性重病容,面色苍白,神志清楚,心率118次/分,律齐,有Ⅱ级收缩期吹风样杂音,双下肢、会阴部及腹壁凹陷性水肿,患者情绪不稳定,注意力不集中,恐慌,哭泣,特别关心胎儿是否存活,自己是否有生命危险。

产科情况:腹部膨隆如孕足月大小,宫底剑下1横指,张力高,板状,子宫左侧壁有明显压痛,胎心音、胎方位不清。

肛查:宫颈管未消,宫口指尖,胎先露高浮。

门诊资料:血红蛋白80 g/L,白细胞计数12.5×10^9/L,中性粒细胞百分比80%,淋巴细胞百分比20%,血小板计数87×10^9/L,尿蛋白(+++)。

请完成以下任务:

1. 请提出其入院诊断,给出诊断依据。

2. 请简单描述妊娠期高血压疾病的常规检查项目。

妊娠期高血压疾病是孕产妇特有的一种全身性疾病,是妊娠与血压升高并存的一组疾病,严重威胁母婴健康,迄今为止,仍为孕产妇及围生儿死亡的重要原因,多发生在妊娠20周以后至产后2周,包括妊娠期高血压、子痫前期、子痫、慢性高血压并发子痫和慢性高血压并发妊娠。本节重点阐述前四种疾病。

一、高危因素与病因

(一)高危因素

(1) 年轻初孕妇<18岁或高龄初孕妇>40岁。

(2) 家族中有高血压史,尤其是孕妇之母有重度妊娠期高血压疾病史者。有慢性高血压、慢性肾炎、糖尿病等病史的孕妇。

(3) 子宫张力过高:如羊水过多、双胎妊娠、糖尿病巨大儿及葡萄胎等。

(4) 体型矮胖者,即体重指数(体重(kg)/(身高(m))^2)>24 kg/m^{2}者。

(5) 经济条件差,营养不良如贫血、低蛋白血症者。

(6) 妊娠早期收缩压≥130 mmHg或舒张压≥80 mmHg。

（7）对妊娠恐惧，精神过分紧张或受刺激致使中枢神经系统功能紊乱者。

（二）病因

妊娠期高血压疾病的病因至今不明。主要与子宫胎盘缺血、免疫平衡失调、血管内皮受损、营养缺乏、遗传因素以及胰岛素抵抗有关。

二、病理生理

基本病理生理改变包括全身小血管痉挛、血管内皮损伤和局部缺血。小动脉痉挛，导致周围阻力增大，血管内皮细胞损伤及通透性增加，体液和蛋白质渗漏，表现为血压升高、蛋白尿、水肿和血液浓缩等。全身各器官组织因小血管痉挛出现缺血和缺氧而受到损害，严重时脑、心、肝、肾及胎盘等的病理组织学变化可导致抽搐，昏迷，脑水肿，脑出血，心、肾衰竭，肺水肿，肝细胞坏死及被膜下出血，胎盘绒毛退行性变、出血和梗死，胎盘早剥以及凝血功能障碍而导致 DIC 等。

三、分类与临床表现

（一）妊娠期高血压

妊娠期孕妇首次出现血压≥140/90 mmHg，但尿蛋白阴性，在整个孕期未发展为子痫前期，并且在产后 12 周内血压恢复正常。

（二）子痫前期

蛋白尿是子痫前期的重要依据，标志着孕妇的肾脏功能受到损害。血压升高和尿蛋白轻度升高是子痫前期诊断的基本条件。

（三）子痫

在子痫前期的基础上有抽搐发作，或伴有昏迷，称为子痫。子痫的典型发作过程首先表现为眼球固定，瞳孔散大，牙关紧闭，头偏向一侧，继而口角及面肌颤动，数秒后发展为全身及四肢肌强直，双手紧握，双臂屈曲，迅速发生强烈抽动。抽搐时呼吸暂停，面色青紫，持续 1 min 左右后抽搐强度减弱，全身肌肉松弛，随即深长吸气，发出鼾声而恢复呼吸。抽搐发作前及抽搐期间，神志丧失。

子痫发生在妊娠晚期或临产前，称为产前子痫，多见；发生于分娩过程，称为产时子痫，较少见；发生于产后，称为产后子痫，大部分在产后 48 h 以内。

（四）慢性高血压并发子痫前期

在妊娠前或妊娠 20 周前出现高血压，在妊娠 24 周后病情加重，出现蛋白尿，可诊断为慢性高血压并发子痫前期，且多合并胎儿生长受限；血压进一步升高常发生在妊娠 26～28 周。

四、诊断

有明确的高危因素，存在高血压、蛋白尿和水肿等典型表现，实验室检查中肝肾功能测定、眼底检查和尿液检查均有明显改变。

五、治疗

总的治疗原则是解痉、镇静、降压，合理扩容或适时利尿，必要时抗凝，适时终止妊娠，防治子痫及其严重并发症。

1. 一般治疗 妊娠中晚期左侧卧位休息对妊娠期高血压疾病患者极为重要；给予充足的蛋白质及热量；注重精神和心理治疗。

2. 药物治疗 常用的治疗药物如下。①解痉药物，如硫酸镁（静脉给药结合肌内注射）、抗胆碱能药物（如山莨菪碱）。②镇静剂，常用地西泮、冬眠 1 号合剂。③降压药。④扩容药物。⑤利尿剂。

3. 终止妊娠 妊娠期高血压疾病是妊娠特有的疾病，一旦终止妊娠，病情迅速好转。可采用引产、剖宫产等方式终止妊娠。

4. 子痫的紧急处理　迅速控制抽搐,可采取以下用药方案:25％硫酸镁溶液10～20 mL加入25％葡萄糖溶液40 mL中,缓慢静脉推注;地西泮10～20 mg,静脉注射。

六、并发症

妊娠期高血压疾病患者一旦发生严重并发症,对母婴危害更大,早期发现、正确治疗并发症是处理重度妊娠期高血压疾病的重要方面。常见并发症有胎盘剥离、心力衰竭、脑血管意外等。

七、预防

由于妊娠期高血压疾病的病因不明,尚不能做到完全预防其发病,但若能做好以下预防措施,对预防妊娠期高血压疾病有重要作用。

(一)建立健全三级妇幼保健网

各级妇幼保健组织应积极推行孕期健康教育。通过孕期宣传,孕妇可掌握孕期卫生的基础知识,了解妊娠期高血压疾病的相关知识,从而自觉从妊娠早期开始做产前检查。定期检查,及时发现异常,给予治疗及纠正,从而减少本病的发生和阻止其发展。

(二)指导孕妇合理饮食与休息

孕妇应进食富含蛋白质、维生素、铁、钙、镁、硒、锌等的食物及新鲜蔬果,减少动物脂肪及过量盐的摄入;从妊娠20周开始,每天补充钙剂2 g,可降低妊娠期高血压疾病的发生率。保持足够的休息和愉快的心情,坚持左侧卧位,增加胎盘绒毛的血供。

(三)开展妊娠期高血压疾病的预测

预测方法较多,均在妊娠中期进行,常用以下几种。对预测为阳性者应密切随访。

1. 平均动脉压(MAP)　一般在妊娠20～28周进行MAP测定。计算公式:MAP＝(收缩压＋舒张压×2)/3。MAP＞85 mmHg为预测妊娠期高血压疾病的分界线,表明孕妇有发生妊娠期高血压疾病的危险。

2. 翻身试验　一般在妊娠26～30周进行。孕妇取左侧卧位,测血压。待舒张压稳定后,翻身仰卧5 min后再测血压。仰卧位舒张压较左侧卧位高20 mmHg或以上为阳性,提示孕妇有发生妊娠期高血压疾病的倾向。

(田　园　徐睿曼)

→ 线上评测

扫码在线答题

眼耳鼻咽喉和口腔疾病

扫码看 PPT

第一节　耳鼻咽喉科疾病

学习目标

识记：能够准确说出所学耳鼻咽喉科疾病的主要临床表现；能简要描述所学耳鼻咽喉科疾病的常规辅助检查；能准确说出所学耳鼻咽喉科疾病的治疗方案。

理解：明确所学典型病例的临床特点，并可分析其异常改变的原因；能够准确识别所学耳鼻咽喉科疾病的区别。

应用：能够自觉将医疗规范与康复理念贯穿于疾病治疗的全过程；能用所学知识与技能协助主治医师对患者的疾病康复进行指导。

一、耳廓软骨膜炎

耳廓软骨膜炎可分为浆液性和化脓性两种。其病变表现为软骨和软骨膜之间有血清渗出（浆液性）或脓液形成（化脓性）。

（一）病因与病理

1. 浆液性耳廓软骨膜炎　又称为耳廓假囊肿，是软骨膜的无菌性炎症反应，病因不明，可能与反复轻微外伤如压迫、触摸等机械刺激有关。

2. 化脓性耳廓软骨膜炎　耳廓软骨膜和软骨的急性化脓性炎症，常因外伤、手术、冻伤、烧伤、耳廓血肿继发感染所致。可引起软骨坏死而导致耳廓畸形。

（二）临床表现

1. 浆液性耳廓软骨膜炎　常仅有耳廓局限肿起，有弹性感，不红，无明显疼痛，有的局部有发胀、灼热和发痒感，穿刺可抽出淡黄色浆液性液体，培养时无细菌生长。

2. 化脓性耳廓软骨膜炎　耳廓剧痛，检查可见耳廓红肿、皮温升高、明显压痛，有波动感，有的破溃出脓，形成耳廓畸形甚至缺损。

3. 穿刺检查　化脓者可行穿刺抽脓检查。

（三）治疗

1. 浆液性耳廓软骨膜炎　在无菌操作下穿刺抽液，抽液后注入硬化剂等，为防积液复发，局部应加压包扎；亦可在抽液后用液氮做冷冻治疗，大多冷冻治疗 1～2 次即可痊愈。可配合磁疗、超短波透热理疗。

2. 化脓性耳廓软骨膜炎　全身应用足量有效抗生素控制感染。早期可理疗。脓肿形成后应切开引流，彻底清除脓液、肉芽组织和坏死软骨。遗留严重畸形影响外貌时，可做整形修复术。

二、急性化脓性中耳炎

急性化脓性中耳炎是细菌感染引起的中耳黏膜的急性化脓性炎症。病变主要位于鼓室,但中耳其他各部常亦受累。主要致病菌为肺炎链球菌、流感嗜血杆菌、溶血性链球菌、葡萄球菌、变形杆菌等。本病较常见,好发于儿童。

(一) 感染途径

1. 咽鼓管途径　最常见。

(1) 急性上呼吸道感染(如急性鼻炎、急性鼻咽炎等)时,炎症向咽鼓管蔓延,导致咽鼓管咽口及管腔黏膜充血、肿胀、纤毛运动障碍,致病菌乘虚侵入中耳。

(2) 急性传染病如猩红热、麻疹、百日咳等,可通过咽鼓管途径并发本病。急性化脓性中耳炎亦可为上述传染病的局部表现。此型病变常深达骨质,引起严重的坏死性病变。

(3) 在污水中游泳或跳水以及不适当的咽鼓管吹张、擤鼻或鼻腔治疗等,均可导致细菌循咽鼓管侵入中耳。

(4) 婴幼儿的咽鼓管短、宽而平直,基于其解剖生理特点,比成人更易经此途径引起中耳感染。如哺乳位置不当,平卧吮奶,乳汁或呕吐物可经咽鼓管流入中耳。

2. 外耳道鼓膜途径　鼓膜外伤、鼓膜穿刺、鼓膜置管时,致病菌可由外耳道直接侵入中耳。

3. 血行感染　极少见。

(二) 病理

感染初期,鼓室黏膜充血、增厚,纤毛脱落,分泌细胞增多,血浆、纤维蛋白、红细胞及多形核白细胞等渗出,汇集于鼓室内,并逐渐变为脓性。随着脓液的增多,鼓膜受压而缺血,加之小静脉发生血栓性静脉炎,终致局部坏死破溃、穿孔,导致耳流脓。若治疗得当,分泌物引流通畅,炎症可逐渐吸收,黏膜恢复正常,小的鼓膜穿孔可自行修复。若治疗不当病变可迁延为慢性。

(三) 临床表现

主要症状为耳痛、耳漏和听力减退,全身症状轻重不一。一般分为四期。

1. 早期(卡他期)　鼓室黏膜充血水肿、血管扩张,腺体分泌增加,鼓室内有浆液性炎性渗出物。自觉耳堵塞感、轻度听力减退和轻微耳痛,一般无明显全身症状,或有低热。

2. 中期(化脓期)　炎症继续发展,鼓室黏膜充血肿胀加重,浆液性炎性渗出物转为黏脓性及脓性。症状随之加重,耳痛剧烈,呈搏动性跳痛或刺痛,可向同侧头部或牙齿放射。吞咽及咳嗽时耳痛加重,烦躁不安,甚至夜不成眠。听力减退显著。全身症状亦明显,可有畏寒、发热、倦怠、食欲减退。小儿哭闹不安,体温可高达40 ℃。惊厥,伴呕吐、腹泻等消化道症状。

3. 晚期(穿孔期)　鼓室积脓增加,鼓膜毛细血管受压,出现小静脉血栓性静脉炎,局部坏死破溃。致鼓膜穿孔,脓液由此外泄。一旦鼓膜穿孔,脓液得以引流,耳痛减轻,体温即逐渐下降,很快可恢复正常,全身症状明显减轻。听力检查提示传导性耳聋。急性传染病并发的急性化脓性中耳炎,病变可深达骨质,称为急性坏死性中耳炎,表现为脓臭、鼓膜大穿孔。

4. 恢复期　鼓膜穿孔而引流通畅后,炎症逐渐消退,鼓室黏膜恢复正常,耳流脓逐渐消失,小的穿孔可自行修复。

(四) 检查

1. 耳镜检查　①早期:鼓膜松弛部充血,紧张部周边及锤骨柄可见放射状扩张的血管。②中期:鼓膜弥漫性充血,伴肿胀,向外膨出,初见于后上部。③晚期:鼓膜穿孔前,局部先出现小黄点。鼓膜穿孔后可见穿孔处有一闪烁搏动亮点,脓性分泌物从此处流出,待穿孔稍扩大后,方可见穿孔边界。④恢复期:可见鼓膜紧张部小穿孔,外耳道内有脓性分泌物或干燥。

2. 耳部触诊　乳突部有轻微压痛,鼓窦区较明显。小儿乳突区皮肤可出现轻度红肿。

3. 听力检查 多为传导性耳聋。

4. 血常规 白细胞计数增多,中性粒细胞比例增加,鼓膜穿孔后渐趋正常。

(五)诊断

诊断主要依靠病史、临床表现以及检查。

(1)上呼吸道感染史。

(2)患者发热、耳痛、耳堵、听力下降,穿孔后有脓液从患耳流出。

(3)检查见化脓前期鼓膜急性充血,化脓期鼓膜前下方有搏动亮点。

(4)听力检查提示传导性耳聋。

(5)X线片可见中耳密度增高。

(6)白细胞数增多。

三、鼻炎和鼻窦炎

急性鼻炎

急性鼻炎是鼻黏膜的急性炎症,多由病毒感染引起,俗称伤风、感冒,有一定的传染性,冬季多发。

(一)病因

致病性微生物主要为病毒,各种呼吸道病毒均可引起本病,以鼻病毒和冠状病毒最为常见。

(二)临床表现

1. 初期 潜伏期为1～2天。多表现为全身酸困,鼻内干燥、灼热感,鼻黏膜充血干燥。

2. 急性期(湿期) 2～7天。渐有鼻塞、打喷嚏、流水样鼻涕、嗅觉减退和闭塞性鼻音。继发细菌感染后鼻涕变为黏脓性或脓性。全身症状因个体而异,多表现为全身不适,可见倦怠、头痛和发热。

3. 末期(恢复期) 若无并发症,鼻塞逐渐减轻,脓涕减少。病程为7～10天。

4. 并发症 急性鼻窦炎、急性中耳炎、急性咽炎等,严重者可并发肺炎。

(三)诊断

诊断主要依靠病史、临床表现以及鼻腔检查。本病主要需与流感、变应性鼻炎、血管运动性鼻炎、急性传染病、鼻白喉等疾病相鉴别。

(四)治疗

以支持和对症治疗为主,同时注意预防并发症。

1. 全身治疗 卧床休息,多饮水,保持大便通畅。早期进行解热发汗可减轻症状,缩短病程,常用生姜、红糖、葱白煎水热服,也可口服解热镇痛药、抗病毒口服液、维C银翘片等。合并细菌感染或可疑并发症时可全身应用抗生素。

2. 局部治疗 鼻内用减充血剂,常用药物为盐酸羟甲唑啉喷雾剂,亦可用1‰麻黄碱滴鼻液滴鼻;针刺迎香、鼻通,或做穴位按摩,可减轻鼻塞。

慢性鼻炎

慢性鼻炎指鼻腔黏膜及黏膜下层的慢性炎症性疾病,病程多持续数月以上或反复发作,表现为鼻腔黏膜肿胀,分泌物增多,常无明确的致病性微生物感染。依其病理和功能紊乱程度,可分为慢性单纯性鼻炎和慢性肥厚性鼻炎。

(一)病因与病理

1. 局部因素 急性鼻炎反复发作或未彻底治愈,迁延成慢性炎症;鼻腔、鼻窦的慢性病;鼻腔用药不当或过久;慢性扁桃体炎等。

2. 职业及环境因素 长期或反复吸入粉尘或有害气体,生活或生产环境中温度和湿度的急剧变化等均可导致本病。

3. 全身因素 长期的全身慢性病可使鼻黏膜血管长期淤血或反应性充血,鼻黏膜水肿。

(二)临床表现与诊断

1. 慢性单纯性鼻炎 主要症状为鼻塞和流涕。

(1)鼻塞特点:呈现间歇性和交替性,前者指鼻塞在白天、夏季、活动时减轻,夜间、休息或寒冷时加重;后者指交换侧卧位时,两侧鼻腔阻塞随之转换。

(2)多涕:一般为黏液涕,继发感染时有脓涕。有时可有头痛、头昏、咽痛、咽干等。

2. 慢性肥厚性鼻炎 单侧或双侧持续性鼻塞,无交替性。鼻涕不多,为黏液性或黏脓性,不易擤出。常有闭塞性鼻音、耳鸣及耳闭塞感,头痛、头昏、咽痛、咽干常见。少数患者有嗅觉减退。检查:下鼻甲黏膜肥厚,鼻甲骨肥大。黏膜呈暗红色或苍白色,增生肥厚,表面高低不平,呈桑葚状或结节状。鼻黏膜无弹性,探针触压不易凹陷,即使有凹陷,移去探针后凹陷不立即复原。鼻黏膜对血管收缩药不敏感。

(三)治疗

1. 慢性单纯性鼻炎 治疗原则为根除病因,恢复鼻腔通气功能。①去除全身性或局部病因,改善生活和工作环境。②局部应用糖皮质激素和减充血剂。③清洗鼻腔,改善通气。④做下鼻甲或鼻丘封闭,或做穴位(鼻通、迎香)封闭。

2. 慢性肥厚性鼻炎 ①保守治疗:可用下鼻甲硬化剂注射、激光、微波等进行治疗。②手术治疗:在鼻内镜下实施下鼻甲黏膜下部分切除术、下鼻甲黏膜下切除术等。

急性鼻窦炎

急性鼻窦炎是指鼻窦黏膜的急性炎症,多继发于急性鼻炎。重症者可累及骨壁,甚至可引起邻近器官和组织的严重并发症。

(一)病因与病理

常见致病菌多为化脓性球菌,如肺炎链球菌、溶血性链球菌、葡萄球菌。其次为杆菌,如流感嗜血杆菌、大肠埃希菌等。厌氧菌感染也较常见。临床上常可表现为球菌与杆菌、需氧菌与厌氧菌的混合感染。

1. 局部原因 ①鼻腔、鼻窦疾病;②邻近器官的感染病变;③创伤;④气压损伤;⑤医源性。

2. 全身因素 营养不良、过度疲劳、受凉等引起全身免疫力下降可为本病的病因。生活与工作环境不洁等是诱发本病的常见原因。

(二)临床表现

1. 全身症状 此病症状成人较轻,可有低热、畏寒、食欲不振及周身不适等症状。儿童症状较重,可出现高热、咳嗽、呕吐、腹泻等消化道和呼吸道症状。

2. 局部症状 包括黏脓性或脓性鼻涕、持续性鼻塞、头痛及局部疼痛、嗅觉障碍。

(三)诊断

依据病史、临床症状、体征、影像学检查,急性鼻窦炎可诊断。

(四)治疗

治疗原则为根除病因,解除鼻腔鼻窦引流和通气障碍,控制感染和预防并发症。

1. 全身治疗 一般治疗同上呼吸道感染和急性鼻炎。给予足量抗生素,及时控制感染。对特异性体质者可给予抗变态反应药物。对邻近器官的感染病变或全身慢性病等应给予针对性治疗。

2. 鼻腔用药 用减充血剂(如1%麻黄碱溶液)和糖皮质激素(如糠酸莫米松、氟替卡松等),改善鼻腔通气和引流。

3. 体位引流 促进鼻窦内分泌物的引流。

4. 物理治疗 局部热敷、短波透热或红外线照射等,可促进炎症消退和改善症状。

5. 鼻腔冲洗　用生理盐水冲洗,每天 1～2 次,清除鼻腔分泌物。

6. 上颌窦穿刺和引流　用于治疗上颌窦炎。

7. 额窦环钻引流　急性额窦炎保守治疗无效且病情加重时,为避免额骨骨髓炎和颅内并发症,必须行此术。

慢性鼻窦炎

慢性鼻窦炎指鼻窦炎症状和体征持续 8 周以上或复发性急性鼻窦炎每年发作 4 次以上,每次至少持续 10 天。多因急性鼻窦炎反复发作未彻底治愈而迁延所致。可单侧发病或单窦发病,但双侧发病或多窦发病极常见。

(一)病因与病理

致病菌与急性鼻窦炎类似。局部原因多为急性鼻窦炎反复发作迁延未愈;邻近器官的感染病变如扁桃体炎及上颌第一、第二磨牙和第二双磨牙的根尖感染等均可导致上颌窦炎;外伤导致鼻窦骨折或异物进入鼻窦时可直接引起感染。此外,特异性体质与本病关系甚为密切。

(二)临床表现及辅助检查

1. 全身症状　轻重不一,有时无。较常见的为头昏、精神不振、记忆力减退、失眠、注意力不集中等。

2. 局部症状　①脓涕,为主要症状之一;②鼻塞;③头痛;④嗅觉障碍;⑤视功能障碍。

3. 检查

(1)鼻腔检查:前鼻镜及后鼻镜可见鼻腔黏膜慢性充血、肿胀或肥厚,中鼻甲肥大或黏膜息肉样变,可伴发鼻息肉。应用鼻窦内镜检查可清楚准确地判断窦口鼻道复合体区域各种病理变化。

(2)口腔部和咽部检查:牙源性上颌窦炎者同侧上颌第二双尖牙或第一、第二磨牙可能存在病变,后组鼻窦炎者咽后壁可见到脓液或干痂附着。

(3)影像学检查:鼻窦 CT 检查(水平位、冠状位)是鼻窦疾病检查的首选方法。鼻窦 X 线平片和断层片对本病诊断也有参考价值。

(三)诊断

依据病史、临床症状、体征、影像学检查,可诊断慢性鼻窦炎。慢性鼻窦炎的临床分型、分期如下。

1 型为单纯型慢性鼻窦炎。1 期,单发鼻窦炎;2 期,多发鼻窦炎;3 期,全组鼻窦炎。

2 型为慢性鼻窦炎伴鼻息肉。1 期,单发鼻窦炎伴单发性鼻息肉;2 期,多发鼻窦炎伴多发性鼻息肉;3 期,全组鼻窦炎伴多发性鼻息肉。

3 型为多发性鼻窦炎或全组鼻窦炎伴多发性鼻息肉和(或)筛窦骨质增生。

(四)治疗

慢性鼻窦炎采取综合治疗。首先选择药物治疗,仅在规范的药物治疗无效或发生并发症的情况下才考虑手术治疗。

1. 鼻腔用药　用减充血剂和糖皮质激素,改善鼻腔通气和引流。

2. 鼻腔冲洗　用生理盐水冲洗,每天 1～2 次,清除鼻腔分泌物,以利于鼻腔的通气和引流。

3. 上颌窦穿刺和引流　用于慢性上颌窦炎。

4. 负压置换法　用负压吸引法使药物进入鼻窦。适用于额窦炎、筛窦炎、蝶窦炎,最宜用于慢性化脓性全鼻窦炎患者。

5. 鼻腔手术　鼻中隔偏曲、息肉或息肉样变、肥厚性鼻炎、鼻腔异物和肿瘤等是窦口鼻道复合体区域的阻塞原因,必须进行手术矫正或切除。

6. 鼻内镜鼻窦手术(endoscopic sinus surgery,ESS)　在鼻内镜直视下,清除病灶,改善和重建鼻腔、鼻窦通气引流功能。

四、咽炎和扁桃体炎

咽部疾病以炎症性疾病最为常见,如急性咽炎、慢性咽炎、扁桃体炎、腺样体炎、咽周围间隙脓肿等。近年来,随着肥胖人群的增加,阻塞性睡眠呼吸暂停综合征越来越受到人们的关注。

急性咽炎

急性咽炎是咽部黏膜、黏膜下组织和咽部淋巴组织的急性炎症。可单发,常继发于急性鼻炎或急性扁桃体炎,亦常为全身疾病的局部表现或为急性传染病的前驱症状。

(一)病因

1. 病毒感染 病原微生物以柯萨奇病毒、腺病毒、副流感病毒为主,鼻病毒、流感病毒次之。

2. 细菌感染 病原微生物以链球菌、葡萄球菌及肺炎链球菌多见,以 A 组乙型链球菌感染最为严重。

3. 理化因素 如高温、粉尘、烟雾、寒冷、烟酒过度等致全身及局部抵抗力下降,病原微生物乘虚而入而引发本病。

(二)临床表现

一般起病较急,早期有咽部干燥感、灼热感,继而咽痛,吞咽时加重。全身症状较轻,可有发热、头痛、食欲不振、四肢酸痛等症状。炎症波及喉部时可有声嘶、咳嗽等症状。可引起并发症如急性中耳炎、鼻窦炎、鼻炎及其他呼吸道急性炎症,也可有急性肾炎、风湿热及败血症等。

(三)检查

口咽部黏膜急性弥漫性充血、水肿,咽后壁淋巴滤泡隆起,表面可见黄色点状渗出物,软腭及悬雍垂水肿,鼻咽部及喉咽部黏膜也可充血,严重者可见会厌部水肿。下颌下淋巴结肿大,有压痛。

(四)诊断

根据病史、症状、体征即可诊断。应与急性扁桃体炎、白喉等相鉴别。急性扁桃体炎患者的咽痛及全身症状均比急性咽炎严重,检查可见扁桃体红肿化脓,咽部黏膜虽受影响,但淋巴滤泡无化脓表现;白喉患者的全身中毒症状明显,精神萎靡,咽部可见灰白色假膜,取分泌物检查可找到白喉杆菌。若咽部发生假膜性坏死,应首先排除血液病等严重的全身性疾病。

(五)治疗

1. 对症治疗 卧床休息,清淡饮食,多饮水。

2. 抗感染治疗 发热者应用抗生素、磺胺类药和抗病毒药等。

3. 局部治疗 可用 1：5000 呋喃西林溶液或复方硼砂溶液含漱、华素片含服或抗生素加激素雾化吸入。

慢性咽炎

慢性咽炎是指咽部黏膜、黏膜下组织及咽部淋巴组织的弥漫性慢性炎症,常与邻近器官或全身性疾病并存,如鼻窦炎、腺样体残留或潴留脓肿、咽囊炎等。成人发病率高、病程长、症状顽固、不易治愈。

(一)病因

(1)急性咽炎反复发作转为慢性。

(2)鼻部疾病及呼吸道慢性炎症如慢性鼻窦炎、扁桃体炎等。

(3)吸烟饮酒过度、长期接触粉尘、化学气体的刺激、长期张口呼吸等。

(4)全身各种慢性病,如贫血、便秘、内分泌功能紊乱,以及心血管、肝脏及肾脏疾病等。

(二)临床表现

鼻咽干燥不适(如干痒)、烧灼感,晨起有刺激性咳嗽,有黏稠样分泌物不易咳出,故患者咳嗽频繁,常伴有恶心,严重者有声嘶、咽痛、头痛、头晕、乏力、消化不良、低热等全身或局部症状。

（三）检查

（1）慢性单纯性咽炎:咽部黏膜层弥漫性充血,血管扩张,黏膜下结缔组织及淋巴组织增生,黏液腺肥大,分泌物增加并附着在黏膜表面。

（2）慢性肥厚性咽炎:咽部黏膜充血、肥厚,呈暗红色,黏膜下有广泛的结缔组织及淋巴组织增生,咽后壁形成多个散在颗粒状的隆起,有时甚至融合化脓。咽侧索淋巴组织充血肥厚,呈条索状。

（3）萎缩性咽炎与干燥性咽炎:咽部黏膜干燥、萎缩、变薄,色苍白,多附有黏稠分泌物或黄褐色痂皮,有臭味。

（四）诊断

慢性咽炎诊断不难,但许多全身性疾病早期症状与其相似,须全面检查以排除邻近组织占位性病变或全身性疾病后,方可诊断为慢性咽炎。

（五）治疗

1. 病因治疗 应积极参加户外运动,戒烟,戒酒,提高机体免疫力,保持室内空气清新,积极治疗鼻炎、气管炎等呼吸道慢性炎症及其他全身性疾病。

2. 局部治疗

（1）慢性单纯性咽炎:可局部应用复方硼砂溶液、呋喃西林溶液等含漱,含服华素片等缓解症状。

（2）慢性肥厚性咽炎:除应用以上方法外,还可用激光、冷冻等治疗淋巴滤泡增生,但应分次进行。

（3）萎缩性咽炎与干燥性咽炎:咽部涂布 2% 碘甘油,用于改善局部血液循环,促进腺体分泌。

3. 中医中药治疗 中医认为慢性咽炎为肝腑阴虚、虚火上扰所致,可应用中药口含片治疗。

急性扁桃体炎

急性扁桃体炎为腭扁桃体的急性非特异性炎症,往往伴有程度不等的咽部黏膜及淋巴组织炎症,是很常见的咽部疾病,多发生于儿童与青少年,中医称急性扁桃体炎为烂乳蛾。临床上以咽痛、发热为主要症状。

（一）病因

1. 致病性微生物 乙型溶血性链球菌是主要致病菌,其次为非溶血性链球菌、葡萄球菌、肺炎链球菌、流感嗜血杆菌、厌氧菌。急性扁桃体炎具有一定的传染性,病原体主要通过飞沫及密切接触传播,常呈散发性流行。

2. 健康人 咽部及扁桃体隐窝内常寄生某些病原体,机体防御能力正常时不致病。在受凉、劳累、吸烟饮酒过度等致机体抵抗力下降的情况下,病原体大量繁殖,产生毒素,破坏隐窝上皮,外来病菌也侵入实质,造成感染。

（二）病理

1. 急性卡他性扁桃体炎 病变较轻,炎症仅局限于黏膜表面,隐窝内及扁桃体实质无明显炎症改变。

2. 急性滤泡性扁桃体炎 炎症侵及扁桃体实质内的淋巴滤泡,引起充血、肿胀甚至化脓。隐窝口可见黄白色斑点。

3. 急性隐窝性扁桃体炎 扁桃体充血、肿胀。脱落上皮、纤维蛋白、脓细胞、细菌等组成的渗出物充塞于隐窝内,并从窝口排出,有时连成一片,形似假膜,易于拭去。

（三）临床表现和实验室检查

1. 全身症状 多见于急性化脓性扁桃体炎,以发热为主,起病急,畏寒,高热,头痛,便秘,乏力,食欲减退,全身酸痛。小儿可因高热出现抽搐、昏睡及呕吐等。

2. 局部症状 以咽部剧痛为主,可放射至耳部,常伴吞咽困难,幼儿可因之拒食,流口水,哭闹不安。

3. 体征 患者呈急性病容,面色潮红,呼吸快,脉搏洪大有力。化脓性者的扁桃体充血肿大,隐窝口处可见黄白色脓点或连成一片形似假膜,但不超出扁桃体范围,腭舌弓、腭咽弓亦可有明显充血。颌下淋巴结可有肿大、压痛。

4. 实验室检查 病毒感染者血常规多无变化,由细菌感染引起者,白细胞计数在 10×10^9 以上,有核左移。

(四)并发症

1. 局部并发症 炎症直接蔓延引起,以扁桃体周围脓肿最常见,多为单侧发生,亦可并发急性中耳炎、急性鼻炎、鼻窦炎、急性喉炎、急性颈淋巴结炎、急性咽旁脓肿、支气管炎、肺炎等。

2. 全身并发症 一般认为多与机体对链球菌所产生的变态反应有关,可引起急性风湿热、急性骨髓炎、急性关节炎、心内膜炎、心包炎、心肌炎、急性肾炎等。

(五)诊断及鉴别诊断

根据病史、症状不难诊断,化脓性者扁桃体表面有假膜形成,应与流感、消化系统疾病、过敏性鼻炎等相鉴别。

(六)治疗

1. 一般治疗 因其具有传染性,应适当隔离,卧床休息,增加营养,多饮水,进流质或半流质饮食,通便,高热咽痛者用解热镇痛药。

2. 抗生素治疗 以青霉素类药为首选。症状消除后应继续用药 3～5 天,以免转为慢性。如为病毒感染,给予抗病毒药或清热解毒中药。重者酌情使用糖皮质激素。

3. 局部治疗 应用复方硼砂溶液漱口、西瓜霜润喉片等缓解咽痛。

4. 中医中药 常应用银翘柑橘汤等疏风清热、消肿解毒。

5. 手术治疗 本病易反复发作。对已有并发症者,待急性炎症消退 2 周后,施行扁桃体切除术。

第二节 眼科疾病

学习目标

识记: 能够准确说出睑缘炎、睑腺炎、睑板腺囊肿、泪囊炎、视神经炎的主要临床表现;能简要描述所学眼科疾病的常规辅助检查;能准确说出所学眼科疾病的治疗方案。

理解: 能够用自己的语言描述典型睑缘炎、睑腺炎、睑板腺囊肿、泪囊炎、视神经炎的临床表现,并可分析其异常改变的原因。

应用: 能够自觉将医疗规范与康复理念贯穿于疾病治疗的全过程;能用所学知识与技能协助医生对患者的疾病康复进行指导。

一、睑缘炎

睑缘炎是睑缘部皮肤、睫毛毛囊及其腺体的慢性或亚急性炎症。临床上分为鳞屑性、溃疡性及眦角性三种类型。

(一)临床表现

1. 鳞屑性睑缘炎 又称皮脂溢出性睑缘炎,患者自觉眼痒、刺痛及烧灼感。睑缘充血、潮红,睑缘表面睫毛根部有灰白色鳞屑附着,并有点状黄色蜡样皮脂分泌物,干燥后结痂。去除鳞屑和痂皮后,可见睑缘红肿,但不形成溃疡,因睫毛毛囊未受破坏,睫毛脱落后可再生。

2. 溃疡性睑缘炎 患者自觉眼痒、刺痛和烧灼感等,为三型中最严重者。睫毛根部的睑缘红肿,可见散在小脓疱及黄色痂皮,与睫毛粘连成束,除去痂皮后睫毛根部有脓液渗出和小溃疡显露,睫毛常随着痂皮的剥脱而脱落。因毛囊被破坏,睫毛脱落后不能再生而造成秃睫。久病不愈且反复发作者,可引起睑缘增厚变形。

3. 眦角性睑缘炎 常为双眼发病,主要见于外眦部。患者自觉眼痒、异物感和烧灼感。外眦部睑缘和皮肤充血,浸渍糜烂。炎症累及邻近结膜时,常伴有充血、肥厚、有黏性分泌物排出等慢性炎症。重者出现皲裂,常合并眦部结膜炎。偶可伴有点状角膜上皮炎。

(二)治疗

1. 鳞屑性睑缘炎 用生理盐水或3%硼酸溶液彻底清洁睑缘,拭去鳞屑和痂皮,涂抗生素眼膏及糖皮质激素眼膏于睑缘睫毛根部,按摩1～2 min,每天2～3次,愈后继续用药2周,以防复发。

2. 溃疡性睑缘炎 用生理盐水或3%硼酸溶液彻底清洁睑缘,除去脓痂和已松脱的睫毛,然后涂以抗生素或磺胺类眼膏。

3. 眦角性睑缘炎 注意个人卫生,清洁睑缘,然后热敷。用0.25%～0.5%硫酸锌滴眼液滴眼,每天3～4次。

二、睑腺炎

睑腺炎又称麦粒肿,是常见的眼睑腺体的急性化脓性炎症,多数是由金黄色葡萄球菌侵入睫毛根部皮脂或睑板腺而致的急性化脓性炎症,前者为外睑腺炎,后者为内睑腺炎。

(一)临床表现

局部有红、肿、热、痛等典型的急性炎症表现。

1. 外睑腺炎 亦称外麦粒肿,又名睑缘疖。外睑腺炎开始时睑局部水肿,轻度充血,自觉胀痛,近睑缘处可触及硬结,触痛明显,以后逐渐加重,形成脓肿,且在睫毛根部附近出现黄色脓头,破溃排脓后疼痛迅速消退。重者眼睑高度红肿,耳前淋巴结肿大、压痛,如感染邻近外眦部,可引起反应性球结膜水肿甚至全身畏寒、发热等症状。

2. 内睑腺炎 亦称内麦粒肿。因睑板腺位于致密的睑板纤维组织内,故疼痛较剧。早期发炎的睑板腺开口处充血隆起,可扪及有明显压痛的硬结,2～3天后睑结膜面隐约可见黄色脓点,脓点可自行破溃穿破睑结膜,排脓于结膜囊内。症状明显减轻。如果炎症发生于老年体弱、抵抗力差的患者或致病菌毒力强,炎症发展可形成眼睑蜂窝织炎。若治疗不及时或处理不当,可引起败血症或海绵窦血栓性静脉炎等。

(二)治疗

1. 早期 局部热敷或超短波理疗,促进炎症消散,缓解症状。使用抗生素滴眼液,4～6次/天,控制感染,促使炎症消退,重症者全身应用抗生素和磺胺类药,防止扩散。切忌过早切开或挤压。

2. 脓肿形成后 触之有波动感者应切开排脓。外睑腺炎切口在睑皮肤面与睑缘平行,以免损伤过多的眼轮匝肌。内睑腺炎切口在睑结膜面与睑缘垂直,以免睑板腺受损。脓肿尚未形成时,不可挤压排脓,以免炎症向眶内或颅内扩散而引起眶蜂窝织炎、海绵窦血栓性静脉炎。

3. 多次复发的顽固病例 首先去除病因,并取脓液做细菌培养及药敏试验,亦可做自身疫苗注射。

三、睑板腺囊肿

睑板腺囊肿(chalazion)又称霰粒肿,是睑板腺特发性、无菌性、慢性肉芽肿性炎症,是睑板腺开口阻塞,致腺体分泌物潴留,刺激周围组织而形成的睑板慢性肉芽肿。多见于青少年或中壮年。可能与该年龄段睑板腺分泌功能旺盛有关。

（一）临床表现

病程进展缓慢，上睑多见。一般患者无自觉症状，仅有异物感或沉重感，可出现轻度假性上睑下垂。在同一侧眼睑上可触及 2～3 个，或两侧眼睑上各有 1～2 个与皮肤不粘连、无红肿、无痛性的肿块。

（二）治疗

小的睑板腺囊肿无须治疗，有时可自行消散，亦可按摩和热敷以促进其吸收消散。对于大的睑板腺囊肿，应仔细将肥厚的囊壁摘净，以防复发。复发性或老年患者的睑板腺囊肿需警惕，应将切除物送病理检查，以排除睑板腺癌。

四、泪囊炎

慢性泪囊炎

慢性泪囊炎是鼻泪管狭窄或阻塞，致使泪液滞留于泪囊之内，伴发细菌感染引起的。以中老年女性多见。与沙眼、泪道外伤、鼻炎、鼻中隔偏曲、鼻息肉、下鼻甲肥大等阻塞鼻泪道，致泪液不能排出，长期滞留在泪囊内等因素有关。常见的致病菌为肺炎链球菌、葡萄球菌等。

（一）临床表现

1. 主要症状 溢泪。

2. 检查 可见内眦部结膜充血，下睑皮肤出现潮红、糜烂等湿疹样反应或皮肤增厚。用手指挤压泪囊区，有黏液或黏液脓性分泌物自泪小点溢出；冲洗泪道时冲洗液自上、下泪小点反流，同时有黏脓性分泌物；由于黏脓性分泌物长期反流至结膜囊内，角膜上皮有损伤时，分泌物内的细菌即可引起感染，造成角膜溃疡。如有眼球穿孔伤或做内眼手术，也会引起眼球内感染。

（二）治疗

1. 药物治疗 对患病不久、鼻泪管未完全堵塞的病例可用抗生素滴眼液，每天 4～6 次。滴眼前先用手指挤压泪囊区，排空泪囊腔内的分泌物，做泪道冲洗，冲洗后注入少量 0.25% 氯霉素液，也可加 0.5% 可的松及 1：5000 糜蛋白酶，同时应治疗鼻腔疾病。

2. 手术治疗 慢性泪囊炎晚期采用手术治疗。开通阻塞的鼻泪管是治疗慢性泪囊炎的关键。

急性泪囊炎

急性泪囊炎多为慢性泪囊炎的急性发作，与侵入细菌毒力较强或机体抵抗力降低有关。新生儿急性泪囊炎很少见。

（一）病因

急性泪囊炎可以在无泪道阻塞的基础上突然发生，也可在鼻泪管阻塞伴有泪小管阻塞时发生，脓性分泌物不能排出，或在慢性泪囊炎继发性感染的基础上发生。致病性微生物有肺炎链球菌、金黄色葡萄球菌、β-溶血性链球菌、流感病毒等。

（二）临床症状

1. 局部症状 患眼泪囊部高度充血、流泪、有脓性分泌物；泪囊区局部皮肤红、肿、热、痛和压痛；炎症可扩展到眼睑、鼻根和面颊部，耳前及颌下淋巴结肿大，严重时可出现畏寒、发热等全身不适。甚至可引起眶蜂窝织炎。数日后红肿局限，出现脓点，脓肿破溃，炎症减轻，但有时可形成泪囊瘘，经久不愈。

2. 全身症状 头痛，发热，下颌淋巴结及耳前淋巴结肿大、压痛。

（三）治疗

1. 早期 局部热敷，每天 3～4 次；抗生素滴眼液滴眼，每天 4～6 次。炎症期切忌泪道探通或泪道冲洗,以免感染扩散。全身应用抗生素或磺胺类药。炎症消退 3 个月后,可行泪囊鼻腔吻合术。

2. 脓肿形成后 应切开排脓,充分引流。炎症反复发作或瘘管久不愈合者,应在炎症控制后行泪囊摘除术,同时摘除瘘管。

五、视神经炎

视神经炎(optic neuritis,ON)是指穿出巩膜后的眶内段视神经、管内段视神经以及颅内段视神经发生的炎症。

(一)病因

视神经炎的发病原因较为复杂,绝大多数病例临床上查不出明显的病因。但与多发性硬化、B 族维生素缺乏、长期吸旱烟或烟斗、甲醇中毒、应用药物、感染性疾病、眼内感染等有关。

(二)临床表现

1. 急性视神经炎

(1)症状:①视力减退是本病的特有症状,重者可以完全失去光感而致全盲;②眼球后部轻微胀痛,特别是在向上及内侧看时更为明显。有时用手压迫眼球时也可引起轻微疼痛。

(2)体征:①外眼检查正常。②瞳孔改变:患眼瞳孔直接对光反射及对侧健眼间接对光反射消失,但患眼瞳孔的间接对光反射及对侧健眼直接对光反射存在;眼全盲者,双侧瞳孔散大,无对光反射。③视野改变:中心暗点多见。④视神经炎患者多有色觉障碍。

2. 慢性视神经炎

(1)症状:双眼视力逐渐减退,患者自觉视物不清,一般没有眼球胀痛及眼球转动时的疼痛感觉。

(2)体征:外眼检查正常,通常表现为中度视力障碍,极少完全失明,绝大多数患者瞳孔无明显异常。

(3)视野检查:周围视野一般无改变,中央视野则可查出相对或绝对性的中心暗点,有时可表现为中心旁暗点或中心暗点与生理盲点相连的哑铃状暗点,通常色觉障碍不明显。

(三)诊断与鉴别诊断

1. 诊断 根据病史、临床表现和实验室检查资料可以诊断。符合以下 3 点即可诊断为视神经炎:①远、近视力均有减退,且不能用镜片矫正;②内、外眼检查均正常;③周围视野正常而中央视野有一中心暗点。

2. 鉴别诊断

(1)眼动脉严重粥样硬化:炎症性疾病或栓塞可引起急性单眼视力丧失,但无眼痛。

(2)颅内肿瘤:特别是蝶鞍区占位性病变,早期可呈球后视神经炎改变,视野及头颅 X 线检查有助于诊断,头颅 CT 及 MRI 有助于早期发现。

(3)眼底改变:不明显的中心性浆液性脉络膜视网膜病变以及黄斑囊样水肿。

(四)治疗

1. 病因治疗 应尽力找出病因,去除病灶。

2. 糖皮质激素 用于治疗急性患者。由于视神经纤维发炎肿胀,若时间过长或炎症反应过于剧烈,都可使视神经纤维发生变性和坏死。因此,早期控制炎症反应,避免视神经纤维受累极为重要。可口服泼尼松、泼尼松龙和地塞米松;严重者可静脉滴注糖皮质激素。

3. 支持疗法 维生素 B_1 100 mg 和维生素 B_{12} 100 μg,肌内注射,每天 1 次,还可用三磷酸腺苷(ATP)20 mg,肌内注射,每天 1 次。

4. 抗感染治疗 如有感染情况,可使用抗生素。

（五）预后

视神经炎患者大多数视力可恢复。但晚期患者可出现视神经萎缩，甚至失明。

第三节　口腔科疾病

学习目标

识记：能够准确说出复发性口疮、智齿冠周炎、颞下颌关节紊乱综合征的主要临床表现；能简要描述所学口腔疾病的常规辅助检查；能准确说出所学口腔疾病的治疗方案。

理解：能够用自己的语言描述复发性口疮、智齿冠周炎、颞下颌关节紊乱综合征的临床表现，并可分析其异常改变的原因。

应用：能够自觉将医疗规范与康复理念贯穿于疾病治疗的全过程；能用所学知识与技能协助主治医师对患者的疾病康复进行指导。

一、复发性口疮

复发性口疮，又称复发性阿弗他溃疡、复发性口腔溃疡，是口腔黏膜病中最常见的溃疡类疾病；患病率达 20％左右，居口腔黏膜病的首位。因具有明显的灼痛感，故冠之以希腊文"阿弗他"（即灼痛）。

（一）病因

1. 免疫因素　有的患者表现为免疫缺陷，有的患者则表现为自身免疫反应。

2. 遗传因素　有明显的家族遗传倾向，父母一方或多方若患有复发性口疮，他们的子女就比一般人更容易患病。

3. 全身因素　复发性口疮与胃溃疡、十二指肠溃疡、慢性或迁延性肝炎、结肠炎、偏食、消化不良、发热、睡眠不足、过度疲劳、工作压力大、月经周期的改变等有关。

（二）临床表现

1. 轻型（小型）复发性口疮　此型最多见，好发于唇、颊、舌、口底等非角化黏膜区，牙龈及硬腭少见。病损开始为小充血点，局部有烧灼感，随后病变扩大，形成表浅溃疡。典型溃疡为圆形或椭圆形，直径为 2～5 mm，稍凹下，表面覆盖一层淡黄色假膜，周围黏膜充血呈红晕状，其底扪之不硬，溃疡数目一般为 2～3 个。溃疡形成后有较剧烈的烧灼痛，影响说话、进食。溃疡一般持续 7～10 天，可不治自愈，称为自限性，愈合后不留瘢痕。

2. 疱疹型复发性口疮　亦称为口炎型口疮，好发于成年女性。轻型口疮间隔一段时间复发，故称为复发性；两次发作期间称为间歇期。在不断复发过程中，间歇期逐渐缩短，甚至无间歇期，溃疡此起彼伏，连续不断，患者甚为痛苦。此型口疮溃疡面积小，数量可达 20～30 个，溃疡散在分布似"满天星"。邻近溃疡可融合成片，黏膜充血明显。有剧烈疼痛及伴有头痛、发热、局部淋巴结肿大等。

3. 重型复发性口疮　又称为复发性坏死性黏膜腺周围炎（PMNR）或腺周口疮，为各型中最严重的一型。溃疡常单个发生，溃疡面大而深，直径可达 10～30 mm，深及黏膜下层的黏液腺或腺周组织。溃疡为紫红色或暗红色，边缘不规则，呈瓣状隆起，中央凹陷，似"弹坑"，底不平，微硬，呈小结节状。溃疡周围有红晕，局部有剧烈疼痛，可伴局部淋巴结肿大。愈合后遗留瘢痕，严重者可形成组织缺损或畸形。

（三）诊断与鉴别诊断

复发性口疮的诊断主要依据病史特点（复发性、周期性、自限性）及临床特征（黄、红、凹、痛）。对大而深、病程长的溃疡,应警惕癌性溃疡的可能,必要时做活检以明确诊断。

(四)治疗

1. 全身治疗 尽可能找出某些全身因素并予以消除,并针对有关因素进行治疗。

(1)免疫抑制剂:经检查确定为自身免疫性疾病者,采用免疫抑制剂有明显疗效。常用药物为泼尼松或地塞米松,控制病情后即可逐渐减量。为防止感染扩散,应加用抗生素。

(2)免疫调节剂和增强剂:①细胞免疫增强剂,如左旋咪唑;②免疫调节剂,如转移因子。

(3)其他维生素类药物:可维持正常的代谢功能,促进病损愈合。在溃疡发作时给予维生素 C 或复合维生素;女性发病与月经周期有关者可慎用雌激素;微量元素血清锌含量降低者补锌后病情有好转,可用 1% 硫酸锌糖浆或硫酸锌片。

2. 局部治疗 目前最好的治疗方法,即抑制局部免疫反应,解除不适症状,预防继发感染,促进溃疡愈合。

(1)含漱涂擦剂:①含漱剂:0.25% 金霉素溶液、1:5000 氯己定(洗必泰)溶液、1:5000 高锰酸钾溶液和 1:5000 呋喃西林溶液等含漱。②涂擦剂:2.5% 金霉素甘油、复方倍他米松、冰硼散、锡类散、青黛散撒布或涂擦。

(2)药膜与含片:如局部贴敷金霉素、螺旋霉素、诺氟沙星、利福平、氯己定等药膜;使用度米芬、溶菌酶、氯己定含片等。有减轻疼痛、保护溃疡面、促进愈合的作用。

(3)镇痛剂:有 0.5%~1% 普鲁卡因溶液、0.5%~1% 盐酸达克罗宁溶液、0.5%~1% 丁卡因溶液。用棉签蘸取涂抹溃疡面,连续 2 次,用于进食前暂时镇痛。

(4)局部封闭:适用于重型复发性口疮。将 2.5% 醋酸泼尼龙混悬液 0.5~1 mL 加入 1% 普鲁卡因溶液 1 mL 中,注射于溃疡下部组织内,每周 1~2 次,共用 2~4 次。有加速溃疡愈合的作用。

(5)局部物理治疗:烧灼法适用于溃疡数目少、面积小且间歇期长者;用氦氖激光照射、低频超声可使黏膜再生过程活跃,炎症反应减少,促进愈合。

(五)预防

(1)少食辛辣等刺激性食物,多食新鲜蔬菜、水果和富含维生素的食物,保持大便通畅;戒除烟酒;保持口腔卫生,及时去除牙石,去除不良修复体、残根残冠等刺激因素。

(2)生活起居有规律,保证充足的睡眠,保持心情愉快。避免过度疲劳和紧张。

二、智齿冠周炎

智齿冠周炎是指第三磨牙(又称智齿)牙冠周围的软组织炎症。常发生于 18~25 岁的青年,是常见口腔疾病之一。

(一)病因

智齿冠周炎发病的主要原因为局部因素,如盲袋形成、牙齿位置异常、对颌牙咬伤等,亦与全身因素有关。具体病因:①下颌第三磨牙阻生,是智齿冠周炎的根本原因;②全身因素,是引起智齿冠周炎发作的重要原因;③精神紧张、疲劳、月经期、妊娠期、局部创伤(如对颌牙咬伤)等。

(二)临床表现

1. 慢性智齿冠周炎 症状轻微,患者就诊数不多。盲袋虽有食物残渣积存及细菌滋生,但引流通畅,若无全身因素、咬伤等影响,常不出现急性发作。

2. 急性智齿冠周炎

(1)急性局限型智齿冠周炎:阻生牙牙冠上覆盖的龈瓣红肿、压痛,挤压龈瓣时,常有食物残渣或脓性物溢出。龈瓣表面常可见到咬痕。反复发作者,龈瓣可有增生。

(2)急性扩散型智齿冠周炎:局部症状同上,但更严重、明显。有颊部肿胀,如炎症影响咀嚼肌,可引起不同程度的张口受限,如波及咽侧则出现吞咽疼痛。病情重者尚有周身不适、头痛、体温上升、食欲减退等全身症状。

(三) 诊断与鉴别

1. 诊断 急性智齿冠周炎的主要症状为牙冠周围软组织肿胀疼痛。

(1) 下颌第三磨牙萌出不全,有龈瓣覆盖、盲袋形成。牙冠周围软组织红肿,龈瓣边缘糜烂,盲袋内有脓性分泌物。

(2) X线牙片检查能发现阻生牙的存在及其形态、位置。

(3) 化验检查:急性化脓性智齿冠周炎常有程度不同的白细胞计数增高、中性粒细胞比例上升。

2. 鉴别 应与下颌第一磨牙根尖周病变所引起的颊侧瘘管、第三磨牙区恶性肿瘤相鉴别。

(四) 治疗

应及时拔除阻生牙,不可姑息迁延。

1. 全身治疗

(1) 支持疗法:适当休息,注意饮食及口腔卫生,增加营养,视情况给予镇痛剂、镇静剂。

(2) 抗生素治疗:甲型溶血性链球菌感染时用青霉素治疗;厌氧菌感染时使用克林霉素。亦可考虑同时应用青霉素类药物与硝基咪唑类药物(甲硝唑或替硝唑)。

2. 局部治疗

(1) 盲袋冲洗、涂药:用2%过氧化氢或温热生理盐水彻底冲洗盲袋。冲洗后用3%碘甘油涂入。涂药时用探针或弯镊将药物送入盲袋底部。

(2) 温热液含漱:用盐水或普通水均可,温度应稍高,每1~2 h含漱1次,每次含漱4~5 min。但急性炎症扩散期,不宜用温热液含漱。

(3) 手术治疗:盲袋切开、拔牙、龈瓣切除术。

(4) 中药、针刺治疗。

三、颞下颌关节紊乱综合征

颞下颌关节紊乱综合征是一种常见病、多发病,多发于青壮年。其主要特点是颞下颌关节区酸胀、疼痛、运动时弹响、张口运动障碍。但关节本身并无明显炎症或仅有轻微的器质性改变。

(一) 病因

颞下颌关节与咀嚼肌群、韧带、颌骨及牙齿咬合关系较为密切,互相协调方能行使正常的生理功能。当有关组织或器官功能失常或发生病变时,颞下颌关节不能调整以适应这种急骤的变化,便会出现关节功能紊乱。此病常见的发病因素如下。

1. 创伤因素 如突然张口过度,或关节撞伤、突咬硬物等急性创伤,或夜间磨牙、单侧咀嚼习惯等,造成关节盘破裂或关节囊松弛。

2. 咬合因素 明显咬合关系的紊乱可促使本病的发生。如牙尖过高,牙齿过度磨损,磨牙缺失过多,不良的义齿,颌间距离过低,以及下颌骨、咀嚼肌或关节本身的畸形或发育缺陷等。

3. 全身因素及神经精神因素 如风湿病、神经衰弱、肌肉无力、情绪急躁、精神紧张、容易激动等。

(二) 临床表现与辅助检查

颞下颌关节紊乱综合征的主要临床表现为局部酸胀或疼痛、弹响和运动障碍三大症状,三大症状可出现其中一个、两个或三个。

1. 临床表现

(1) 疼痛:疼痛部位可在关节区、关节周围或关节周围肌群。关节酸胀或疼痛尤以咀嚼及张口时明显,可以是隐痛、钝痛或刺痛,从而使患者惧怕张口,影响进食、说话。此时常可在关节头部、后部、前部或咀嚼肌某部有压痛点。此外,可伴有颞部疼痛、头晕、耳鸣等症状。

(2) 杂音:当翼外肌功能异常、关节盘与髁状突运动不协调或结构有改变时,可互相发生撞击、摩擦,而导致在运动时发出不同性质的声音,如弹响声、摩擦声和破碎声等。

(3)下颌运动障碍:可表现为张口受限、张口度小于 3 cm;关节绞锁,即张闭口运动过程中有阻挡而不能顺利进行;在开颌运动时容易张口过大,出现半脱位;张口时下颌偏斜等。

2. 辅助检查

(1)X线检查:可观察关节间隙大小、关节结节高低、髁状突位置、活动度及有无骨质改变。

(2)关节腔造影:可了解关节盘与关节头的相互关系,以及关节盘有无穿孔等。

(3)关节内镜检查和 MRI 对本病的诊断很有帮助。

(三)鉴别诊断

由于其他很多疾病也常常出现局部酸胀或疼痛、弹响和运动障碍三个主要症状,必须与颌面深部肿瘤、颞下颌关节炎、类风湿性颞下颌关节炎、耳源性疾病、颈椎病、茎突过长症、癔症性牙关紧闭症鉴别。经积极治疗无效者,则应高度警惕口腔及耳部的恶性肿瘤。

(四)治疗

1. 一般治疗

(1)镇静和心理治疗:可口服地西泮 2.5 mg,每天 3 次。

(2)镇痛:疼痛明显者可适当使用消炎镇痛剂,如布洛芬、双氯芬酸钠等。

(3)解痉:可采用超短波、离子导入、电兴奋及磁疗等进行局部理疗。

(4)关节后区或关节囊内封闭疗法:采用激素与 0.5%~1%普鲁卡因混合溶液封闭咀嚼肌或咀嚼肌的压痛点,每天 1 次,5~7 次为一个疗程。

2. 病因治疗 矫正咬合关系,调整、拔除伸长及阻生的第三磨牙。根据适应证选择合适的正畸治疗。

3. 手术治疗 关节盘明显破碎、严重变形或严重穿孔,可考虑做关节盘摘除;下颌髁状突有增生或破坏时,可行髁状突高位切除。

(五)预防

颞下颌关节紊乱综合征的预防关键是调节生活节奏,合理饮食,保持口腔清洁,锻炼身体。定期进行口腔检查,及早治疗异常的咬合关系尤为重要。

(刘 洋 徐睿曼)

线上评测

扫码在线答题

▶ 参考文献

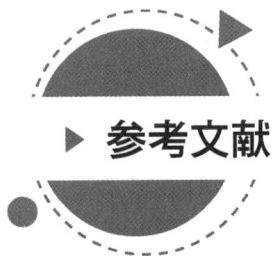

［1］ 王宏丽,杨智源.临床基本技能实训指导［M］.武汉:华中科技大学出版社,2011.

［2］ 叶文忠.眼耳鼻咽喉口腔科学［M］.南京:江苏科学技术出版社,2012.

［3］ 谢幸,苟文丽.妇产科学［M］.8 版.北京:人民卫生出版社,2013.

［4］ 汤之明,胡浩.临床诊断基本技能［M］.武汉:华中科技大学出版社,2011.

［5］ 刘洋,刘铁英,陈惠军.临床疾病概要［M］.武汉:华中科技大学出版社,2015.

［6］ 高凤敏,曹颖平.诊断学［M］.北京:中国医药科技出版社,2016.

［7］ 胡殿宇,包再梅,宣永华.临床医学概论［M］.2 版.武汉:华中科技大学出版社,2016.

［8］ 王喜梅,王改芹,郭梦安.临床医学概论［M］.武汉:华中科技大学出版社,2017.

［9］ 薛宏伟,王喜梅.临床医学概要［M］.2 版.北京:人民卫生出版社,2015.

［10］ 刘洋,刘铁英,任国锋.临床医学概论［M］.武汉:华中科技大学出版社,2019.

［11］ 刘洋.临床辅助诊疗技术［M］.北京:中国医药科技出版社,2019.

［12］ 于凤秀,宋桂红.临床医学概论［M］.北京:中国医药科技出版社,2021.

［13］ 赵冰.临床医学概论［M］.北京:中国医药科技出版社,2019.

［14］ 杜开南,李晓红.外科学［M］.武汉:华中科技大学出版社,2019.

［15］ 许有华,樊华.诊断学［M］.9 版.北京:人民卫生出版社,2024.

［16］ 张松峰,蔡雅谷,王贵明.外科学［M］.9 版.北京:人民卫生出版社,2024.